普通高等教育案例版系列教材

案例版

供临床、预防、基础、口腔、麻醉、影像、药学、检验、护理、法医等专业使用

医学物理学

第3版

主　编　仇　惠　王亚平　朱本超

科学出版社

北　京

郑 重 声 明

为顺应教学改革潮流和改进现有的教学模式，适应目前高等医学院校的教育现状，提高医学教育质量，培养具有创新精神和创新能力的医学人才，科学出版社在充分调研的基础上，首创案例与教学内容相结合的编写形式，组织编写了案例版系列教材。案例教学在医学教育中，是培养高素质、创新型和实用型医学人才的有效途径。

图书在版编目（CIP）数据

医学物理学 / 仇惠，王亚平，朱本超主编. —3 版. —北京：科学出版社，2020.8

ISBN 978-7-03-064159-5

Ⅰ. ①医… Ⅱ. ①仇… ②王… ③朱… Ⅲ. ①医用物理学－医学院校－教材 Ⅳ. ①R312

中国版本图书馆 CIP 数据核字(2020)第 003276 号

责任编辑：朱　华 / 责任校对：贾娜娜
责任印制：赵　博 / 封面设计：范　唯

科学出版社出版
北京东黄城根北街 16 号
邮政编码：100717
http://www.sciencep.com
天津市新科印刷有限公司印刷
科学出版社发行　各地新华书店经销
*
2008 年 1 月第　一　版　开本：850×1168　1/16
2020 年 8 月第　三　版　印张：16　1/2
2025 年 1 月第二十七次印刷　字数：521 000

定价：66.00 元

（如有印装质量问题，我社负责调换）

《医学物理学》(第3版)教材编委会

主　编　仇　惠　王亚平　朱本超

副主编　王志林　梁金玲　计晶晶

编　者　（按姓氏笔画排序）

王　礼（大连医科大学）
王亚平（锦州医科大学）
王志林（佳木斯大学）
王昌军（锦州医科大学）
王晨光（哈尔滨医科大学）
仇　惠（牡丹江医学院）
计晶晶（包头医学院）
石继飞（包头医学院）
吉　强（天津医科大学）
朱本超（湖北医药学院）
刘东华（新乡医学院）
李义兵（湖北科技学院）
张瑞兰（北华大学）
陈艳霞（大连医科大学）
侯宪春（佳木斯大学）
徐春环（牡丹江医学院）
梁金玲（甘肃医学院）
穆爱霞（甘肃医学院）

医学物理学数字资源编委会

主　编　王亚平　仇　惠

副主编　石继飞　朱本超　李义兵　张瑞兰

编　者　（按姓氏笔画排序）

王　礼（大连医科大学）
王　磊（锦州医科大学医疗学院）
王亚平（锦州医科大学）
王志林（佳木斯大学）
王昌军（锦州医科大学）
王晨光（哈尔滨医科大学）
仇　惠（牡丹江医学院）
计晶晶（包头医学院）
邓　悦（锦州医科大学）
石继飞（包头医学院）
冯　健（锦州医科大学）
吉　强（天津医科大学）
朱本超（湖北医药学院）
刘东华（新乡医学院）
齐德明（齐鲁医药学院）
李义兵（湖北科技学院）
张瑞兰（北华大学）
周鸿锁（牡丹江医学院）
封　頔（牡丹江医学院）
赵石磊（包头医学院）
侯宪春（佳木斯大学）
高　杨（牡丹江医学院）
商清春（牡丹江医学院）
梁金玲（甘肃医学院）
彭永进（锦州医科大学）
穆爱霞（甘肃医学院）

前　言

“医学物理学”是教育部规定的高等医药院校临床医学、预防医学等专业的一门必修基础课，为适应我国面向2030年医学教育改革与健康中国建设的需要，根据高等学校教学指导委员会非物理类专业物理基础课程教学指导分委员会的要求，充分吸取国内外同类教材的精华，结合医药院校医学物理的教学特点，由国内14所高等医学院校具有丰富教学经验的专家、教授和中青年教学骨干共同编写了这部教材。

案例版第3版教材是以2008年案例版第1版教材为原型，在第2版修订的基础上又经过十余年的教学探索和实践，总结了教材中存在的问题和不足再次修订而成的。本次修订继续保持案例版教材的基本风格，注重用物理学的基本理论解释生命活动的规律，利用案例式教学法将物理学技术应用到临床诊断和治疗中，突出了基础学科与临床学科的联系和融合。再版教材的特点如下。

（1）本教材以高等学校医学本科阶段教育培养目标为依据，保证“三基”的要点，注重物理学的基本理论、基本知识的讲解及对学生基本技能的培养。

（2）本教材知识体系完整，融案例于医学物理学教材之中。全书共有案例60个，图文并茂，形象生动。

（3）教材编排新颖，双色印刷，版式紧凑，形式多样，全面系统，易教易学。

本教材针对重要知识点建立二维码链接，引入知识拓展、PPT 课件及微课等相关数字化教学资源，分期建设逐步配齐，实现纸质教材和数字教学资源的深度融合。为减少学生自学时的困难，便于学生课后学习，同时启动再版了主教材的配套教材《医学物理学思维导图与复习考试指南》（第3版），并将教材中教学及学习的要点、关键点及疑难点，以思维导图的模式呈现出来，便于分析思考、提纲挈领，更好地把握重点与方向，具有逻辑清晰、条理分明等优点。

本教材适合高等医学院校五年制和七年制临床、预防、基础、口腔、麻醉、影像、药学、检验、护理、法医等专业的教学使用，也可作为医药院校其他专业的师生和研究人员的参考书。本书的编写得到了各位编者所在单位的关心和支持，也得到了科学出版社的领导和编辑的大力帮助，在此表示衷心的感谢。新的编委对第2版编写老师的辛勤工作表示诚挚的谢意。

尽管我们认真总结了第2版教材的编写，并修正了使用过程中发现的问题和不足，限于我们的水平和能力，书中仍恐有不妥之处，恳请读者多提宝贵意见和建议，以便我们及时改正。

编　者

2020年1月

目　　录

绪　　论

一、物理学的研究对象

我们周围的一切客观实体都是物质，一切物质都处于永恒的运动和变化之中，自然界中的一切现象都是物质不同运动形式的表现，它们既服从共同的普遍规律，又有各自独特的性质，对各种不同物质运动形式的研究，形成了自然科学的各个学科。

物理学（physics）是研究自然界中物质的基本结构、相互作用及运动形式和规律的一门基础科学。研究的目的在于揭示物质各层次的内部结构和认识物质运动的普遍规律。物理学所研究的运动形式包括机械运动、分子运动、电磁运动、原子和原子核内部的运动等。物理学所研究的物质运动形态和运动规律具有普遍的适用性、统一性和简单性，例如，宇宙间的一切物体，无论化学成分异同，有无生命，都遵从物理学中的万有引力定律；一切变化过程，都遵从物理学中所确定的能量转化与守恒定律；任何一个孤立系统内的熵都不会减少，即遵从熵增加原理。但是自然界中各类不同的运动形式，具有各自不同的特殊规律，这些规律不可能都归结为物理规律，例如，生命过程和化学过程就不能单纯用物理规律来解释。

物理学所研究的物质运动规律具有普遍性，使得物理学成为研究自然科学和技术的重要基础，将物理学的基本概念应用到其他自然科学中，就在这些自然科学与物理学之间形成了一系列新的分支学科和交叉学科。医学物理学就是物理学与医学相结合所形成的交叉学科。医学物理学的基础知识已成为研究医学所不可缺少的基础，并为医学提供物理依据。

二、物理学在医学上的应用

医学物理学（medical physics）是物理学的重要分支，它将物理学的理论和方法应用于人类疾病预防、诊断、治疗和保健中，通过科学或技术的手段处理人体的各种疾病。

医学是一门以人的生命运动形式为研究对象的科学。现代医学研究已经从形态的定性研究进入到功能的定量研究，从细胞水平进入到分子、量子水平，即医学研究已经逐步进入对生命现象的本质性研究阶段。尽管生命活动非常复杂，但它仍遵循物理学的基本规律，医学的各分支学科已愈来愈多地把它们的理论建立在精确的物理科学基础之上，物理学的技术和方法在医学研究和医疗实践中的应用也越来越广泛，并随着科学技术的发展而不断升级换代。如光学显微镜的问世，使医生观察到微小的细胞，发现了很多疾病的致病因子，从而控制住传染病和流行病的蔓延。随着计算机技术的发展，数码（视频）显微镜问世，可以将显微镜看到的实物图像通过数模转换成像在显微镜自带的屏幕上或计算机屏幕上，大大方便了显微镜影像的分享，使显微镜影像能在课堂上观看；自1895年伦琴发现X射线至今的100余年，X射线影像在临床影像诊断中得到了长足的应用和迅猛的发展，从最初的透视和拍片的模拟平片，到后来的CR、DR数字平片，直至目前影像诊断中广泛应用的2X-CT（电子计算机X射线断层扫描技术）断层成像和3X-CT三维成像，都体现了物理学对医学的支持和推进作用；20世纪80年代初传入我国、融医学影像学和临床治疗于一体的新兴边缘学科——介入放射学，是在医学影像（X射线、超声、CT、MRI）的引导下，以影像诊断学和临床诊断学为基础，结合临床治疗学原理，利用导管、导丝等器材对各种疾病进行诊断及治疗的技术。该技术在我国起步较晚，但发展迅速，成为同内科、外科并列的三大诊疗技术，要熟练掌握并应用介入放射技术，必须对以物理为基础的四大影像技术（X射线、超声、CT、MRI）有充分的了解。超声（US）成像、磁共振成像（MRI）、单光子发射型计算机体断层成像（SPECT）、正电子发射型计算机体断层成像（PET）等现代医学影像设备的制成和应用，不仅大大地减少了患者的痛苦和创伤，提高了诊断的准确度，而且直接促进了现代医学影像诊断学的建立和发展，使临床诊断技术发生质的飞跃。目前，物理学在医学应用中的深度和广度正在进一步拓展，往往需要综合利用多种知识，比如能迅速缓解疼痛病状的声电疗法，就是综合利用了超声和交流电。物理学的每一个新的发现和进步都将为医学研究和医疗实践提供更先进、更方便和更实用的技术和方法。物理学和医学在发展过程中，相互促进、相互渗透。物理学在医学方面的应用越来越广泛和深入，两者的关系也越来越密

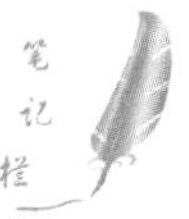

切。物理学知识是了解生命现象所不可缺少的基础，物理学方法和技术为医学研究和医疗实践开辟了许多新的途径。因此，医学物理学课程不仅是医学专业后续课程的基础，更是将来从事现代化医疗卫生和医学科学研究工作的需要，具有扎实的医学物理学基础知识也是未来医务工作者必备的素质条件。

三、案例教学法在医学物理学教学中的作用

医学物理学的特点在于将物理学知识应用到医学实践中去，教学案例具有实践性、典型性、时代性和启发性等特征，它突破了传统教材的编写体例和撰写格式，案例教学法所提供的案例正是理论知识在实践中的运用和升华。因此，恰当地引入以物理学知识为基础的医学案例，在教学过程中具有十分重要的地位和作用。从学生接受的角度来讲，如果教师只是讲解抽象的理论知识，而不是与实际应用联系起来，会给学生枯燥空泛的感觉，也不能充分调动学生的学习兴趣。从促进学生能力发展的角度看，案例教学法是学生了解现实问题的重要媒介，可以培养学生分析问题、解决问题的能力，促进其对所学知识的灵活运用。如果能与讨论、角色模拟等形式相结合，还可以进一步提高学生学习的主动性、创造性，以取得更好的教学效果。

从教师传授知识的角度来讲，如果教师在教学过程中巧妙地以案例为先导引导教学，可丰富教学内容，提高学习效率。比如，在医学物理学的授课过程中讲到黏性流体的运动规律时，可以给学生提供一些与此相关的颈动脉狭窄引起患者耳鸣的案例，从而使学生在实例中切实感受到医学物理学知识不仅是课程学习的需要，也是我们日常生活、人类生命以及今后学习和工作的需要。这样一来，医学物理学课程的重要性便不言自明了。案例教学法是学生之间、学生与教师之间的多向信息交流方式，它改变了传统教学中单向传递信息的方式，使学与教都处于教师、学生及案例所组成的全方位、多层次的体系之中。案例教学法可以及时反馈信息，促进教与学的双向交流。在案例教学中，一方面，学生通过具体的案例分析，可以充分表达自己的见解，并能得到教师的及时指导，深化和巩固所学的知识；另一方面，通过分析学生在案例分析中提出的多角度的观点，教师可以发现教学中需要改进的地方，督促自己在今后的教学中考虑问题更全面、更细致。在编写教学案例中，要充分考虑到学生现有的医学基础知识，不能过度专业化，使案例的编写具有引领性。

总而言之，案例教学法是推进素质教育、培养高水平的应用型医学人才的重要方法和手段之一。互动式案例教学，通过对各类典型案例的分析和讲解，可加深学生对基础理论的掌握及理论与实践的结合运用，达到培养学生分析问题、解决问题及创新能力的目的。

（仇　惠）

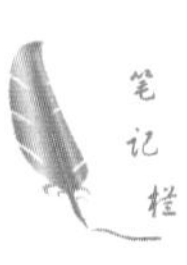
笔记栏

第一章　力学基础

本章电子资源

教学要求：

1. 记忆角位移、角速度、角加速度、转动惯量、角动量、应力、应变、弹性模量等概念；转动定律、角动量守恒定律的应用。

2. 理解人体静力平衡及其条件。

3. 运用应力、应变、弹性模量概念，分析骨骼的力学特性。

力学（mechanics）是研究机械运动（mechanical motion）客观规律的学科。它的内容可以分为运动学、动力学和静力学三个部分。运动学研究物体位置变化与时间的关系，动力学研究产生各种机械运动的原因，而静力学则研究物体在力或力矩作用下平衡的条件。本章将讨论与医学关系密切的刚体的转动、刚体的平衡、物体的弹性等力学基础知识。

第一节　刚体的转动

一、刚体的定轴转动

1. 角位移、角速度、角加速度

如果一个物体在外力的作用下，它的各个部分之间的距离都保持不变，或它的形状和大小都不发生变化，则这个物体称为刚体（rigid body）。若刚体上面各点都绕同一直线做圆周运动，这种运动称为刚体的转动（rotation），该直线称为转轴。转轴固定不动的转动称为刚体的定轴转动（fixed-axis rotation）。

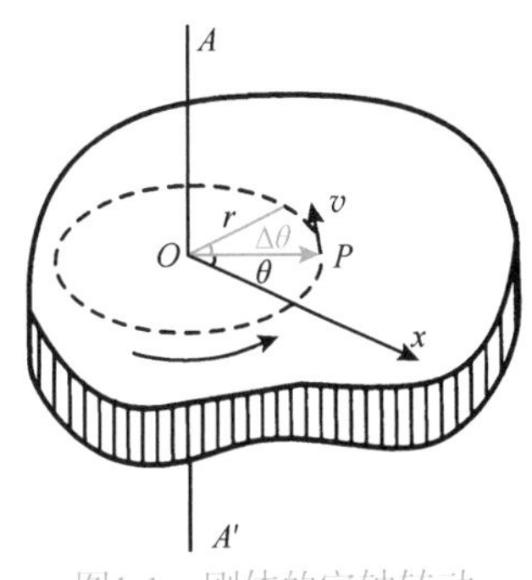

图1-1　刚体的定轴转动

如图 1-1 所示，设一刚体绕定轴 AA' 转动，在刚体内选取一个垂直于 AA' 的参考平面，并在此平面上取一参考线 Ox，刚体的方位由参考平面上任选的矢径 OP 与 Ox 的夹角 θ 决定，在转动过程中，角 θ 随时间而变化。如果刚体在 t 到 $t+\Delta t$ 的时间间隔内转过的角度为 $\Delta\theta$，则 $\Delta\theta$ 称为刚体在 Δt 时间内的角位移(angular displacement)。角位移 $\Delta\theta$ 与时间间隔 Δt 的比值 $\Delta\theta/\Delta t$，称为刚体在 Δt 时间间隔内的平均角速度。当 Δt 趋于零时，平均角速度的极限值称为刚体在 t 时刻的瞬时角速度，简称角速度（angular velocity），用 ω 表示，即

$$\omega = \lim_{\Delta t \to 0}\frac{\Delta\theta}{\Delta t} = \frac{\mathrm{d}\theta}{\mathrm{d}t} \tag{1-1}$$

角速度的单位为 $\mathrm{rad\cdot s^{-1}}$。角速度 $\boldsymbol{\omega}$ 是矢量，它的方向用右手螺旋定则确定：伸出右手，拇指与四指垂直，当弯曲的四指与刚体的转动方向一致时，拇指所指的方向就是角速度的方向。

在变速转动中，刚体的角速度是变化的，其变化的快慢用角加速度表示。若在 t 到 $t+\Delta t$ 时间间隔内角速度由 ω 变到 $\omega+\Delta\omega$，增量为 $\Delta\omega$，则在 Δt 这段时间内的平均角加速度为 $\Delta\omega/\Delta t$。当 Δt 趋于零时，平均角加速度的极限值即为刚体在 t 时刻的瞬时角加速度，简称角加速度（angular acceleration），即

$$\alpha = \lim_{\Delta t \to 0}\frac{\Delta\omega}{\Delta t} = \frac{\mathrm{d}\omega}{\mathrm{d}t} = \frac{\mathrm{d}^2\theta}{\mathrm{d}t^2} \tag{1-2}$$

角加速度的单位是 $\mathrm{rad\cdot s^{-2}}$。角加速度 α 的方向与 $\Delta\omega$ 方向一致。

2. 角量和线量的关系　P 点在 Δt 时间内的角位移为 $\Delta\theta$，当 $\Delta\theta$ 很小时，P 点在 Δt 时间内的位移 Δs 可近似用 $r\Delta\theta$ 表示，即 $\Delta s=r\Delta\theta$，此式两边同除以 Δt，并取 Δt 趋于零的极限，得

$$\frac{\mathrm{d}s}{\mathrm{d}t} = r\frac{\mathrm{d}\theta}{\mathrm{d}t}$$

即

$$v = r\omega \tag{1-3}$$

这就是刚体上任一点的线速度与角速度的关系式。

当 P 点做变速圆周运动时，P 点的加速度 a 可分解为切向加速度 a_t 和法向加速度 a_n，切向加速度的大小为

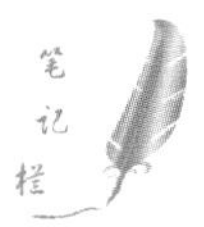

$$a_t = \frac{dv}{dt} = r\frac{d\omega}{dt} = r\alpha \tag{1-4}$$

法向加速度的大小为

$$a_n = \frac{v^2}{r} = r\omega^2 \tag{1-5}$$

P 点加速度的大小

$$a = \sqrt{a_t^2 + a_n^2} = r\sqrt{\alpha^2 + \omega^4} \tag{1-6}$$

对于刚体的角加速度 α 保持不变的匀加速转动，以 ω_0 表示刚体在 t=0 时的角速度，以 ω 表示刚体在时刻 t 的角速度，以 θ 表示刚体从 0 到 t 时刻这一段时间内的角位移，仿照匀加速直线运动公式可得到匀加速转动的相应公式

$$\omega = \omega_0 + \alpha t \tag{1-7}$$

$$\theta = \omega_0 t + \frac{1}{2}\alpha t^2 \tag{1-8}$$

$$\omega^2 = \omega_0^2 + 2\alpha\theta \tag{1-9}$$

二、转动动能与转动惯量

1. 转动动能 一个刚体可以看成是由许多质点所组成的，假设这些质点的质量分别为 Δm_1，Δm_2，…，Δm_n，它们做圆周运动的速度分别为 v_1，v_2，…，v_n，那么所有这些质点的动能总和就是该刚体的转动动能 E_k，即

$$E_k = \frac{1}{2}\Delta m_1 v_1^2 + \frac{1}{2}\Delta m_2 v_2^2 + \cdots + \frac{1}{2}\Delta m_n v_n^2$$

设刚体转动的角速度为 ω，各质点到转轴的距离分别为 r_1，r_2，…，r_n，根据式（1-3），相应的速度分别表示为 $v_1 = r_1\omega$，$v_2 = r_2\omega$，…，$v_n = r_n\omega$，代入上式得

$$\begin{aligned} E_k &= \frac{1}{2}\Delta m_1 r_1^2\omega^2 + \frac{1}{2}\Delta m_2 r_2^2\omega^2 + \cdots + \frac{1}{2}\Delta m_n r_n^2\omega^2 \\ &= \frac{1}{2}(\Delta m_1 r_1^2 + \Delta m_2 r_2^2 + \cdots + \Delta m_n r_n^2)\omega^2 \\ &= \frac{1}{2}\left(\sum_{i=1}^{n}\Delta m_i r_i^2\right)\cdot\omega^2 \end{aligned}$$

令

$$J = \sum_{i=1}^{n}\Delta m_i r_i^2 \tag{1-10}$$

则刚体的动能 E_k 的表达式可以写成

$$E_k = \frac{1}{2}J\omega^2 \tag{1-11}$$

2. 转动惯量 将式（1-11）与质点运动的动能公式 $E_k = \frac{1}{2}mv^2$ 比较，式（1-11）中的角速度 ω 与质点的运动速度 v 相对应，而 J 则与 m 相对应。质点运动中的质量是物体惯性大小的量度，所以 J 是反映刚体转动惯性的物理量，称为转动惯量（moment of inertia），单位为 $kg\cdot m^2$。如果刚体的质量是连续分布的，则式（1-11）可以写成积分的形式

$$J = \int r^2 dm = \int r^2 \rho dV \tag{1-12}$$

式中，dV 为 dm 的体积元；ρ 为该处的密度；r 为该体积元到转轴的距离。从式（1-11）和式（1-12）可知刚体的转动惯量取决于三个因素。①刚体的总质量。形状、大小相同的均匀刚体总质量越大，转动惯量越大。②刚体的质量分布。总质量相同的刚体，质量分布离轴越远，转动惯量越大。③转轴的位置。同一刚体，转轴不同，质量对轴的分布就不同，因而转动惯量就不同。

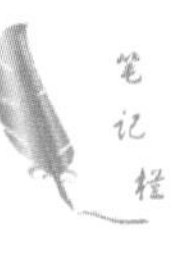

例题 1-1 有一质量为 m，长度为 l 的均匀细棒，求它对通过中心及一端的垂直转轴的转动惯量。

解：在棒上离轴 x 处，取一微元长度为 dx，棒的线质量密度为 $\rho = \frac{m}{l}$，则微元的质量为

$\mathrm{d}m=\rho\mathrm{d}x=\frac{m}{l}\mathrm{d}x$，微元对转轴的转动惯量为

$$\mathrm{d}J=x^2\mathrm{d}m=x^2\frac{m}{l}\mathrm{d}x$$

（1）转轴通过棒的中心并与棒垂直：如图 1-2（a）所示，以细棒中心为原点，这时左端坐标为 $x=-\frac{l}{2}$，右端坐标为 $x=\frac{l}{2}$，则整个棒的转动惯量为

$$J=\int\mathrm{d}J=\int_{-\frac{l}{2}}^{\frac{l}{2}}x^2\mathrm{d}m=\int_{-\frac{l}{2}}^{\frac{l}{2}}x^2\frac{m}{l}\mathrm{d}x=\frac{1}{12}ml^2$$

（2）转轴通过棒的一端并与棒垂直：如图 1-2（b）所示，以细棒左端为原点，则右端的坐标为 $x=l$，此时棒的转动惯量为

$$J=\int\mathrm{d}J=\int_0^l x^2\mathrm{d}m=\int_0^l x^2\frac{m}{l}\mathrm{d}x=\frac{1}{3}ml^2$$

可见，对于同一细棒，转轴位置不同，对应的转动惯量也不同。

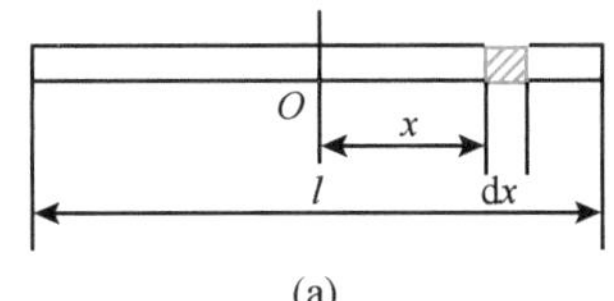

(a)

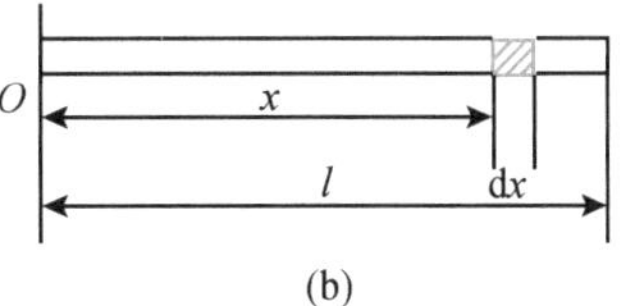

(b)

图1-2 细棒转动惯量计算

(a)转轴通过中心；(b)转轴通过一端

例题 1-2 求质量为 m，半径为 R，厚度为 h 的均匀圆盘的转动惯量，轴与圆盘垂直并通过盘心。

解：如图 1-3 所示，圆盘可以认为是由许多薄圆环组成的。取任一半径为 r，宽度为 $\mathrm{d}r$ 的薄圆环。其转动惯量为

$$\mathrm{d}J=r^2\mathrm{d}m$$

其中，$\mathrm{d}m$ 为薄圆环的质量。以 ρ 表示圆盘的密度，则有

$$\mathrm{d}m=\rho 2\pi rh\mathrm{d}r$$

代入上式可得

$$\mathrm{d}J=2\pi r^3h\rho\mathrm{d}r$$

因此，圆盘总的转动惯量为

$$J=\int\mathrm{d}J=\int_0^R 2\pi r^3h\rho\mathrm{d}r=\frac{1}{2}\pi R^4h\rho$$

由于

$$\rho=\frac{m}{\pi R^2h}$$

所以

$$J=\frac{1}{2}mR^2$$

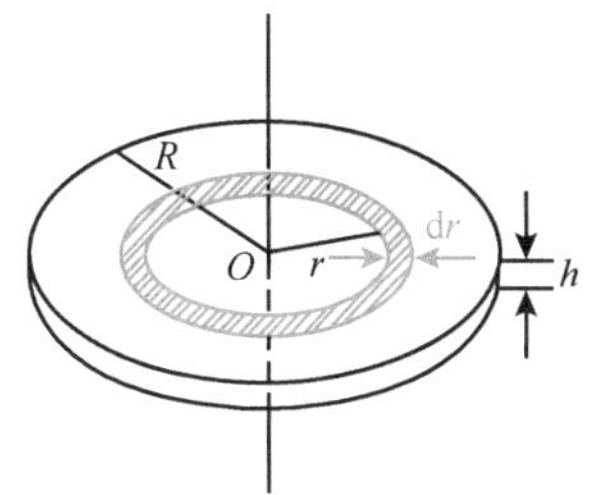

图1-3 圆盘转动惯量计算

表 1-1 给出了几种常见刚体定轴转动的转动惯量。

表1-1 常见刚体定轴转动的转动惯量

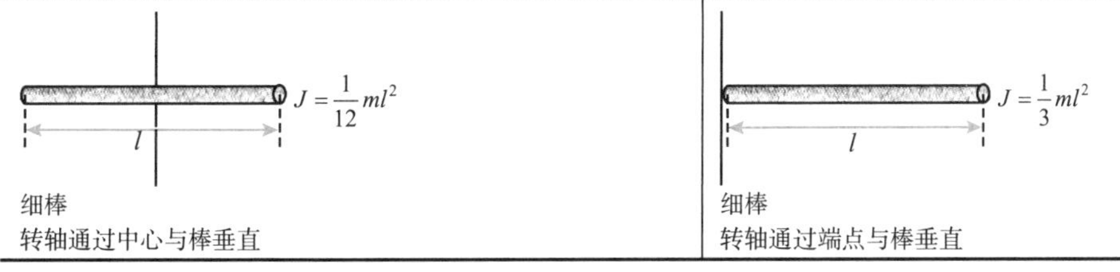
$J=\frac{1}{12}ml^2$
l
细棒
转轴通过中心与棒垂直
$J=\frac{1}{3}ml^2$
l
细棒
转轴通过端点与棒垂直

续表

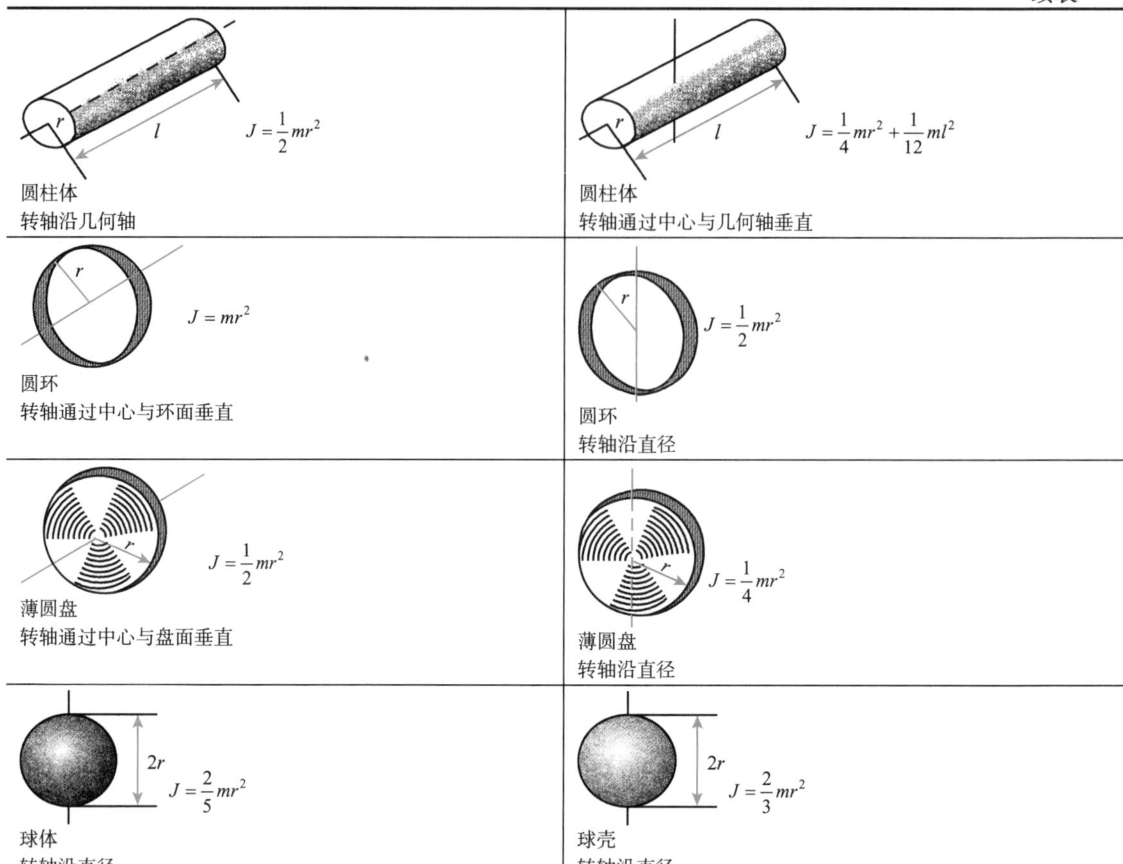

$J=\frac{1}{2}mr^2$
圆柱体
转轴沿几何轴
$J=\frac{1}{4}mr^2+\frac{1}{12}ml^2$
圆柱体
转轴通过中心与几何轴垂直
$J=mr^2$
圆环
转轴通过中心与环面垂直
$J=\frac{1}{2}mr^2$
圆环
转轴沿直径
$J=\frac{1}{2}mr^2$
薄圆盘
转轴通过中心与盘面垂直
$J=\frac{1}{4}mr^2$
薄圆盘
转轴沿直径
2r
$J=\frac{2}{5}mr^2$
球体
转轴沿直径
2r
$J=\frac{2}{3}mr^2$
球壳
转轴沿直径

三、力矩和转动定律

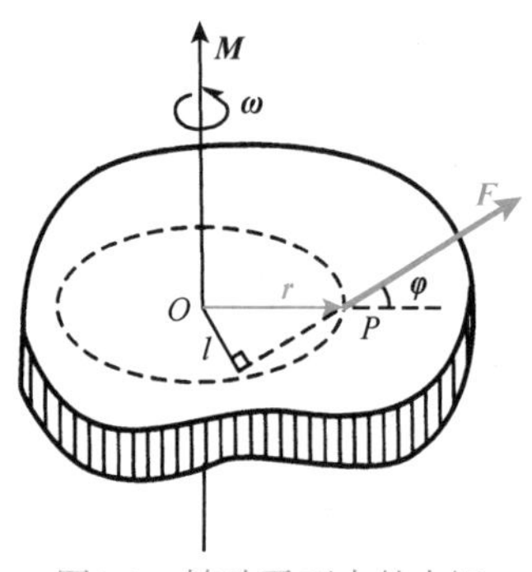

图1-4 转动平面内的力矩

1. 力矩 如图 1-4 所示，设转轴垂直于转动平面，外力 $\boldsymbol{F}$ 的作用线位于转动平面内，作用点为 P 点，其矢径为 $\boldsymbol{r}$，从转轴到力的作用线的垂直距离为 l，称为力对该转轴的力臂（arm of force）。力的大小与力臂的乘积称为力对转轴的力矩（moment of force），用 $\boldsymbol{M}$ 表示，其大小为

$$M=Fl=Fr\sin\varphi \tag{1-13}$$

力矩的单位为 N · m。力矩 $\boldsymbol{M}$ 是一个矢量，其方向用右手螺旋定则确定：伸出右手，拇指与四指垂直，当右手四指由矢径方向经过小于 180° 的角度转到力 $\boldsymbol{F}$ 的方向时，拇指所指的方向即为力矩 $\boldsymbol{M}$ 的方向。力矩也可写成矢积的形式

$$\boldsymbol{M}=\boldsymbol{r}\times\boldsymbol{F} \tag{1-14}$$

如果外力不在垂直于转轴的平面内，就必须把外力分解为两个力，一个是与轴平行的分力，另一个是在转动平面内的分力，只有在转动平面内的分力才能使刚体转动。

2. 转动定律 如图 1-5 所示，设刚体在力 F 的作用下绕垂直于纸面的 O 轴转动，当转动一微角 $\mathrm{d}\theta$ 时，F 的作用点 P 的位移为 $r\mathrm{d}\theta$，F 在位移 $r\mathrm{d}\theta$ 方向上的分量 $F_1=F\cos\varphi$，这时力所做的元功 $\mathrm{d}W$ 为

$$\mathrm{d}W=F\cos\varphi\cdot r\mathrm{d}\theta=F\cdot r\cos\varphi\cdot\mathrm{d}\theta=Fl\mathrm{d}\theta$$

式中，$r\cos\varphi=l$（力臂），$Fl=M$（力矩），故上式可写成 $\mathrm{d}W=M\mathrm{d}\theta$，做功的结果将引起刚体动能增加 $\mathrm{d}E_\mathrm{k}$，且 $\mathrm{d}E_\mathrm{k}=\mathrm{d}W$，而 $E_\mathrm{k}=\frac{1}{2}J\omega^2$，于是有

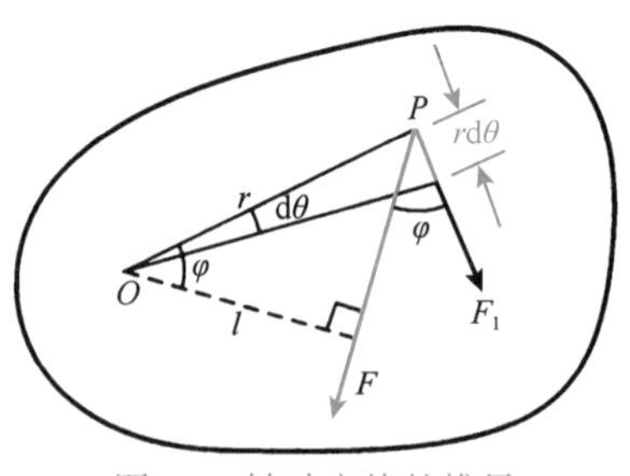

图1-5 转动定律的推导

笔记栏

$$Md\theta = dE_k = d\left(\frac{1}{2}J\omega^2\right)$$

刚体做定轴转动时转动惯量 J 为恒量，则

$$Md\theta = J\omega d\omega$$

由此可得：$M\frac{d\theta}{dt} = J\omega\frac{d\omega}{dt}$，即

$$M = J\alpha \tag{1-15}$$

上式表明，刚体对某转轴的转动惯量与角加速度的乘积，等于外力对该轴的合力矩。这就是转动定律。

将转动定律 $M = J\alpha$ 与牛顿第二定律 $F = ma$ 相比较，力矩、转动惯量和角加速度在刚体转动中所起的作用分别与力、质量和加速度在质点运动中所起的作用相对应。

例题 1-3　一个质量为 M，半径为 R 的定滑轮（当成均匀圆盘），上面绕有细绳，细绳的一端固定在滑轮边上，另一端挂一质量为 m 的物体而下垂，忽略轴处摩擦，求质量为 m 的物体由静止下落高度 h 时的速度及此时滑轮的角速度。设滑轮和细绳之间没有滑动。

解：对定滑轮和物体分别进行受力分析，如图 1-6 所示，绳中张力 T_1 和 T_2 的大小相等，以 T 表示。定滑轮对于通过 O 点的转轴，应用转动定律有

$$TR = J\alpha = \frac{1}{2}MR^2\alpha$$

对物体，选垂直向下方向为正方向，由牛顿第二定律有

$$mg - T = ma$$

滑轮和物体的运动学关系为

$$a = R\alpha$$

以上三式联立，可得物体下落的加速度为

$$a = \frac{m}{m + M/2}g$$

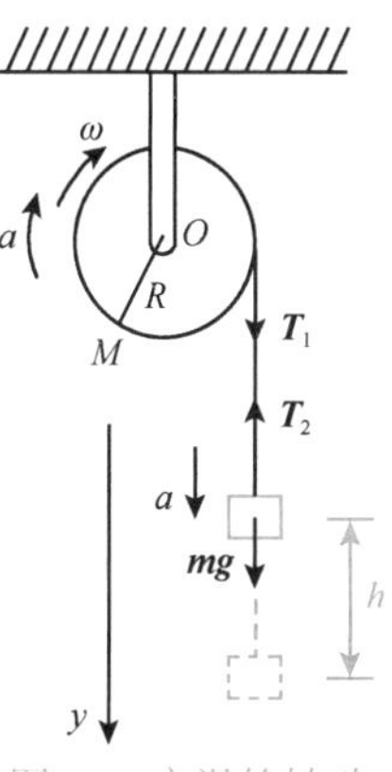

图1-6　定滑轮转动

所以物体下落高度 h 时的速度为

$$v = \sqrt{2ah} = \sqrt{\frac{4mgh}{2m+M}}$$

这时滑轮转动的角速度为

$$\omega = \frac{v}{R} = \sqrt{\frac{4mgh}{2m+M}}\Big/R$$

四、角动量、角动量守恒定律

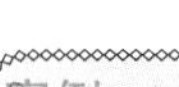
案例1-1

火箭是利用反冲力推进的飞行装置，可装上弹头制成导弹也可以发射人造卫星、人造行星、宇宙飞船等。

问题：火箭起飞后，人们如何控制它的飞行方向？

当一刚体绕一定轴以角速度 ω 转动时，刚体绕该轴的角动量（angular momentum）为

$$L = \sum_{i=1}^{n}\Delta m_i r_i v_i = \sum_{i=1}^{n}\Delta m_i r_i^2\omega = \left(\sum_{i=1}^{n}\Delta m_i r_i^2\right)\omega = J\omega \tag{1-16}$$

利用角动量表达式，刚体的转动定律可写成

$$M = J\frac{d\omega}{dt} = \frac{d(J\omega)}{dt} = \frac{dL}{dt} \tag{1-17}$$

此式说明，刚体所受的外力矩等于刚体角动量的变化率。由式（1-17）可进一步得到

$$Mdt = dL \tag{1-18}$$

式（1-18）右边是角动量的增量，而左边是力矩与作用时间的乘积，称为冲量矩（moment of impulse）。当 M=0 时，$dL = d(J\omega) = 0$，即

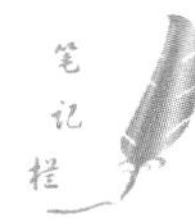

$$J\omega = \text{恒量} \tag{1-19}$$

这表明，当定轴转动的刚体所受合外力矩等于零时，其角动量保持不变，这一结论称为角动量守恒定律（law of conservation of angular momentum）。

角动量守恒定律是分析人体转动过程的力学基础。

如图 1-7 所示，一个人坐在凳子上，凳子能绕竖直轴转动（摩擦力忽略不计），人的两手各握一个很重的哑铃。当他张开双臂，在别人的推动下，人和凳一起转动起来，由于转动后在水平面内没有外力矩的作用，所以人和凳的角动量应保持不变。如果人收拢两臂，那么转动惯量就会减小，角速度会增大，也就是说比张开两臂时转得要快些。

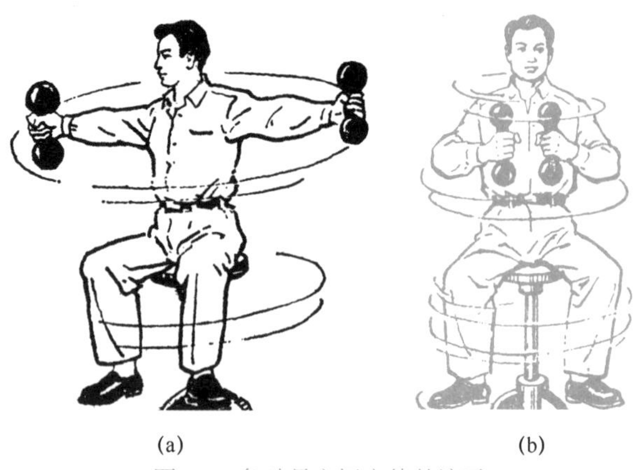

图1-7　角动量守恒定律的演示

在日常生活中，关于角动量守恒的例子也是很多的，例如，滑冰、舞蹈运动员在旋转时，往往先将两臂伸开旋转，然后两臂收回靠拢身体，以减小转动惯量加快旋转速度。跳水运动员在起跳开始旋转后，迅速用两臂抱起双膝，使身体在空中收缩，减小转动惯量，加快旋转翻滚，但在入水前又迅速打开身体，增大转动惯量，减慢旋转，以便控制入水角度。

火箭内部装有一可控制转速的飞轮，如图 1-8 所示，如把火箭的飞轮视为一个系统，则系统的角动量守恒。若此时飞轮不旋转，火箭也不会旋转，保持原有的飞行方向。然而，欲使火箭飞行方向改变，可让飞轮按图 1-8（a）所示的方向旋转起来，那么由角动量守恒定律可知，这时火箭的转动方向将与飞轮旋转方向相反。当火箭飞行方向调整到合适的位置后，再使飞轮停止旋转，如图 1-8（b）所示，火箭飞行就稳定在新的方向上了。

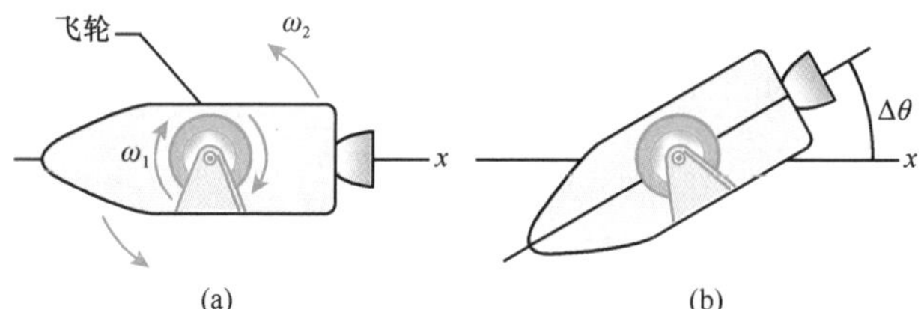

图1-8　火箭调整飞行方向

(a)飞轮旋转，火箭反方向旋转；(b)调姿后的火箭

五、旋　进

刚体绕轴转动时，若转轴与竖直方向不重合，则刚体会受到重力矩的作用，使刚体在绕自身转轴旋转的同时，还绕与自身转轴成一定夹角的竖直轴转动，这种现象称为进动（又称：旋进）（precession）。

下面以陀螺为例来说明旋进现象。图 1-9（a）中，设陀螺以角速度 ω 绕 A 轴旋转，它的角动量为 $\boldsymbol{L}$。A 轴的方向（也就是矢量 $\boldsymbol{L}$ 的方向）与轴 Z 成 θ 角。陀螺在旋转的同时质心受到重力 mg 的作用，对 O 点产生重力矩 $\boldsymbol{M}$，$\boldsymbol{M}$ 的方向是和 A 轴与重力组成的面垂直的。在时间 $\mathrm{d}t$ 内，重力矩 $\boldsymbol{M}$ 将产生一个同方向的冲量矩 $\boldsymbol{M}\mathrm{d}t$。根据角动量定理，这一冲量矩将使陀螺的角动量得一增量 $\mathrm{d}\boldsymbol{L}=\boldsymbol{M}\mathrm{d}t$，其方向与外力矩的方向相同。因外力矩的方向垂直于 $\boldsymbol{L}$，所以 $\mathrm{d}\boldsymbol{L}$ 的方向也垂直 $\boldsymbol{L}$，结果使 $\boldsymbol{L}$ 的大小不变而方向发生变化。从图 1-9（b）中可以看出，$\boldsymbol{L}$ 与 $\mathrm{d}\boldsymbol{L}$ 合成的结果是使 $\boldsymbol{L}$（也就是转轴 A）的方向发生变化，由 OA 变成 OB，但 $\boldsymbol{L}$ 的量值不变。因为重力矩是一直存在的，所以 $\boldsymbol{L}$ 的方向总是绕 Z 轴改变，这就是陀螺旋进的原因。旋进是陀螺的自旋与重力矩产生的转动合成的结果。当 OA 与 Z 轴一致时，重力矩为零，陀螺将只有自旋而没有旋进。另外，如果只有重力矩的作用而没有自旋，陀螺就只能倒下。

设 $\mathrm{d}\varphi$ 为旋进角，$\dfrac{\mathrm{d}\varphi}{\mathrm{d}t}$ 为旋进角速度 ω_p，从图 1-9（b）可以看出

$$\mathrm{d}L = L\sin\theta\mathrm{d}\varphi = M\mathrm{d}t$$

笔记栏

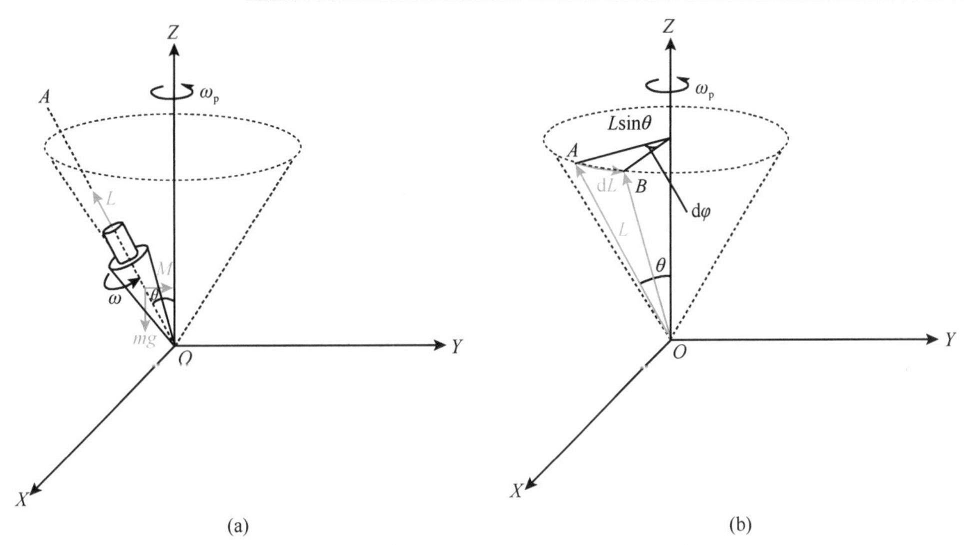

图1-9　陀螺的旋进及角动量的变化示意图

(a)陀螺旋进；(b)角动量的变化

从而可知

$$\omega_p = \frac{d\varphi}{dt} = \frac{M}{L\sin\theta} \tag{1-20}$$

式（1-20）说明了旋进角速度与重力矩、自旋角动量以及 θ 角之间的关系。

第二节　刚体的平衡

案例1-2

腰椎间盘突出症是较为常见的疾患之一，主要是因为腰椎间盘各部分（髓核、纤维环及软骨板），尤其是髓核，有不同程度的退行性改变后，在外力因素的作用下，椎间盘的纤维环破裂，髓核组织从破裂之处突出（或脱出）于后方或椎管内，导致相邻脊神经根遭受刺激或压迫，从而产生腰部疼痛，一侧下肢或双下肢麻木、疼痛等一系列临床症状。腰椎间盘突出症以腰4～5、腰5～骶1发病率最高，约占95%。

问题：搬运重物时姿势不当可引起椎间盘突出。人在搬重物时，如图1-10所示，应该采用哪种姿势？

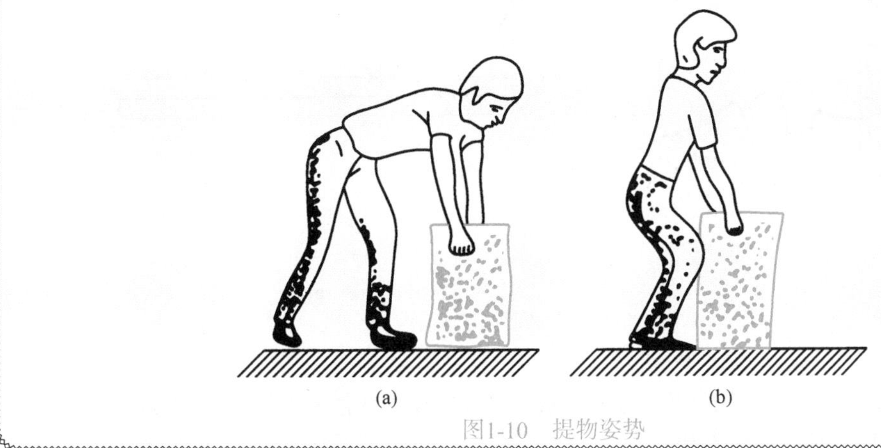

图1-10　提物姿势

一、刚体的平衡条件

在力学中，我们把静止状态、匀速直线运动状态和匀速转动状态称为平衡状态。物体处于平衡状态时，作用在物体上的外力必须满足一定的条件，这些条件通常称为静力平衡条件。

与此相似，要保持刚体的平衡状态不变，由牛顿第二定律可知，刚体的线加速度必须为零，因此作用在刚体上的外力的矢量和必须为零，即

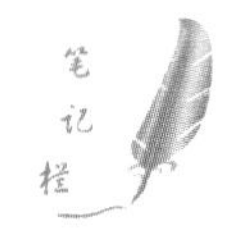

$$\sum_{i=1}^{n} \boldsymbol{F}_i = 0 \tag{1-21}$$

这些外力在任意一对互相垂直的坐标轴上投影的代数和为零，即

$$\sum_{i=1}^{n} F_{xi} = 0 \tag{1-22}$$

$$\sum_{i=1}^{n} F_{yi} = 0 \tag{1-23}$$

除此之外，还要保持刚体的转动状态不变。由转动定律可知，刚体的角加速度必须为零，因此作用在刚体上的外力对任一转轴 O 的力矩的代数和为零，即

$$\sum_{i=1}^{n} \boldsymbol{M}_{Oi} = 0 \tag{1-24}$$

式（1-22）～式（1-24）就是刚体处于平衡状态时，作用于刚体上的外力应满足的条件。应用这些条件可以分析人体处于平衡状态时各部位所受的力，下面举几个例子加以说明。

二、人体受力分析举例

1. 作用在脚上的力 当人独脚站立踮起时，分析脚受力的情况，如图 1-11（a）所示。图中 F_T 为跟腱作用在脚上的力，F_B 为小腿骨（胫骨和腓骨）作用在脚上的力；N 为地面作用在脚上的支撑力，其大小等于人体的重力 W。人脚本身的重力与这些力相比是很小的，因此可忽略不计。将脚的受力情况简化为图 1-11（b）后，根据静力平衡条件

$$\sum F_{xi} = 0，得 F_T \sin 7° - F_B \sin\theta = 0$$

$$\sum F_{yi} = 0，得 F_T \cos 7° + W - F_B \cos\theta = 0$$

$$\sum M_{Oi} = 0，得 W \times 10 - F_T \cos 7° \times 5.6 = 0$$

将上述三个方程联立，可求得

$$F_T = 1.80W，\ F_B = 2.8W，\ \tan\theta = 0.079，\ \theta = 4.5°$$

由此可知，当人独脚站立踮起时，肌腱中的张力 F_T 大约是体重的 2 倍，而作用在脚上距骨处的力则大约是体重的 3 倍。这就是跟腱易于撕裂和距骨易于骨折的原因。

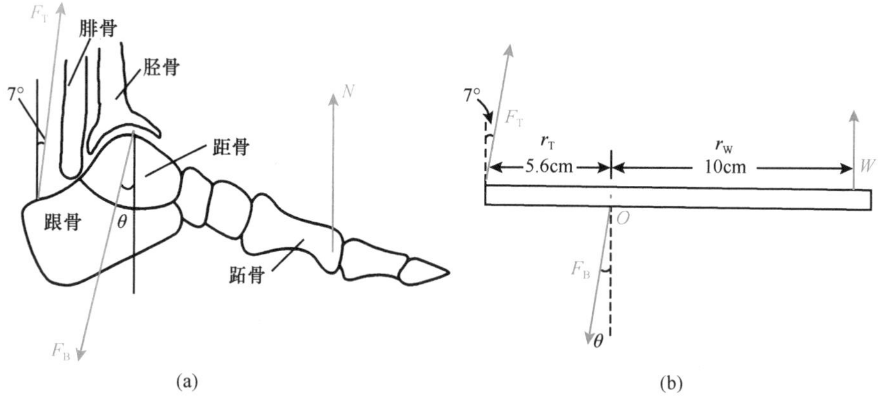

图1-11 作用在脚上的力
(a)脚的结构示意图；(b)受力示意图

2. 作用在髋关节上的力 我们应用静力平衡条件来确定作用在髋外展肌上力的方向和大小，以及髋臼施于股骨头上的力的方向和大小。

图 1-12（a）是大腿骨和髋骨的示意图。图的上部为骨盆，由骶骨和左右髋骨（包括髂骨、坐骨和耻骨）等组成。左右髋骨在后方与骶骨相连，构成骶髂关节。股骨头从髋延伸到膝，上端有球形的股骨头，与髋骨的髋臼构成髋关节。股骨上部外侧有一个较大的隆起叫大转子。

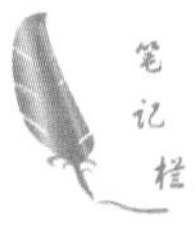

股骨表面有很多隆起（包括大转子），是肌肉的附着处，有 5 块肌肉的腱连接到此牵引骨上端。其中，臀中肌和臀小肌的另一端散开附着于髋骨。它们的机能是转动骨盆和控制腿远离或朝着人体轴线移动。大转子和股骨头中心之间的距离是 7cm，大转子和地面反作用线之间的距离为 18cm。我

们将图 1-12（a）简化为图 1-12（b）后可以看出股骨上各部分的受力情况。图中，F_1 为臀部各外展肌加于大转子的力，R 是髋臼作用于股骨头上的力。由图可知，力 R 可分解为沿 x 方向和 y 方向的分力 R_x、R_y。N 是地面对脚的支撑力，设它等于人体的重力，即 $N=W$。W_L 是腿的重力，设它等于人体重力的 1/7，即 $W_L=W/7$，该力作用于腿的重心，即作用在稍高于膝的地方。根据英曼（Inman）的研究结果，作用在大转子上的等效外展肌力的作用线大约与水平线成 70°的倾角。下面我们来计算一只脚支持身体时，力 F_1 与 R 的大小和方向。

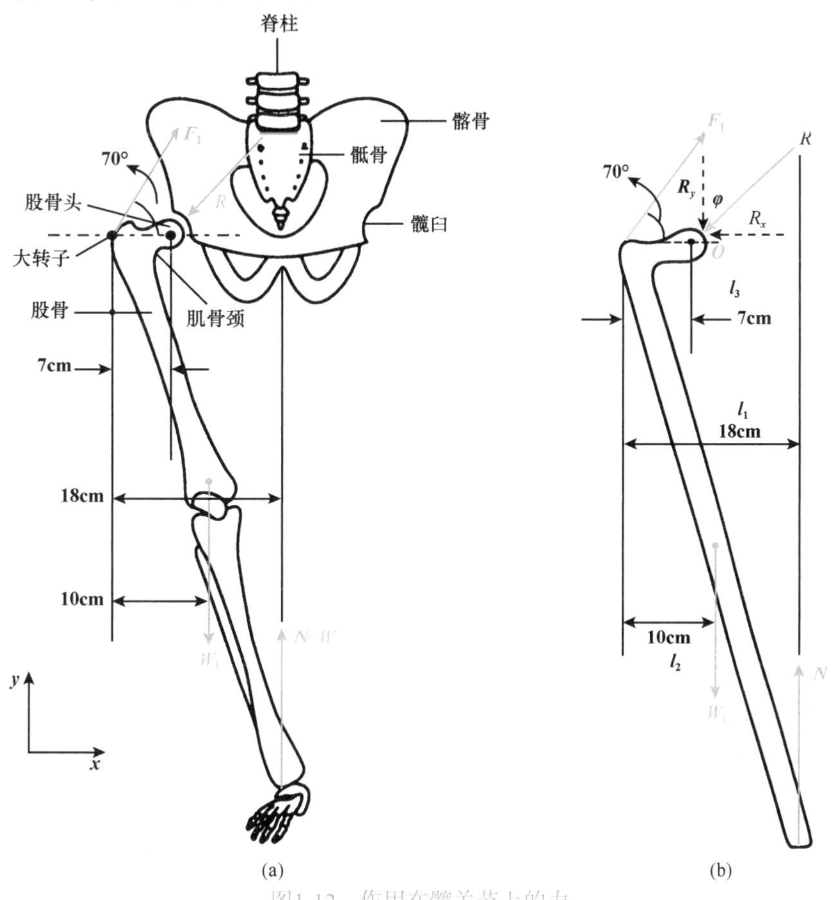

图1-12 作用在髋关节上的力
(a)基本结构；(b)受力示意图

在平衡状态下，由力的平衡条件可知，作用于股骨的合力为零，即

$$\sum F_{yi}=0\text{，得 }F_1\sin 70°-R_y-\frac{1}{7}W+W=0$$

$$\sum F_{xi}=0\text{，得 }F_1\cos 70°-R_x=0$$

若以股骨头中心为旋转中心，则髋臼的作用力 R 通过此点，因而在列转动方程时可不考虑此力，即

$$\sum M_{Oi}=0\text{，得 }F_1\sin 70°\times 7.0+\frac{1}{7}W\times 3.0-W\times 11.0=0$$

由上述三式联立，可求得 $F_1\approx 1.6W$，$R_x=0.55W$，$R_y=2.36W$。力 R 的大小和方向分别为

$$R=\sqrt{R_x^2+R_y^2}\approx 2.5W$$

$$\tan\varphi=\frac{R_x}{R_y}=0.233$$

$\varphi\approx 13°$（力的方向向左偏离 y 轴 13°角）

从上面的分析可得出，作用于髋外展肌的力大约是体重的 1.6 倍，而髋臼作用于股骨头上的压力是人体重力的 2.5 倍。由第三个平衡方程可看出，髋外展肌力的大小主要决定于地面的支持力对股骨中心的力矩。显然，使脚靠近股骨头中心的垂直投影点，以缩小支持力的力臂，就能显著减小髋外展肌力。当用手杖支持人体健康一侧时，作用于髋外展肌上的力和髋臼对股骨头的压力均可大大减

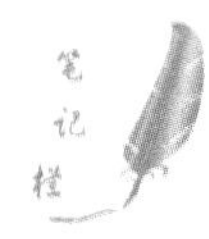

小。因此，在髋部手术后用手杖，对患者的恢复是很有好处的。

3. 作用在脊柱上的力 人体脊柱的基本结构如图 1-13 所示。它由 7 块颈椎、12 块胸椎、5 块腰椎和骶骨、尾骨组成，当人们弯腰时，用以把背部拉起的主要肌肉是骶棘肌。这些肌肉的下端附着于髂骨和骶骨下部之间，其上端附着于所有腰椎和胸椎棘突上，如图 1-14 所示。根据英曼（Inman）的研究，骶棘肌总的力学效应相当于一个拉力，它作用在被视为刚体的脊柱上，其作用点在骶骨与头、手臂重心之间的距离 2/3 处，即图 1-15（a）中的 D 点，拉力的方向与脊柱轴线间的夹角为 12°。

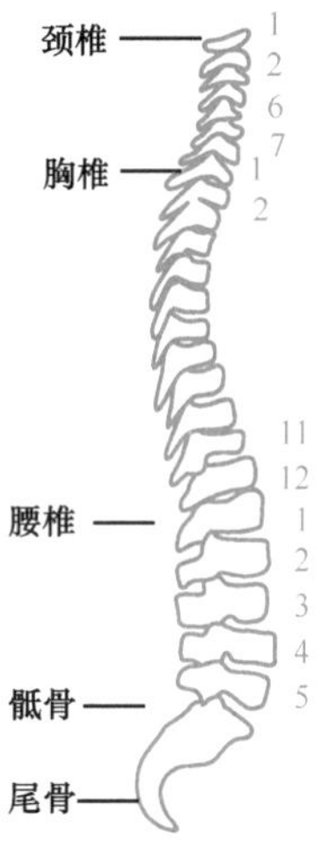

图1-13 人体脊柱

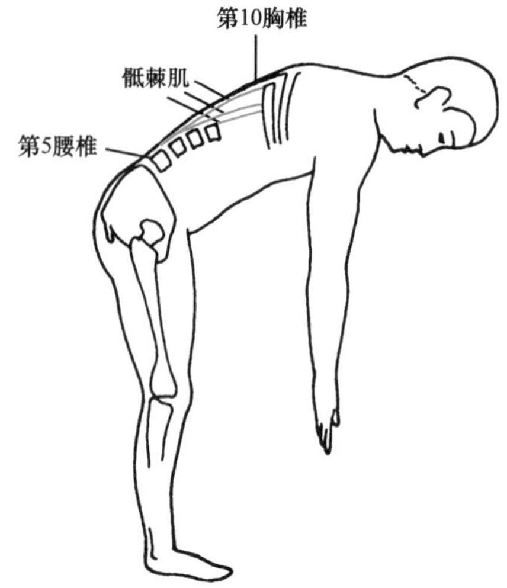

图1-14 用以把背部拉起的骶棘肌

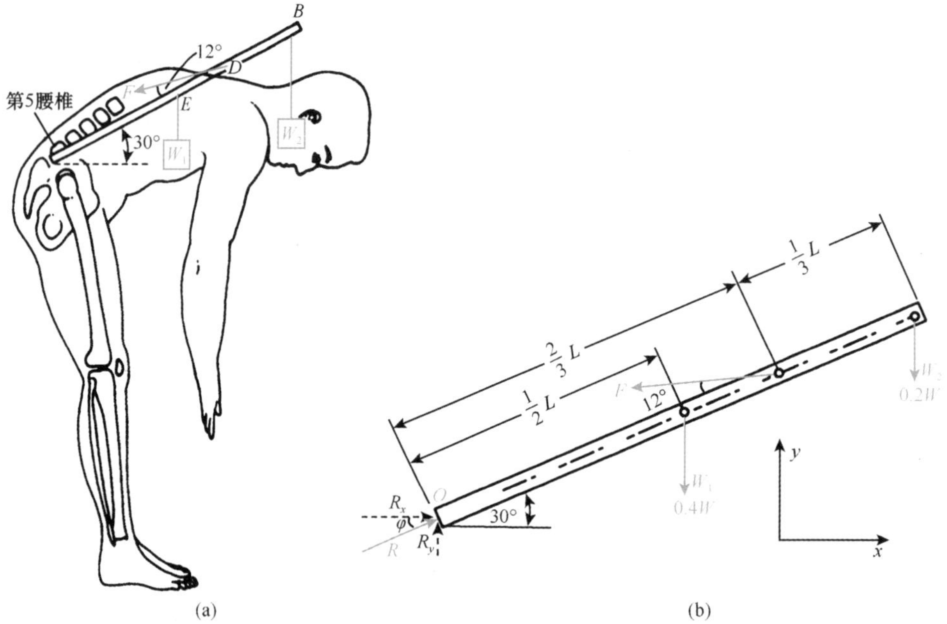

图1-15 脊柱受力示意图
(a)基本结构；(b)受力示意图

下面讨论人的双腿直立、双臂下垂、向前弯腰时，作用在第 5 腰椎上的力以及作用在骶棘肌上的力。假定脊柱为一刚体，其底部铰接在腰骶椎间盘上，并设背部的轴线与水平线间的夹角为 30°，则可将图 1-15（a）简化为 1-15（b）。已知人的体重为 W，由解剖测量结果可知，躯干的重力（指除了头、上肢外，髋关节以上的重力）$W_1 \approx 0.4W$，作用点在脊柱中心。头部和上肢的总重力 $W_2 \approx 0.2W$。根据这些条件，便可计算作用在骶棘肌中的拉力 F 以及骶骨顶部对腰骶椎间盘底部的作用力 R（R 可用它的两个分力 R_x、R_y 表示）。

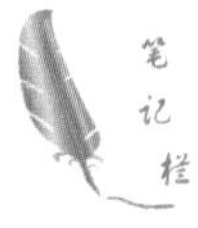

由静力平衡条件，可列出下列三个平衡方程：

$$由 \sum F_{xi} = 0 得 R_x - F\cos 18° = 0$$

由 $\sum F_{yi}=0$ 得 $R_y-W_1-W_2-F\sin 18°=0$

由 $\sum M_{Oi}=0$ 得 $F\sin 12°\times\frac{2}{3}l-W_1\times\frac{1}{2}l\cos 30°-W_2 l\cos 30°=0$

联立求解得出

$$F\approx 2.5W,\ R_x=2.38W,\ R_y=1.37W$$

R 的大小和方向分别为

$$R=\sqrt{R_x^2+R_y^2}=2.74W \quad \tan\varphi=\frac{R_y}{R_x}=0.575 \quad \varphi=29°54'$$

通过上面的分析可以看出，作用在腰-骶椎间盘处的力 R 与水平线间的夹角为 29°54′，力的大小为体重的 2.74 倍。该力在椎间盘上产生的正压力为 2.74Wcos6′，这几乎等于 R。应注意，这只是人单纯向前弯腰、双腿直立、双臂下垂的情况。如果人以同样姿势提取重物或将双臂伸向头的前方提取重物，那么此时的力矩就会更大。例如，把小孩从带有栏杆的床或儿童车抱起时就是这种情况。

作为实例，下面我们来计算在图 1-15（b）所示的情况中，当双手下垂，手上提一重为 0.2W 的物体时 R 和 F 的数值。由图可知，W_2=0.2W+0.2W，W_1=0.4W，θ=30°。用同样的方法列出方程，解出 F=3.74W，R_x=3.56W，R_y=1.96W，R=4.07W。由此可以看出，当手提重物的重力为体重的1/5时，作用在骶骨上的力由 R=2.74W 增至 R=4.07W，其基本原因是重物对骶骨有很大的力臂。这一巨大的力造成椎间盘被挤压，椎间盘突出症就是强大的压力使椎间盘突出或脱出，从而压迫脊神经、神经根或关节面，导致疼痛和肌肉痉挛。

所以，正确提起重物的姿势如图 1-10（b）所示，使重物和人体重心尽量靠近骶骨，以减少作用力臂。举重运动员都是采取这种姿势举重的。

第三节　物体的弹性

在研究物体运动时，真正的刚体是不存在的。实际上，任何一个物体在外力作用下的形状和大小都要发生变化，即产生一定的形变（deformation）。如果外力不超过某一限度，撤去外力后，物体能完全恢复原状的就称为弹性形变（elastic deformation）。如果外力超过某一限度，物体不再能恢复原状的就称为塑性形变（plastic deformation）。研究物体在外力作用下所产生的形变，在工程上和生物医学上都有重要意义。

一、应　　力

1. 张应力　设粗细均匀、截面积为 S 的棒，在棒的两端加上大小相等、方向相反的拉力 F，如图 1-16 所示。在物体内部的任一横截面都会有张力存在，它在数值上等于作用在端面上的外力 F 与横截面积 S 之比，称为张应力（tensile stress），用 σ 表示，即

$$\sigma=\frac{F}{S} \tag{1-25}$$

如果物体两端受到的不是拉力而是压力，物体的长度缩短，在这种情况下物体所受到的应力称为压应力（compressive stress）。应力的单位是帕（Pa），1Pa=1N · m^{-2}。

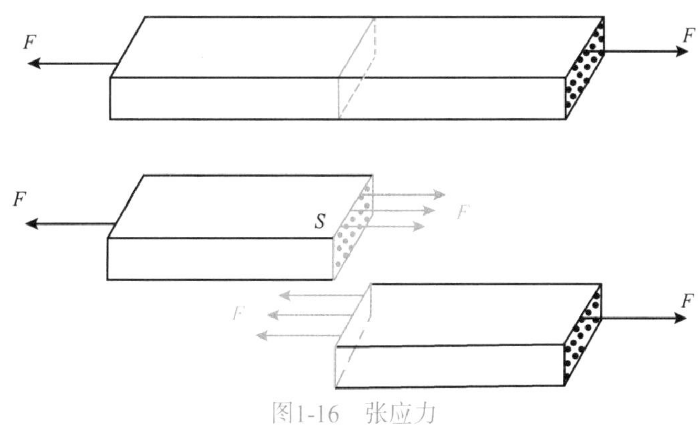

图1-16　张应力

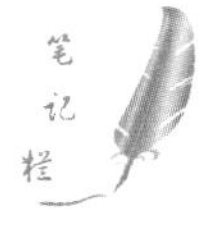

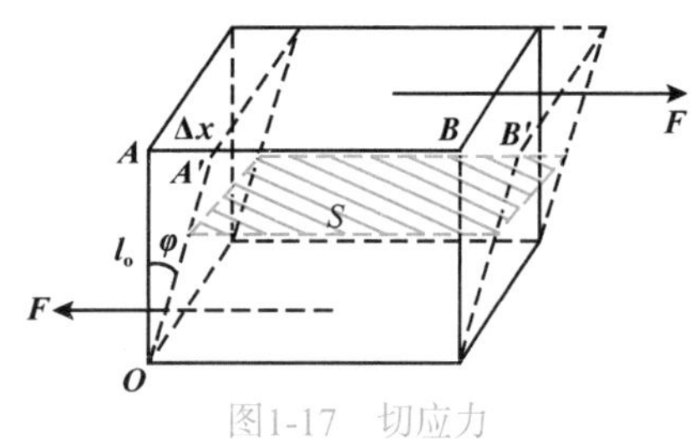

图1-17 切应力

2. 切应力 设有一立方形物体，底面固定，现在上表面施加一与表面相切的作用力 F，如图 1-17 所示。由于物体是处于平衡状态，所以下底部也受到一与 F 大小相等、方向相反的切向力作用。任取一与底面平行的横截面，横截面将物体分成上下两部分，上部分对下部分有一与上底面的外力大小相等、方向相同的力的作用，而下部分对上部分则有一与此外力大小相等、方向相反的力的作用。它们都是与横截面平行的剪切力。剪切力 F 与横截面 S 之比，称为剪切应力，也称切应力（shear stress），用 τ 表示，即

$$\tau = \frac{F}{S} \tag{1-26}$$

3. 体应力 当一固体放在静止的液体或气体中时，固体要受到流体静压强的作用。不论固体表面形状如何，流体静压强总是垂直于固体表面。这种压强不仅作用于表面上，在固体内任一平面都有垂直于该面的压强作用。这种压强也是一种应力，是由于物体受到均匀压强作用而产生的。同样，当液体或气体的表面受到与其表面垂直的压强作用时，其内部任一想象平面上都有垂直该面的应力作用。因此体应力（volume stress）也可用压强 p 表示。

总之，应力就是作用在物体单位截面上的内力。与截面正交的应力称为正应力，如张应力和压应力。与截面平行的应力称为切应力。应力反映物体发生形变时的内力情况，应力也称胁强。

二、应　变

1. 张应变 有一原长为 l_0 的棒，当棒的两端受到张应力时，棒伸长到 l，则棒的伸长值与原来值之比称为张应变（tensile strain），用 ε 表示，即

$$\varepsilon = \frac{l - l_0}{l_0} = \frac{\Delta l}{l_0} \tag{1-27}$$

当棒的两端受到压应力作用时，棒的缩短的长度与棒原长之比称为棒的压应变（compressive strain）。

2. 切应变 一立方体在切应力的作用下形状发生变化，变为斜的平行六面体，如图 1-17 所示。所有与底面平行的截面在切应力作用下都要发生相对位移。上下两表面的距离为 l_0，两表面的相对位移为 Δx，则比值 $\Delta x / l_0$ 表示剪切形变的程度，称为切应变（shear strain），以 γ 表示，即

$$\gamma = \frac{\Delta x}{l_0} = \tan\varphi \tag{1-28}$$

在实际情况中，一般 φ 很小，上式可近似为 $\gamma = \varphi$。

3. 体应变 当物体的体积由于受到压力而发生变化但形状不改变时，体积的变化量 ΔV 与原体积 V_0 之比称为体应变（volume strain），用 θ 表示，即

$$\theta = \frac{\Delta V}{V_0} \tag{1-29}$$

总之，应变是指物体在压力作用下的相对形变，也称胁变。应变是无量纲的，没有单位。

三、弹性模量

1. 弹性与塑性 材料的应力-应变曲线可用来研究材料的弹性性质，不同的材料有不同的应力-应变曲线。图 1-18 表示了一种金属材料在常温下做拉伸时的应力-应变曲线。

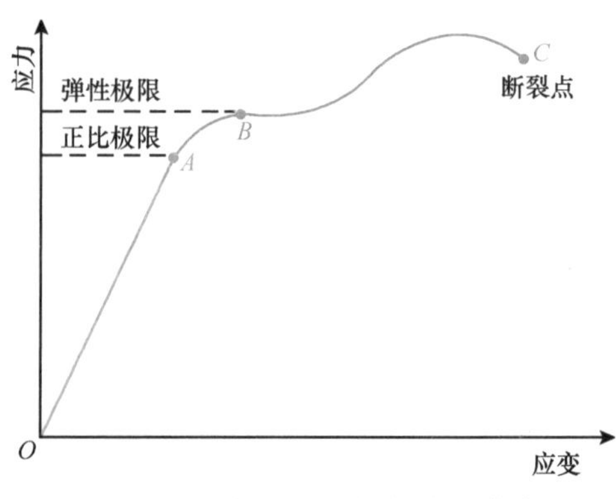

图1-18 展性金属的应力-应变曲线

曲线上的 A 点称为正比极限（proportional limit），不超过正比极限时，即在 OA 段，应力与应变成正比关系。B 点称为弹性极限（elastic limit），在 AB 段，应力与应变不再成正比关系，但在此范围内，外力除去后材料可以恢复原状，这种形变称为弹性形变。应力超过此范围后，外力除去后，材料则不能恢复原状，表现为永久变形。当应力到达 C 点时，材料断裂，把 C 点称为断裂点（fracture

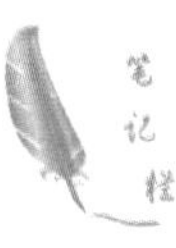

point）。断裂点的应力称为被试材料的抗张强度（tensile strength）。压缩时，断裂点的应力称为抗压强度（compressive strength）。曲线上最高点的应力称为材料的极限强度。图 1-18 中 *BC* 是材料的塑性范围，若 *C* 点距 *B* 点较远，这种材料能产生较大范围的塑性形变，表示它具有展性（malleability）。如果 *C* 点距 *B* 点较近，则材料表现为脆性（brittleness）。

骨也是弹性材料，在正比极限范围内，它的张应力与张应变成正比关系，图 1-19 表示湿润而致密的成人桡骨、腓骨和肱骨的应力-应变曲线，在应变小于 0.5%的条件下，这三种四肢骨的应力-应变曲线皆为直线，呈正比关系。

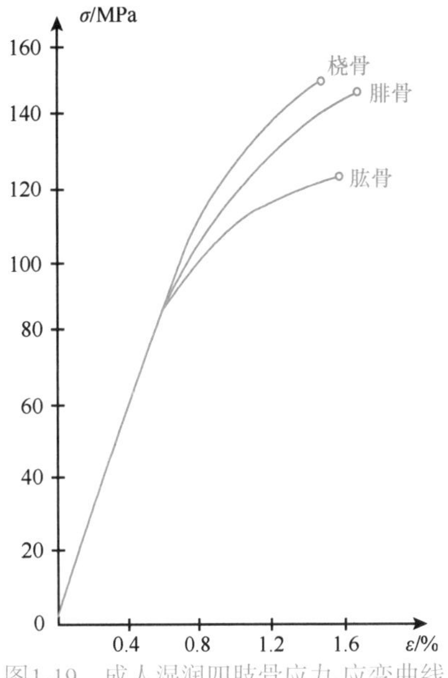

图1-19　成人湿润四肢骨应力-应变曲线

2. 弹性模量　在正比极限范围内，应力与应变成正比，这一规律称为胡克定律（Hooke's law）。对于不同的材料，可以有不同的比例系数，此比值称为该物质的弹性模量。弹性模量的单位和应力的单位相同。

（1）杨氏模量：物体单纯受到张应力或压应力作用时，在正比极限范围内，张应力与张应变之比或压应力与压应变之比称为杨氏模量（Young's modulus），用符号 *E* 表示，即

$$E=\frac{\sigma}{\varepsilon}=\frac{F/S}{\Delta l/l_0}=\frac{l_0F}{S\Delta l} \tag{1-30}$$

（2）切变模量：在剪切情况下，切应力与切应变的比值称为切变模量，用符号 *G* 表示，即

$$G=\frac{\tau}{\gamma}=\frac{F/S}{\Delta x/l_0}=\frac{Fl_0}{S\Delta x} \tag{1-31}$$

大多数金属材料的切变模量是其杨氏模量的 1/3～1/2。

（3）体积模量：在体积形变中，压强与体应变的比值称为体积模量（bulk modulus），用符号 *K* 表示，即

$$K=-\frac{p}{\theta}=-\frac{p}{\Delta V/V_0}=-V_0\frac{p}{\Delta V} \tag{1-32}$$

式中，负号表示体积缩小时压强是增加的。体积模量的倒数称为压缩率（compressibility），记为 *k*：

$$k=\frac{1}{K}=-\frac{\Delta V}{V_0p} \tag{1-33}$$

物质的 *k* 值越大，越容易被压缩。

表 1-2 给出了部分常见物质的弹性模量。

表1-2　部分常见物质的弹性模量

材料	杨氏模量*E*/（10^9Pa）	切变模量*G*/（10^9Pa）	体变模量*K*/（10^9Pa）
钢	200	80	158
铝	70	25	70
玻璃	70	30	36
木材	10	10	—
骨	16（拉伸） 9（压缩）	10	—
水	—	—	2.2

第四节　骨的力学性质

一、骨的基本成分

骨骼系统是人体重要的力学支柱，不仅承受各种载荷，还为肌肉提供可靠的动力联系和附着点，人的骨骼所形成的颅腔、胸腔、腹腔、盆腔等体腔对脑、心脏等内脏器官起着重要的保护作用，使

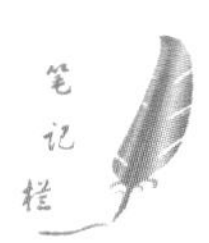

其免受意外伤害。

骨组织主要是由两种十分不同的物质加水组成的复合材料，其中一种是骨胶原，是骨的主要有机成分，约占骨重量的 40%与体积的 60%；另一种是骨矿物质，即所谓的无机成分，约占骨重量的 60%与体积的 40%。二者中的任一成分都可从骨中分离出，这样剩余部分仅由骨胶原或矿物质组成，看上去像原来的骨，但性质大不相同了。若去除骨矿物质，剩余的骨胶原是很柔软的，好像一块橡胶，甚至能弯成环。由于它的抗压强度不大，压缩时是很容易弯曲的。若把骨胶原从骨中分离出来，则剩余的矿物质是很脆的，用手就能捻碎它。由此可见，骨中有机物就像钢筋一样，使骨具有弹性；而无机物则像水泥一样，使骨具有坚固性。因此，骨既有较大的抗张强度，又有较大的抗压强度。年轻人骨内有机物较多，不易发生骨折；而老年人骨中有机物减少，无机物较多，质硬而脆弱，容易发生骨折。

二、骨的受力

骨骼的变形、损伤与受力的方式有关。人体骨骼所受的力有四种基本形式，即拉伸或压缩、剪切、弯曲、扭转，称为基本载荷。若骨骼同时受到两种或两种以上基本载荷的作用，这种情况下骨骼受到的力称为复合载荷。

1. 拉伸与压缩　拉伸（streching）与压缩（compression）载荷是施加于骨表面大小相等、方向相反的载荷，例如人在做悬垂运动或者举重时，四肢长骨就是受到这种载荷的作用。图 1-20 是人湿润长骨的轴向拉伸与压缩的应力-应变曲线。拉伸曲线与压缩曲线形状相似，都有较长的直线段，在这一阶段应力与应变成正比，服从胡克定律，所以可以认为骨具有弹性，但是拉伸和压缩时杨氏模量不同。如人股骨拉伸时杨氏模量为 1.46×10^4MPa，压缩时杨氏模量为 0.8×10^4MPa。成人股骨拉伸时的极限强度是 124MPa，而压缩时的极限强度为 170MPa，显然骨的压缩性能优于拉伸性能。

骨骼在不同方向上会表现出不同的力学特性，这种性质称为各向异性。图 1-21 为人股骨在不同方向受力时的应力-应变曲线，图中样品轴线上的短黑线表示拉伸方向，可以看出，在纵轴方向加负载时样品的弹性模量和抗张强度最大，而在横轴方向弹性模量和抗张强度最小。

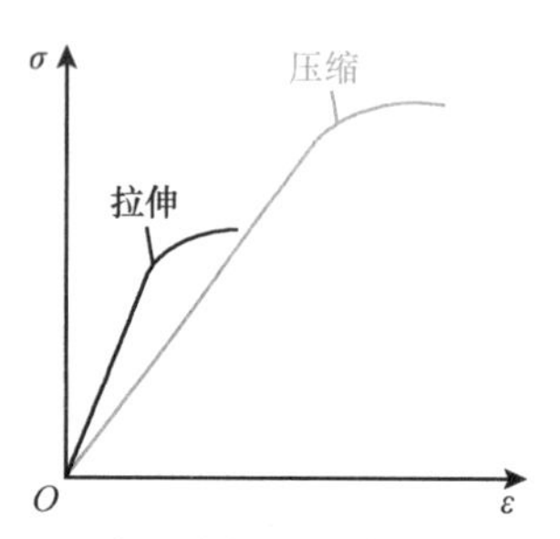

图1-20　人湿润长骨的应力-应变曲线

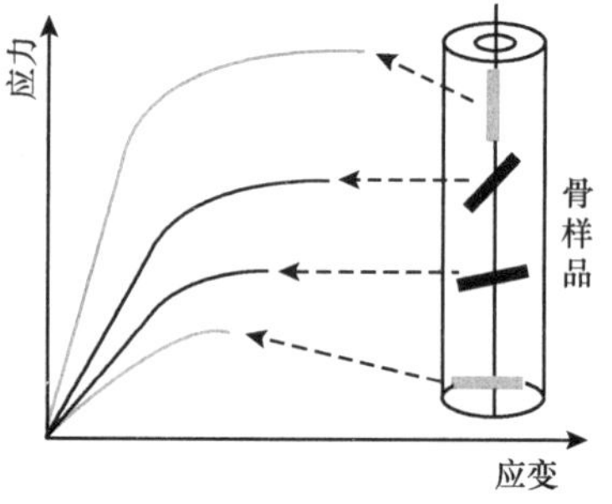

图1-21　骨骼不同方向的拉伸曲线

2. 剪切　沿骨骼横截面的方向施加载荷，这种载荷就是剪切（cut），这时骨的横截面上的应力就是切应力。人的骨骼所能承受的剪切载荷比拉伸和压缩载荷低得多，比如成人股骨横向剪切极限强度只有 84MPa。

3. 扭转　当骨骼两端受到与其轴线相垂直的一对大小相等、方向相反的力偶作用时，会使骨骼沿轴线形成受扭转（torsion）状态。这一对力偶产生的力矩称为扭矩，用 M 表示。扭矩就是扭转载荷。骨骼受到扭转载荷作用时横截面承受切应力作用，其分布如图 1-22 所示。切应力的大小除与扭矩 M 成正比外，还与点到轴线的距离成正比，在轴线处的切应力为零，越靠近边缘，切应力越大，边缘处的切应力最大。人的四肢长骨是中空的，这种截面对抗扭来说是合理截面，中空处切应力为零，而在边缘切应力较大处相应截面尺寸较大，增强了抗扭能力。

短道速滑运动员在转弯时下肢骨就是受到这种扭转作用。

4. 弯曲　当骨骼受到使其轴线发生弯曲的载荷作用时，骨骼会发生弯曲（bending）形变。这种载荷可以是垂直轴线的横向力，也可以是包括骨骼轴线在内的平面中的一对大小相等、方向相反的力偶矩的作用。骨骼产生弯曲形变时，在轴线处有一层骨没有产生应力和应变，称为中性层。如图 1-23 所示，给出了骨骼受弯曲载荷作用时的应力分布，OO' 表示中性层。横截面上的应力为正应力，

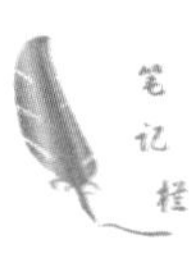

应力的大小与其至中性层的距离成正比。凸侧骨骼受拉伸作用，凹侧骨骼受压缩作用。由于成人骨骼的抗拉伸能力低于抗压缩能力，因此，在发生弯曲破坏时，断裂是先从凸面开始，然后凹面才开始断裂。成人股骨受弯曲载荷时极限强度为212MPa，比拉伸和压缩时的极限强度都大很多，所以骨骼具有较好的抗弯性能。

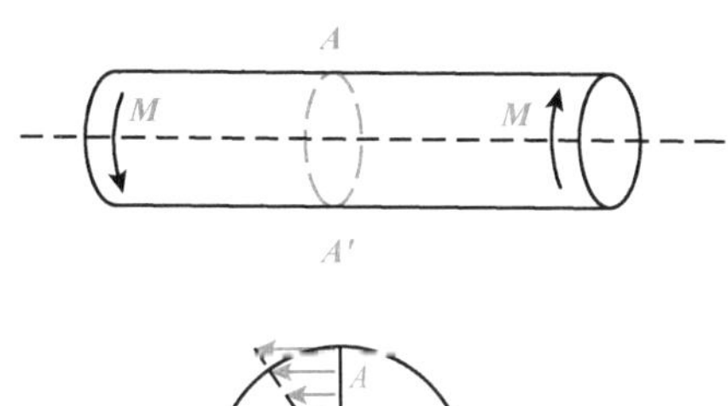

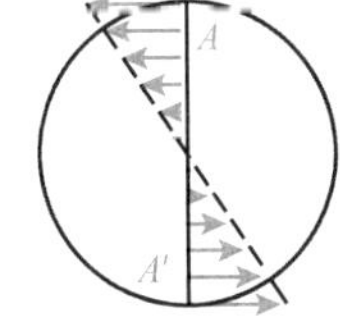

图1-22 骨骼受到扭转载荷作用时横截面上的切应力分布

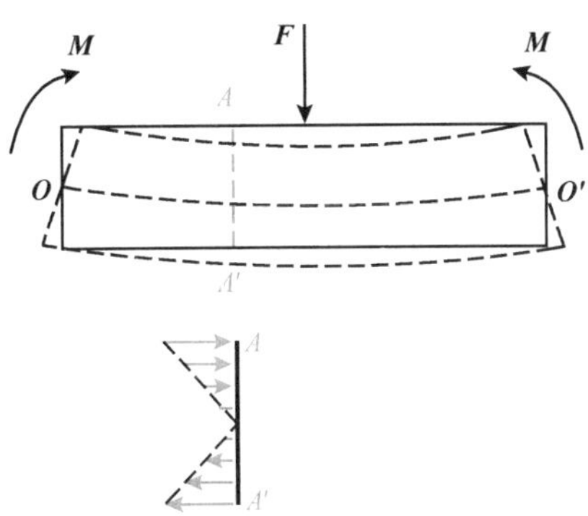

图1-23 骨骼弯曲时横截面上的应力分布

5. 复合载荷 实际生活中骨骼只受一种载荷作用的情况很少，大多是同时受到两种或两种以上载荷的作用，这种载荷称为复合载荷（complex load）。图1-24是髋关节受到复合载荷的情况，股骨头往往受到斜向压力的作用，用F表示斜向压力。图中虚线是股骨头的轴线，将F分解为与轴平行和垂直的两个分量$F_{/\!/}$和$F_{\perp}$。$F_{/\!/}$是压缩载荷。$F_{\perp}$对股骨头施加一个力矩，使股骨头发生弯曲，因此$F_{\perp}$是弯曲载荷。显然股骨头所受到载荷是压缩与弯曲两种复合而形成的载荷。

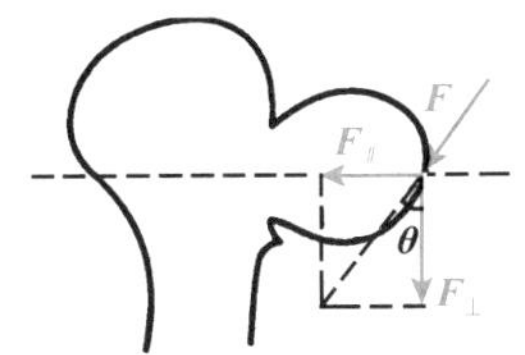

图1-24 复合载荷

三、骨的生长与应力刺激

应力对骨的改变、生长和吸收起着重要的调节作用。应力增加可引起骨增生。因为应力的增加使骨骼中的基质呈现碱性，基质中的带有碱性的磷酸盐沉淀下来，骨骼中的无机盐成分因此而增加，骨骼的密度、抗压性能就得到增加。相反，如应力减少，则骨骼就会萎缩，引起骨质疏松。因为应力的减少使骨骼中的基质呈现酸性，它将溶解一部分无机盐，并将这些无机盐排出体外。实验表明，患者在卧床休息期间每天可失去0.5g钙，而宇航员在失重情况下每天失去3g钙。因此，要促进骨的生长，必须有经常性的应力刺激，尤其是压应力刺激。压应力是应力刺激的主要因素，对骨组织的影响最大。美国学者拉什指出：固定不变的压应力刺激会引起骨萎缩，而间歇性的压应力刺激才能促进骨的生长。所以体育锻炼是这种应力刺激的好形式，不仅刺激影响肌肉组织，而且刺激骨组织的再生长。

应力刺激会使受伤后的骨组织进行再生，所以必须在骨折的断端施加应力，使其发生形变，骨组织在形变的情况下产生骨痂。一般地，应力越大，骨痂越丰富，且增殖迅速，能够促进骨的愈合和再生，最终成为与受伤前完全相同的骨组织。

习 题 一

1-1 求质量为m，内半径为R_1、外半径为R_2的中空圆柱体对中心轴的转动惯量。 $\left[\frac{1}{2}m(R_1^2+R_2^2)\right]$

1-2 如图1-25所示，质量为m的物体绕在质量为M的定滑轮上，M=2m，定滑轮半径为R，转轴光滑，设t=0时刻，质量为m的物体处于静止状态。求：（1）质量为m的物体下落速度v与时间t的关系；（2）t=4s时，m下落的距离；（3）绳中张力。 [$4.9t\ \mathrm{m\cdot s^{-1}}$；39.2m；4.9N]

1-3 如图1-26所示，飞轮质量为60kg，直径为0.5m，转速为1000r · min^{-1}，现要求在5s内使其制动，求制动力$\boldsymbol{F}$。假定闸与飞轮之间的摩擦系数μ=0.4，飞轮的质量全部分布在轮的外周上。 [314N]

1-4 如图1-27所示，两物体的质量分别为m_1和m_2，定滑轮的质量为m，半径为r，可视为均匀圆盘。已知m_2与桌面间的滑动摩擦系数为μ_k，问m_1下落的加速度和两段绳子中的张力各为多少？设绳子和滑轮之间无

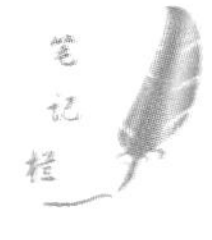

相对滑动，滑轮轴受到的摩擦力忽略不计。

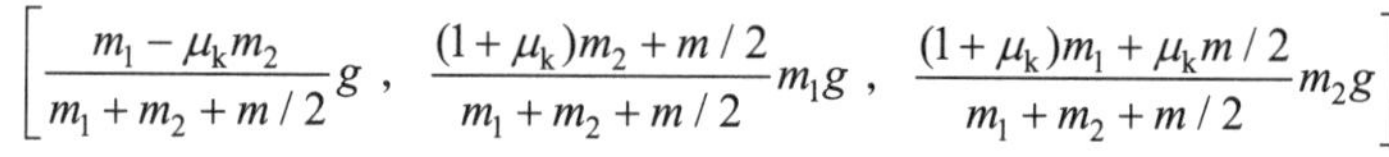

$$\left[\frac{m_1-\mu_k m_2}{m_1+m_2+m/2}g\ ,\ \frac{(1+\mu_k)m_2+m/2}{m_1+m_2+m/2}m_1 g\ ,\ \frac{(1+\mu_k)m_1+\mu_k m/2}{m_1+m_2+m/2}m_2 g\right]$$

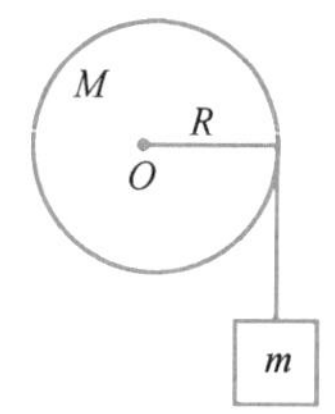

图1-25 习题1-2用图

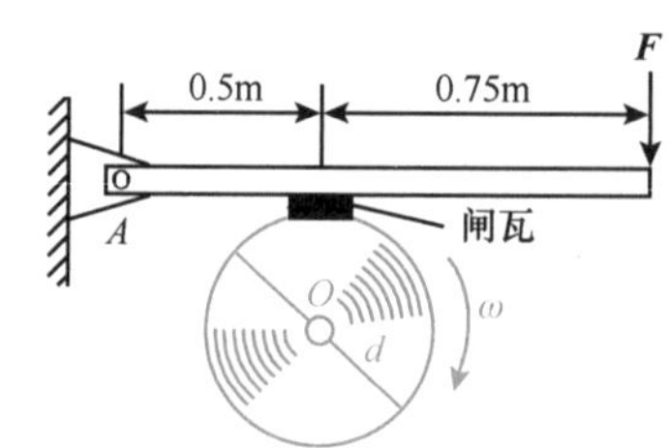

图1-26 习题1-3用图

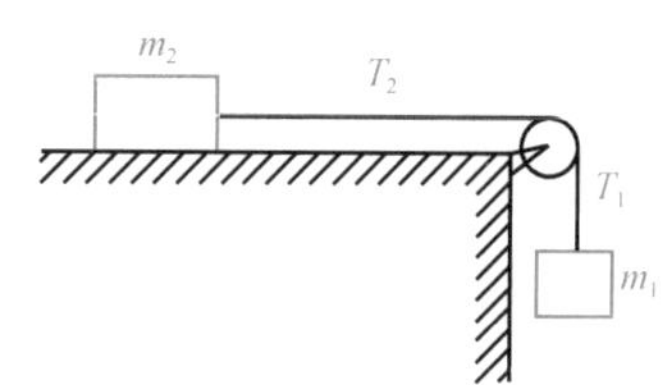

图1-27 习题1-4用图

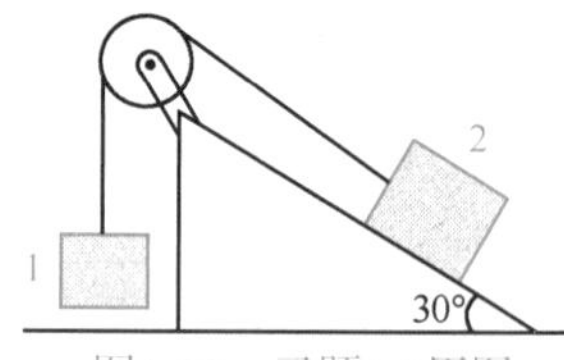

图1-28 习题1-5用图

1-5 如图 1-28 所示，一倾角为 30° 的光滑斜面固定在水平平面上，其上装有一个定滑轮。若一根细绳跨过它，两端分别与质量都为 m 的物体 1 和物体 2 相连。（1）若不考虑滑轮的质量，求物体 1 的加速度；（2）若滑轮的半径为 r，其转动惯量可用 m 和 r 表示为 $J=kmr^2$（k 为常数），绳子与滑轮之间无相对滑动，再求物体 1 的加速度。

$$\left[\frac{g}{4}\ ;\ \frac{g}{2(2+k)}\right]$$

1-6 如图 1-29 所示，将一圆盘 A、实心球 B、圆环 C 放在斜面顶部，它们从静止开始同时沿斜面无滑动滚下，问哪一个物体最先到达斜面底部？哪一个物体最后到达斜面底部？

[B 先到达底部，C 最后到达底部]

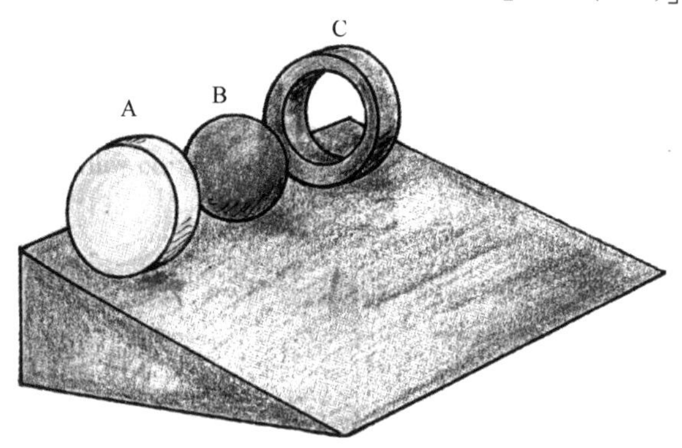

图1-29 习题1-6用图

1-7 求地球自转时，绕自身轴转动的角动量和转动动能。已知地球的质量 $M=6\times10^{24}$kg，地球半径 $R=6.4\times10^{6}$m。

[$7.15\times10^{33}\text{kg}\cdot\text{m}^2\cdot\text{s}^{-1}$，$2.6\times10^{29}$J]

1-8 一质量为 M，半径为 R 的转台，以角速度 ω_a 转动，转台可看成圆盘形状，转轴的摩擦略去不计。有一质量为 m 的蜘蛛垂直落在转台边缘上。问：（1）转台新的角速度 ω_b 是多少？（2）然后蜘蛛慢慢地爬向转台中心，当它离转台中心的距离为 r 时，转台的角速度 ω_c 为多少？

$$\left[\omega_b=\frac{M}{M+2m}\omega_a\ ;\ \omega_c=\frac{MR^2}{MR^2+2mr^2}\omega_a\right]$$

1-9 借助三角肌的作用，人能把手平伸出去，如图 1-30（a）所示。其受力状况如图 1-30（b）所示，已知 $\alpha=16°$，臂的重力 $W_1=68\text{N}$，手内提的重物 $W_2=45\text{N}$，求三角肌的等效张力 T 及肩胛骨作用于肱骨的垂直分力和竖直分力。

[1147N，1102N，203N]

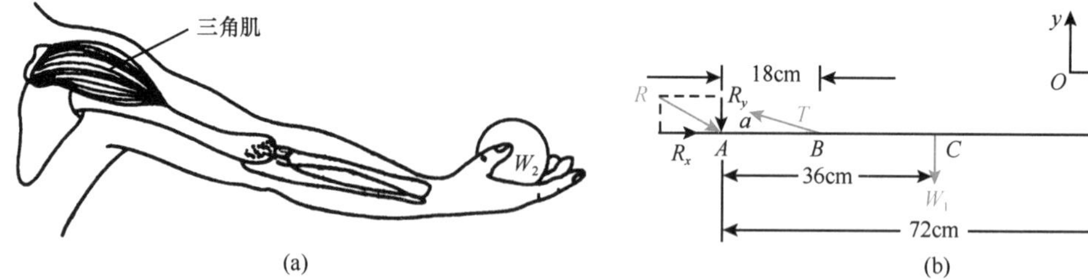

图1-30 习题1-9用图

(a)基本结构；(b)受力示意图

1-10 设某人的一条腿骨长 0.4m，横截面积平均为 5cm²，试求用此骨支持整个体重 500N 时，其长度缩短多少？骨的杨氏模量按 $1\times10^{10}\text{N}\cdot\text{m}^{-2}$ 计算。

[4.0×10^{-5}m]

（刘东华）

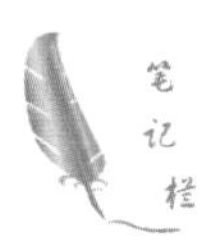

第二章　振动与波

本章电子资源

教学要求：

1. 记忆简谐振动的基本规律，阻尼振动、受迫振动及共振的特点，同方向、同频率的简谐振动合成规律，波的相干条件，波的干涉及驻波形成的规律。

2. 理解平面简谐波波动方程的物理意义，惠更斯原理及波的叠加原理，能量密度及能流密度概念。

3. 运用旋转矢量模型、振动合成规律、惠更斯原理、波的叠加原理等了解简谐振动方程及共振、衍射、干涉和驻波等现象。

在自然界中，几乎到处都可以看到物体的一种特殊的运动形式，即物体在一定位置附近做来回往复运动，这种运动称为机械振动（mechanical vibration），简称振动，如耳膜的振动、讲话时声带的振动、心脏的跳动等。广义地说，任何一个物理量在某一数值附近做周期性的变化，都属于振动的范畴。例如，交流电流在某一电流值附近做周期性的变化；光波、无线电波传播时，空间某点的电场强度和磁场强度随时间做周期性的变化等，这些振动通常称为电磁振荡。虽然电磁振荡和机械振动在本质上不同，但对两者的描述却有许多共同之处，所以机械振动的基本规律也是研究其他振动的基础。

振动的传播过程称为波动，简称波（wave）。机械振动在弹性介质中的传播称为机械波（mechanical wave），如水波、声波、地震波等。变化的电场和变化的磁场在空间的传播称为电磁波（electromagnetic wave），如无线电波、光波、X 射线波等。机械波和电磁波在本质上是不相同的，但是它们都具有波动的共同物理特征，即都具有一定的传播速度，都伴随着能量的传播，都能产生反射、折射、干涉和衍射等现象，都有相似的数学表述形式。

本章主要讨论机械振动和机械波的概念，但其基本概念和基本规律对于各种振动和波都适用。

第一节　简谐振动

振动的形式是多种多样的，情况大多比较复杂。最简单的振动是简谐振动，在忽略空气阻力的情况下，弹簧的振动、单摆、复摆的微小摆动都是简谐振动。简谐振动是最基本的振动，一切复杂的振动都可以看成是由许多简谐振动合成的。

物体运动时，如果离开平衡位置的位移（或角位移）按余弦函数（或正弦函数）的规律随时间变化，这种运动就称为简谐振动（simple harmonic oscillation）。下面以弹簧振子为例，研究简谐振动的规律。

一、简谐振动方程

如图 2-1 所示，把轻弹簧（质量可以忽略不计）的左端固定，右端连一质量为 m 的物体，放在光滑的水平面上，物体所受的阻力极小，可以忽略不计。当物体在位置 O 时，弹簧为自然长度，此时物体在水平方向所受的合外力为零，位置 O 称为平衡位置。取平衡位置 O 为坐标原点，水平向右为 Ox 轴的正方向。现将物体向右移到位置 B。此时，由于弹簧被拉长而使物体受到一个指向平衡位置的弹力。撤去外力后，物体将会在弹力的作用下向左运动，当抵达平衡位置时，物体所受的弹力减小为零，但物体的惯性将会使它继续向左运动，致使弹簧被压缩，因弹簧被压缩而出现的仍然指向平衡位置的弹力将阻碍物体的运动，使物体运动的速度减小，到达 C 点时，速度减小为零，此时物体又将在弹力的作用下从 C 点返回，向右运动。这样，在弹力的作用下，物体将在平衡位置附近做往复运动，

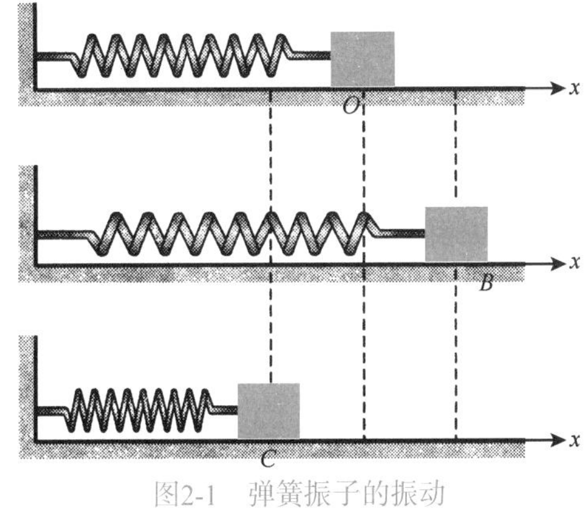

图2-1　弹簧振子的振动

笔记栏

这一包含弹簧和物体的振动系统就称为弹簧振子（spring oscillator）。

由胡克定律可知，在弹性限度内物体所受的弹力 F 与物体相对于平衡位置的位移 x 成正比，弹力的方向与位移的方向相反，始终指向平衡位置，常称此力为回复力（restoring force）。于是有

$$F=-kx$$

式中，比例常数 k 为弹簧的刚度系数（stiffness coefficient），它由弹簧本身的性质所决定；负号表示力的方向与位移的方向相反。根据牛顿第二定律，物体的加速度为

$$a=\frac{F}{m}=-\frac{kx}{m} \tag{2-1}$$

对于一个给定的弹簧振子，k 与 m 都是常量，而且都是正值，它们的比值可用另一个常量 ω 的二次方表示，即

$$\frac{k}{m}=\omega^2 \tag{2-2}$$

这样，式（2-1）就可改写成

$$a=-\omega^2 x \tag{2-3}$$

式（2-3）说明，弹簧振子的加速度 a 与位移 x 成正比，而且方向相反。这就是简谐振动的运动学特征。

式（2-3）也可写成

$$\frac{\mathrm{d}^2x}{\mathrm{d}t^2}=-\omega^2 x \tag{2-4}$$

式（2-4）就是简谐振动的运动微分方程，其解为

$$x=A\cos(\omega t+\varphi) \tag{2-5}$$

式（2-5）就是简谐振动方程。式中，A 和 φ 是积分常量，它们的物理意义将在后文（简谐振动的特征量）讨论。由式（2-5）可知，当物体做简谐振动时，其位移是时间的余弦函数。

将式（2-5）对时间求一阶、二阶导数，可分别得到简谐振动物体的速度 v 和加速度 a 为

$$v=\frac{\mathrm{d}x}{\mathrm{d}t}=-\omega A\sin(\omega t+\varphi) \tag{2-6}$$

$$a=\frac{\mathrm{d}^2x}{\mathrm{d}t^2}=-\omega^2 A\cos(\omega t+\varphi) \tag{2-7}$$

二、简谐振动的特征量

对于一定的简谐振动来说，其简谐振动方程（2-5）中 A、ω 和 φ 为常量，它们是决定一个具体简谐振动的特征量。

1. 振幅 振动物体离开平衡位置的最大位移称为振幅（amplitude），常用 A 表示。

2. 周期和频率 物体做一次完全振动所经历的时间称为振动周期，常用 T 表示。在图 2-1 中，物体由位置 B 经 O 到达 C，然后再回到 B 所经历的时间就是一个周期。所以物体在任意时刻 t 的位移和速度应与物体在时刻 $t+T$ 的位移和速度完全相同，于是有

$$x=A\cos(\omega t+\varphi)=A\cos[\omega(t+T)+\varphi]=A\cos(\omega t+\varphi+\omega T)$$

由于余弦函数的周期性，物体做一次完全振动后应有 $\omega T=2\pi$。于是可得

$$T=\frac{2\pi}{\omega} \tag{2-8}$$

由弹簧振子的 $\omega=\sqrt{k/m}$，所以弹簧振子的周期为

$$T=2\pi\sqrt{\frac{m}{k}} \tag{2-9}$$

单位时间内物体所做完全振动的次数称为频率（frequency），常用 ν 表示，它的单位是赫兹（Hz）。频率与周期的关系为

$$\nu=\frac{1}{T}=\frac{\omega}{2\pi} \tag{2-10}$$

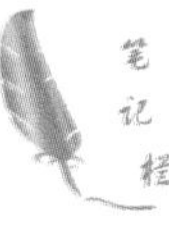

由式（2-10）可知

$$\omega=2\pi\nu \tag{2-11}$$

这里，ω 称为角频率（angular frequency），单位是 rad · s^{-1}。

弹簧振子的频率为

$$\nu = \frac{1}{2\pi}\sqrt{\frac{k}{m}} \tag{2-12}$$

由于弹簧振子的角频率 $\omega = \sqrt{k/m}$ 仅仅是由弹簧质量 m 和刚度系数 k 决定的，所以周期和频率只和振动系统本身的物理性质有关。这种只由振动系统本身的固有属性所决定的周期和频率，称为振动的固有周期（natural period）和固有频率（natural frequency）。

3. 相位和初相位　简谐振动方程（2-5）中 $(\omega t+\varphi)$ 是决定简谐振动状态的物理量，称为振动的相位（phase），φ 称为初相位（initial phase），单位是 rad。相位的概念在比较两个同频率的简谐振动的步调时特别有意义。

设有下列两个同方向、同频率的简谐振动，其简谐振动方程分别为

$$x_1 = A_1\cos(\omega t+\varphi_1), \qquad x_2 = A_2\cos(\omega t+\varphi_2)$$

它们的相位差为

$$\Delta\varphi = (\omega t+\varphi_2)-(\omega t+\varphi_1) = \varphi_2-\varphi_1$$

即它们在任意时刻的相位差都等于初相位差而与时间无关。当 $\Delta\varphi = 0$（或 2π 的整数倍）时，两个振动的步调完全相同，这种情况称为同相；当 $\Delta\varphi = \pi$（或 π 的奇数倍）时，两个振动的步调相反，这种情况称为反相。

A 和 φ 决定于初始条件，即 t=0 时的位移 x_0 和速度 v_0 的值。在式（2-5）和式（2-6）中，令 t=0，有

$$x_0 = A\cos\varphi, \quad v_0 = -\omega A\sin\varphi$$

由以上两式可得

$$A = \sqrt{x_0^2+\frac{v_0^2}{\omega^2}} \tag{2-13}$$

$$\varphi = \arctan\frac{-v_0}{\omega x_0} \tag{2-14}$$

三、简谐振动的矢量图示法

简谐振动可以用旋转矢量来描绘。如图 2-2 所示，在 x 轴上取一点 O 为原点，自 O 点起作一矢量 $\boldsymbol{A}$，这一矢量称为振幅矢量。若矢量 $\boldsymbol{A}$ 以匀角速度 ω 绕原点 O 逆时针旋转，设 t=0 时，矢量 $\boldsymbol{A}$ 与 x 轴的夹角为 φ，经过时间 t 后，$\boldsymbol{A}$ 与 x 轴的夹角变为 $(\omega t+\varphi)$，则矢量 $\boldsymbol{A}$ 在坐标上的投影为

$$x = A\cos(\omega t+\varphi)$$

则矢量末端 M 在 x 轴上的投影点 P 就在 x 轴上做简谐振动。用一个旋转矢量末端在一条轴线上的投影点的运动来表示简谐振动，这种方法称为简谐振动的矢量图示法。

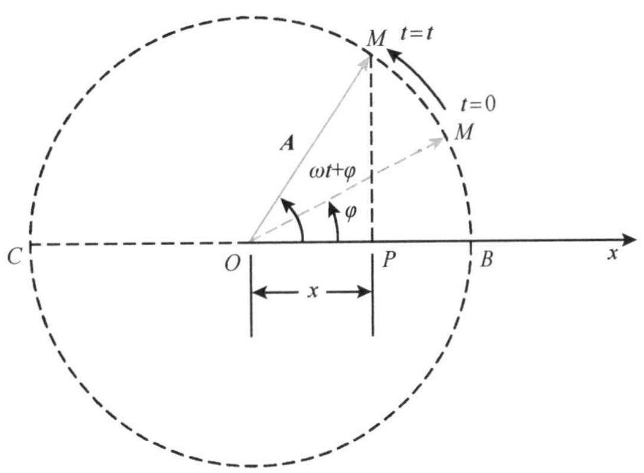

图2-2　简谐振动的矢量图示法

四、简谐振动的能量

只有从外部获得能量，振动系统才能开始振动。下面以弹簧振子为例来分析简谐振动的能量。外力必须先对系统做功，把弹簧拉长或压缩使它获得势能。振动系统在得到能量开始振动后，如果它不再受外界（如摩擦力、空气阻力等）的影响，则它的能量将保持不变，振动将一直进行下去。

弹簧振子系统的能量有势能 E_p 和动能 E_k 两种形式。若设物体在平衡位置的势能为零，则在位移为 x 处的势能应等于弹力把物体由 x 拉回平衡位置所做的功，即

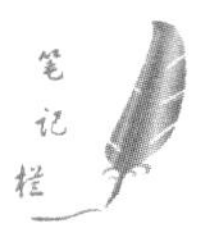

$$E_p = \int_x^0 (-kx)\mathrm{d}x = \frac{1}{2}kx^2 = \frac{1}{2}m\omega^2 x^2 = \frac{1}{2}m\omega^2 A^2 \cos^2(\omega t+\varphi) \tag{2-15}$$

物体在 x 处的动能为

$$E_k = \frac{1}{2}mv^2 = \frac{1}{2}m\omega^2 A^2 \sin^2(\omega t+\varphi) \tag{2-16}$$

物体总能量为

$$E = E_p + E_k = \frac{1}{2}m\omega^2 A^2 = \frac{1}{2}kA^2 \tag{2-17}$$

即振动系统的总机械能在振动过程中守恒，该结论对任一简谐振动系统都是正确的。这一点是和弹簧振子在振动过程中没有外力对它做功的条件相符合的。

例题 2-1 有一质点沿 x 轴做简谐振动，振幅为 0.12m，周期为 2s，当 t=0 时，质点对平衡位置的位移为 0.06m，此刻质点沿 x 轴正向运动，如图 2-3。求：（1）此简谐振动的表达式；（2）$t=T/4$ 时，质点的位置、速度、加速度；（3）从质点开始运动到第一次通过平衡位置所用的时间。

解：（1）取平衡位置为坐标原点。位移表达式

$$x = A\cos(\omega t+\varphi)$$

式中，$\omega = 2\pi/T = \pi$，A=0.12m。由初始条件，t=0 时，x_0=0.06m 可得

$$\cos\varphi = \frac{x_0}{A} = \frac{0.06}{0.12} = \frac{1}{2}$$

在 $-\pi$ 到 π 之间取值，得

$$\varphi = \pm\frac{\pi}{3}$$

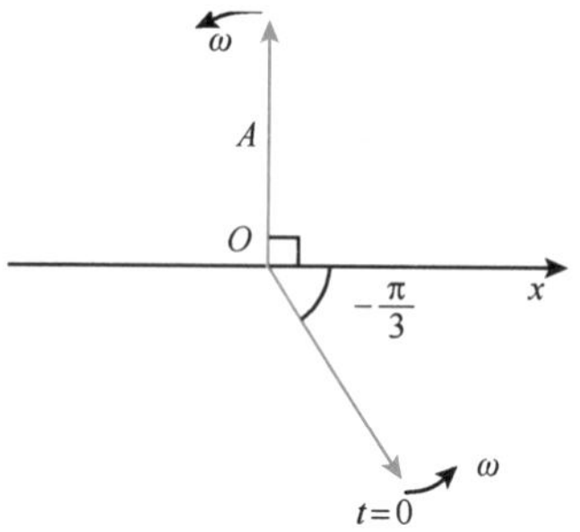

图2-3 例题2-1图

由于 $v = -\omega A\sin(\omega t+\varphi)$，所以初始速度 $v_0 = -\omega A\sin\varphi$。由 t=0 时质点沿 x 正方向运动，即 $v_0>0$，应取 $\varphi = -\frac{\pi}{3}$。于是此简谐振动的表达式为

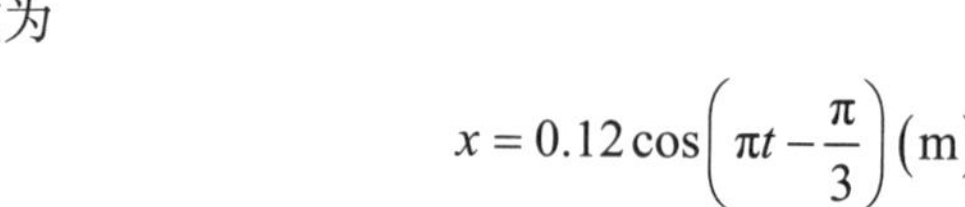

$$x = 0.12\cos\left(\pi t - \frac{\pi}{3}\right)(\mathrm{m})$$

（2）此简谐振动的速度为

$$v = -\omega A\sin(\omega t+\varphi) = -0.12\pi\sin\left(\pi t - \frac{\pi}{3}\right)(\mathrm{m\cdot s^{-1}})$$

加速度为

$$a = -\omega^2 A\cos(\omega t+\varphi) = -0.12\pi^2\cos\left(\pi t - \frac{\pi}{3}\right)(\mathrm{m\cdot s^{-2}})$$

将 $t = T/4 = 0.5\mathrm{s}$ 代入上面两式及位移表达式，可分别得质点在 0.5s 时的位置为 x=0.104m，速度为 $v = -0.188\mathrm{m\cdot s^{-1}}$，加速度为 $a = -1.03\mathrm{m\cdot s^{-2}}$。

（3）由振幅矢量图可知，质点从起始时刻到第一次通过原点，振幅矢量转过的角度为

$$\frac{\pi}{2} - \varphi = \frac{\pi}{2} - \left(-\frac{\pi}{3}\right) = \frac{5}{6}\pi$$

由于转动的角速度是 ω，所以得到

$$t = \frac{5\pi/6}{\omega} = 0.83(\mathrm{s})$$

例题 2-2 有一弹簧振子，质量为 0.01kg，弹簧的刚度系数为 $0.64\mathrm{N\cdot m^{-1}}$。$t$=0 时，小球在 0.04m 位置处，速度为 $0.24\mathrm{m\cdot s^{-1}}$，这时小球是沿 x 轴正方向运动。求弹簧振子的振幅、初相位和振动表达式。

解：由式（2-2），角频率

$$\omega = \sqrt{\frac{k}{m}} = \sqrt{\frac{0.64}{0.01}} = 8(\mathrm{rad\cdot s^{-1}})$$

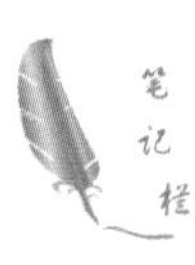

由式（2-13），可求得振幅

$$A=\sqrt{x_0^2+\frac{v_0^2}{\omega^2}}=\sqrt{(0.04)^2+\frac{(0.24)^2}{64}}=0.05(\text{m})$$

由式（2-14），可求得初相位

$$\tan\varphi=-\frac{v_0}{\omega x_0}=-\frac{0.24}{0.32}=-0.75$$

因为 $\tan\varphi$ 为负值，所以 φ 必在第二或第四象限。但已知 x_0 为正值，由式 $x_0=A\cos\varphi$ 可知 φ 应在第一或第四象限，所以我们应该选取第四象限的 φ 值。$\varphi=-0.64$ rad，弹簧振子的振动表达式为 $x=0.05\cos(8t-0.64)$ (m)。

第二节　阻尼振动　受迫振动　共振

案例2-1

1940年，一场大风使美国塔科马（Tocama）海峡大桥断塌，图2-4（a）是该桥断塌前某一时刻的振动状态，图2-4（b）是桥断塌后的惨状。

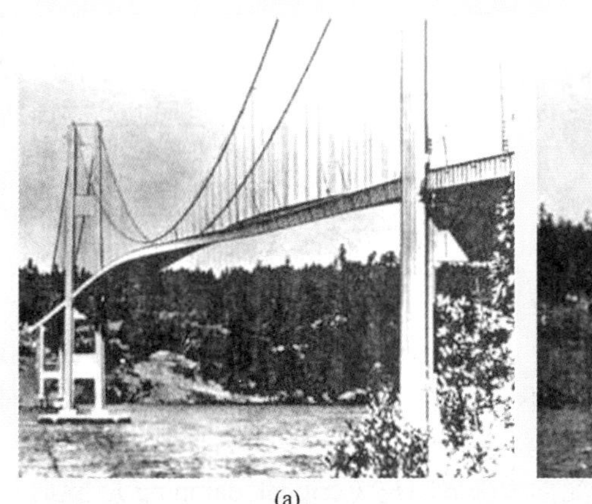

(a)

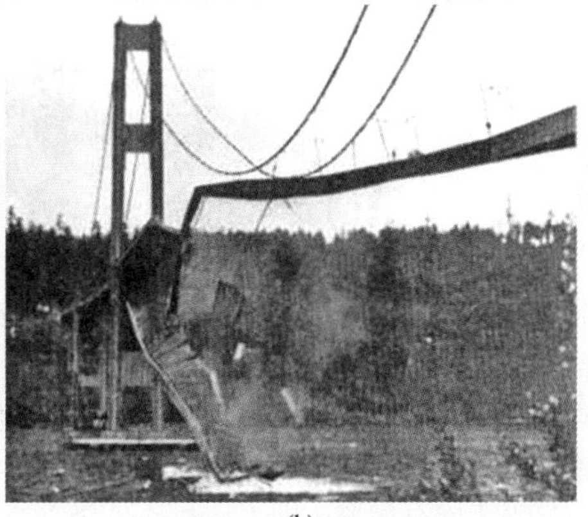

(b)

图2-4　塔科马海峡大桥断塌

问题：导致大桥断塌的原因是什么？

案例2-2

1948年2月，一艘名叫“乌兰格梅奇号”的荷兰货船在通过马六甲海峡时，全体船员及船上携带的一条狗突然死亡。他们既没有外伤，也没有中毒迹象，倒像是心脏病突然发作。这个海上奇案立即引起人们的关注。但几十年过去了，侦破工作仍没有丝毫进展。后来随着科学技术的发展，查出制造当时惨案的真正“凶手”竟然是看不见、听不着的“次声波”。

问题：为什么次声波能够造成船员死亡？

一、阻尼振动

做简谐振动的振动物体只受弹力的作用，振动过程中系统的机械能是守恒的，振幅保持不变，这一振动过程将永远持续进行下去。这是一种理想状况。任何实际的振动系统总是要受到阻力作用，由于系统要克服阻力做功而产生能量损耗，系统的能量不断减少，振幅自然不断减小。这种振幅不断减小的振动称为阻尼振动（damped vibration）。

通常情况下，振动系统所受阻力主要来自周围介质，如空气或液体等。实验表明，当物体的运动速度不太大时，黏滞阻力与速度成正比，即

$$f=-\gamma v=-\gamma\frac{\mathrm{d}x}{\mathrm{d}t} \tag{2-18}$$

式中，γ 称为阻力系数，它的大小由物体的形状、大小、表面状况及介质的性质决定。物体在弹力和黏性阻力的共同作用下，运动方程为

$$-kx-\gamma\frac{\mathrm{d}x}{\mathrm{d}t}=m\frac{\mathrm{d}^2x}{\mathrm{d}t^2}$$

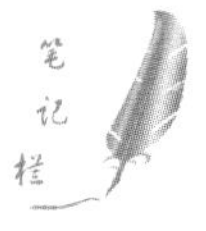

令 $\omega_0^2=\dfrac{k}{m}$，$2\beta=\dfrac{\gamma}{m}$，则有

$$\frac{d^2x}{dt^2}+2\beta\frac{dx}{dt}+\omega_0^2x=0 \tag{2-19}$$

上式就是阻尼情况下振动系统的运动方程。其中，ω_0 是振动系统的固有频率；β 是阻尼系数（damping coefficient），表征阻尼作用的大小。

一般情况下阻尼作用都比较小，即 $\beta<\omega_0$，这种情况称为欠阻尼（underdamping）。这时式（2-19）的解为

$$x=A_0e^{-\beta t}\cos(\omega t+\varphi_0) \tag{2-20}$$

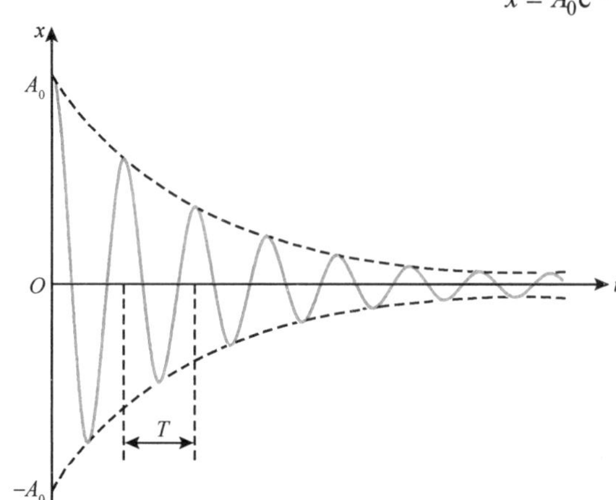

图2-5 欠阻尼振动位移与时间的关系曲线

式中，$\omega=\sqrt{\omega_0^2-\beta^2}$，而 A_0 和 φ_0 是积分常数。式（2-20）就是欠阻尼情况下的阻尼振动的位移表达式，它代表一种振幅 $A_0e^{-\beta t}$ 随时间不断衰减的周期性运动，阻尼系数越大，振幅衰减越快。欠阻尼振动位移与时间的关系曲线如图2-5所示。通常把振动物体相继两次通过极大（或极小）位置所经历的时间定义为阻尼振动的周期，即

$$T=\frac{2\pi}{\omega}=\frac{2\pi}{\sqrt{\omega_0^2-\beta^2}} \tag{2-21}$$

显然，阻尼振动的周期比固有周期 $2\pi/\omega_0$ 要长，或者说阻尼使振动变慢。

如果阻尼作用很大，即 $\beta>\omega_0$，式（2-19）的解将不再是式（2-20）的形式了，这时物体不但不能做往复运动，而且要经过相当长的时间才能回到平衡位置，这种情况称为过阻尼（overdamping）。

阻尼系数等于固有频率（即 $\beta=\omega_0$）的情况称为临界阻尼（critical damping），这时物体也不能做往复运动，但能很快回到平衡位置。图2-6给出在三种阻尼情况下位移随时间的变化关系。可以看出，如果希望物体在一段时间内近似做简谐振动，则应使阻尼尽可能减小；如果希望物体在不发生往复运动的情况下尽快回到平衡位置（如电磁仪表的指针），则应对系统施加临界阻尼。在临界阻尼和过阻尼的情况下，物体的运动已不具有振动的特征了。

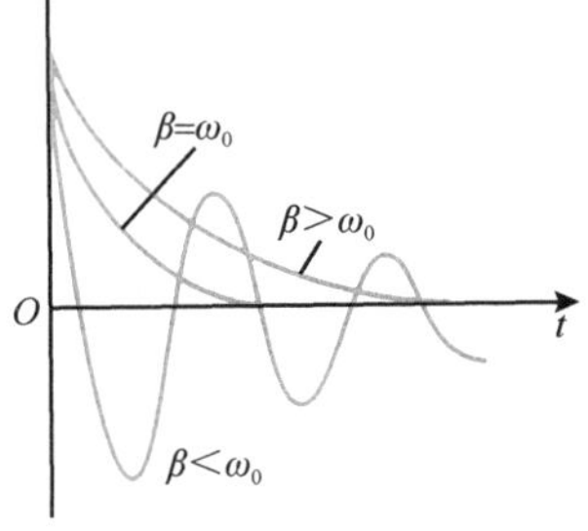

图2-6 三种阻尼比较

二、受迫振动

在实际振动过程中总是存在阻尼作用的，为了维持等幅振动，必须给振动系统不断补充能量。施加周期性外力是不断补充能量的一种方法。这种在周期性外力的持续作用下发生的振动称为受迫振动（forced vibration）。施加的周期性外力称为驱动力（driving force）。

设驱动力以角频率 p 随时间按余弦规律变化，即 $F=F_0\cos pt$，其中 F_0 是驱动力的幅值。物体在弹力、黏性阻力和驱动力共同作用下，运动方程为

$$-kx-\gamma\frac{dx}{dt}+F_0\cos pt=m\frac{d^2x}{dt^2}$$

令 $\omega_0^2=\dfrac{k}{m}$，$2\beta=\dfrac{\gamma}{m}$，$h=\dfrac{F_0}{m}$，上式可写为

$$\frac{d^2x}{dt^2}+2\beta\frac{dx}{dt}+\omega_0^2x=h\cos pt \tag{2-22}$$

式中，ω_0 是系统的固有角频率；β 是阻尼系数。

通常遇到的多是欠阻尼（$\beta<\omega_0$）下的受迫振动，这时式（2-22）的解为

$$x=A_0e^{-\beta t}\cos\left(\sqrt{\omega_0^2-\beta^2}\,t+\varphi_0\right)+A\cos(pt+\varphi)$$

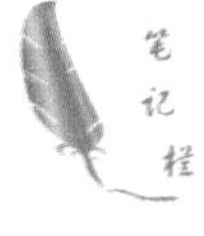

式中第一项代表欠阻尼振动，第二项代表一个等幅振动。经过一段时间后，欠阻尼振动衰减到可以忽略不计，留下的就只有等幅振动，即

$$x = A\cos(pt+\varphi) \tag{2-23}$$

上式表示达到稳定状态后的受迫振动，它是一个角频率等于驱动力频率 p 的等幅振动。

把式（2-23）代入式（2-22），可得到受迫振动的振幅和初相位为

$$A = \frac{h}{\sqrt{(\omega_0^2 - p^2)^2 + 4\beta^2 p^2}} \tag{2-24}$$

$$\varphi = \arctan\frac{-2\beta p}{\omega_0^2 - p^2} \tag{2-25}$$

图 2-7 表示受迫振动的振幅在开始时随时间增大，当受迫振动达到稳定状态后，振幅就不再增大。

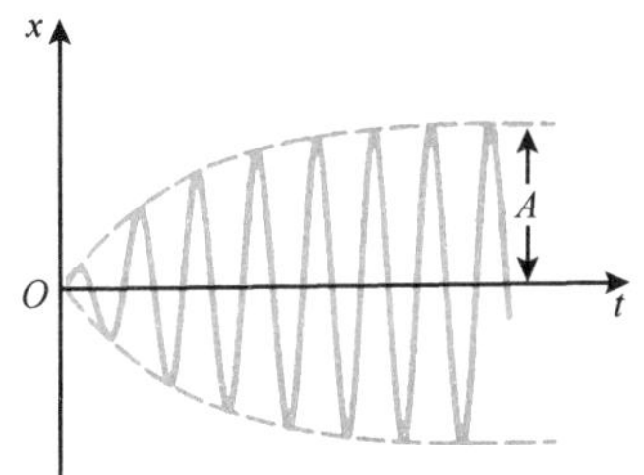

图2-7 受迫振动的x-t曲线

三、共 振

由式（2-24）可知，受迫振动的振幅 A 主要由驱动力频率 p 与系统固有频率 ω_0 之间的关系决定。当式（2-24）中分母为最小值时，振幅 A 即达到最大值。为此，令分母中 $(\omega_0^2 - p^2)^2 + 4\beta^2 p^2$ 对 p 的导数等于零，即 $2(\omega_0^2 - p^2)\ (-2p) + 8\beta^2 p = 0$，化简后可得

$$-p(\omega_0^2 - p^2 - 2\beta^2) = 0$$

p 不等于零，使分母为最小值的条件是：$p^2 = \omega_0^2 - 2\beta^2$，即驱动力的角频率满足以上关系式时，受迫振动振幅将有最大值。受迫振动振幅出现最大值的现象称为共振（resonance）。满足出现共振现象的驱动力的角频率称为共振角频率。由上式得出共振角频率

$$p_{\mathrm{r}} = \sqrt{\omega_0^2 - 2\beta^2} \tag{2-26}$$

将式（2-26）代入式（2-24），得到最大的受迫振动的振幅，即共振时受迫振动的振幅为

$$A_{\mathrm{r}} = \frac{h}{2\beta\sqrt{\omega_0^2 - \beta^2}} \tag{2-27}$$

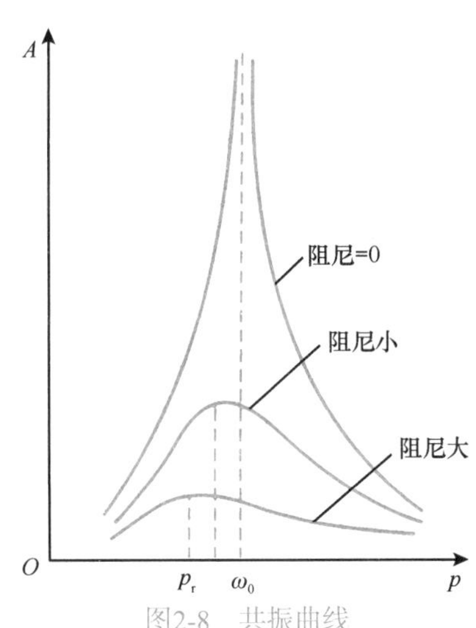

图2-8 共振曲线

频率 p_{r} 与系统的固有频率 ω_0 就越接近，共振振幅 A_{r} 越大。若阻尼系数趋于零，有 $p_{\mathrm{r}} = \omega_0$，这时振幅将趋于无限大。图 2-8 给出了在不同阻尼时振幅 A 随驱动力角频率 p 变化的关系曲线。

共振现象是极为普遍的，在声、光、无线电、原子内部及工程技术中都常遇到。共振现象有有利的一面，例如，许多仪器就是利用共振原理设计的：收音机利用电磁共振进行选台；一些乐器利用共振来提高音响效果；原子核内的磁共振被用来进行物质结构的研究及医疗诊断等。共振也有不利的一面，例如，共振时，系统振幅过大会造成机器设备的损坏等。案例 2-1 中，著名的美国塔科马海峡大桥断塌的部分原因就是阵阵大风引起桥的共振。

次声波是频率小于 20Hz 的声波，通常是人耳听不到的。人体各部位都存在细微而有节奏的脉动，这种脉动频率一般为 2～16Hz，如内脏为 4～6Hz，头部为 8～12Hz 等。人体的这些器官的固有频率正好在次声波的频率范围内，一旦大功率的次声波作用于人体，就会引起人体器官强烈的共振，从而造成极大的伤害。在案例 2-2 中，当“乌兰格梅奇号”驶过马六甲海峡时，海上正好有风暴发生，风暴中的次声波不仅强度大，而且频率正好在人心脏的固有频率范围内。在外来次声波的不断激发下，心脏吸收了次声波的能量而强烈地颤动，由此导致心脏狂跳，血管破裂，最后使心脏麻痹，血液停止流动而死亡。

在日常生活中，人们常受到车船的颠簸、机械的振动和噪声等外界振动的影响。若这些振动频率恰好在次声波的范围之内，对人体的影响就比较大。它能使你晕车、晕船，甚至头痛、呕吐。同样的情况也会发生在宇宙飞船中。所以在车、船，尤其是宇宙飞船的设计中，都要十分注意采取有效的减振、防振措施。

第三节　简谐振动的合成

实际中遇到的振动问题，常常是两个或多个振动的合成。例如，两列声波同时传播到空间某处，则该处质点的运动就是两个振动的合成。一般的振动合成通常是比较复杂的，下面仅讨论三种特殊情况下简谐振动的合成。

一、两个同方向、同频率简谐振动的合成

如果两个同方向的简谐振动，它们的角频率也相同，都是ω，振幅分别为A_1和A_2，初相位分别为φ_1和φ_2，则它们的运动方程分别为

$$x_1 = A_1\cos(\omega t+\varphi_1)，\quad x_2 = A_2\cos(\omega t+\varphi_2)$$

因振动是同方向的，所以这两个简谐振动在任一时刻的合位移 x 仍应在同一直线上，而且等于这两个分振动位移的代数和，即

$$x = x_1 + x_2$$

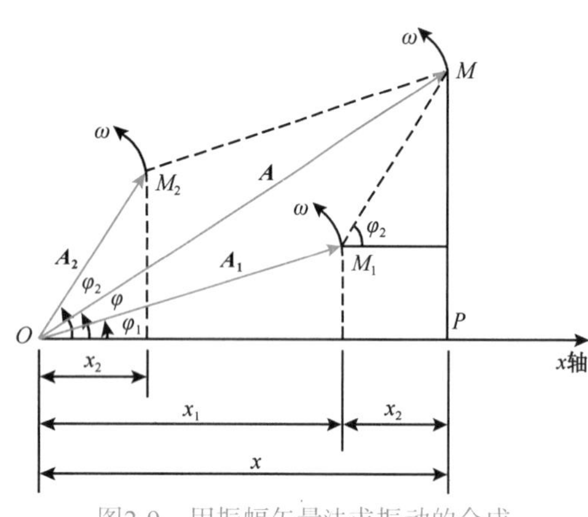

图2-9　用振幅矢量法求振动的合成

合位移可利用三角函数公式求得，但利用简谐振动的矢量图方法可以更简洁直观地求出。如图2-9所示，$\boldsymbol{A}_1$、$\boldsymbol{A}_2$分别表示简谐振动x_1和x_2的振幅矢量，开始时（t=0），它们与Ox轴的夹角分别为φ_1和φ_2，在Ox轴上的投影分别为x_1及x_2。由平行四边形法则，可得合矢量$\boldsymbol{A}=\boldsymbol{A}_1+\boldsymbol{A}_2$。由于$\boldsymbol{A}_1$、$\boldsymbol{A}_2$以相同的$\omega$绕点$O$做逆时针旋转，它们的夹角$(\varphi_2-\varphi_1)$在旋转过程中保持不变，所以矢量$\boldsymbol{A}$的大小也保持不变，并以相同的角速度$\omega$绕点$O$做逆时针旋转。从图2-9可以看出，任一时刻合矢量$\boldsymbol{A}$在$Ox$轴上的投影$x=x_1+x_2$，因此，合矢量$\boldsymbol{A}$即为合振动所对应的振幅矢量，而开始时矢量$\boldsymbol{A}$与$Ox$轴的夹角即为合振动的初相$\varphi$。合振动的表达式为

$$x = A\cos(\omega t+\varphi)$$

上式表明合振动仍是简谐振动，它的角频率与分振动角频率相同，而其合振幅为

$$A=\sqrt{A_1^2+A_2^2+2A_1A_2\cos(\varphi_2-\varphi_1)} \tag{2-28}$$

合振动的初相位为

$$\varphi=\arctan\frac{A_1\sin\varphi_1+A_2\sin\varphi_2}{A_1\cos\varphi_1+A_2\cos\varphi_2} \tag{2-29}$$

从式（2-28）可以看出，合振幅与两个分振动的振幅以及它们的相位差$(\varphi_2-\varphi_1)$有关，下面仅讨论两个特例。

（1）若相位差$\varphi_2-\varphi_1=\pm2k\pi$，$k$=0，1，2，…，则

$$A=\sqrt{A_1^2+A_2^2+2A_1A_2}=A_1+A_2$$

即当两分个振动的相位相同或相位差为2π的整数倍时，合振幅等于两个分振动的振幅之和，合成结果为相互加强。

（2）若相位差$\varphi_2-\varphi_1=\pm(2k+1)\pi$，$k$=0，1，2，…，则

$$A=\sqrt{A_1^2+A_2^2-2A_1A_2}=|A_1-A_2|$$

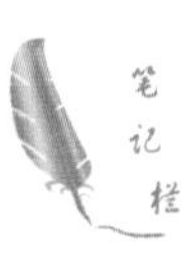
笔记栏

即当两个分振动的相位差为 π 的奇数倍时，合振幅等于两个分振动振幅之差的绝对值，即合成结果为相互减弱。

通常，相位差$(\varphi_2-\varphi_1)$可取任意值，而合振幅则在A_1+A_2和$|A_1-A_2|$之间。

二、两个同方向、不同频率简谐振动的合成

案例2-3

音乐家利用拍现象给乐器调音。如果将一件乐器对着标准频率（如双簧管的主要参考频率A）发声，并把它调到拍消失，则它的频率就和标准频率一样了。在音乐之城维也纳，音乐会的标准音调A（440Hz）是一个电话服务项目，可使城里许多专业的和业余的音乐人士受益。

问题：为什么拍消失后，乐器的频率就和标准频率一样了？

如果同方向的两个分振动频率不同，合成结果就比较复杂了。从振幅矢量看，由于这时的$\boldsymbol{A}_1$和$\boldsymbol{A}_2$的角速度不同，它们之间的夹角就要随时间改变，它们的合矢量也将随时间改变，该合矢量在x轴上的投影所表示的合振动将不是简谐振动。我们只讨论两个振幅和初相位，均相同的同方向简谐振动的合成。设

$$x_1=A\cos(\omega_1 t+\varphi)\,,\qquad x_2=A\cos(\omega_2 t+\varphi)$$

合振动的表达式为

$$\begin{aligned}x=x_1+x_2&=A\cos(\omega_1 t+\varphi)+A\cos(\omega_2 t+\varphi)\\&=2A\cos\frac{\omega_2-\omega_1}{2}t\cos\left(\frac{\omega_1+\omega_2}{2}t+\varphi\right)\end{aligned}\qquad（2\text{-}30）$$

当两个分振动的频率都较大而其差很小，满足条件$(\omega_2-\omega_1)\ll(\omega_2+\omega_1)$，则式（2-30）中的$2A\cos\frac{\omega_2-\omega_1}{2}t$随时间的变化比$\cos\left(\frac{\omega_1+\omega_2}{2}t+\varphi\right)$随时间的变化要慢得多。因此，可以把合振动近似地看成振幅为$\left|2A\cos\frac{\omega_2-\omega_1}{2}t\right|$，角频率为$\frac{\omega_1+\omega_2}{2}$的简谐振动。所谓近似简谐振动，就是因为振幅是随时间改变的。由于振幅的这种改变也是周期性的，所以就出现振动忽强忽弱的现象，这时的振动合成的曲线如图 2-10 所示。频率都较大但相差很小的两个同方向振动合成时所产生的合振动忽强忽弱的现象称为拍（beat）。单位时间内振动加强或减弱的次数称为拍频（beat frequency）。拍频的值可以由振幅$\left|2A\cos\frac{\omega_2-\omega_1}{2}t\right|$求出。由于这里只考虑绝对值，而余弦函数的绝对值在一个周期内两次达到最大值，所以单位时间内最大振幅出现的次数应为振动$\left(\cos\frac{\omega_2-\omega_1}{2}t\right)$的频率的 2 倍，即拍频为

$$\nu=\left|2\times\frac{1}{2\pi}\left(\frac{\omega_2-\omega_1}{2}\right)\right|=\left|\frac{\omega_2}{2\pi}-\frac{\omega_1}{2\pi}\right|=|\upsilon_2-\upsilon_1|\qquad（2\text{-}31）$$

这就是说，拍频为两个分振动的频率之差。

式（2-31）常用来测量频率。如果已知一个高频振动的频率，使它和另一个频率相近但未知的振动叠加，测量合振动的拍频，就可求出后者的频率。这种方法常用于声学、速度测量、无线电技术和卫星跟踪等领域。拍的原理也会应用在日常生活中。我们在调校乐器时，便应用了拍的原理。假设我们要把乐器调校至 A 调，即频率为 440Hz 的声音，首先我们会把一个标准的音源放置在乐器附近，它会发出准确的 A 调声音。如果乐器的发声不准确，它便会发出十分接近 A 调的声音，例如频率为 436Hz 的声音。此时，两个声源的频率相差很小，因此便会出现拍音现象。声音会由微弱变得响亮，并不断交替转变。当乐器的频率调至和标准频率一样时，拍现象消失。这就是案例 2-3 中根据拍来调校乐器的原理。

笔记栏

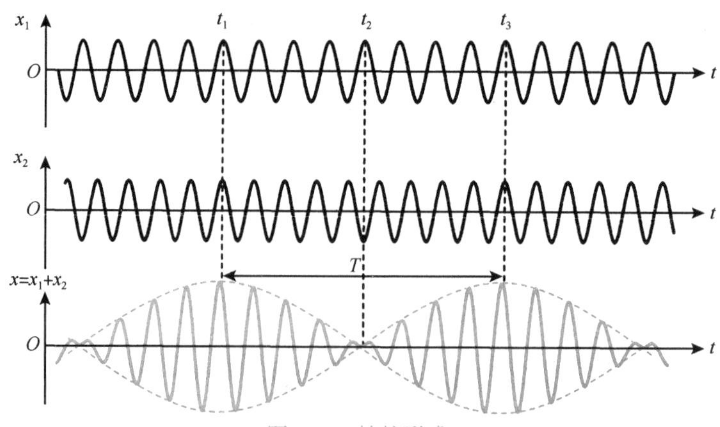

图2-10 拍的形成

三、两个同频率、方向互相垂直简谐振动的合成

设有两个互相垂直的同频率的简谐振动，分别在 x，y 轴上运动，其简谐振动方程为：$x = A_1\cos(\omega t+\varphi_1)$，$y = A_2\cos(\omega t+\varphi_2)$，消去两式中的 t，可得到合振动的轨迹方程

$$\frac{x^2}{A_1^2}+\frac{y^2}{A_2^2}-\frac{2xy}{A_1A_2}\cos(\varphi_2-\varphi_1)=\sin^2(\varphi_2-\varphi_1) \tag{2-32}$$

这是一个椭圆方程，它的形状由两个分振动的振幅及相位差 $(\varphi_2-\varphi_1)$ 的值决定。下面讨论几种特殊情况。

（1）当 $\varphi_2-\varphi_1=0$ 时，两振动同相，式（2-32）变为

$$\frac{x}{A_1}-\frac{y}{A_2}=0$$

合振动的轨迹是通过坐标原点而斜率为 A_2/A_1 的一条直线，如图 2-11（a）所示。

（2）当 $\varphi_2-\varphi_1=\pi$ 时，两振动反相，式（2-32）变为

$$\frac{x}{A_1}+\frac{y}{A_2}=0$$

合振动的轨迹仍是一条过原点的直线，但斜率为负值，即 $-A_2/A_1$，如图 2-11（e）所示。

（3）当 $\varphi_2-\varphi_1=\frac{\pi}{2}$，$\frac{3\pi}{2}$ 时，式（2-32）变为

$$\frac{x^2}{A_1^2}+\frac{y^2}{A_2^2}=1$$

合振动的轨迹是以坐标轴为主轴的椭圆。当 $\varphi_2-\varphi_1=\frac{\pi}{2}$ 时，振动沿顺时针方向进行，如图 2-11（c）所示；当 $\varphi_2-\varphi_1=\frac{3\pi}{2}$ 时，振动沿逆时针方向进行，如图 2-11（g）所示。如果两个分振动的振幅相等，即 $A_2=A_1$，椭圆变为圆。

（4）当 $\varphi_2-\varphi_1$ 等于其他值时，合振动的轨迹一般是椭圆，其形状和运动方向由分振动振幅的大小和相位差决定，如图 2-11（b）、（d）、（f）、（h）所示。

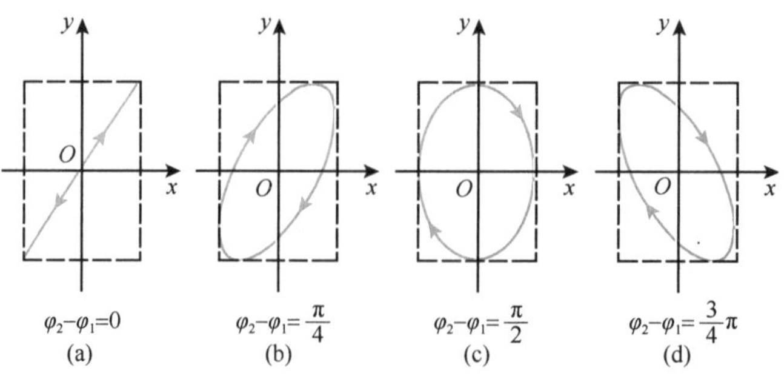

笔记栏

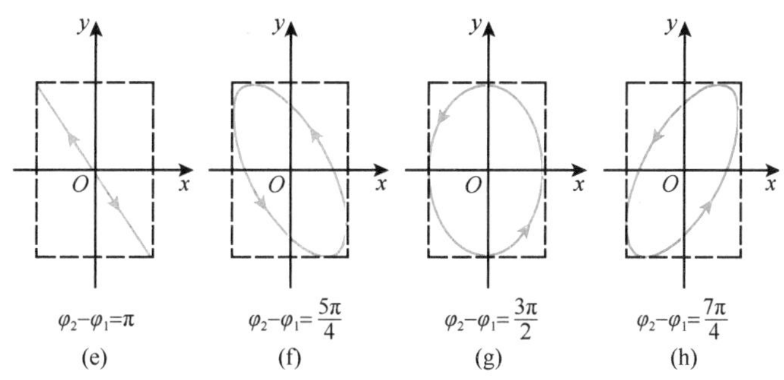

图2-11　两个同频率、方向互相垂直简谐振动的合成

如果两个分振动的频率接近，其相位差将随时间缓慢地变化，合振动轨迹将不断按图 2-11 所示的顺序变化，即在图中所示的矩形范围内由直线变成椭圆再变成直线，并不断重复下去。

如果两个简谐振动的频率相差很大，但有简单的整数比时，则合振动又具有稳定的封闭轨迹。图 2-12 表示的是频率比分别为 2 : 1 和 3 : 1 时合成振动的轨迹。这种频率成简单整数比时所得的稳定的轨迹图形称为李萨如图形（Lissajous figure）。如果已知一个振动的频率，就可根据图形求出另一个振动的频率。这曾经是比较方便和常用的一种测定频率的方法。

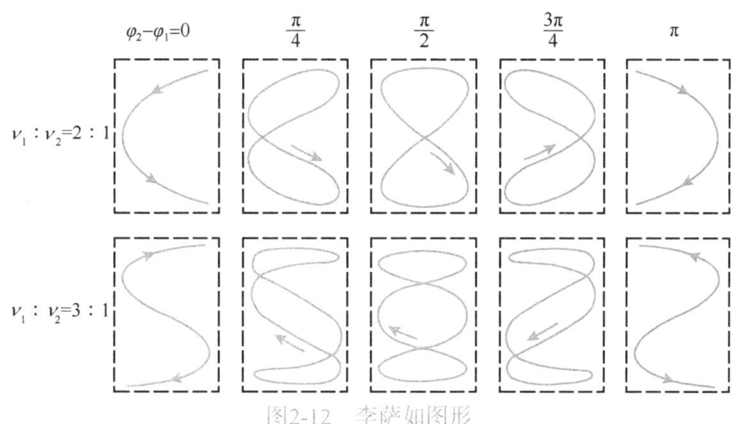

图2-12　李萨如图形

第四节　机　械　波

一、机械波的形成

振动的传播过程称为波动，简称波。机械振动在弹性介质（如固体、液体和气体）中传播形成机械波。机械波的形成应具备两个条件，首先要有做机械振动的物体即波源，其次要有能够传播这种机械振动的弹性介质。在弹性介质中，各质点间是以弹力互相联系着的，介质中一个质点的振动会引发其相邻质点的振动，振动由此以一定的速度由近及远传播出去而形成机械波。

在机械波的传播过程中，介质中的各个质点并不“随波逐流”，只在其平衡位置附近做振动。沿着波的传播方向各质点的振动相位依次落后于波源的振动相位。

按照质点振动方向与波的传播方向的关系，可将机械波分为两种。一种是质点的振动方向与波的传播方向垂直的波，称为横波（transversal wave），例如，拉紧一根绳子，使绳子的一端做垂直于绳子的振动，可以看到振动沿着绳子向另一端传播，形成高低起伏的横波。另一种是质点的振动方向与波的传播方向平行而形成的疏密相间的波，称为纵波（longitudinal wave），例如，在空气中传播的声波就是纵波。

水面看似是横波，实际上要复杂些，水波中的水的质点是做圆（或椭圆）运动的，如图 2-13 所示。

二、波面和波线

对波动作几何描述时，把某一时刻振动相位相同的点连成的面称为波面（wave surface）。最前面的波面称为波前（wave front）。

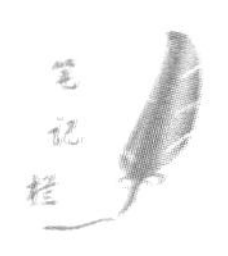

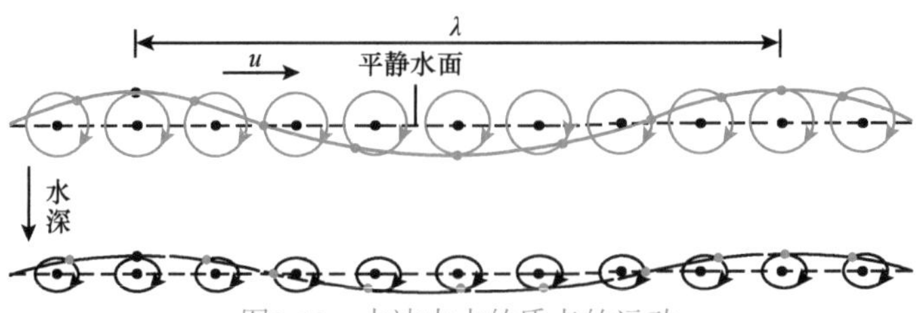

图2-13 水波中水的质点的运动

在各向同性的均匀介质中，波动在各个方向的传播速度相同，点波源所产生的波面是一系列同心球面，称为球面波（spherical wave）。波面为平面的波，称为平面波（plane wave），表示波传播方向的线称为波线。在各向同性介质中，波线与波面相垂直，如图2-14所示。

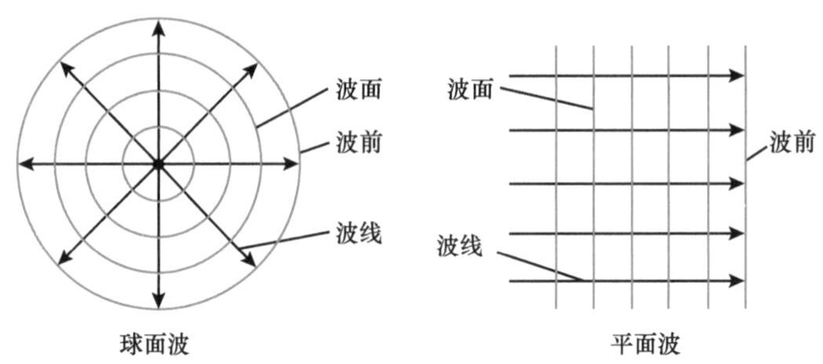

图2-14 波面与波线

三、波动的特征量

描述波动的物理量主要有波速、波长、波的周期与频率。这就是波动的特征量。

波速（wave speed），是单位时间内振动传播的距离。机械波的波速决定于介质的弹性模量和密度等。弹性模量是介质弹性的反映，密度则是介质质点惯性的反映。固体中既能传播与切变弹性有关的横波，又能传播与体变弹性有关的纵波。在固体中，横波与纵波的波速分别为

$$u_{横}=\sqrt{G/\rho}$$

$$u_{纵}=\sqrt{E/\rho}$$

式中，G 和 E 分别为介质的切变模量和杨氏模量。液体和气体中只能传播与体变弹性有关的纵波。在液体和气体中，纵波波速为

$$u=\sqrt{K/\rho}$$

式中，K 为体变模量。

在波动中，同一波线上两个相位差为 2π 的点之间的距离称为波长（wave length），用 λ 表示。一个完整的波通过波线上某点所需的时间称为波的周期，用 T 表示。周期的倒数称为波的频率，即单位时间内通过波线某点的完整波形的数目，用 ν 表示。因为在一个周期内波前进一个波长的距离，所以波速

$$u=\lambda/T=\lambda\nu$$

同一波在不同介质中波速不同而周期（或频率）不变，所以波长随介质而改变。

第五节 简 谐 波

一、平面简谐波的波函数

机械波是机械振动在弹性介质内的传播，它是弹性介质内大量质点参与的一种集体运动形式。如果波沿 x 方向传播，那么要描述它，就应该知道 x 处的质点在任意时刻 t 的位移 y，换句话说应该知道 $y(x,t)$。我们把这种描述波传播的函数 $y(x,t)$ 称为波动函数，简称波函数（wave function）。

一般情况下，波函数的表达式是比较复杂的。在这里我们只研究一种最简单最基本的波，即在均匀、无吸收的介质中，当波源做简谐振动时，在介质中所形成的波，这种波称为简谐波（simple harmonic wave）。严格意义上的简谐波只是一种理想化的模型。理论可以证明，任何复杂的波都可看成是由若干个频率不同的简谐波叠加而成的。

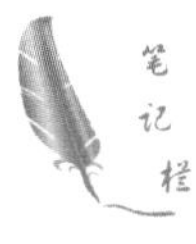

如图 2-15 所示，在各向同性均匀介质中，一平面简谐波以速度 u 沿 x 轴的正方向无衰减地传播。在波线上取一点 O 作为坐标原点，该波线就是 x 轴。设在 t 时刻，O 点的振动表示为

$$y_O = A\cos(\omega t+\varphi)$$

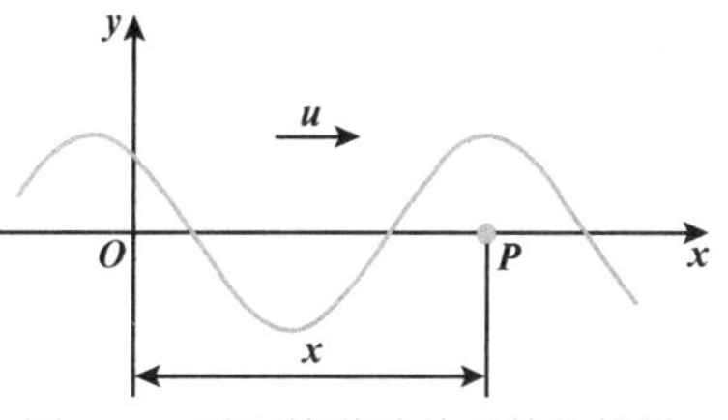

图2-15 平面简谐波波函数的推导

现在来考虑 x 轴上距离原点 O 为 x 的任一点 P 的振动情况。因为振动是从 O 点处传过来的，所以 P 点振动的相位将落后于 O 点。若振动从 O 点传到 P 点所需的时间为 x/u，那么在时刻 t，P 点处质点的位移就是 O 点处质点在 $t-x/u$ 时刻的位移。P 点处质点振动应写为

$$y - A\cos\left[\omega\left(t-\frac{x}{u}\right)+\varphi\right] \tag{2-33}$$

式（2-33）就是沿 x 轴正方向传播的平面简谐波的波函数表达式。由 ω、ν、T、λ和 u 诸量之间的关系，上式可写成以下形式

$$\begin{cases} y = A\cos\left[2\pi\left(\dfrac{t}{T}-\dfrac{x}{\lambda}\right)+\varphi\right] \\ y = A\cos\left[2\pi\left(\nu t-\dfrac{x}{\lambda}\right)+\varphi\right] \\ y = A\cos[(\omega t-kx)+\varphi] \end{cases} \tag{2-34}$$

式中，$k=2\pi/\lambda$，称为波数（wave number），表示在 2π 内所包含完整波的数目。

在平面简谐波波函数中，含有 x 和 t 两个自变量，下面讨论波函数的物理意义。

（1）对于给定时刻 t 来说，位移 y 仅是 x 的函数。此时波函数表示给定时刻波线上各个不同的质点的位移，也就是表示在给定时刻的波形。

（2）当 x 一定，即给定波线上某一点时，y 仅为时间 t 的函数。此时波动方程表示距原点为 x 处的给定点的振动情况，并且还表示该点落后于 O 点的相位是 $\dfrac{2\pi x}{\lambda}$。

（3）如果 x 和 t 都在变化，那么波函数表示波线上所有质点位移随时间变化的整体情况，图 2-16 分别画出了 t 时刻和 $t+\Delta t$ 时刻的两个波形图，从而描绘出波动在 Δt 时间内传播了距离 Δx 的情形。

设某一时刻 t 的波形曲线如图 2-16 中的实线所示，波线上某点（坐标为 x）处质点 P 的位移为：$y_P = A\cos\left[\omega\left(t-\dfrac{x}{u}\right)+\varphi\right]$，经过一段时间 Δt 后，波的传播距离为 $\Delta x = u\Delta t$，此时波线上位于 $x+\Delta x = x+u\Delta t$ 处的质点 Q 的位移为：$y_Q = A\cos\left[\omega\left(t+\Delta t-\dfrac{x+\Delta x}{u}\right)+\varphi\right] = A\cos\left[\omega\left(t-\dfrac{x}{u}\right)+\varphi\right] = y_P$。

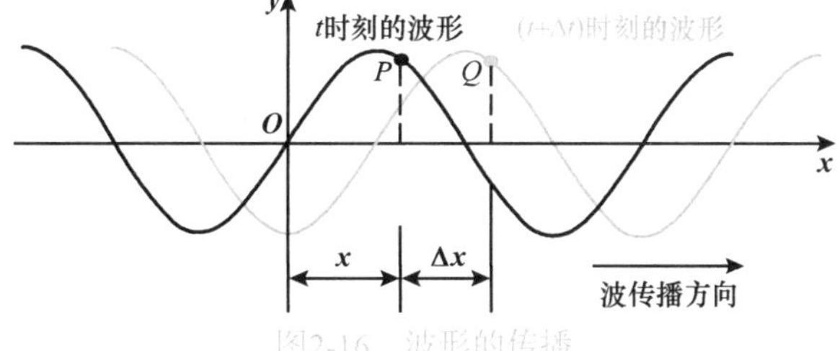

图2-16 波形的传播

这说明 t 时刻的波形曲线，在 Δt 时间内整体往前推进了一段距离 $\Delta x = u\Delta t$，到达图中虚线所示的位置。因此，我们看到波形在前进，这种波称为行波。也就是说，平面简谐波的波函数定量地表达了行波的传播情况。

如果简谐波沿 x 轴的负方向传播，图 2-16 中 P 处质点比 O 处质点早开始振动，因此波函数为

$$y = A\cos\left[\omega\left(t+\frac{x}{u}\right)+\varphi\right] \tag{2-35}$$

例题 2-3 有一平面简谐波沿 Ox 轴正方向传播，已知振幅为 1.0m，周期为 2.0s，波长为 2.0m。在 t=0 时，坐标原点处的质点位于平衡位置沿 Oy 轴的正方向运动。求：（1）波函数；（2）t=1.0s 时各质点的位移分布，并画出该时刻的波形图；（3）x=0.5m 处质点的振动规律，并画出该质点的位移与时间的关系曲线。

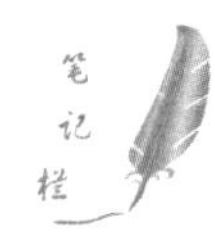

解：（1）按所给条件，取波动方程为 $y = A\cos\left[2\pi\left(\dfrac{t}{T}-\dfrac{x}{\lambda}\right)+\varphi\right]$，式中 φ 为坐标原点振动的初相

位。根据题意很容易求得 $\varphi=-\dfrac{\pi}{2}$，代入所给数据，得波函数为

$$y=1.0\cos\left[2\pi\left(\frac{t}{2.0}-\frac{x}{2.0}\right)-\frac{\pi}{2}\right](\mathrm{m}) \tag{1}$$

式中，x 的单位为 m，t 的单位为 s。

（2）将 t=1.0s 代入式（1），得出此刻各质点的位移分布为

$$y=1.0\cos\left[2\pi\left(\frac{1.0}{2.0}-\frac{x}{2.0}\right)-\frac{\pi}{2}\right]=1.0\cos\left(\frac{\pi}{2}-\pi x\right)=1.0\sin\pi x(\mathrm{m}) \tag{2}$$

按照式（2），可画出 t=1.0s 时的波形图，如图 2-17 所示。

（3）将 x=0.5m 代入式（1），得该处质点的振动规律为

$$y=1.0\cos\left[2\pi\left(\frac{t}{2.0}-\frac{0.5}{2.0}\right)-\frac{\pi}{2}\right]=1.0\cos(\pi t-\pi)(\mathrm{m})$$

由上式可知，该质点振动的初相位为 $-\pi$。由此作出 $y-t$ 曲线，如图 2-18 所示。

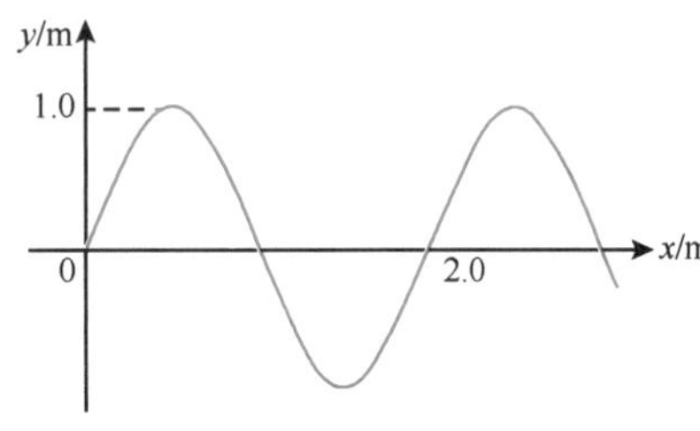

图2-17　$t=1.0$s时的波形图

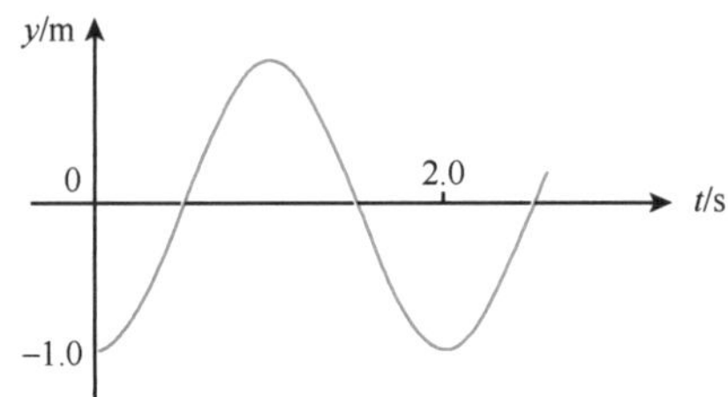

图2-18　在x=0.5m处质点的$y-t$曲线

二、波 动 方 程

如果将平面简谐波波函数（2-35）分别对 t 和 x 求二阶导数，得

$$\frac{\partial^2 y}{\partial t^2}=-A\omega^2\cos\left[\omega\left(t-\frac{x}{u}\right)+\varphi\right],\quad \frac{\partial^2 y}{\partial x^2}=-A\frac{\omega^2}{u^2}\cos\left[\omega\left(t-\frac{x}{u}\right)+\varphi\right]$$

比较两式，得

$$\frac{\partial^2 y}{\partial x^2}=\frac{1}{u^2}\frac{\partial^2 y}{\partial t^2} \tag{2-36}$$

称为平面波的波动方程（wave equation）。该方程是由平面简谐波的波函数导出的，可以证明它是各种平面波必须满足的微分方程，而且平面波波函数就是它的解。

第六节　波 的 能 量

一、波的能量和强度

1. 波的能量　波传播时，介质中各质点要产生振动，同时介质要发生形变，因而具有动能和弹性势能。可见波的传播过程是能量的传播过程。为简单起见，暂不考虑介质对能量的吸收。设一平面简谐波，以速度 u 在密度为 ρ 的均匀介质中传播，其波函数用式（2-33）表示。可以证明，在任意坐标 x 处取体积元 ΔV，在时刻 t 的动能 E_k 和势能 E_p 为

$$E_\mathrm{k}=E_\mathrm{p}=\frac{1}{2}\rho\Delta VA^2\omega^2\sin^2\left[\omega\left(t-\frac{x}{u}\right)+\varphi\right] \tag{2-37}$$

可见，该体积的动能和势能完全相同，都是时间的周期函数，并且大小相等，相位相同。体积元 ΔV 中的总机械能量为

$$E=E_\mathrm{k}+E_\mathrm{p}=\rho\Delta VA^2\omega^2\sin^2\left[\omega\left(t-\frac{x}{u}\right)+\varphi\right] \tag{2-38}$$

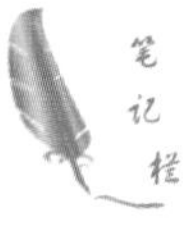

上式表明，体积元的总机械能量在零和幅值 $\rho\Delta VA^2\omega^2$ 之间周期性变化。在能量由零增大到幅值的过程中，该体积元吸收能量；在能量由幅值减小到零的过程中，该体积元放出能量。这就是波动传递

能量的机制。

介质中单位体积中波的能量称为波的能量密度（energy density of wave），即

$$w=\frac{E}{\Delta V}=\rho A^2\omega^2\sin^2\left[\omega\left(t-\frac{x}{u}\right)+\varphi\right] \tag{2-39}$$

能量密度在一个周期中的平均值，称为平均能量密度。因为正弦函数的平方在一个周期内的平均值是 1/2，即

$$\frac{1}{T}\int_0^T\sin^2\left[\omega\left(t-\frac{x}{u}\right)+\varphi\right]\mathrm{d}t=\frac{1}{2}$$

所以平均能量密度为

$$\overline{w}=\frac{1}{2}\rho A^2\omega^2 \tag{2-40}$$

上式对横波与纵波都适用。

2. 波的强度 对波动来说，我们更关注的是它传播能量的本领，即单位时间内通过垂直于波动传播方向的单位面积的平均能量，称为波的强度（intensity of wave）。如图 2-19 所示，取垂直于波的传播方向的一个小面积 dS，平均在 dt 时间内通过此面积的能量就是此面积后方体积为 udtdS 的立方体内的平均总能量 $\overline{\mathrm{d}E}=\overline{w}u\mathrm{d}t\mathrm{d}S$。以 I 表示波的强度，就有

$$I=\frac{\overline{\mathrm{d}E}}{\mathrm{d}t\mathrm{d}S}=\overline{w}u=\frac{1}{2}\rho uA^2\omega^2 \tag{2-41}$$

上式表明，波的强度与振幅的平方、频率的平方成正比。

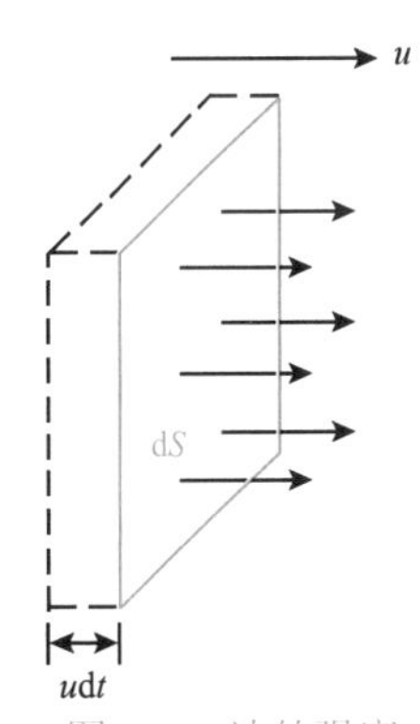

图2-19 波的强度

二、波的衰减

机械波在介质中传播时，它的强度将随着传播距离的增加而减弱，振幅也随着减小，这种现象称为波的衰减。导致衰减的主要原因有：①由于介质的黏滞性（内摩擦）等原因，波的能量随传播距离的增加逐渐转化为其他形式的能量，即介质对波的吸收，称为吸收衰减；②由于波面的扩大，单位截面积通过的波的能量减少，称为扩散衰减；③由于散射，原方向传播的波的强度减弱，称为散射衰减。

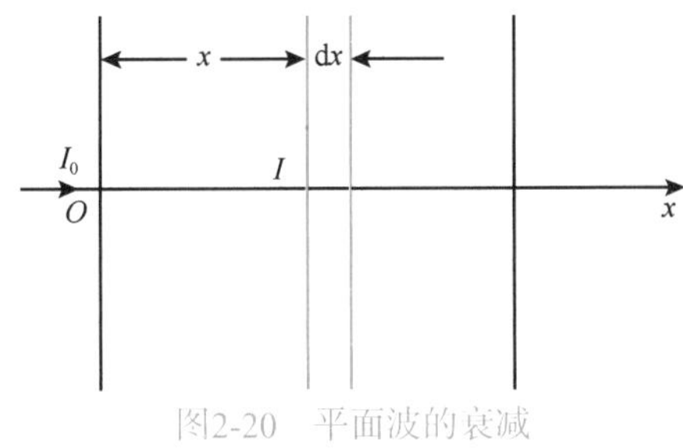

图2-20 平面波的衰减

1. 平面简谐波在各向同性介质中传播的衰减规律 设平面波沿 x 轴正向传播，在坐标原点处，即 x=0 处其强度为 I_0，在 x 处的强度为 I，通过厚度为 dx 的介质后，由于介质的吸收，其强度减弱了−dI，如图 2-20 所示。

由实验得知，波的强度减弱量 −dI 与入射波强度 I 和该介质的厚度 dx 成正比，即

$$-\mathrm{d}I=\mu I\mathrm{d}x$$

式中，μ 称为介质的吸收系数，它与波的频率和介质的性质有关。将上式整理得

$$\frac{\mathrm{d}I}{I}=-\mu\mathrm{d}x$$

将上式两边同时积分，并将 x=0 时，$I=I_0$ 代入得

$$I=I_0\mathrm{e}^{-\mu x} \tag{2-42}$$

此式称为比尔-朗伯定律（Beer-Lambert law）。它表明，平面波在介质中传播时，其强度按指数规律衰减。

根据波的强度与其振幅的平方成正比，若 x 轴上坐标为 x 处的质点的振幅为 A，坐标原点处质点的振幅为 A_0，则有

$$\left(\frac{A}{A_0}\right)^2=\frac{I}{I_0}=\mathrm{e}^{-\mu x}$$

即

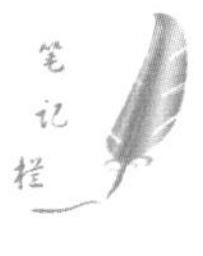

$$A = A_0 e^{-\frac{1}{2}\mu x}$$

所以，实际上平面简谐波在介质中的波函数应为

$$y = A_0 e^{-\frac{1}{2}\mu x} \cos\left[\omega\left(t - \frac{x}{u}\right) + \varphi\right] \tag{2-43}$$

2. 球面简谐波在各向同性介质中的传播规律　对于球面波来说，随着传播距离的增大，其球面不断增大，同时波的强度不断减弱，设该球面波在其半径为 r_1 和 r_2 处的强度分别为 I_1 和 I_2，其对应的振幅分别为 A_1 和 A_2，若不考虑介质的吸收，则单位时间通过两球面的能量必然相等，即

$$4\pi r_1^2 I_1 = 4\pi r_2^2 I_2$$

由上式得

$$\frac{I_1}{I_2} = \frac{r_2^2}{r_1^2} \tag{2-44}$$

称为反平方定律。又由波的强度与其振幅的平方成正比得

$$\frac{A_1}{A_2} = \frac{r_2}{r_1}$$

所以对于球面波来说，波的振幅与到球心的距离成反比，若设离球心的距离为单位长度时其振幅为 A_0，则球面波的波函数为

$$y = \frac{A_0}{r} \cos\left[\omega\left(t - \frac{r}{u}\right) + \varphi\right] \tag{2-45}$$

式中，r 表示球面波的半径。

例题 2-4　已知声波在空气中传播，其吸收系数为 4000m^{-1}，在钢板中的吸收系数为 8m^{-1}，试问频率为 10MHz 的声波在空气中和钢板中各自传播的距离为多少时，波的强度变为原来的 1/4?

解：由式（2-42）得

$$\frac{I}{I_0} = e^{-\mu x}$$

即有

$$x = -\frac{1}{\mu} \ln \frac{I}{I_0}$$

将已知数值代入上式，空气中传播的距离 d_1 和钢板中传播的距离 d_2 分别为

$$d_1 = \left(-\frac{1}{4000} \ln \frac{1}{4}\right) \approx 0.000346(\text{m}), \quad d_2 = \left(-\frac{1}{8} \ln \frac{1}{4}\right) \approx 0.173(\text{m})$$

可以看出，高频声波很难通过气体，但比较容易通过固体。

第七节　波 的 干 涉

一、惠更斯原理　波的衍射

1. 惠更斯原理　在波动传播的过程中，在介质中任何一个质点的振动都将直接引起邻近各质点的振动，波源的振动通过弹性介质质点由近及远依次传播出去，因此每个质点都可以看成是一个新的振源。在研究总结这类现象的基础上，荷兰物理学家惠更斯（C.Huygens，1629～1695）于 1679 年首先提出：介质中波动传播到的各点都可以看成是发射子波的波源，而在其后的任意时刻，这些子波的包迹就是新的波前，这就是惠更斯原理（Huygens' principle）。

应用惠更斯原理，可以从已知的波前用几何作图的方法求出下一时刻的新波前，因而解决了波的传播方向问题。图 2-21（a）中，波动从波源 O 发出，以速度 u 向四周传播，已知 t 时刻的波前是半径为 R_1 的球面 S_1，要找出 $t+\Delta t$ 时刻的波前 S_2，先以 S_1 上各点为球心（子波源），以 $u\Delta t$ 为半径画一系列半球形子波，再作这些子波的包迹面，就是新波前 S_2。平面波的情况，如图 2-21（b）所示。

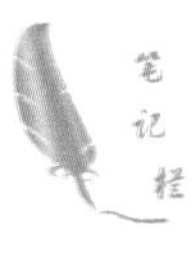

2. 波的衍射　波在传播过程中遇到障碍物时，能够绕过障碍物，在障碍物的"阴影区"内继续传播，这种现象称为波的衍射（diffraction of wave）。

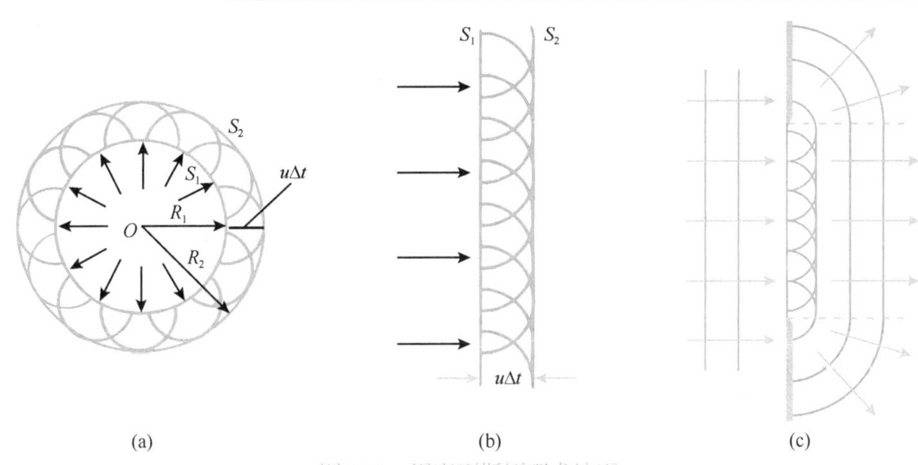

图2-21 用惠更斯原理求波面

用惠更斯原理能够定性地说明衍射现象。如图 2-21（c）所示，平面波到达一宽度与波长相近的缝时，缝上各点都可以看成是子波的波源，作出这些子波的包迹，就得出新的波前。很明显，此时波前与原来平面略有不同，靠近边缘处，波前弯曲，即波绕过了障碍物而继续传播。

衍射现象显著与否，是与障碍物的线度与波长之比有关的。若障碍物的宽度远大于波长，则衍射现象不明显；若障碍物的宽度与波长相差不多，则衍射现象比较明显；若障碍物的宽度小于波长，则衍射现象更加明显。在声学中，由于声音的波长与所遇到的障碍物的线度差不多，故声波的衍射较明显，如在屋内能够听到室外的声音，就是声波能绕过障碍物的缘故。

二、波的叠加原理 波的干涉

1. 波的叠加原理 研究表明，当几列波在空间某点相遇时，相遇处质点的振动为各列波到达该点所引起振动的叠加，相遇后各波仍保持各自原有的特性（如频率、波长、振幅、振动方向等），继续沿原方向传播。这一规律称为波的叠加原理（principle of superposition of waves）。应该注意的是，只有当波强较小时，波的叠加原理才成立；如果波强较大或者在非线性介质中传播，叠加原理一般不成立。也就是说，波的叠加原理只适用于小振幅波动的线性叠加，这正是通常遇到的情况。我们把满足叠加原理的波称为线性波，否则就称为非线性波。

2. 波的干涉 通常情况下，振幅、频率和相位都不同的几列波在某一点叠加时，引起的合振动是很复杂的。满足频率相同、振动方向相同、初相位相同或相位差恒定的两列波相遇时，在叠加区域的某些位置上，振动始终加强，而在另一些位置上振动始终减弱或完全抵消，这种现象称为波的干涉（interference of wave）。满足上述三个条件的能产生干涉现象的波，称为相干波（coherent wave），相应的波源称为相干波源（coherent sources）。

如图 2-22 所示，设有两个相干波源 S_1 和 S_2，其振动表达式分别为

$$y_{S_1} = A_1\cos(\omega t + \varphi_1)\ , \qquad y_{S_2} = A_2\cos(\omega t + \varphi_2)$$

式中，ω 为两波源的角频率；A_1、A_2 分别为波源 S_1 和 S_2 的振幅；φ_1、φ_2 分别为波源 S_1 和 S_2 的初相位。若这两个波源发出的波在同一介质中传播，它们的波长均为λ，且不考虑介质对波能量的吸收，则两列波的振幅亦分别为 A_1 和 A_2。设两列波分别经过 r_1 和 r_2 的距离后在点 P 相遇，于是可以写出它们在点 P 的振动分别为

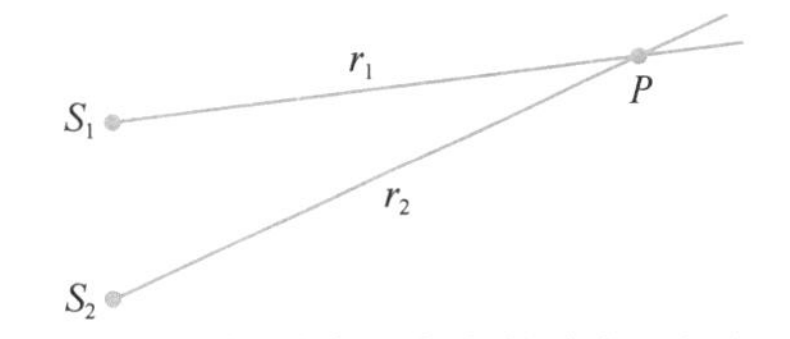

图2-22 两相干波源发出的波在空间相遇

$$y_1 = A_1\cos\left(\omega t + \varphi_1 - \frac{2\pi r_1}{\lambda_1}\right), \qquad y_2 = A_2\cos\left(\omega t + \varphi_2 - \frac{2\pi r_2}{\lambda_2}\right)$$

上两式表明，点 P 同时参与两个同方向、同频率的简谐运动，其合振动亦应为简谐运动。设合振动的运动方程为

$$y = y_1 + y_2 = A\cos(\omega t + \varphi)$$

式中，A 是合振动的振幅，其值

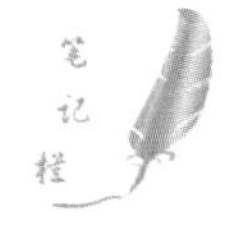

$$A = \sqrt{A_1^2 + A_2^2 + 2A_1A_2\cos\left(\varphi_2 - \varphi_1 - 2\pi\frac{r_2 - r_1}{\lambda}\right)} \tag{2-46}$$

合振动的初相位φ由下式决定

$$\tan\varphi = \frac{A_1\sin\left(\varphi_1 - \frac{2\pi r_1}{\lambda}\right) + A_2\sin\left(\varphi_2 - \frac{2\pi r_2}{\lambda}\right)}{A_1\cos\left(\varphi_1 - \frac{2\pi r_1}{\lambda}\right) + A_2\cos\left(\varphi_2 - \frac{2\pi r_2}{\lambda}\right)} \tag{2-47}$$

两个相干波在P点引起的两个分振动的相位差$\Delta\varphi = \varphi_2 - \varphi_1 - 2\pi\frac{r_2 - r_1}{\lambda}$是一常量。因此干涉的结果是：使空间各点的振幅始终不变，在空间某些点振动始终加强，在某些点振动始终减弱。

在适合$\Delta\varphi = \varphi_2 - \varphi_1 - 2\pi\frac{r_2 - r_1}{\lambda} = \pm 2k\pi$，$k$=0，1，2，…的空间各点，合振动的振幅最大，其值为$A=A_1+A_2$。

在适合$\Delta\varphi = \varphi_2 - \varphi_1 - 2\pi\frac{r_2 - r_1}{\lambda} = \pm(2k+1)\pi$，$k$=0，1，2，…的空间各点，合振动的振幅最小，其值为$A = |A_2 - A_1|$。

如果$\varphi_1 = \varphi_2$，即对于初相位相同的相干波源，$\Delta\varphi$只决定于两个波源到点P的路程差，或称为波程差，$\delta = r_2 - r_1$。当

$$\delta = r_2 - r_1 = \pm 2k\frac{\lambda}{2}, \quad k=0, 1, 2, \cdots \tag{2-48}$$

即波程差等于半波长的偶数倍时，P点为干涉加强；当

$$\delta = r_2 - r_1 = \pm(2k+1)\frac{\lambda}{2}, \quad k=0, 1, 2, \cdots \tag{2-49}$$

即波程差等于半波长奇数倍时，P点为干涉减弱。

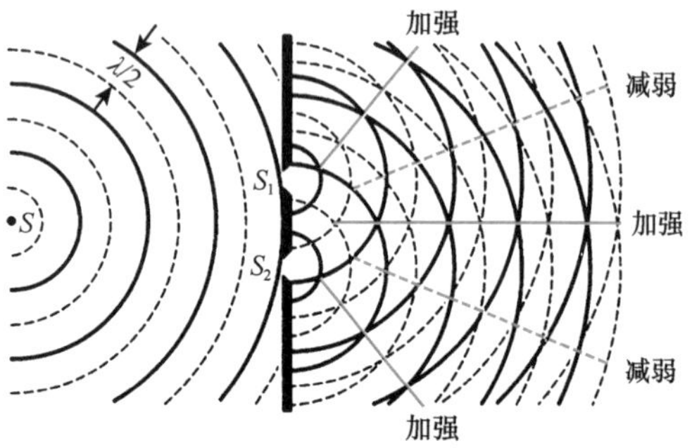

图2-23　波的干涉

下面介绍一个产生相干波的方法。如图2-23所示，S为一发出球面波的点波源，S_1、S_2两个狭缝到波源S的距离相等，S_1、S_2位于波源S发出子波的同一波面上，所以S_1和S_2是两个同相位的相干波源，它们所发出的波在空间相遇时产生干涉现象，使空间某些点处振动始终加强（如图中标“加强”的实直线上各点），某些点的振动始终减弱（如图中标“减弱”的虚直线上各点）。此种获得相干波的方法称为分波阵面法。该方法不仅可以用来获得相干机械波，也可以用来获得相干光源。

干涉是波动所独有的现象，对于光学、声学和工程学等科都非常重要，并且有广泛的实际应用。

三、驻　　波

1. 驻波的产生　驻波是一种特殊情况下的干涉结果。图2-24为用电动音叉在弦线上产生驻波的示意图，这一驻波是由音叉在弦线中引起的向右传播的波和在B点反射后向左传播的波合成的结果。由此可见，当两列振幅相同的相干波沿同一直线相向传播时，叠加合成的波是一种波形不随时间变化的波，称为驻波（standing wave）。

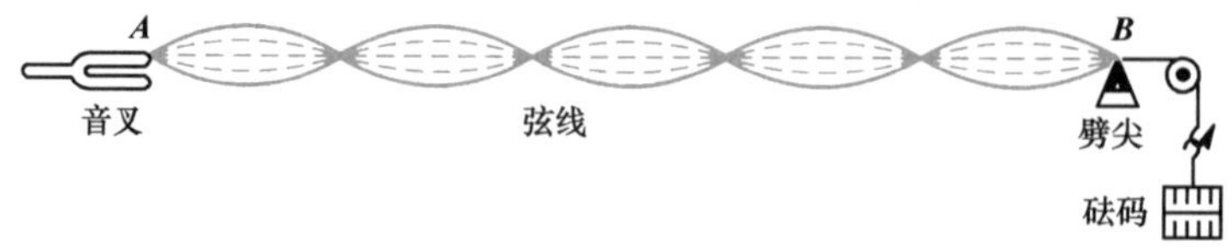

图2-24　弦线上的驻波

2. 驻波方程　设有两列简谐波，分别沿x轴正方向和负方向传播，它们的表达式为：$y_1 = A\cos 2\pi\left(\nu t - \frac{x}{\lambda}\right)$和$y_2 = A\cos 2\pi\left(\nu t + \frac{x}{\lambda}\right)$，其合成波为

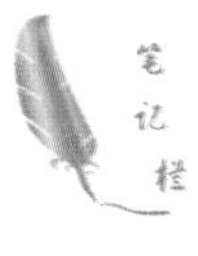

$$y = y_1 + y_2 = A\cos 2\pi\left(\nu t - \frac{x}{\lambda}\right) + A\cos 2\pi\left(\nu t + \frac{x}{\lambda}\right)$$
$$= 2A\cos\frac{2\pi x}{\lambda}\cos 2\pi\nu t = 2A\cos\frac{2\pi x}{\lambda}\cos\omega t \tag{2-50}$$

这就是驻波的表达式。式中 $\cos\omega t$ 表示简谐振动，而 $\left|2A\cos\frac{2\pi x}{\lambda}\right|$ 就是简谐振动的振幅。表示各点都在做简谐振动，各点振动的频率相同，就是原来波的频率。但各点的振幅随位置的不同而不同。对应于使 $\left|\cos\frac{2\pi x}{\lambda}\right| = 1$ 即 $\frac{2\pi x}{\lambda} = \pm k\pi$ 的各点，振幅最大，这些点称为波腹（wave loop）。波腹的位置坐标

$$x = \pm k\frac{\lambda}{2}, \quad k = 0, 1, 2, \cdots \tag{2-51}$$

对应于使 $\left|\cos\frac{2\pi x}{\lambda}\right| = 0$ 即 $\frac{2\pi x}{\lambda} = \pm(2k+1)\frac{\pi}{2}$ 的各点，振幅为零，这些点称为波节（node）。波节的位置坐标

$$x = \pm(2k+1)\frac{\lambda}{4}, \quad k = 0, 1, 2, \cdots \tag{2-52}$$

由以上二式可算出相邻的两个波节和相邻的两个波腹之间的距离都是 $\lambda/2$。

图 2-25 给出了驻波形成的物理过程，其中点线表示向右传播的波，虚线表示向左传播的波，实线表示合成振动。设 t=0 时，入射波与反射波波形刚好重合。图中各行依次表示 t=0、T/8、T/4、3T/8、T/2 时各质点的分位移和合位移。从图中可看出波腹（a）和波节（n）的位置。

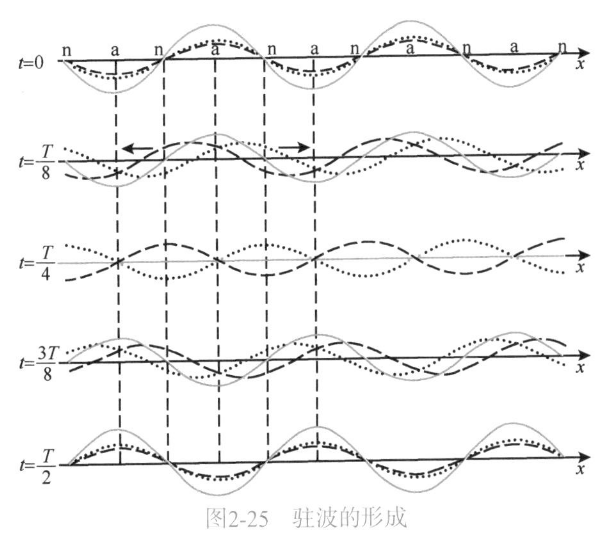

图2-25 驻波的形成

a. 波腹；n. 波节

3. 驻波的相位 式（2-50）中的振动因子为 $\cos\omega t$，但不能认为驻波中各点的振动的相位都是相同的。因为系数 $\cos(2\pi x/\lambda)$ 在 x 的值不同时是有正有负的，凡是使 $\cos(2\pi x/\lambda)$ 为正的各点的相位都相同，凡是使 $\cos(2\pi x/\lambda)$ 为负的各点的相位也都是相同的，并与前者相位相反。由于在波节两边各点，$\cos(2\pi x/\lambda)$ 有相反的符号，因此波节两边各点振动的相位相反；在两波节之间各点，$\cos(2\pi x/\lambda)$ 有相同的符号，因此两波节之间各点的振动相位相同。也就是说，波节两边各点同时沿相反方向达到振动的最大值，又同时沿相反方向通过平衡位置；而两波节之间各点则沿相同方向达到最大值，又同时沿相同方向通过平衡位置，如图 2-25 所示。在驻波中两波节之间各点的振动同相，波节两边各点的振动反相。在驻波中没有振动状态或相位的逐点传播。

4. 驻波的能量 当弦线上各质点达到各自的最大位移时，振动速度都为零，因而动能都为零，但此时弦线各段都有了不同程度的形变，且越靠近波节处，形变就越大，因此，这时驻波的能量具有势能的形式，基本上集中于波节附近。当弦线上各质点同时回到平衡位置时，弦线的形变完全消失，势能为零，但此时各质点的振动速度都达到各自的最大值，且处于波腹处质点的速度最大，所以此时驻波的能量具有动能形式，基本上集中于波腹附近。在其他时刻，动能与势能同时存在。可见，在弦线上形成驻波时，动能和势能不断相互转换，出现了能量交替地由波腹附近转向波节附近，再由波节附近转回到波腹附近的情形，这说明驻波的能量没有做定向传播，也就是说驻波不传播能量。

5. 半波损失 在弦线上的驻波实验中，在反射点 B 处弦线是固定不动的，因而此处只能是波节。从振动合成考虑，这意味着反射波和入射波的相位在此处正好反相，或者说，入射波在反射时有 π 的相位突变。由于 π 的相位突变相当于波程差半个波长，所以入射波在反射时发生反相的现象也常称为半波损失（half-wave loss）。

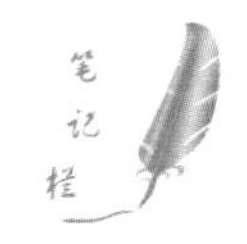

一般情况下，入射波在两种介质分界处反射时是否发生半波损失，与波的种类、两种介质的性质以及入射角的大小有关。在垂直入射时，它由介质的密度和波速的乘积 ρu 决定。相对来讲，ρu 较大的介质称为波密介质，ρu 较小的介质称为波疏介质。当波从波疏介质垂直入射到波密介质界面上反射时，有半波损失，形成的驻波在界面处出现波节；反之，当波从波密介质垂直入射到波疏介质界面上反射时，无半波损失，界面处出现波腹。

6. 振动的简正模式 驻波现象有许多实际应用。例如，将一根弦线的两端用一定张力固定在相距 L 的两点间，当拨动弦线时，弦线中就产生来回的波，它们就会合成而形成驻波。但并不是所有波长的波都能形成驻波。由于弦线的两个端点固定不动，所以这两点必须是波节，因此驻波的波长必须满足下列条件：

$$L = n\frac{\lambda}{2}, \quad n=1, 2, 3, \cdots$$

以λ_n表示与某一 n 值对应的波长，则由上式可得容许的波长为

$$\lambda_n = \frac{2L}{n} \tag{2-53}$$

这就是说弦线上形成驻波的波长值是不连续的，即波长是“量子化”的。由关系 $\nu = \frac{u}{\lambda}$ 可知，频率也是量子化的，相应的可能频率为

$$\nu_n = n\frac{u}{2L}, \quad n=1, 2, 3, \cdots \tag{2-54}$$

频率由式（2-54）决定的振动方式，称为弦线振动的简正模式（normal mode）。其中 n=1 对应的频率称为基频，其他频率依次称为二次、三次……谐频。图 2-26 给出了频率为ν_1，ν_2，ν_3 的三种简正模式。

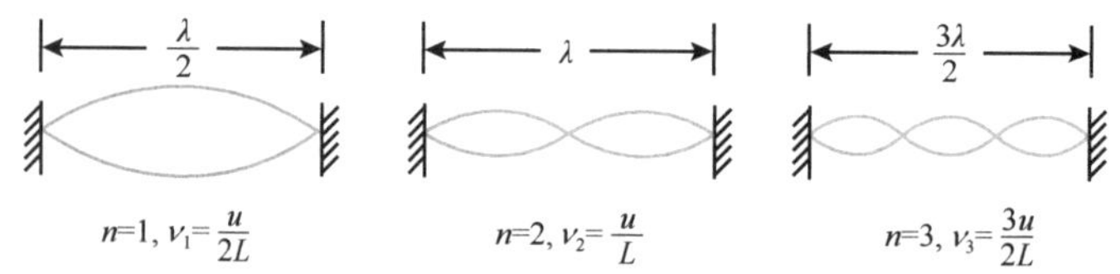

图2-26 两端固定弦线的三种简正模式

简正模式的频率称为系统的固有频率。如上所述，一个驻波系统有许多固有频率，这和弹簧振子只有一个固有频率不同。

习 题 二

2-1 什么是简谐振动？说明下列振动是否为简谐振动。（1）拍皮球时球上下运动；（2）一小球在半径很大的光滑凹球面底部小幅摆动。

2-2 现有一弹簧，若它的质量不像轻弹簧那样可以忽略不计，那么该弹簧的周期与轻弹簧的周期相比是否有变化，定性说明之。

2-3 阻尼振动的周期决定于什么？振幅决定于什么？

2-4 振动稳定后，受迫振动的振幅取决于什么？周期取决于什么？

2-5 什么是波动，振动与波动有什么区别和联系？

2-6 机械波产生的条件是什么？

2-7 轻弹簧的一端连接小球沿 x 轴做简谐振动，振幅为 A。若 t=0，小球的运动状态分别为：（1）$x=-A$；（2）过平衡位置，向 x 轴正方向运动；（3）过 $x=A/2$ 处，向 x 轴负方向运动；（4）过 $x=A/\sqrt{2}$ 处，向 x 轴正方向运动。试确定上述各种状态的初相位。 $\left[\pi;\ \frac{3}{2}\pi;\ \frac{\pi}{3};\ -\frac{\pi}{4}\right]$

2-8 一沿 x 轴做简谐振动的物体，振幅为 5.0×10^{-2}m，频率为 2.0Hz，在 t=0 时，振动物体经平衡位置处向 x 轴正方向运动，求振动表达式。 $\left[x=5\times10^{-2}\cos\left(4\pi t+\frac{3}{2}\pi\right)\text{m}\right]$

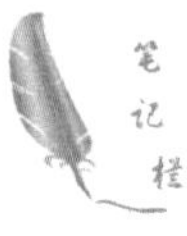

2-9 有一弹簧振子，质量为 0.01kg，刚度系数为 $0.49\text{N}\cdot\text{m}^{-1}$，$t$=0 时小球过 0.04m 处，并以 $0.21\text{m}\cdot\text{s}^{-1}$ 的速度沿 x 轴正方向运动，试求弹簧振子的：（1）振幅；（2）初相位；（3）振动表达式。

[A=0.05m；$\varphi_0=-0.64$ rad；$x=0.05\cos(7t-0.64)$ m]

2-10 做简谐振动的小球，速度最大值为 0.03m · s^{-1}，振幅为 0.02m，若取速度具有正最大值的某时刻为 t=0，试求：（1）振动的周期；（2）加速度最大值；（3）振动表达式。

[4.2s；4.5×10^{-2}m · s^{-2}；$x=0.02\cos(1.5t-\pi/2)$ m]

2-11 一质点同时参与两个在同一直线上的简谐振动，其表达式各为 $x_1=4\cos\left(3\pi t+\dfrac{\pi}{3}\right)$，$x_2=3\cos\left(3\pi t-\dfrac{\pi}{6}\right)$，试写出合振动的表达式。

[$x=5\cos(3\pi t+0.403)$]

2-12 一质点同时参与两个相互垂直的简谐振动，其表达式各为 $x=A\cos\omega t$，$y=2A\cos\left(\omega t+\dfrac{\pi}{2}\right)$，试求合成振动的形式。

$\left[\dfrac{x^2}{A^2}+\dfrac{y^2}{4A^2}=1\text{，顺时针旋转的椭圆}\right]$

2-13 已知波函数为 $y=A\cos(bt-cx)$，试写出波的振幅、波长、频率、波速。

$\left[\text{振幅}A\text{；波长}\dfrac{2\pi}{c}\text{；频率}\dfrac{b}{2\pi}\text{；波速}\dfrac{b}{c}\right]$

2-14 有一列平面简谐波，坐标原点按 $y=A\cos(\omega t+\varphi)$ 的规律振动。已知振幅为 0.10m，周期为 0.50s，波长为 10m。试求：（1）波函数表达式；（2）波线上相距 2.5m 的两点的相位差；（3）假如 t=0 时处于坐标原点的质点的振动位移为 0.050m，且向平衡位置运动，求初相位，并写出波函数。

$\left[y=0.10\cos\left[2\pi\left(2t-\dfrac{x}{10}\right)+\varphi\right]\text{m}\text{；}\dfrac{\pi}{2}\text{；}y=0.10\cos\left[2\pi\left(2t-\dfrac{x}{10}\right)+\dfrac{\pi}{3}\right]\text{m}\right]$

2-15 一简谐横波以 0.8m · s^{-1} 的速度沿一长弦线传播。在 x=0.1m 处，弦线质点的位移随时间的变化关系为 $y=0.05\sin(1-4t)$m。试写出波函数。

[沿 x 轴正向 $y=0.05\sin(5x-4t+0.5)$；沿 x 轴负向 $y=0.05\sin(-5x-4t+1.5)$]

2-16 P 和 Q 是两个同方向、同频率、同相位、同振幅的波源所在处。设它们在介质中产生的波长为λ，PQ 之间的距离为 1.5λ。R 是 PQ 连线 Q 点外侧的任意一点。试求：（1）PQ 两点发出的波到达 R 时的相位差；（2）R 点的振幅。 [3π；0]

2-17 设平面横波 1 沿 BP 方向传播，它在 B 点的振动方程为 $y_1=2.0\times10^{-3}\cos2\pi t$，平面横波 2 沿 CP 方向传播，它在 C 点的振动方程为 $y_2=2.0\times10^{-3}\cos(2\pi t+\pi)$，两式中 y 的单位是 m，t 的单位是 s。P 处与 B 相距 0.4m，与 C 相距 0.5m，波速为 0.2m · s^{-1}。求：（1）两波传到 P 处时的相位差；（2）在 P 处合振动的振幅；（3）如果在 P 处相遇的两横波，振动方向互相垂直，求合振动的振幅。 [0；4×10^{-3}m；$2\sqrt{2}\times10^{-3}$m]

2-18 沿绳子行进的横波波函数为 $y=0.10\cos(0.01\pi x-2\pi t)$ m。试求：（1）波的振幅、频率、传播速度和波长；（2）绳上某质点的最大横向振动速度。 [0.1m，1Hz，200m · s^{-1}，200m；0.63m · s^{-1}]

2-19 弦线上驻波相邻波节的距离为 65cm，弦的振动频率为 2.3×10^2Hz，求波的波长和传播速度。

[1.3m；3.0×10^2m · s^{-1}]

（李义兵 张瑞兰）

笔记栏

本章电子资源

第三章　声　　波

教学要求：

1. 记忆声波的性质。

2. 理解声压、声阻抗、声强级、响度级等概念及其计算方法，理解超声波的基本特性及多普勒效应的物理本质。

3. 运用超声波原理及物理特性、多普勒效应了解几种超声诊断仪的工作原理。

声波是机械波，因此，前面讨论过的机械波的产生、传播以及反射、折射、干涉等规律对声波都适用。

本章主要研究声波和超声波的一些基本概念和性质，再学习多普勒效应及超声波在医学上的应用。

第一节　声　　波

频率在 20～20 000Hz 的机械波可以引起人耳的听觉，称为声波（sound wave）。频率低于 20Hz 的机械波称为次声波（infrasonic wave），频率高于 20 000Hz 的机械波称为超声波（ultrasonic wave）。次声波、声波和超声波仅频率不同，无本质上的区别。

一、声压、声阻抗与声强

1. 声压　声波在弹性介质中传播时，介质各处时而密集，时而稀疏。在稀疏区域，实际压强小于无声波传播时的静压强；而在密集区域，实际压强则大于无声波传播时的静压强。在某一时刻，介质中某一点的有声波传播时的压强与无声波传播时的静压强之差，称为该点的声压（sound pressure）。显然，稀疏区域声压为负值，密集区域声压为正值。由于介质中的质点在做周期性振动，从而引起瞬时压强的变化。对于平面简谐波来说，瞬时声压可以从理论上证明为

$$p = \rho c A\omega \cos\left[\omega\left(t - \frac{x}{c}\right) + \frac{\pi}{2}\right] \tag{3-1}$$

式中，ρ 为介质密度；c 为声速；A 为声波振动的振幅；ω 为声波的圆频率。令 $p_m = \rho c A\omega$，称为声压幅值，简称声幅。一般所说的声压往往是指声压的有效值，用 p_e 表示，它与声压幅值的关系为

$$p_e = \frac{p_m}{\sqrt{2}} \tag{3-2}$$

声压的大小反映了声波的强弱，其单位为帕（Pa）。

2. 声阻抗　声场中任一点声压与该处质点振动速度之比称为声阻抗（acoustic impedance），用 Z 表示。声阻抗在声波的传播中起重要作用，是表征介质声学性质的重要物理量。当声压与声振动速度同相位时，声阻抗可写为

$$Z = \frac{p_m}{v_m} = \frac{\rho c A\omega}{A\omega} = \rho c \tag{3-3}$$

可见，声阻抗的大小也等于介质的密度和声速的乘积，显然声阻抗是由介质固有性质所决定的，它表征了介质的声学特性，声阻抗的单位为 $kg \cdot m^{-2} \cdot s^{-1}$。表 3-1 列出了一些人体组织 37℃时的声阻抗，从该表可以看出，人体组织按声阻抗可以分为三大类：①低声阻抗的气体或充气组织，如肺部组织；②中等声阻抗的液体与软组织，如肌肉；③高声阻抗的矿物组织，如骨骼等。

表3-1　一些人体组织的声阻抗

介质	声阻抗/（$\times 10^6 kg \cdot m^{-2} \cdot s^{-1}$）	密度/（$\times 10^3 kg \cdot m^{-3}$）
密质骨	6.120	1.700
颅骨	5.571	1.658
水晶体	1.874	1.136
肌肉（均值）	1.634	1.074

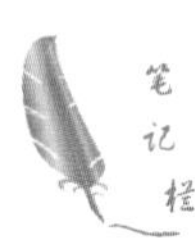

续表

介质	声阻抗/（$\times10^6$kg·m^{-2}·s^{-1}）	密度/（$\times10^3$kg·m^{-3}）
血液	1.656	1.055
肝脏	1.648	1.050
脑（均值）	1.560	1.020
胎体	1.540	1.505
羊水	1.493	1.013
水（20℃）	1.480	0.993
脂肪（均值）	1.410	0.955
空气（20℃）	0.000416	0.00121
肺及胸腔气体	0.000428	0.00129

3. 声强　单位时间内通过垂直于声波传播方向的单位面积的声波能量，称为声强（intensity of sound）。由波的强度计算公式和式（3-3）可得声强

$$I=\frac{1}{2}\rho cA^2\omega^2=\frac{1}{2}Zv_m^2=\frac{p_m^2}{2Z} \tag{3-4}$$

上式表明，当介质一定时，声强与声压幅值（或有效值）的平方成正比。由于在实际测量中，声压比声强更容易测量，因此，常用声压来表示声波的强度。

二、听觉区域、声强级和响度级

1. 听觉区域　当声波抵达人耳时，人耳将由声波引起的压强变化转变成神经刺激，再经大脑处理并反映为听到的某种声响。引起人耳听觉的声波，不仅有频率范围，而且也有声强范围。对每一个给定的可闻声波频率，声强都有上下两个限值。下限值是能引起听觉的最低声强，低于下限值的声强不能引起听觉。这个下限值称为最低可闻声强或听阈（threshold of hearing）。图 3-1 中最下面的一条曲线表示正常人的听阈随频率而变化，这条曲线称为听阈曲线。从曲线可以看出，频率不同时，听阈可以相差很大，最敏感的频率为 1000～5000Hz，这与人耳的结构有关。上限值是人耳所能忍受的最高声强，高于上限值的声强，只能引起人耳的痛觉，不能产生听觉。这个上限值称为痛阈（threshold of pain）。图 3-1 中最上面的一条曲线表示正常人的痛阈随频率而变化，称为痛阈曲线。由听阈曲线、痛阈曲线、20Hz 线和 20 000Hz 线所围成的区域，称为听觉区域（auditory region）。

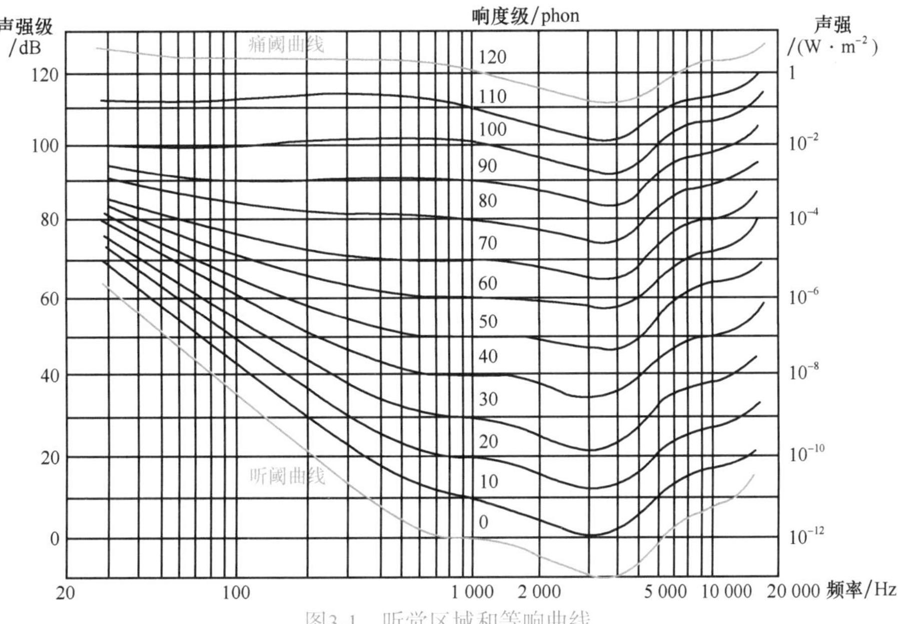

图3-1　听觉区域和等响曲线

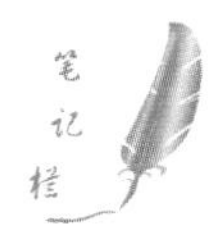

2. 声强级　以 1000Hz 的声波为例，声强从听阈 10^{-12}W·m^{-2}到痛阈 1W·m^{-2}，上下相差约 10^{12}倍，可见人的听觉声强范围很大。由于人耳所感觉到的声音响度近似与声强的对数成正比，在声学中通

常采用对数标度来量度声强，称为声强级（sound intensity level），单位是贝尔（B），贝尔的 1/10 称为分贝（dB）。通常取 1000Hz 声波的听阈 $I_0=10^{-12}\text{W}\cdot\text{m}^{-2}$ 作为标准参考声强，任意一声波的声强 I 与标准参考声强 I_0 的比值的对数，即为该声波的声强级，用 L 表示。

$$L=\lg\frac{I}{I_0}(\text{B})=10\lg\frac{I}{I_0}(\text{dB}) \tag{3-5}$$

例题 3-1　对于频率为 1000Hz 的声波，人耳能感觉的声强是从 $10^{-12}\text{W}\cdot\text{m}^{-2}$ 到 $1\text{W}\cdot\text{m}^{-2}$，问用分贝表示时，其范围如何？

解：根据式（3-5），当 $I=10^{-12}\text{W}\cdot\text{m}^{-2}$ 时

$$L=10\lg\frac{I}{I_0}=10\lg\frac{10^{-12}}{10^{-12}}=10\lg 1=0(\text{dB})$$

当 $I=1\text{W}\cdot\text{m}^{-2}$ 时

$$L=10\lg\frac{I}{I_0}=10\lg\frac{1}{10^{-12}}=10\lg 10^{12}=120(\text{dB})$$

即对于频率为 1000Hz 的声波，人耳听觉的声强级范围为 0～120dB。

必须指出，声强级之间不能简单地进行代数加减。例如，一台机器所产生的噪声为 50dB，若再增加一台同样的机器，则总声强级不是 100dB，而是 53dB。因为设一台机器开动时的声强为 I，则两台机器同时开动时的声强为 $2I$，所以相应的声强级为

$$L=10\lg\frac{2I}{I_0}=10\lg 2+10\lg\frac{I}{I_0}\approx 3+50=53(\text{dB})$$

应该指出，图 3-1 是根据大量听觉正常的人的情况统计出来的结果。对于不同的人来说，其等响曲线并不完全一样。例如，老年人对频率高的声音的敏感度就比年轻人差很多。在临床上常常采用听力计来测定患者对各种频率声音的听阈值，借以判断患者的听力是否正常。表 3-2 列出了常见声音的声强级与响度。

表3-2　常见声音的声强级与响度

声源	声强级/dB	响度	声源	声强级/dB	响度
飞机引擎	120	震耳	办公室（平均）	60	正常
雷声	110		户内交谈	50	
闹市	100	甚响	医院病房	40	轻
大汽车	90		耳语	30	
工厂车间（平均）	70	响	树叶微动	20	极轻
办公室（吵闹）	70		听阈	10	

3. 响度级　人耳对声音强弱的主观感觉称为响度（loudness）。无论是声强还是声强级，都是声能的客观描述，它并不能准确地反映出人耳所听到的响度等级。声强或声强级相同，但频率不同的声音，其响度可能相差很大。将频率不同、声强不同，响度相同的各对应点连成一条线，称为等响曲线。图 3-1 中给出了不同响度的等响曲线。为了区分各种不同声音响度的大小，选用 1000Hz 声音的响度作为标准，将其他频率声音的响度与此标准比较，只要响度相同，它们就有相同的响度级（loudness level）。响度级的单位是方（phon）。对 1000Hz 的声音来说，它的响度级在数值上等于它的声强级。听阈曲线是响度级为 0 方的等响曲线，痛阈曲线是响度级为 120 方的等响曲线。

第二节　多普勒效应

案例3-1

当鸣笛的汽车从窗外驶过，室内的你能否从听到的笛声判断汽车是离窗户越来越近，还是越来越远？

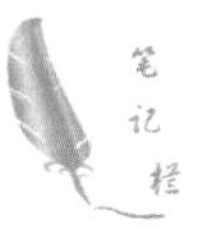

前面我们所讲到的声波，无论是声源还是接收器相对于介质都是静止的。当声源或接收器之中至少有一个相对于介质运动时，接收器接收到的频率就会发生变化。这种声源或接收器或两者同时

相对于介质运动，使得接收器接收到的声波的频率和声源发出的频率不同的现象称为多普勒效应（Doppler effect），频率的变化与相对运动的速度有关。

假设声源 S 发出声波的频率为 ν_0，声波在介质中的传播速度为 c，声源和接收器在它们的连线上运动，声源相对于介质的速度为 u，接收器相对于介质的运动速度为 v。

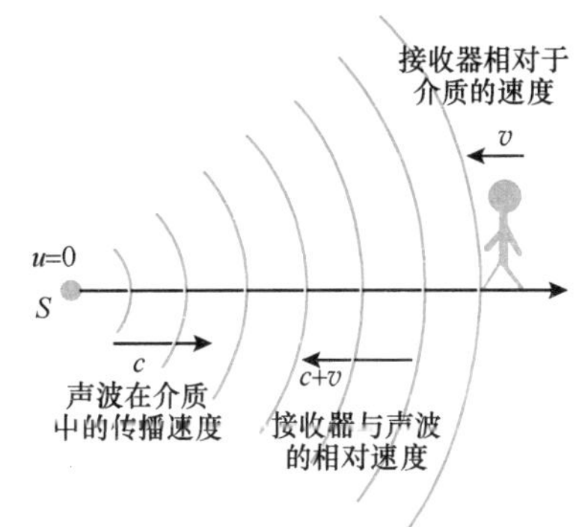

图3-2 声源静止、接收器向声源运动的情况

1. 声源静止，接收器相对于介质运动 声源在介质中静止不动，接收器以速度 v 向着声源运动（$u=0$，$v\neq 0$）。这时，声波在介质中的波长为 $\lambda=c/\nu_0$。接收器与介质中传播的声波的相对速度为 $c+v$（图 3-2），则接收器接收到的频率为

$$\nu=\frac{c+v}{\lambda}=\frac{c+v}{c}\nu_0 \tag{3-6}$$

显然，此时接收器接收到的声波的频率变大了。

同理，当接收器背离声源运动时，接收器接收到的声波的频率为

$$\nu=\frac{c-v}{\lambda}=\frac{c-v}{c}\nu_0 \tag{3-7}$$

可见，在接收器运动的情况下，频率的改变是接收器接收到的波的速度增加或减少造成的。

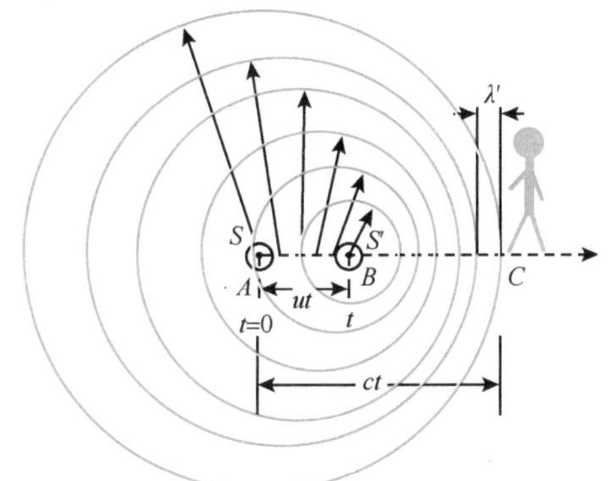

图3-3 接收器静止、声源向着接收器运动的情况

2. 接收器静止，声源相对于介质运动 接收器在介质中静止不动，声源以速度 u 在介质中向着接收器运动（$v=0$，$u\neq 0$）。如图 3-3 所示，在时间 t 内，声波向着接收器运动了 ct 的距离，与此同时声源完成了 $\nu_0 t$ 次振动（即发出的波数是 $\nu_0 t$），$\nu_0 t$ 次振动平均地分配到了（$ct-ut$）这段距离内，所以接收器接收到的声波的波长变为

$$\lambda'=\frac{ct-ut}{\nu_0 t}=\frac{c-u}{\nu_0} \tag{3-8}$$

显然，此时接收器接收到的声波的波长变短了，所以接收器接收到的声波的频率应为

$$\nu=\frac{c}{\lambda'}=\frac{c}{c-u}\nu_0 \tag{3-9}$$

同理，当声源背离接收器运动时，接收器接收到的声波的频率为

$$\nu=\frac{c}{\lambda'}=\frac{c}{c+u}\nu_0 \tag{3-10}$$

可见，在声源运动情况下，接收频率的改变是由波长的变短或变长所致。

3. 声源和接收器同时运动 综合上述两种情况，可以证明接收器接收到的声波频率为

$$\nu=\frac{c\pm v}{c\mp u}\nu_0 \tag{3-11}$$

式中，分子中的加号和分母中的减号适用于观察者和声源做相向运动的情况，而分子中的减号和分母中的加号则适用于二者做背向运动的情况。

上述均是二者的运动方向在它们连线上的情况，若它们的运动方向不在二者的连线上，就要取它们在连线上的分量，而垂直于连线方向上的速度分量对接收到的声波的频率没有影响。如果 v、u 与它们连线方向的夹角分别为 α 和 β，则式（3-11）变为

$$\nu=\frac{c\pm v\cos\alpha}{c\mp u\cos\beta}\nu_0 \tag{3-12}$$

上式为一般形式的多普勒效应表达式，正负号的规定同式（3-11）。

例题 3-2 超声波诊断仪的发射频率为 5MHz，心脏向着超声波诊断仪方向舒张时的速度为 $10\text{cm}\cdot\text{s}^{-1}$，试问心脏接收到的频率与声源发射的频率之差是多少？（人体组织中的声速为 $1500\text{m}\cdot\text{s}^{-1}$）

解：心脏向着声源舒张时，接收到的声波频率为

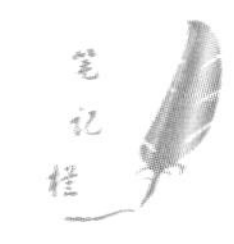

$$\nu = \frac{c+v}{c}\nu_0$$

频率之差为

$$\nu - \nu_0 = \frac{v}{c}\nu_0 = \frac{0.1}{1500} \times 5 \times 10^6 = 333.3(\text{Hz})$$

如果声源对接收器做相向运动，则接收的声波频率会比声源频率大；如果声源与接收器做背向运动，则接收的声波频率比声源频率小，两者的频率之差称为多普勒频移。医学上利用多普勒效应，通过提取多普勒的反射信号，检测多普勒频移，用以探测运动器官和血流的运动情况。同理，对于案例 3-1，当听到笛声音调变高，则可判断离窗户越来越近，反之则汽车离窗户越来越远。

多普勒效应是波动所共有的现象，利用这一现象可以准确地测量物体的运动速度，例如，在天文学上用它测量星体的运动速度，在交通管制上用它来测量车速。

第三节 超 声 波

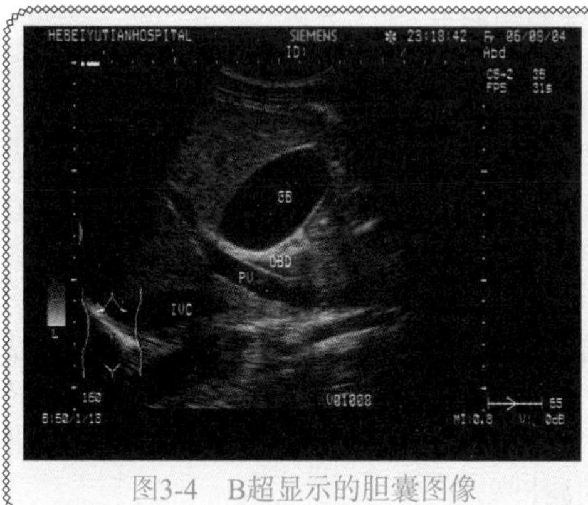

图3-4 B超显示的胆囊图像

案例3-2

超声检查时，医生需要在受检查者的皮肤与超声探头之间涂一层耦合剂。图3-4是超声波显示的胆囊图像，可以看到图像比较清晰。超声波成像主要被用于观察人体腹部器官的病变。若用它观察人体骨骼和肺部等部位的病变，却不能得到清晰的图像。

问题：

1. 涂一层耦合剂的目的是什么？
2. 为什么超声波不宜用于观察肺部的病变？

一、超声波的特性

超声波的本质虽然与声波相同，但由于其频率高，波长短，所以也有不同于声波的特殊性质。

1. 方向性好　由于超声波的波长短，衍射现象不明显，可以把超声波近似地看成是沿直线传播，也就是说，超声波传播的方向性好，容易得到定向而集中的超声波束，方向易于控制，能够像光一样被会聚和发散。

2. 能量大　由声强公式 $I = \frac{1}{2}\rho c A^2 \omega^2$ 可知，声波的能量强度与频率平方成正比，由于超声波的频率高，所以在相同振幅时，超声波比普通声波的能量大。近代超声技术已能产生几百瓦至几千瓦的超声波功率，也可以产生很大的强度，压强振幅可达数千大气压，加之其方向性好，能量集中在一个很窄的声束范围，因此能获得高能量的超声束。

3. 超声波的穿透本领大　超声波在介质中传播时，其强度按指数规律 $I = I_0 e^{-\mu x}$ 衰减。介质的衰减系数μ值越小，衰减越慢，超声波对该介质的穿透本领就越大。在人体中，超声波容易穿透μ值比较小的水、脂肪和软组织，而不易穿透μ值较大的空气和含气的脏器，如肺部，这也是案例 3-2 中超声波不宜用来观察肺部病变的原因。由于介质的μ值不仅与介质的性质有关，而且随超声波的频率的增加而变大，故超声波的频率提高时，穿透本领下降。

4. 超声波遇到大的杂质或介质分界面时有显著的反射和透射　通常只有反射体的线度比声波的波长大数倍时才能引起明显的反射，而超声波的波长很短，所以较小的反射体，如人体组织中的小病变，都能引起明显的反射。在超声诊断中，就是利用这种特性来得到超声图像的。

由于超声波具有上述特性，超声波在许多行业中得到广泛应用。在医学上超声已成为诊断、定位等检测和治疗的重要方法。

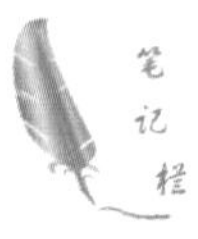

二、超声波的反射与透射

超声波的反射和透射 在声学介质中，就声波的传播特性而言，介质是以声阻抗来划分的，所谓声波的介质界面就是声阻抗不同的介质分界面。

声波在传播过程中，遇到声阻抗不同的介质界面时，会发生反射和透射。反射波声强 I_r 与入射波声强 I_i 之比，称为声强反射系数，用 r_I 表示。透射波声强 I_t 与入射波声强 I_i 之比，称为声强透射系数，用 t_I 表示。理论证明，在垂直入射的条件下，有

$$r_I = \frac{I_r}{I_i} = \left(\frac{Z_2 - Z_1}{Z_2 + Z_1}\right)^2 \tag{3-13}$$

$$t_I = \frac{I_t}{I_i} = \frac{4Z_2Z_1}{(Z_2 + Z_1)^2} \tag{3-14}$$

式中，Z_1 和 Z_2 分别为入射介质与透射介质的声阻抗。由此可知，当两种介质声阻抗相差较大时，反射强，透射弱；当声阻抗相近时，透射强，反射弱。

例题 3-3 （1）如果超声波经由空气传入人体，进入人体的声波强度是入射前强度的百分之几？（2）如果经由蓖麻油（声阻抗为$1.36\times10^6 \mathrm{kg\cdot m^{-2}\cdot s^{-1}}$）传入人体，则进入人体的声波强度又是入射前强度的百分之几？（空气的声阻抗为$416\mathrm{kg\cdot m^{-2}\cdot s^{-1}}$，人体肌肉的声阻抗为$1.63\times10^6\mathrm{kg\cdot m^{-2}\cdot s^{-1}}$）

解：（1）经由空气进入人体时

$$t_I = \frac{I_t}{I_i} = \frac{4\times1.63\times10^6\times4.16\times10^2}{(1.63\times10^6 + 4.16\times10^2)^2} = 0.001$$

进入人体的声波强度只为入射强度的 0.001 倍，即 0.1%。

（2）经由蓖麻油进入人体时

$$t_I = \frac{I_t}{I_i} = \frac{4\times1.63\times10^6\times1.36\times10^6}{(1.63\times10^6 + 1.36\times10^6)^2} = 0.992$$

进入人体的声波强度为原来入射强度的 0.992 倍，即 99.2%。

因此，在超声波诊断时，如果直接将探头放在皮肤上做检查，超声波几乎全被人体反射，所以案例 3-2 中在探头与人体之间必须涂上由水性高分子凝胶组成的医用耦合剂，才能进行超声检查和治疗。

三、超声波对介质的作用

案例3-3

某患者，男，40岁，主诉自觉近半年来刷牙或咬硬物时牙龈出血，漱口即止，无自发出血史，无牙周治疗史。刷牙每天两次，每次1～2min，横刷。未使用牙线、间隙刷等。10年吸烟史。否认全身性系统疾病，否认全身用药，否认相关家族史，全身体健。临床检查：口腔卫生情况一般，牙石（++），菌斑色素大量。全口牙龈中度红肿，质地中等，未见明显的牙龈退缩。全口牙周探测深度：1～3mm，出血指数：2～4，未见附着丧失。全口牙列无松动，未见明显异常。覆 覆盖未见明显异常。诊断：菌斑性龈炎。治疗：①OHI；②3%H_2O_2溶液含漱，超声波全口洁治、抛光；③牙周定期维护。

问题： 全口洁治中所用的超声波是利用什么物理过程来清洗沉积在牙齿上的结石的？

大功率的超声波通过物质时，可对物质产生一些特殊的作用。

1. 热作用 超声波在介质中传播时，不可避免地会有一部分超声波能量被介质吸收而转化为热能，从而使介质的温度升高，这种现象称为热效应。它能引起介质一系列的物理反应和化学反应。超声波在生物组织中传播时，同样会有热效应，这种效应在软组织与骨骼的交界处尤为显著，这是由于在从软组织中的纵波到骨骼中的横波模式转换中，横波的超声吸收系数比纵波大几个数量级。超声的热效应对一些疾病，如腰痛、肌痛、扭伤、关节炎等有较好的疗效。

2. 机械作用 当超声波在介质中传播时，将引起介质质点的振动，虽然振幅很小，但质点的加速度、声压和声强却很大，所以其机械作用十分强烈。当频率为 1MHz 时，声压可达 100 个大气压，加速度可高达重力加速度的几千万倍。所以工业上常用超声波的机械作用对各种物件和材料进行加工、清洗和处理，尤其是对硬而脆的材料（如宝石、玻璃、陶瓷、牙齿等）进行钻孔、切割和研磨，

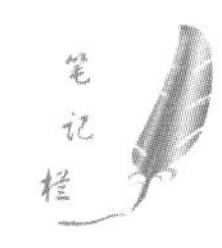

在医学上还可用超声波清洗牙齿上的牙垢。

3. 空化作用　大功率的超声波在液体和固体中传播时，将使介质的密度发生非常剧烈的疏密变化，进而形成强烈的高压区和极低压区。当这种疏密变化超过介质分子间的引力而使其破裂时，在含有杂质和气泡的地方会产生空腔，这种现象称为空化作用（cavitation）。因为超声波频率很高，所以空腔存在的时间极短。例如，半径为 0.1mm 的空腔，其破裂的时间约为 5μs，当空腔在这样短的时间破裂时，其局部压强可达到上万个大气压，局部温度快速上升，可达几千摄氏度的高温，并引起放电和火花现象。超声波的空化作用可用来加速化学反应，如粉碎液体中的悬浮物，杀灭细菌，击碎结石，清洗复杂结构的零件等。

四、超声波的产生与探测

超声波的产生　产生超声波的方法很多，在医用的超声仪器中，最常用的是压电式超声波发生器，如图 3-5 所示，它由高频电信号发生器和压电晶体两部分构成。压电晶体（如石英晶体、钛酸钡、硫酸锂等）的两表面在电场的作用下，能按电场变化的规律伸长或缩短，这种现象称为电致伸缩效应。周期性变化的高频电信号加到压电晶体的两表面，在电场作用下，压电晶体就会周期性地伸缩，该振动在介质中传播形成超声波。

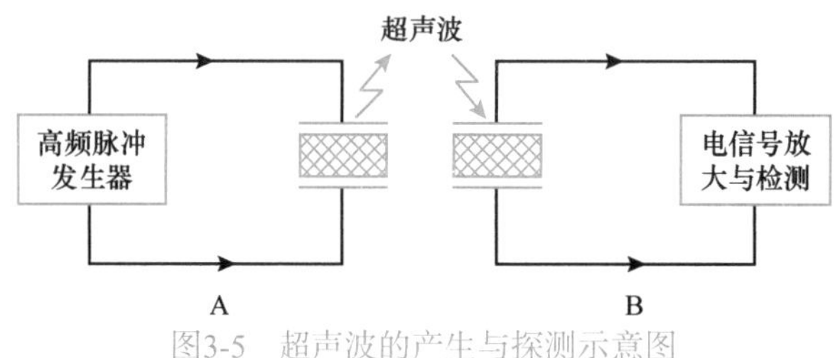

图3-5　超声波的产生与探测示意图

超声波的探测　如果压电晶体两表面受到拉力（或压力）作用，晶体两表面分别出现正负电荷，产生电压，这种现象称为压电效应（piezoelectric effect）。它是电致伸缩的逆效应。利用压电效应可以接收超声波，当超声波作用于压电晶体上时，会周期性地在压电晶体上施加变化的作用力，压电晶体产生与之同频率的电压，电压的大小与超声波的声压大小成正比。利用适当的电子线路将这种交变电压放大后，就可以用示波器将其测量并显示出来。

总之，压电晶体既可以用来产生超声波，又可以用来接收超声波，它是超声技术中的主要器件。

第四节　常用超声诊断仪

超声波在医学上的应用主要有超声诊断、超声治疗和生物组织超声特性研究等，其中超声诊断发展最快。目前已有多种超声诊断仪供临床使用，以判断各组织的形态、位置及病变大小。

超声诊断的方法按照应用普遍性可分成回波法和多普勒频移法两大类。超声诊断学所依据的脉冲回波检测技术，是利用超声波在传播路线上遇到不同介质的分界面能发生反射的物理特性来检测回波信号，并对其进行接收放大和信号处理，最后显示在显示器上。回波法超声探测是基于如下物理基础：①脉冲反射回波与介质的特征声阻抗密切相关。正常组织与病变组织的特征声阻抗不同，这为从不同界面的反射回波（echo）来识别病灶在空间占据范围的可能性提供了依据。②在可传播超声的介质中，声阻抗突变处（声阻抗的相对变化超过 1%）能产生可探测到的回波。③超声波探测仪直接获得的是声压信号（声振幅），超声探头对此信号的灵敏度甚高，故由此而建立起来的图像的信噪比也比较高，这是其相对于 X 射线成像的优点之一。

案例3-4

夏天的晚上，蝙蝠常做低空盘旋飞行，捕捉大量的蚊、蝇、蛾等昆虫，白天则躲到洞中睡觉。它的视力很弱，主要是靠喉部产生强烈的超声波，通过口腔和鼻孔发射出来，遇到物体后发生反射。蝙蝠通过有着复杂结构的耳朵接收反射的回波，并做出判断，靠这项本领帮助它飞行、捕食，且成功率极高。

问题：

1. 蝙蝠是通过什么原理感知猎物的距离、方位和速度的？
2. 你认为蝙蝠能否感知猎物的形状和大小？为什么？

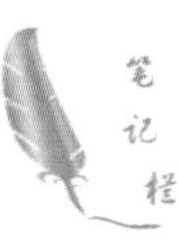

一、A型超声诊断仪

A 型显示是超声诊断仪最基本的显示方式。在 A 型超声诊断仪中，探头兼有发射和接收回波的功能。反射回波作用于探头转变为相应的脉冲调幅式交变电信号，经放大，送入阴极射线管中的垂直偏转板上。水平偏转板加随时间线性变化的锯齿波扫描电压（时基电压），就可以把探头发出的始波和接收到的各界面的回波信号以脉冲幅度形式按时间先后在荧光屏上显示出来，因此，荧光屏上纵坐标是回波脉冲的幅度，横坐标是超声的传播时间，这种显示方法称为调幅（amplitude modulation）。具体来讲，在探头发射脉冲的同时，激励电压也加到高频放大器的输入端，因此在荧光屏上的光点将发生垂直偏转，即显示一个初始脉冲。若超声在均匀介质中传播，荧光屏上只显示一条水平的时间基线。当介质中存在反射界面时，探头就会接收到反射回波信号，在水平时间基线的对应位置上显示一个回波脉冲信号，回波脉冲的幅度包含了反射界面两侧的声阻抗差异的信息。回波脉冲与初始脉冲的间隔正比于体表到反射界面的距离，若取超声波在人体中等声阻抗的介质中的传播速度为 c（约为 $1500\text{m}\cdot\text{s}^{-1}$），任意回波界面与始波之间的时间间隔为 t，则该回波界面与始波间的距离可表示为 $ct/2$，因此，各回波脉冲与始波的时间间隔提供了各反射面的深度信息。由此可测算病灶到体表的深度，并根据回波脉冲幅度及分布，在某种程度上推测病灶的物理性质。图 3-6 是 A 型超声诊断仪原理图，它显示了脑部占位性肿瘤病变的深度。

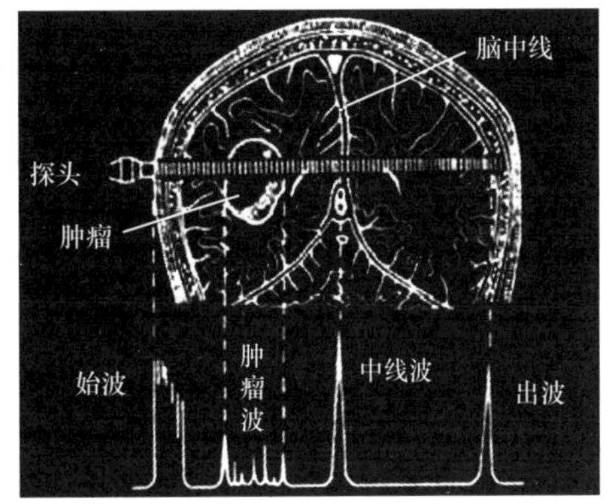

图3-6　A型超声诊断仪原理图

A 型超声诊断仪所得出的声像图，只能提供体内器官的一维信息，不能显示整个器官的形状，缺乏解剖形态的直观性，因此目前在临床应用方面仅用于定位上，远不如 B 型超声诊断仪应用广泛。案例 3-4 中蝙蝠发出的声波在三维空间中传播，形成了以声波发出点的延长线为轴的圆锥体，当声波遇到周围物体后会以回波的形式返回。通过对回波做接收和处理，蝙蝠不仅可以探测到运动猎物的存在、距离、方位和速度，还可以判断目标大小及形状。

二、B型超声诊断仪

B 型超声诊断仪，简称 B 超，是目前超声诊断及介入性手术中应用最多的仪器。它是在 A 型超声诊断仪的基础上发展起来的。它可以得到器官或病变的二维断层图像，并可以对运动器官进行实时动态观察，还能与其他形式的超声设备复合成更为先进的超声诊断系统。

B 型超声诊断仪图像的形成是：

（1）采用辉度调制（brightness modulation）。回波信号不是加在垂直偏转板上，而是加在电子枪的阴极或控制栅极上，即利用回波信号来控制阴极发射电子的数量，从而达到控制屏上光点亮度的目的。

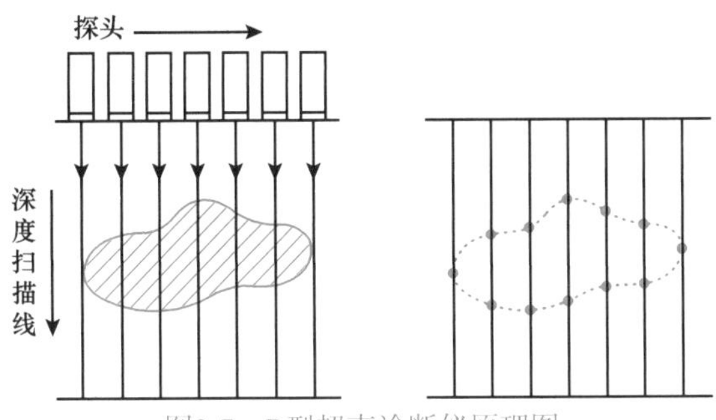

图3-7　B型超声诊断仪原理图

（2）B 型超声诊断仪表示产生回波深度不是在水平方向上，而是在垂直方向上，也就是发射脉冲同步的时间扫描电压是加在示波器的垂直偏转板上（即时间基线在 y 轴上，如图 3-7 所示），这样在不同界面上产生的回波信号，在荧光屏上显示为自上而下的一系列亮度不同的光点。光点间的距离表示界面间的距离。

三、M型超声诊断仪

M 型超声诊断仪，简称 M 超，是在 A 型及 B 型超声诊断仪的基础上发展起来的。由于它能检测运动（motion）中的器官，故称 M 型。M 型与 B 型超声诊断仪有相同之处，即都是利用探头向人体内发射脉冲并接收声阻抗不同界面的反射脉冲，再进行辉度调制。二者的不同之处是，B

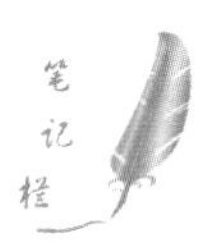

型超声诊断仪探头做直线运动扫描时，可以得到断面声像图；而 M 型超声诊断仪探查时，只是将探头固定在机体某一探查点上，探头并不移动，回波信号也是一串自上而下的光点群。同时，在示波器的水平偏向板上加入一个慢扫描锯齿形电压，使整个光点群沿水平方向缓慢移动，由于水平方向代表时间，故 M 型超声诊断仪所探查的是机体内部组织位置随时间变化的运动曲线，如图 3-8 所示。

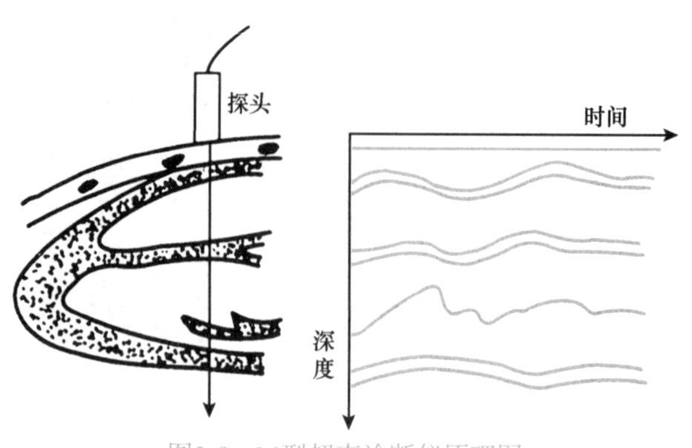

图3-8　M型超声诊断仪原理图

M 型超声诊断仪主要用于对运动器官的探测，如心脏、横膈、胎儿活动等。探查心脏时，由于心脏做有节律的收缩和舒张运动，其各层组织和探头之间的距离（深度）也随着时间做有规律的变化，故回波光点群之间的距离也呈现相应的改变，把这一系列光点作水平方向的扫描，就可以得到心脏各层组织在不同时刻的运动情况，在光屏上显示出来，构成了心脏各层组织随时间变化的运动曲线图，也就是深度-时间曲线，称为超声心动图（ultrasonocardiography，UCG），故 M 型超声诊断仪又称超声心动仪。目前，临床使用的 M 型超声诊断仪已发展到解剖 M 型超声成型模式，实现了二维时序图像中任意方向上灰度、位置-时间函数的重现。

四、超声多普勒血流测量仪

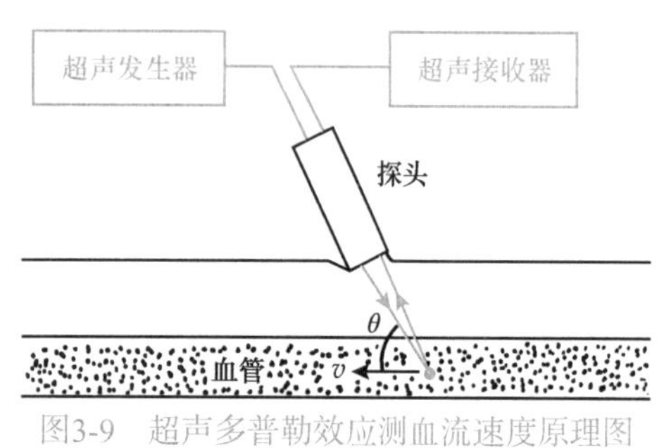

图3-9　超声多普勒效应测血流速度原理图

多普勒血流测量仪又称为 D 型超声诊断仪，它是利用超声多普勒效应，通过由运动物体反射或散射的回波，从而获得心脏、血管、血流及胎儿心率等多种信息。超声束进入人体后，会遇到各种障碍物。当遇到大界面时，将发生反射；当遇到小界面时，将发生散射。对于血液来讲，超声散射主要来自红细胞。但不管是反射还是散射，只要被测对象是运动的，且超声回波足够强，都可以探查到发生的多普勒效应。图 3-9 是利用超声多普勒效应测定血流速度的原理图。

设红细胞的速度为 v，它与超声波的传播方向夹角为 θ。探头发射频率为 ν_0 的超声波，在发射超声波的同时也可接收超声波的回波，在此过程中将发生两次多普勒效应，根据式（3-12），且考虑到超声波在人体内的传播速度 c 远大于红细胞的速度，则频移（探头接收到的频率与发射的频率之差）$\Delta\nu$ 为

$$\Delta\nu = \frac{2v\cos\theta}{c}\nu_0 \tag{3-15}$$

式（3-15）表明，血流速度与多普勒频移成正比。只要知道声速 c、超声的发射频率 ν_0、夹角 θ 以及频移 $\Delta\nu$，就可以计算出血流速度，并由其正负号来判别血流的方向。当 v 为正时，血流向着探头运动；当 v 为负时，血流远离探头运动。

五、彩色超声多普勒血流成像仪

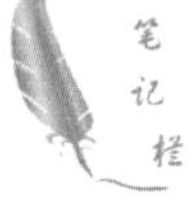
笔记栏

彩色超声多普勒血流成像仪，简称为“彩超”，多采用脉冲超声多普勒成像系统，属于实时二维血流成像仪。其原理用一高速相控阵扫描探头进行平面扫描，同时显示解剖结构与血流状态。扫描探头接收到的超声回波信号分为两路：其中一路经放大处理后按回波信号的强弱形成二维黑白解剖

图；另一路对全程扫描作多点取样，进行多普勒频移检测，信号经自相关技术处理（自相关技术是检测两个信号间相位差的一种方法），并用彩色编码，转换成彩色显像的三基色，红、绿、蓝分别表示血液流向探头的正向血液流动、离开探头的反向血液流动和方向复杂多变的湍流等血液流动状态，其他颜色由这三种基本颜色混合而成。血液流速慢则彩色较暗淡，血液流速快则彩色较鲜亮，所以根据彩色的类型及鲜亮程度就可了解血流的状况。这种彩色血流信号显示在相应的二维黑白图像的暗区内，这样，既能观察解剖部位形态大小情况，又能观察内部血液流动状态，如血液流速、平均速度、加速度、血流量等多种指标。利用彩色超声多普勒血流成像仪既可以对心脏及大血管做形态学的定性分析，又可以做血流动力学的定量分析，因而为心血管疾病的诊断提供了一种先进手段。

习　题　三

3-1　声波由一种介质传播到另外一种介质的过程中，波长和频率会有改变吗？简要解释。

3-2　超声波在水中的传播速度为 $1500\mathrm{m\cdot s^{-1}}$，问频率为 0.5MHz 和 10MHz 的超声波在水中的波长分别是多少？　[3×10^{-3}m；1.5×10^{-4}m]

3-3　两种声音的声强级相差 1dB，求它们的声强之比。　[1.26]

3-4　某个声音的声强为 $7.0\times10^{-8}\mathrm{W\cdot m^{-2}}$，另一声音比它的声强级高 10dB，求另一个声音的声强？若两个声音的声强级相差 20dB，它们声强的比是多少？　[$7.0\times10^{-7}\mathrm{W\cdot m^{-2}}$；100∶1]

3-5　若在同一介质中传播的频率为 1200Hz 和 400Hz 的两声波有相同的振幅，求两声波的声强之比和声强级之差。　[9∶1；9.54dB]

3-6　火车以 $10\mathrm{m\cdot s^{-1}}$ 的速度行驶，机车鸣笛，其笛声频率为 500Hz，问车厢中的旅客和站在铁轨附近的人所听到汽笛声的频率各是多少？　[500Hz；515.6Hz 或 485.3Hz]

3-7　一警报器以 $10\mathrm{m\cdot s^{-1}}$ 的速度远离观察者而向一悬崖运动，其发射声波的频率为 1000Hz，声波在空气中的速度为 $330\mathrm{m\cdot s^{-1}}$，试问：（1）观察者直接从警报器所听到的声波频率为多少？（2）从悬崖反射的声波频率又为多少？　[970Hz；1031Hz]

3-8　应用超声多普勒探测心脏的活动，以频率为 5MHz 的超声波垂直入射心脏（即超声波的入射角为 0°），测得的多普勒频移为 500Hz，已知超声波在软组织中的传播速度为 $1500\mathrm{m\cdot s^{-1}}$，求心壁的运动速度。　[$7.5\times10^{-2}\mathrm{m\cdot s^{-1}}$]

3-9　超声波与声波相比较有什么特点，如果人耳可以接收超声波，会带来什么效果？

3-10　简述 A 型、B 型、M 型超声诊断仪的工作原理。

（王　礼）

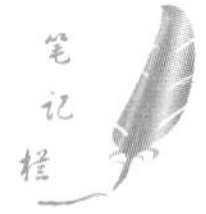

第四章　流体的运动

本章电子资源

教学要求：

1. 记忆理想流体定常流动的概念，连续性方程、伯努利方程、泊肃叶定律的物理意义及表达式。

2. 理解黏性流体伯努利方程的物理意义，层流、湍流、雷诺数的概念，斯托克斯定律及应用。

3. 运用连续性方程、伯努利方程、泊肃叶定律、牛顿黏滞定律解决流体运动中的一些实际问题，并简要分析人体心脏做功、血流速度及血管中血压分布。

处于液态和气态的物体具有一个共同的特性——流动性，即物体各部分之间很容易发生相对运动，因此，气体和液体统称为流体（fluid）。流体力学是研究流体的力学运动规律及其应用的学科，主要研究在各种力的作用下，流体本身的状态以及流体和固体壁面、流体和流体间、流体与其他运动形态之间的相互作用。流体力学又分为流体静力学与流体动力学。流体除了具有流动性的共性外，还在不同程度上具有可压缩性和黏滞性。可压缩性指的是流体的密度随压强的变化而改变的性质；黏滞性是指流动的流体中各部分之间存在内摩擦的性质。本章以液体为研究对象，从理想流体和实际流体两方面介绍流体运动的一些基本概念和规律。前提是：认为流体是连续不断的介质；研究问题时建立的流体微粒模型具有宏观小、微观大的特点，本质上属于宏观范畴；流体力学是建立在质点、质点组力学基础上的。

研究流体的运动不仅可以帮助我们了解周围环境中普遍存在的流体运动的规律，同时也是深入研究人体内血液循环、呼吸过程以及排泄等生理过程的基础。

第一节　理想流体　定常流动

一、理想流体

实际流体具有流动性、可压缩性和黏滞性。液体的可压缩性很小：水在 10℃时，增加一个大气压的压强，其体积仅减小约两万分之一；水银的可压缩性更小，同样条件下，水银体积的减小量不足百万分之四，因此通常认为液体是不可压缩的。气体可压缩性较大，但对处于流动状态的气体，可以认为同样具有不可压缩性。不同流体的黏滞性差异可以很大，如 20℃时，甘油的黏滞性较大，黏滞系数为 8.34×10^{-3}Pa · s，而水和空气的黏滞性很小，分别为 1.09×10^{-3}Pa · s 和 1.82×10^{-5}Pa · s，在特定问题中可视为没有黏滞性。由此可见，在一定条件下，我们可以只突出流体的流动性而忽略流体的可压缩性和黏滞性，建立一种理想化的流体模型——绝对不可压缩、完全没有黏滞性的流体，称其为理想流体（ideal fluid）。在解决某些问题时，利用理想流体模型可以得到与实际情况相当接近的结果。1938 年，苏联的卡皮查（P.L.Kapitaz）等科学家分别独立发现，当温度低于 2.17K（−270.98℃）时，液态氦便会变成超流体。超流体是一种物质状态，其特点是流体内部完全缺乏黏性即黏滞系数为零，目前超流体的应用在进一步的研究之中。理想流体是忽略了流体的黏滞性而非无黏滞性，应注意本章所涉及的理想流体与超流体之间的区别。

二、定常流动

流体的运动形式非常复杂，原因是流体的各部分之间非常容易发生相对运动。同一时刻，流体各处的流速可能不同；不同时刻，流体流经空间某给定点的流速也可能发生变化。用 $\boldsymbol{v}(x, y, z, t)$ 描述流体流动过程中任一时刻、流经空间某点处的流体质点的流速。这种以速度分布来研究流体所占的空间称为流体速度场，简称流场（field of flow）。我们还可以形象地引入流线来描述流场：任一时刻，我们都可以在流场中做出一些曲线，曲线上每一点的切线方向与该时刻流经该点流体质点的速度方向一致，这些曲线称为这一时刻的流线（streamline）。由于运动的流体中任一质点在某一时刻只能有一个速度，所以流线不可能相交，也不可能突然转折。如果某一时刻，流场中同一流线上的 A、B、C 三点的流速 $\boldsymbol{v}_A$、$\boldsymbol{v}_B$、$\boldsymbol{v}_C$ 各不相同，但都不随时间发生变化，此时 $\boldsymbol{v}(x, y, z, t)$ 可以表述为 $\boldsymbol{v}(x, y, z)$，

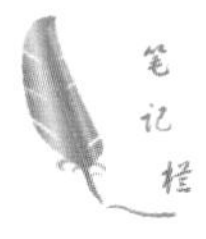

如图 4-1 所示，即流线形状不随时间变化。这种流体质点流经空间任一给定点时的速度不随时间变化的流动称为定常流动（steady flow）。流场中每个流体质点都会有自己的流动轨迹，也称流迹。显然，在定常流动的情况下，流线就是流体质点的流迹。

在定常流动的流体中任取一个小面元，如图 4-2 中的 S_1，通过该面元的周边各点引出的流线所围成的管状区域称为流管（stream tube），如图 4-2 所示。由于流线不相交，所以流管内的流体不能流出管外，管外的流体也不能流进管内。流管是由流线围成的管道，可以通过流管内流体的流动规律来了解整个流体流动的一般规律。

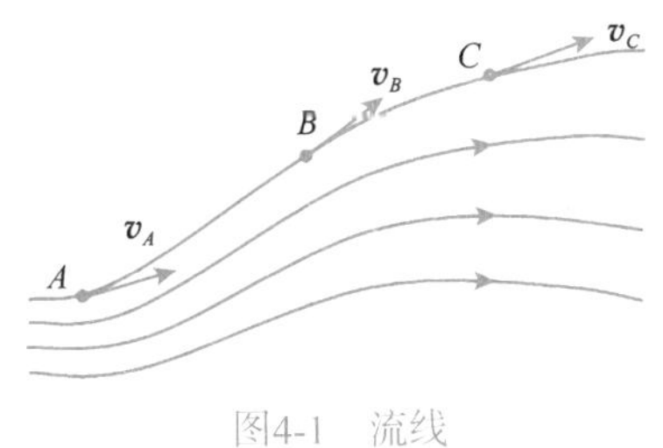

图4-1　流线

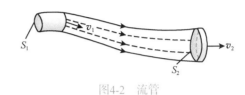

图4-2　流管

三、连续性方程

在定常流动的流场中任取一细流管，在细流管中任意取两个面积分别为 S_1 和 S_2 的横截面，如图 4-2 所示，细流管同一横截面上流体的流速相同。设流经横截面 S_1 和 S_2 处的流速大小分别为 v_1 和 v_2，在 Δt 时间内，流进 S_1 的流体体积 ΔV_1 和流出 S_2 的流体体积 ΔV_2 分别为

$$\Delta V_1 = S_1 v_1 \Delta t\,,\qquad \Delta V_2 = S_2 v_2 \Delta t$$

对于理想流体必定有 $\Delta V_1 = \Delta V_2$，则

$$S_1 v_1 = S_2 v_2 \tag{4-1}$$

或

$$Sv = 常量 \tag{4-2}$$

式（4-1）或式（4-2）为理想流体定常流动时的连续性方程（equation of continuity），说明流体的流速 v 与流管横截面积 S 的乘积是一个常量，表示单位时间内流过某一横截面的流体体积，称为流体流过该截面的体积流量，简称流量，用 $Q = Sv$ 表示。

连续性方程可以说明流线在流管内的分布情况。流线的走向表示速度的分布，流线的疏密表示速度的大小。对同一流管来说，流量一定时，截面大处流速小，流线疏散；截面小处流速大，流线密集。

连续性方程不仅适用于理想流体的定常流动，对于不可压缩、定常流动的黏性流体同样适用，只是流速 v 必须是流管横截面上的平均流速。

第二节　理想流体的伯努利方程

一、伯努利方程

伯努利（D.Bernoulli，1700～1782）方程是流体力学中的基本方程。伯努利方程描述了处于重力场中（流管内）的理想流体做定常流动时，流体在流管中各处的流速、压强和高度之间的关系，是能量守恒定律在流动液体中的表现形式，应用功能原理即可导出伯努利方程。

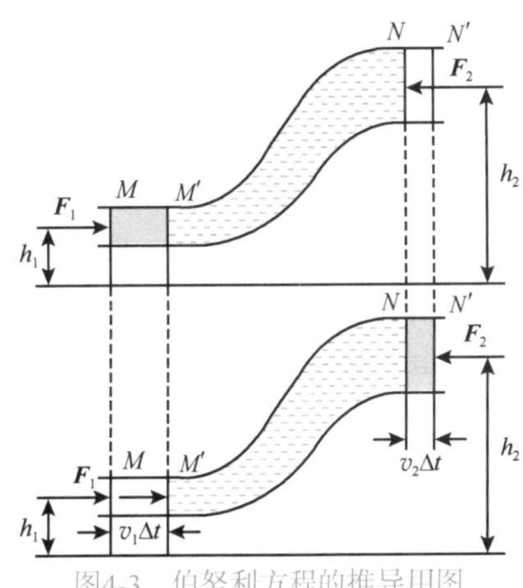

图4-3　伯努利方程的推导用图

图 4-3 表示密度为 ρ 的理想流体在一个粗细不均匀的流管中自左向右做定常流动。在 t 时刻，取任意两横截面 M、N 之间的流体为研究对象。设流体作用于面积为 S_1 的横截面 M 处的压强为 p_1，流体流速为 v_1，距参考面的高度为 h_1；流体作用于面积为 S_2 的横截面 N 处的压强为 p_2，流体流速为 v_2，距参考面的高度为 h_2。经过一段极短的时间 Δt 后，MN 段的流体运动到了 $M'N'$ 处，假定 MM' 及 NN' 段流体的面积、压强、流

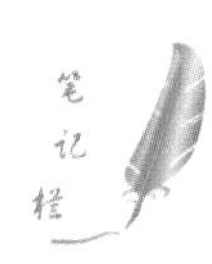

速及相对参考面的高度均没有发生变化，MM' 段流体体积 $\Delta V_1 = S_1 v_1 \Delta t$，$NN'$ 段流体体积 $\Delta V_2 = S_2 v_2 \Delta t$，由于 $S_1 v_1 = S_2 v_2$，因此 $\Delta V_1 = \Delta V_2 = \Delta V$。根据功能原理，当理想流体在重力场中的细流管内做定常流动时，在 Δt 时间内，外力所做的功 W 等于由此引起的 MN 段流体机械能的增量 ΔE，即

$$W = \Delta E \tag{4-3a}$$

首先我们计算外力所做的功。设 MN 段外流体作用于 M、N 截面上的力分别为 $F_1 = p_1 S_1$ 和 $F_2 = p_2 S_2$，如图 4-3 所示，位移分别为 $v_1 \Delta t$ 和 $v_2 \Delta t$，Δt 时间内外力所做的总功为

$$W = F_1 v_1 \Delta t - F_2 v_2 \Delta t = p_1 S_1 v_1 \Delta t - p_2 S_2 v_2 \Delta t$$

即

$$W = p_1 \Delta V - p_2 \Delta V \tag{4-3b}$$

其次，我们计算 Δt 时间内 MN 段流体机械能的增量 ΔE。因为是定常流动，$M'N$ 段流体的机械能不变，机械能的变化量 ΔE 由 MM' 和 NN' 两段流体机械能的变化量决定。设 MM' 段流体的机械能为 E_1，NN' 段流体的机械能为 E_2，则

$$\Delta E = E_2 - E_1 = \left(\frac{1}{2}\rho \Delta V {v_2}^2 + \rho \Delta V g h_2\right) - \left(\frac{1}{2}\rho \Delta V {v_1}^2 + \rho \Delta V g h_1\right) \tag{4-3c}$$

将式（4-3b）和式（4-3c）代入式（4-3a）并化简得

$$p_1 + \frac{1}{2}\rho {v_1}^2 + \rho g h_1 = p_2 + \frac{1}{2}\rho {v_2}^2 + \rho g h_2 \tag{4-4a}$$

由于 M、N 段流体是任取的，因此对于同一流管中的任一截面有

$$p + \frac{1}{2}\rho v^2 + \rho g h = 常量 \tag{4-4b}$$

式（4-4b）表明，理想流体在流管中做定常流动时，在任意裁面上单位质量所具有的动能、势能和静压能之和为一常量，称为伯努利方程（Bernoulli's equation）。对定常流动的理想流体中的任意一条流线，伯努利方程都是成立的，但通常情况下，对不同流线上的两个点，伯努利方程是不成立的。如果各流线都是来自速度矢量相同的空间，则伯努利方程对所有流线上的任意两点均成立。

伯努利方程中。p 和 $\rho g h$ 与流体是否运动无关，常称为静压（static pressure），$\frac{1}{2}\rho v^2$ 是一个与流速直接相关的项，常称为动压（dynamical pressure）。

利用伯努利方程解决具体问题时，根据已知条件，通常按如下步骤去做可使问题简化：①根据题意画出示意草图；②在流体中确立流管，通常选取液体流动的管壁作为流管，也可选取流线构成流管；③在流管（或流线）上选取截面（或点）时应涉及已知条件或所求量；④零势能参考面的位置可任意选取，以方便解题为前提；⑤通常与连续性方程联用，可解决一些实际问题。

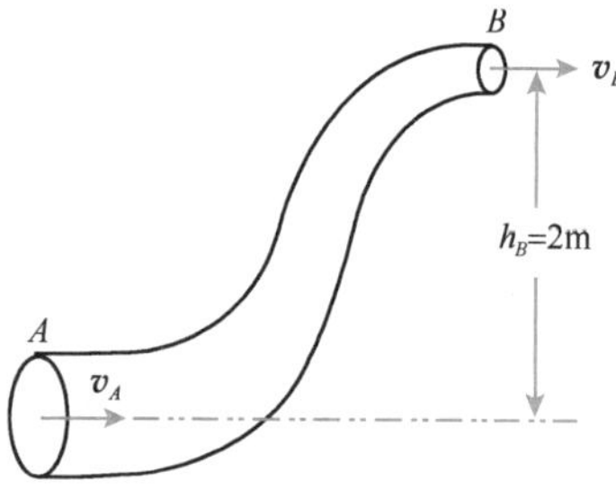

除了以上步骤外，使用近似条件也可使问题简化：同一流管中两截面 $S_1 \gg S_2$，则 $v_1 \ll v_2$，v_1 可近似为零（忽略不计）；与气体相通处液体的压强可近似看成气体的压强。

图4-4 例题4-1图

例题 4-1 黏滞性忽略不计的水，以 $0.12\mathrm{m^3 \cdot s^{-1}}$ 的流量在图 4-4 所示的流管中流动，流动方向如图示。横截面 A 处的压强为 $2\times10^5\,\mathrm{N \cdot m^{-2}}$，截面积为 $100\mathrm{cm^2}$，横截面 B 的截面积为 $60\mathrm{cm^2}$。试计算 A、B 处的流速和 B 处的压强。

解：选定水管为流管，取横截面 A 所在处为零势能面，由于水的压缩性可忽略不计，由连续性方程 $S_A v_A = S_B v_B = Q$，且 $Q = 0.12\mathrm{m^3 \cdot s^{-1}}$，$S_A = 100\mathrm{cm^2} = 10^{-2}\mathrm{m^2}$，$S_B = 60\mathrm{cm^2} = 6\times10^{-3}\mathrm{m^2}$，有

$$v_A = \frac{Q}{S_A} = \frac{0.12}{10^{-2}} = 12\left(\mathrm{m \cdot s^{-1}}\right), \qquad v_B = \frac{Q}{S_B} = \frac{0.12}{6\times10^{-3}} = 20\left(\mathrm{m \cdot s^{-1}}\right)$$

根据伯努利方程 $p_A + \frac{1}{2}\rho v_A^2 = p_B + \frac{1}{2}\rho v_B^2 + \rho g h_B$，$p_A = 2\times10^5\,\mathrm{N \cdot m^{-2}}$，有

$$p_B = p_A + \frac{1}{2}\rho v_A^2 - \frac{1}{2}\rho v_B^2 - \rho g h_B$$

笔记栏

$$= 2\times10^5 + \frac{1}{2}\times10^3\times12^2 - \frac{1}{2}\times10^3\times20^2 - 10^3\times9.8\times2 = 5.24\times10^4\left(\mathrm{N\cdot m^{-2}}\right)$$

二、伯努利方程的应用

伯努利方程给出了同一流管中压强、高度、流速三个变量之间的关系，因此，在流体力学中，伯努利方程的应用极其广泛。在一定条件下，我们可利用这种关系设计应用广泛的仪表或器具。

1. 压强和流速的关系 如果理想流体在水平或接近水平放置的流管中做定常流动，则 $h_1 = h_2$，伯努利方程简化为

$$p + \frac{1}{2}\rho v^2 = 常量 \tag{4-5}$$

由 $Sv =$ 常量可知：理想流体在粗细不均匀的水平管中做定常流动时，截面大的地方流速小，压强大；截面小的地方流速大，压强小，如图 4-5 所示。利用这一原理，我们可设计制作喷雾器、流量计、流速计等。

1）空吸作用

观察图 4-5，由于 S_2 处截面小流速大，因此压强小。当 p_2 小于管外气体的压强时，流经 S_2 处的液体将带着从外界吸入的气体一起流走，这种现象称为空吸作用。利用空吸作用设计的射流吸引器是最简单的吸引装置，如图 4-6 所示。附设在麻醉机上的射流吸引器，用以移出气道内的堵塞物，维持呼吸道的畅通。射流吸引器是用气流抽吸液体的，同样的原理也可以解释喷雾器的工作过程。

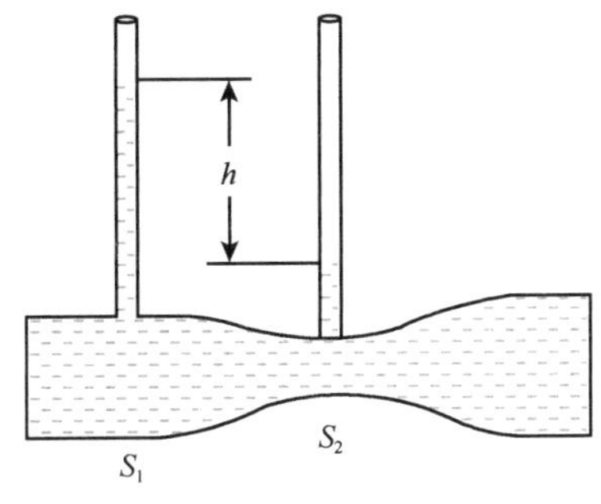

图4-5 文丘里流量计

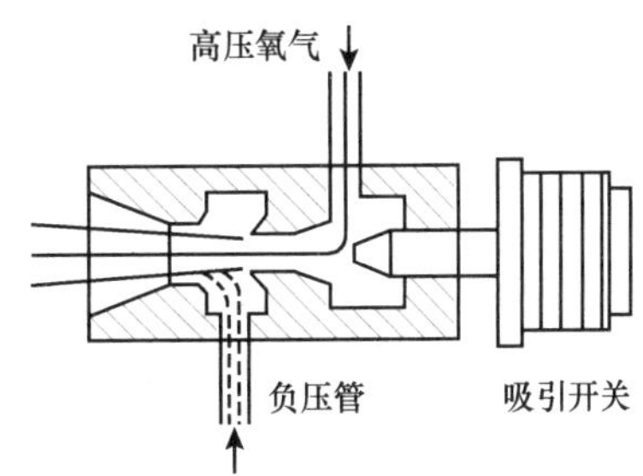

图4-6 射流吸引器

2）流量计

利用式（4-5），我们还可以设计流量计，用于测定流体的流量，该流量计又称为文丘里（Venturi）流量计。图 4-5 也是测定液体流量装置的原理示意图。已知液体密度为 ρ，对 S_1、S_2 两处有

$$p_1 + \frac{1}{2}\rho {v_1}^2 = p_2 + \frac{1}{2}\rho {v_2}^2$$

$$S_1 v_1 = S_2 v_2$$

并且

$$p_1 - p_2 = \rho g h$$

联立求解得

$$v_1 = S_2\sqrt{\frac{2gh}{{S_1}^2 - {S_2}^2}}$$

液体流量

$$Q = S_1 v_1 = S_1 S_2\sqrt{\frac{2gh}{{S_1}^2 - {S_2}^2}} \tag{4-6}$$

由于横截面 S_1、S_2 已知，g 为重力加速度，因此两竖直管（注意不要误将两竖直管看成流管）中液柱的高度差可直接反映液体的流量。

请你根据文丘里流量计测液体流量的原理，将图 4-5 的装置改进后测量气体的流量。

3）流速计

把直管 a 和弯管 b 放入截面均匀的水平管内，管内理想流体（此处为液体）以速度 v 做定常流动，如图 4-7 所示。测流速时，两管口 c、d 在同一水平高度。a 管下端的管口截面 c 与流线平行，b

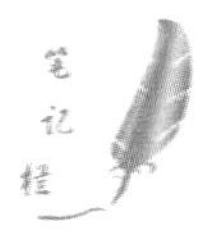

管下端的管口截面 d 垂直流线并正对着流体流动方向，流体在 d 处受阻，形成流速为零的“阻滞区”，我们将这种流速滞止到零的点称为驻点（stagnation point）。对流线上位于 c、d 两处列伯努利方程有

$$p_c + \frac{1}{2}\rho v^2 = p_d \tag{4-7}$$

流体在 c 处的动压在“阻滞区”全部转化成静压。根据 a、b 两管中液柱的高度差，有

$$p_d - p_c = \rho gh = \frac{1}{2}\rho v^2$$

测得液体流速

$$v = \sqrt{2gh}$$

皮托管流速计就是依据上述原理设计而成的。根据图 4-7 改进而成用于测气体流速的皮托管结构如图 4-8 所示。测量时把仪器放在待测流速的气体中，使 d 孔正对着流体流动的方向，形成“滞止区”，c 孔截面与流线平行，c、d 两处的压强差可通过 U 形管中液柱的高度差得到

$$p_d - p_c = (\rho' - \rho)gh \tag{4-8}$$

式中，ρ' 是 U 形管中液体的密度；ρ 是待测气体的密度。据式（4-7），气体的流速可表示为

$$v = \sqrt{\frac{2(\rho' - \rho)gh}{\rho}} \tag{4-9}$$

当 $\rho' \gg \rho$ 时，式（4-9）又可简化为

$$v = \sqrt{\frac{2\rho' gh}{\rho}}$$

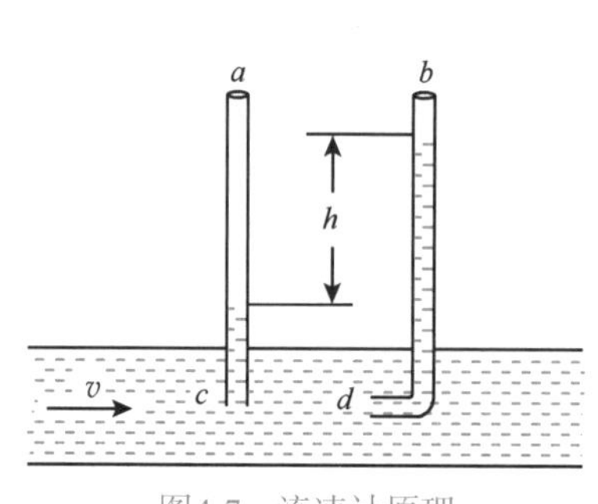

图4-7　流速计原理

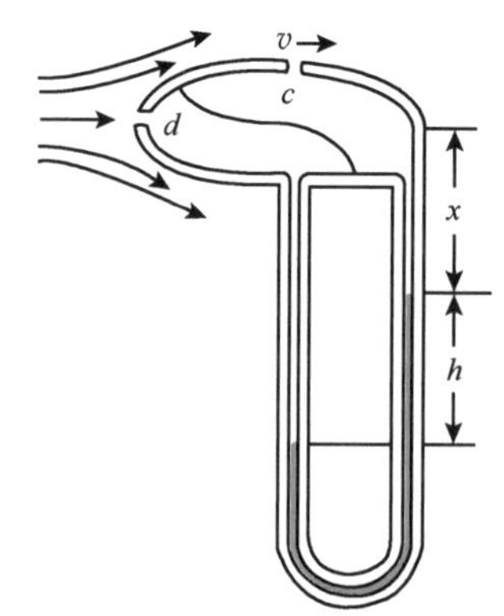

图4-8　皮托管

2. 压强与高度的关系

案例4-1

患者，男性，18岁，患鼻咽纤维血管瘤入院，全身麻醉下施行经硬腭进路手术。在剥离肿瘤基底时，将手术床头逐渐抬高10°～30°，使患者处于头高脚低斜坡位，尽量使手术部位高出心脏水平。血压下降过低或停止降压后血压回升至正常时放平手术床。

问题：

1. 体位对血压有何影响？为何术中使患者处于头高脚低斜坡位？
2. 让手术部位高出心脏水平的目的是什么？

如果理想流体在等截面均匀流管中定常流动时，流体的速度不变。对同一流管而言，由伯努利方程可得到压强与高度的关系

$$p + \rho gh = 常量$$

说明高处流管内的压强小，低处流管内的压强大。利用这一结论可以解释体位对血压的影响。

图 4-9 中某人取平卧位时，主动脉的平均压为 13.3kPa（100mmHg），到直径为 3mm 的动脉处，平均压仍可达到 12.67kPa（95mmHg）左右。

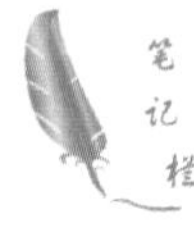

当此人由平卧位改为直立体位时，由于血管系统内的血液受地球重力场的影响，产生一定的静压力，因此，各部分血管的血压降除了由于心脏做功形成外，还要加上该部分血管处的静压力。我

们常取人体心脏的高度作为参考高度测量血压。此人直立体位时，足部血管内的动脉血压较卧位高出约 11.73kPa（88mmHg），增高的部分相当于从足部到心脏这样一段血柱高度形成的静压。同理，头部的动脉压变为 6.8kPa（51mmHg），减少的 5.72kPa（44mmHg）也是由高度改变造成的。

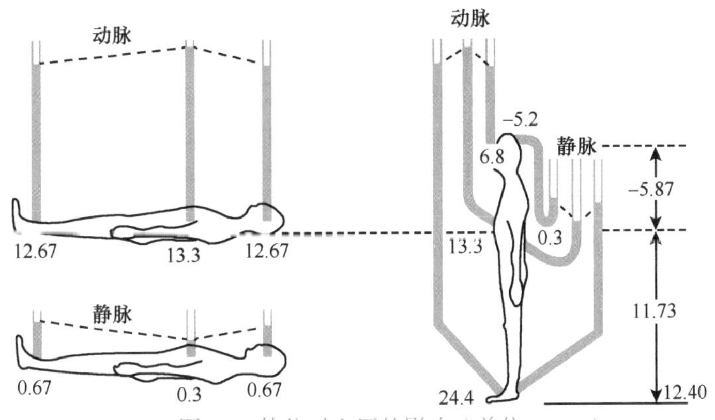

图4-9　体位对血压的影响（单位：kPa）

通过计算可知，身体各部位距心脏水平每垂直升高 1.3cm，则升高部位的血压将降低 0.133kPa（1mmHg）。临床全麻手术过程中，为施行体位控制性低血压，减少手术期间出血，使手术野清晰，便于操作，降低危险性，减少并发症，将尽量使手术部位高出心脏水平，使手术区域局部的脉搏压降低，血供来源减少，有效减少出血。重力形成的静压（ρgh）的高低，对于处于同一水平面上的动脉和静脉的影响是相同的。图 4-9 也给出了体位对静脉压的影响。

显而易见，体位和测量部位对血压测量值是有影响的。为避免体位对血压的影响，一般选定心脏为零势能参考点。人取坐位测定肱动脉处的动脉血压，如果将手臂抬至高于心脏，测得的血压就偏低；如果手臂低于心脏，测得的血压就偏高。

第三节　黏滞流体的流动

案例4-2

患者，男性，60岁，因右侧耳鸣致夜间无法入睡一年余，患者出现白天昏昏沉沉、焦虑不安、茶饭不思、身体消瘦症状而来院诊治。查体：耳鸣与脉搏同步，按压右侧颈动脉耳鸣消失。听诊右侧颈动脉可闻及明显血管杂音。颈动脉彩超检查：右颈动脉内可见一处明显的动脉粥样硬化斑块，形成重度的血流狭窄。血管造影检查：右颈内动脉狭窄达90%。

临床诊断：右颈动脉狭窄。

问题：

1. 颈动脉狭窄的患者为何能引起与脉搏同步的耳鸣？
2. 临床对颈动脉狭窄的患者采用何种方法治疗最简单有效？

伯努利方程仅适用于理想流体的定常流动，而有些流体（如血液、甘油等）在流动过程中只能忽略可压缩性，而不能忽略黏滞性。黏滞性不能忽略的实际流体称为黏性流体。研究黏性流体的流动规律具有实际意义。

一、层流与湍流

黏性流体的流动状态可分为层流、湍流及过渡流。

1. 层流　流体的分层流动称为层流（laminar flow）。我们可以通过下面的实验观察黏性流体的层流。将滴定管竖直放置，先加入一段无色甘油，然后缓慢加入蓝色的甘油，稳定后两种甘油有一明显的水平分界面。旋开滴定管活塞，让甘油从滴定管下端平稳流出。一段时间后，我们看到的并不是两种甘油的分界面保持原有水平状态平稳下降，而是由平界面变为舌状界面，如图 4-10 所示。这是滴定管中的甘油做分层流动的结果。滴定管中流体处于层流状态时，处于同一流层（半径相同）的流体的流速相同，处于不同流层（半径不同）的流体的流速不同。

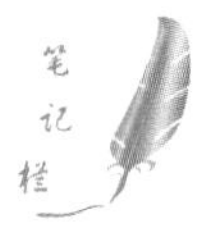

黏滞流体在流管中做定常层流“运动”的特点是：相邻两层流体之间只做相对滑动，流层间无横

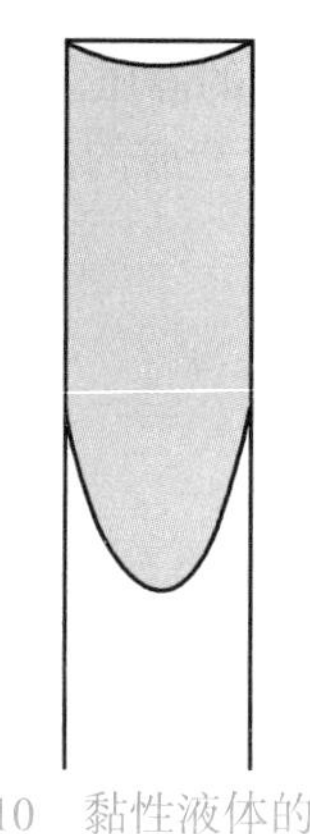

图4-10 黏性液体的流动

向混杂；流体在流管中央轴线处流速最大，管壁处流速为零，中央轴线至管壁处流速分布逐渐减小。

2. 湍流 流体分层流动是有条件的，如果让图 4-10 所示实验中的甘油流速加快，当甘油流动的速度超过一定数值时，甘油将不再保持分层流动，外层的甘油不断卷入内层，形成漩涡，使整个流动显得杂乱而不稳定。各层之间相互混合并出现漩涡的流动称为湍流（turbulent flow）。

湍流的特点是：流体不再保持分层流动状态，垂直于流层方向存在分速度，流动杂乱而不稳定；湍流消耗的能量比层流多；湍流有声，层流无声。临床正是利用湍流有声的特点进行听诊的，以辨别血流和呼吸是否正常。测量血压时，加压的袖带使血管被压扁，导致血液形成湍流而被听诊器监听到；诊断肺部疾病时，可通过听取支气管、肺泡呼吸音是否正常进行初步筛查。

3. 过渡流 有时流体的流动状态不稳定，可能为层流，也可能为湍流，这种介于层流和湍流之间的不定常流动状态称为过渡流（transition flow）。

二、牛顿黏滞定律

1. 黏滞力 根据图 4-10，我们做出甘油在滴定管中分层流动时的示意图 4-11，进一步做出速度分布示意图 4-12。

由于各流层的流速不同，相邻两流层之间存在着沿分界面的切向摩擦力，称为黏滞力。流速大的一层给流速小的一层以拉力，流速小的一层给流速大的一层以阻力，如图 4-13 所示。流体具有黏滞性源于分子力和分子的无规则热运动。

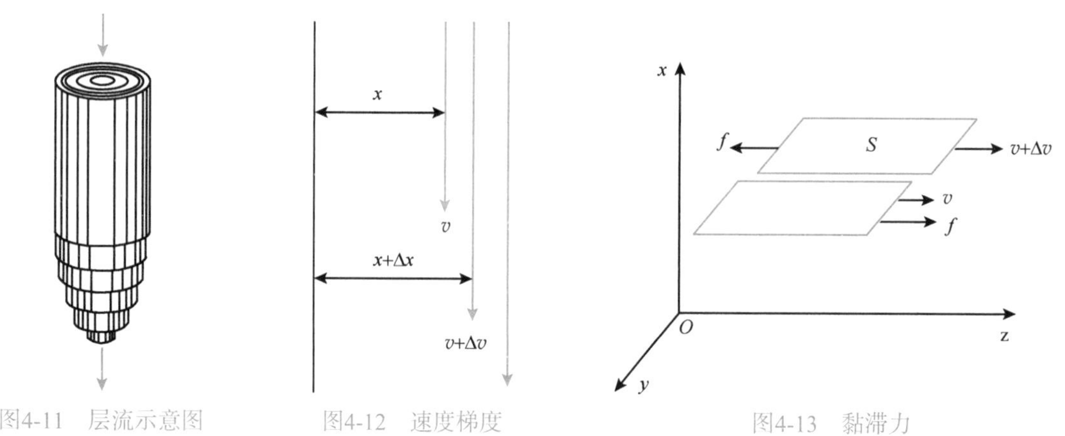

图4-11 层流示意图　图4-12 速度梯度　图4-13 黏滞力

2. 速度梯度 流体做层流运动时，在垂直于流速方向上，单位距离的两流层间的速度变化量，称为速度梯度（velocity gradient）。由图 4-12 可以求出速度梯度

$$\lim_{\Delta x \to 0} \frac{\Delta v}{\Delta x} = \frac{dv}{dx}$$

速度梯度的单位：秒$^{-1}$（s^{-1}）。

3. 牛顿黏滞定律 处于层流状态的黏滞性流体，相邻的两流层间内摩擦力 f 与两流层的接触面积 S 成正比，与该处的速度梯度成正比，即

$$f = \eta S \frac{dv}{dx} \tag{4-10}$$

该式称为牛顿黏滞定律。比例系数 η 称为黏滞系数（coefficient of viscosity），是流体黏滞性大小的量度。黏滞系数的物理含义是：相邻两流层之间具有一个单位的速度梯度时，单位面积的流层上所受的内摩擦力。黏滞系数的大小由流体本身的性质和流体的温度决定。对液体来说，温度越高，黏滞系数越小；温度越低，黏滞系数越大。对气体来说，温度越高，黏滞系数越大；温度越低，黏滞系数越小。η 的单位取 $N \cdot s \cdot m^{-2}$ 或 $Pa \cdot s$。表 4-1 给出了几种液体的 η 值。

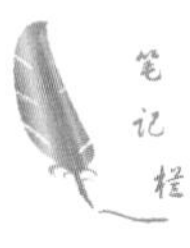

表4-1　几种液体的黏滞系数

液体	温度/℃	η/（Pa·s）	液体	温度/℃	η/（Pa·s）
水	0	1.8×10^{-3}	血清	37	$0.9\sim1.2\times10^{-3}$
水	20	1.000×10^{-3}	蓖麻油	17.5	1225.0×10^{-3}
水	37	0.69×10^{-3}	蓖麻油	50	122.7×10^{-3}
水	100	0.3×10^{-3}	汞	0	1.68×10^{-3}
血液	37	$2.0\sim4.0\times10^{-3}$	汞	20	1.55×10^{-3}
血浆	37	$1.0\sim1.4\times10^{-3}$	汞	100	1.0×10^{-3}

将式（4-10）变换为

$$\frac{f}{S}=\eta\frac{\mathrm{d}v}{\mathrm{d}x}$$

$\tau=f/S$ 为切应力，$\dot{\gamma}=\mathrm{d}v/\mathrm{d}x$ 为切变率，则有

$$\tau=\eta\dot{\gamma} \tag{4-11}$$

式（4-11）是生物力学中牛顿黏滞定律的表达式。当温度不变时，若η不随切变率$\dot{\gamma}$的变化而改变并且为一常量，同时满足式（4-10）或式（4-11）的流体称为牛顿流体（Newtonian fluid），否则称为非牛顿流体（non-Newtonian fluid）。水和血浆是牛顿流体，血液因含有红细胞，黏滞系数随$\dot{\gamma}$的改变而发生变化，不是牛顿流体，但在正常的生理情况下变化不大。临床上常通过测定全血黏度或血浆黏度，为诊断患者患某种疾病的可能性提供有价值的参考依据。

三、雷　诺　数

除了直观上的判断外，还可以根据雷诺数（Reynolds number）判定直圆管道中的黏性液体的运动状态。雷诺数是鉴别黏性流体流动状态唯一的一个无量纲纯数，用 Re 表示

$$Re=\frac{\rho vr}{\eta} \tag{4-12}$$

雷诺数的大小不仅取决于液体的平均流速v，还与液体密度ρ、液体黏滞系数η及流管半径r有关。不同的流动状态下，流体的运动规律、流速的分布等都是不同的，因此雷诺数的大小决定了黏性流体的流动特性。实验结果表明，对于刚性直圆管道中的流体，当 Re＜1000 时，流体处于层流状态；当 Re＞1500 时，流体处于湍流状态；当 1000＜Re＜1500 时，流体处于过渡流动状态。由式（4-12）可知，流体的黏度愈小，密度及流速愈大，愈容易发生湍流，而细的管子不易形成湍流。

外部条件几何相似时（几何相似的管子，流体流过几何相似的物体等），若它们的雷诺数相等，则流体流动状态也是几何相似的，我们称之为流动相似性，也可称为流体动力学相似。

例题 4-2　某段主动脉的内半径 r 约为 0.01m，血液的平均流速 v 为 $0.60\mathrm{m\cdot s^{-1}}$。血液的黏滞系数$\eta$取$3.0\times10^{-3}\mathrm{Pa\cdot s}$，密度$\rho$取$1.05\times10^{3}\mathrm{kg\cdot m^{-3}}$，求雷诺数并判定血液的流动状态。

解：$Re=\dfrac{\rho vr}{\eta}=\dfrac{1.05\times10^{3}\times0.60\times0.01}{3.0\times10^{-3}}=2100>1500$

当 Re＞1500 时，在刚性管中呈现湍流状态，而动脉血管具有良好的弹性，可吸收血液中的扰动能量，主动脉中的 Re=3400 时，血液仍以层流的形式流动，因此本题中该段主动脉中血液呈层流状态。在实际的生物传输系统中，凡是有急弯和分支的地方，瞬时湍流时有发生。动脉狭窄部分的流动分离常常会引起分离区域的湍流而形成血管杂音，使用听诊器听取血流声音可以检查动脉狭窄。案例 4-2 中，患者颈动脉的狭窄处位于耳蜗附近，明显的血流杂音将传至耳蜗，导致耳鸣。临床常采用颈动脉支架置入血管成形术治疗此病。

第四节　黏滞流体的运动规律

一、黏滞流体的伯努利方程

图 4-14 表示不可压缩的黏滞流体在粗细均匀的水平管中做定常层流时，各截面平均流速相等，机械能增量$\Delta E=0$。流体在竖直管中上升的高度说明沿流体运动的方向，流管内压强呈线性减少。

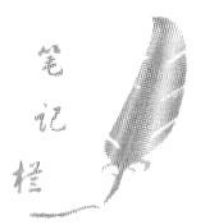

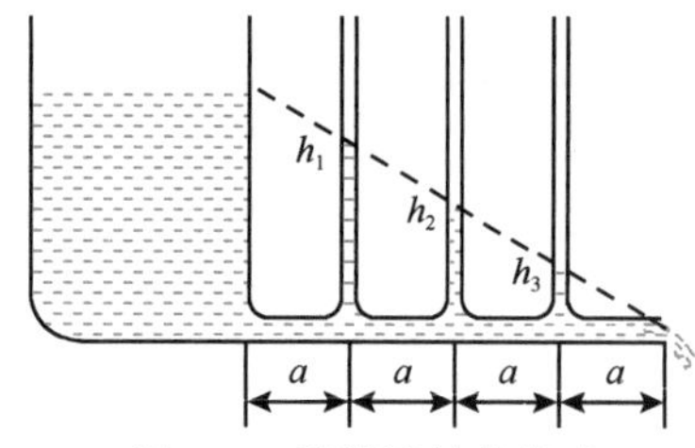

图4-14 黏滞流体的流动

考虑到流体流动过程中克服摩擦阻力做功，式（4-3）的伯努利方程可改写为

$$\Delta p = w \tag{4-13}$$

式中，w 表示单位体积的不可压缩流体在压强差为 Δp（$\Delta p>0$）的两个截面间流过时黏滞力所做的功。说明水平放置的均匀细流管的两端必须有一定的压强差，才能使黏滞性流体做定常层流。

如果黏滞性流体在任意流管中做定常层流，对流管中的任意两个截面，伯努利方程可改写为

$$p_1+\frac{1}{2}\rho v_1{}^2+\rho gh_1 = p_2+\frac{1}{2}\rho v_2{}^2+\rho gh_2+w \tag{4-14}$$

式（4-14）是不可压缩黏滞性流体做稳定层流运动的功能关系式，又称为黏滞性流体的伯努利方程。式中，p、v 分别为各横截面上压强和速度的平均值。

如果流体在开放的粗细均匀的管道中定常流动，$P_1=P_2=P_0$，$v_1=v_2=v$，则有

$$\rho gh_1-\rho gh_2 = w$$

说明流管两端必须有高度差才能维持定常流动。

二、泊肃叶定律

法国生理学家泊肃叶（Poiseuille）详细地研究了不可压缩黏性流体在水平均匀、长为 L 的细玻璃圆管中做层流运动的规律，得出如下结论：流量 Q 与管道两端压强梯度 $(p_1-p_2)/L$ 和管半径 R 的四次方成正比，即

$$Q \propto \frac{R^4(p_1-p_2)}{L}$$

后经维德曼（Wiedmann）进行理论推导，得出比例系数为 $\frac{\pi}{8\eta}$，于是泊肃叶定律可表述为

$$Q=\frac{\pi R^4}{8\eta L}(p_1-p_2) \tag{4-15}$$

此式即为泊肃叶定律（Poiseuille's law）。泊肃叶定律的导出过程如下。

1. 速度分布 在图4-15所示水平放置的均匀圆管中，流体自左向右做稳定层流运动，圆管半径为 R。在圆管中取半径为 r，长为 L，与管共轴的圆柱形流体元，该流体元左、右两端所受的压力分别为 $p_1\pi r^2$、$p_2\pi r^2$，压力差 $F=(p_1-p_2)\pi r^2$ 与流体流动方向一致，并等于圆柱形流体元侧面所受的黏滞力 F'，由牛顿黏滞定律

$$F'=-\eta\cdot 2\pi r\cdot L\frac{\mathrm{d}v}{\mathrm{d}r}$$

式中负号表示 v 随 r 的增大而减小，因此

$$(p_1-p_2)\pi r^2=-\eta\cdot 2\pi r\cdot L\frac{\mathrm{d}v}{\mathrm{d}r}$$

即

$$\frac{\mathrm{d}v}{\mathrm{d}r}=-\frac{p_1-p_2}{2\eta L}r \tag{4-16a}$$

对式（4-16a）采用分离变量法并求其定积分方程

$$-\int_v^0\mathrm{d}v=\frac{P_1-P_2}{2\eta L}\int_r^R r\mathrm{d}r$$

得

$$v=\frac{P_1-P_2}{4\eta L}(R^2-r^2) \tag{4-16b}$$

式（4-16a）和式（4-16b）表明，$r=0$ 时，$\frac{\mathrm{d}v}{\mathrm{d}r}=0$，速度梯度最小，速度最大：$v_{\max}=\frac{p_1-p_2}{4\eta L}R^2$；$r=R$ 时，$\frac{\mathrm{d}v}{\mathrm{d}r}=-\frac{p_1-p_2}{2\eta L}R$，速度梯度最大，速度最小：$v_{\min}=0$。

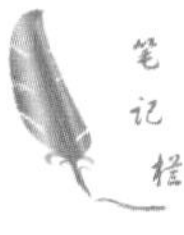

利用式（4-16b）很容易求出，流管中某截面处的平均流速为最大流速的一半，即 $\bar{v}=v_{\max}/2$。

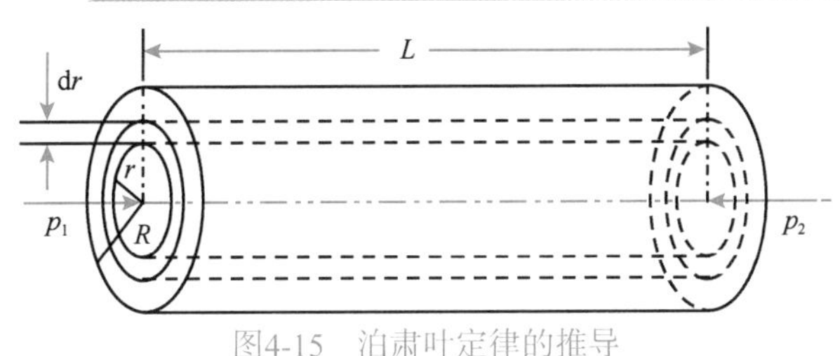

图4-15　泊肃叶定律的推导

2. 流量　我们进一步在图 4-15 中半径为 r 处选取一厚度为 dr 的薄壁圆筒形同心流体元，并认为流体流过该圆环截面 dS 的流速相等，且等于半径为 r 处流体的流速 v。由于 $dS=2\pi r dr$，则流过该圆环的流量

$$dQ = v ds = \frac{p_1 - p_2}{4\eta L}(R^2 - r^2)2\pi r dr$$

积分得

$$Q = \frac{\pi(p_1 - p_2)}{2\eta L}\int_0^R (R^2 - r^2)\, r dr = \frac{\pi R^4}{8\eta L}(p_1 - p_2)$$

即为式（4-15）泊肃叶定律。

由泊肃叶定律，我们可以推出黏性流体的连续性方程

$$Q = \frac{\pi R^4}{8\eta L}(p_1 - p_2) = \frac{1}{2}\cdot\frac{R^2}{4\eta L}(p_1 - p_2)\pi R^2 = \frac{1}{2}v_{\max}S$$

由于平均流速 $v = v_{\max}/2$，所以

$$Q = Sv \tag{4-16c}$$

即对黏性流体，连续性方程的流速为某截面上的平均流速。利用式（4-16c），可以求出式（4-13）中 w 的量值。

因为

$$Q = Sv = \pi R^2 v = \frac{\pi R^4}{8\eta L}(p_1 - p_2) = \frac{\pi R^4}{8\eta L}w$$

所以

$$w = \frac{8\eta v}{R^2}L$$

说明黏滞流体在水平均匀圆管中做稳定层流运动时，单位体积流体的能量损失与管长成正比，这与图 4-14 中观察到的实验现象完全吻合。

3. 血流阻力　血液在血管内流动时所遇到的阻力，称为血流阻力。血流阻力一般不能直接测量，需要通过计算得出。血液在血管中的流动与电荷在导体中的流动在形式上很相似。根据欧姆定律，导体中的电流强度与导体两端的电势差成正比，与导体电阻成反比。对式（4-15）作一变换，则泊肃叶定律的形式可表示为

$$Q = \frac{p_1 - p_2}{R_f} = \frac{\Delta p}{R_f}$$

式中，$R_f = \dfrac{8\eta L}{\pi R^4}$ 称为流阻（flow resistance），医学上称为血流阻力。在国际单位制中，流阻的单位是帕 · 秒 · 米$^{-3}$（Pa · s · m^{-3}）。此时血流量与血管两端的压强差成正比，与流阻成反比。若测得血管两端的压强差和血流量，即可算出流阻。血流阻力的大小与血管的长度和血液黏度成正比，与血管半径的四次方成反比。对于一段血管来说，在不考虑血管长度变化的情况下，血流阻力主要取决于血管口径和血液黏度。由于血管可以收缩和舒张，因此管径的变化对血流量的影响是非常显著的。而对于一个器官来说，在血液黏度不发生变化的情况下，流过器官的血流量主要取决于该器官的阻力血管的口径，当 Δp 一定时，口径增大，血流量增加；口径减小，血流量降低。机体对循环功能的调节，就是通过控制各器官阻力血管的口径来调节各器官之间的血流分配的。血液在人体中循环时，不论体循环还是肺循环，由心室射出的血液都流经由动脉、毛细血管和静脉相互串联构成的血管系统，再返回心房。在体循环中，供应各器官的血管相互间又呈并联关系。如果流体流过串联的血管，

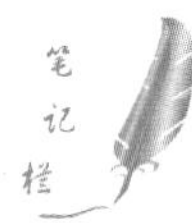

总流阻等于各流管流阻之和；如果几个流管并联，则总流阻的倒数等于各流管流阻的倒数之和。即

流管串联：
$$R_f = R_{f1} + R_{f2} + \cdots + R_{fn} \tag{4-17a}$$

流管并联：
$$\frac{1}{R_f} = \frac{1}{R_{f1}} + \frac{1}{R_{f2}} + \cdots + \frac{1}{R_{fn}} \tag{4-17b}$$

医学上在研究心血管系统方面的问题时，常用这些关系式近似地分析心输出量、血压降和外周阻力之间的关系。值得注意的是，泊肃叶定律反映的是黏滞流体在水平均匀细长刚性圆管中做定常层流运动时的规律，而血管具有弹性，血液也非牛顿流体，用泊肃叶定律计算出来的血流阻力与真实的血流阻力有一定的差别。

例题 4-3　设某人的心输出量为$0.83\times10^{-4}\text{m}^3\cdot\text{s}^{-1}$，体循环的总压强差为 12.0kPa，试求此人的体循环的总流阻（即总外周阻力）。

解：由$Q=\dfrac{\Delta p}{R_f}$，且已知$\Delta p = 12.0\times10^3\text{Pa}$，$Q=0.83\times10^{-4}\text{m}^3\cdot\text{s}^{-1}$，有

$$R_f = \frac{\Delta p}{Q} = \frac{12.0\times10^3}{0.83\times10^{-4}} = 1.45\times10^8\text{Pa}\cdot\text{s}\cdot\text{m}^{-3}$$

即此人的体循环的总流阻为$1.45\times10^8\text{Pa}\cdot\text{s}\cdot\text{m}^{-3}$。

三、斯托克斯定律

物体在黏性流体中运动时，表面附着有一层流体，因而与周围流体存在黏性力。斯托克斯给出了半径为r的球体以速度v运动，且流体对于球体做层流运动时小球所受阻力大小为

$$f = 6\pi\eta vr \tag{4-18}$$

式中，η是液体的黏滞系数；v是球体相对于流体的速度；r是球体的半径。该式称为斯托克斯定律（Stokes law）。

如果小球由静止状态在黏性液体中降落，初始重力大于浮力，球体加速下降，随着下降速度加快，球体所受黏滞阻力增加。当球体下降速度达到某一值时，球体所受向下的重力与向上的浮力和摩擦力达到平衡，球体将以该速度匀速下降，此速度称为收尾速度或沉降速度（sedimentation velocity），通常用v_T表示。如果黏性液体密度和球体密度分别用ρ和ρ'表示，球体匀速下降时有

$$\frac{4}{3}\pi r^3\rho' g = 6\pi\eta v_T r + \frac{4}{3}\pi r^3 \rho g$$

求得小球的沉降速度

$$v_T = \frac{2}{9\eta} r^2(\rho' - \rho)g$$

由上式可知，测得v_T，若r、ρ、ρ'已知，可求得η；若η、ρ、ρ'已知，可算出球体的半径。上式还提示我们，如果制造的药物剂型为悬混液，可采用增大液体密度和黏滞系数以及减小药物颗粒半径等方法来提高药液的稳定性。

第五节　血液在循环系统中的流动

案例4-3

为证明血液循环理论，英国科学家威廉·哈维曾作过一个著名的人体实验：用绷带将一名身体消瘦、臂上大静脉清晰可见的人的上臂扎紧，过一会儿，绷带以下的动脉，无论在肘窝还是在手腕，都不跳动了，而绷带以上的动脉却跳得十分厉害；绷带以上的静脉瘪下去了，而绷带以下的静脉却鼓胀了起来。这表明心脏中的血液来自静脉，而动脉则是心脏向外泵吐血液的通道。同时，哈维根据解剖实验做了一个定量计算：以每分钟心脏搏动72次计算，每小时由左心室注入主动脉的血液流量相当于普通人体重的3倍多。肝脏在这样短的时间内决不可能造出这么多的血液来，而且血液也不可能在肢体末端这么快地被吸收掉。唯一的解释就是体内血液是循环流动的。

问题：

1. 心脏在血液循环中有什么重要作用？
2. 受当时实验条件的限制，哈维不能清楚解释血液是怎样由动脉流到静脉的，你能解释吗？

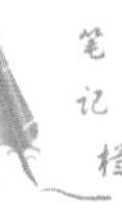

血液循环是在心血管系统中进行的。心血管系统包括心和血管（动脉、毛细血管和静脉）。心是心血管系统的动力中枢，在神经的调节下，心有规律地收缩和舒张，使血液由心（室）射出，经动脉、毛细血管、静脉再循环流入心（房），如此循环不止。

作为一个闭合循环系统，血液的流动必然服从质量、动量和能量守恒定律。英国科学家威廉·哈维于 17 世纪创立血液循环的理论，即依据了质量守恒定律。用物理学原理解释血液流动时，必须首先明确以下几点：

（1）推动血液流动的是重力和压力梯度。压力梯度是压力对于距离的变化率。注意，是压力梯度而不是压力推动血液的流动。

（2）压力梯度的产生是通过心脏做功实现的，因此血液循环是靠心脏做功维系的。

（3）血液的流动不能简单地套用流体动力学的基本定律，必须考虑到生物系统的复杂性。

血液中悬浮着许多比任何分子都大得多的红细胞、白细胞和血小板，是非牛顿流体；输送血液的血管具有弹性，血管的口径和弹性受神经控制可发生改变，是非刚性流管。

血流动力学是专门研究血液流动的一门科学，与流体动力学有很大的差别，但我们仍可以用流体动力学解释血液流动中的一些基本现象。

一、体循环中的血流速度

我们按生理功能将血管进行分类，并认为各类不同的血管间呈现串联关系，同类不同的血管间为并联关系，各类血管中的血流速度与同类血管的总截面积成反比。因此可以用连续性方程讨论各种血管中的血流速度分布。血液是黏性流体，即使血液在具有弹性的血管中做定常流动时，在同一截面上的血流速度也是不相等的，我们所说的血流速度指的都是平均血流速度。

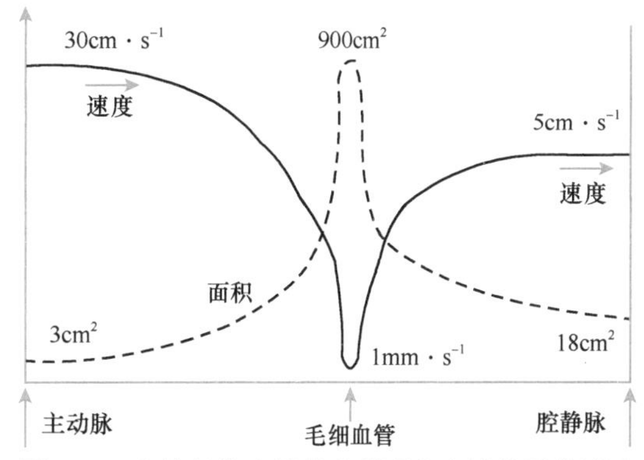

图4-16 人体各类血管的总截面和血液的平均流速

图 4-16 数据显示：主动脉的截面积只有 3cm^2，而彼此并联的毛细血管的总截面面积达 900cm^2。当血流量为 $90\text{cm}^3\cdot\text{s}^{-1}$ 时，由连续性方程可求得主动脉中血流速度高达 $30\text{cm}\cdot\text{s}^{-1}$，而毛细血管中血流速度最小，仅为 $1\text{mm}\cdot\text{s}^{-1}$ 左右。

二、体循环系统中的血压分布

血压是指血管中流动的血液对血管壁的侧压强，下面分析体循环系统中的血压分布。

循环系统内足够的血液充盈和心脏射血是形成动脉血压的基本因素，而外周阻力（流阻）的存在是影响动脉血压的因素。外周阻力（peripheral resistance）主要是指小动脉和微动脉对血流的阻力。正是外周阻力的存在，才使得左心室中大起大伏的血压转变为主动脉中高均值、小波动的压力。

心脏的收缩过程具有规律的周期性。心脏收缩时，释放的能量可分为两部分，一部分用于推动血液流动，使大量的血流涌入原已充满血液的主动脉，其中约有 1/3 的血液流到外周，形成血液的动能；另一部分形成对主动脉壁的侧压，并使主动脉壁扩张，其中约有 2/3 的血液储存于主动脉内，将心脏推动血液所做的功的大部分转化为血管的弹性势能，即压强能。心舒期，扩张的主动脉发生弹性回缩，将一部分弹性势能转变为维持血液在血管中继续流动的动能，使得血液的流动具有连续性。由此可见，主动脉除具有输送血液的功能外，还具有弹性储血的功能，将左心室间断性射血转化为动脉内持续性血流，缓冲了血压的变化，使每个心动周期中动脉血压的变化幅度远小于左心室内压的变化幅度。当左心室收缩而向主动脉中射血时，主动脉压急剧升高，在收缩期的中期达到最高值，这时的动脉血压称为收缩压（systolic pressure）。当左心室处于舒张期时，主动脉压逐渐下降，在心舒末期动脉血压的最低值称为舒张压（diastolic pressure）。收缩压和舒张压的差值称为脉搏压，简称脉压（pulse pressure）。脉搏压随血管远离心脏而减小，到了小动脉几近消失。一个心动周期中瞬时动脉血压的平均值，称为平均动脉压（mean arterial pressure），如图 4-17 所示。

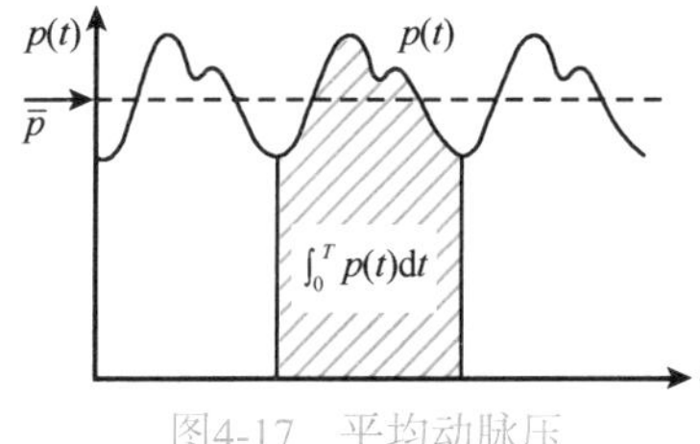

图4-17 平均动脉压

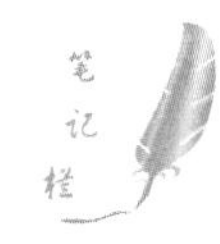

$$\overline{p}=\frac{1}{T}\int_{0}^{T}p(t)\mathrm{d}t \tag{4-19}$$

式中，T 表示心动周期。$\overline{p}$ 可近似等于舒张压与三分之一脉搏压的和，即

$$\overline{p}=p_{舒张}+\frac{1}{3}p_{脉} \tag{4-20}$$

由此可见，平均动脉压并非收缩压和舒张压的平均值。

通常动脉血压指主动脉血压，但血压在大动脉中降落很小，常用在上臂测得的肱动脉血压代表主动脉压。我国健康青年人在安静状态时的收缩压为13.3～16.0kPa（100～120mmHg），舒张压为8.0～10.6kPa（60～80mmHg），脉搏压为4.0～5.3kPa（30～40mmHg）。

血压的高低与血流量（心输出量）、流阻（外周阻力）及血管的柔软度（顺应性）有关。血液从主动脉流向外周时，由于需不断克服摩擦阻力而损耗能量，血压逐渐降低。根据泊肃叶定律，主动脉和大动脉管径大，流阻小，血压降落也小；到小动脉流阻增大，血压降落也增大；至微动脉时流阻急剧增加，血压降落也达最大，如图4-18所示。老年人患动脉硬化后，大动脉管壁顺应性变小，弹性降低，弹性贮器作用减弱，使收缩压升高，舒张压降低，脉搏压增大。

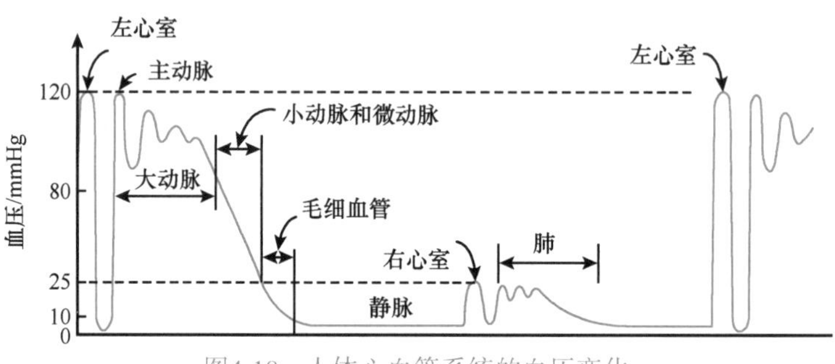

图4-18 人体心血管系统的血压变化

三、心 脏 做 功

心脏做功供给血液在循环过程中失去的能量，维系血液循环。图4-19为心血管系统简化的物理模型。整个循环系统由体循环和肺循环两部分组成。左心室做功供血给体循环，右心室做功供血给肺循环，心脏做功等于左右两心室做功之和。

心室一次收缩所做的功称为每搏功，可以用平均心室内压强和从心室搏出的血量（体积）的乘积来计算。设左心室每收缩一次做功为 W_L，平均心室内压强为 p_L，搏出量为 ΔV_L；右心室每收缩一次做功为W_R，平均心室内压强为 p_R，搏出量为 ΔV_R，则心脏做功

$$W=W_L+W_R=p_L\Delta V_L+p_R\Delta V_R \tag{4-21}$$

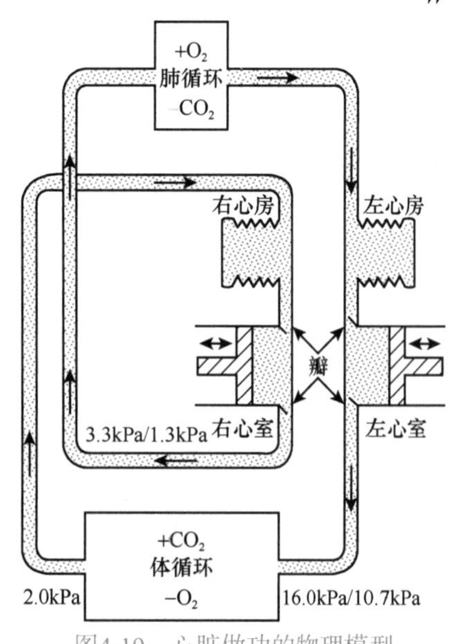

图4-19 心脏做功的物理模型

由于右心室搏出量与左心室搏出量相等，但肺动脉平均压仅为主动脉平均压的1/6左右，因此右心室做功量只有左心室做功量的1/6。

我们还可以利用功能原理计算心脏所做的功，即心脏所做的功等于血液流经心脏前后的能量变化。设单位体积的血液流入和流出左心室时的能量分别为 E_{L1} 和 E_{L2}，则左心室对单位体积的血液所做的功W_L'为

$$W_L'=E_{L2}-E_{L1}$$

同理，单位体积的血液流入和流出右心室时的能量分别为 E_{R1} 和 E_{R2}，右心室对单位体积的血液所做的功W_R'为

$$W_R'=E_{R2}-E_{R1}$$

心脏对单位体积的血液所做的总功W'为

$$W'=W_L'+W_R'=(E_{L2}-E_{L1})+(E_{R2}-E_{R1}) \tag{4-22}$$

上式中各处的 E 值均可用 $p+\frac{1}{2}\rho v^2+\rho gh$ 代入，同时考虑到血液流入和流出心脏时的高度几乎相等，即 $h_{L1}=h_{L2}=$

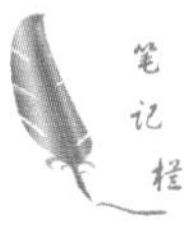

$h_{R1}=h_{R2}$，并且血液回流至心脏时，血流速度和血压近似等于零，$p_{L1}=0$，$\frac{1}{2}\rho v_{L1}^2=0$，$P_{R1}=0$，$\frac{1}{2}\rho v_{R1}^2=0$，式（4-22）可简化为

$$W'=p_{L2}+\frac{1}{2}\rho v_{L2}^2+p_{R2}+\frac{1}{2}\rho v_{R2}^2$$

血液离开左、右心室的速度 $v_{L2}=v_{R2}$，同时肺动脉平均血压 p_{R2} 大约是主动脉平均血压 p_{L2} 的 1/6，$p_{R2}=\frac{1}{6}p_{L2}$，上式进一步简化为

$$W'=p_{L2}+\frac{1}{2}\rho v_{L2}^2+\frac{1}{6}p_{L2}+\frac{1}{2}\rho v_{L2}^2-\frac{7}{6}p_{L2}+\rho v_{L2}^2 \quad (4\text{-}23)$$

只要测出主动脉平均血压及血流速度，即可算出心脏所做的功，从而分析心脏的功能。

第六节　血液流变学简介

血液流变学（hemorheology）是生物流变学的重要分支，是研究血液和血管的宏观与微观流变性规律及在医学领域内的应用，具有重要的临床应用价值。造成人类死亡率最高的心脑血管疾病、恶性肿瘤以及糖尿病、肺心病、血液病等疾病，发病过程中都会出现血液流变性的改变，因此研究血液流变具有重要的意义。

一、血　液

1. 血液的组成　血液由液体成分血浆和有形成分血细胞两部分组成。血浆具有维持渗透压、保持正常血液酸碱度、防御和体液调节等功能，对血浆力学性质影响最大的是各种蛋白质。血细胞又分为红细胞、白细胞和血小板。影响血液流变性质的主要是红细胞。

2. 血液的黏弹性　血液除具有黏性外，还具有像固体一样的弹性。临床检测表明，结缔组织病、肿瘤、血液病、感染、糖尿病等患者都具有较高的血液黏弹性。

二、血液模型与红细胞的沉降

我们建立一种比较理想的血液模型：血液由血浆和悬浮于其中的红细胞组成，红细胞在血浆中稳定悬浮。红细胞处于静止的血液中由于自身重力而自然沉降的能力称为红细胞沉降，测定这种沉降的参数称为红细胞沉降率（erythrocyte sedimentation rate，ESR），简称血沉。正常情况下，红细胞的沉降速度缓慢，沉降率加快可以提示某些疾病的存在（如风湿热等）。

红细胞在血浆中的沉降速度不能用斯托克斯定律来计算，因为该沉降速度除了与红细胞的尺寸、红细胞和血浆的密度以及血浆的黏度有关外，还与红细胞的形状和方位有关。

三、血液的非牛顿黏性

血液的流变行为是非牛顿黏性的，主要体现在：应力-应变率关系的非线性；屈服应力的大小影响微循环中的血液流动性；在同样的血细胞比容和温度下，$\sqrt{\tau}$ 与 $\sqrt{\dot{\gamma}}$ 呈线性关系；血液的黏弹性使应力不仅取决于瞬时切变率，而且与历史过程有关。

四、影响血液黏度的主要因素

1. 血细胞比容　血细胞总容积占全血总容积的百分比称为血细胞比容，生理学中称为红细胞压积，通常用%表示。血液黏度与血细胞比容有密切的关系，当血细胞比容等于零时，即血浆，属于牛顿流体。当红细胞比容＞10%时，血液表现出非牛顿流体特性，血液的黏度随血液的流动速度减慢而增加；红细胞比容的值越高，血液的黏度越高，非牛顿流体特性越显著。

2. 血浆黏度　血浆黏度是影响血液黏度的重要因素。血浆作为全血的介质，对血黏度具有正性影响。一般血浆黏度越高，全血黏度也越高。

3. 红细胞的变形能力　红细胞变形能力可使红细胞在血液中沿流动方向变形或定向，从而使其体积缩小，引起红细胞在悬浮液中的有效容积浓度降低，从而导致血液黏度随切变率增加而降低，

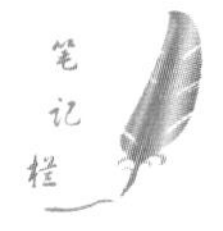

因此红细胞在流场中发生变形和定向是影响高切变率时血液黏度的重要因素之一。

4. 红细胞聚集　血液的黏弹性源自红细胞聚集，红细胞聚集增多，低切变率（$<10s^{-1}$）下血液表观黏度增高。

5. 除上述各因素会影响血液黏度外，血管因素、神经因素、心脏因素等也会对循环中的血液黏度产生影响。

五、血液流变学的临床意义

血液流变学对疾病的诊断、治疗、疗效判定和预防的研究重点有如下几个方面。

1. 研究高黏滞血综合征　这是一个临床医学上的新概念，它是由机体一种或多种血液黏滞因素升高而造成的，可引起机体血液循环特别是微循环障碍，导致组织、细胞缺血和缺氧。

2. 研究低黏滞血综合征　主要表现为血液黏滞性低于正常，形成低黏滞血症的原因主要是红细胞比容降低，多见于贫血、尿毒症、肝硬化腹水、急性白血病等。

3. 用于某些疾病的鉴别诊断　例如，急性心肌梗死患者红细胞变形能力下降，发病1～3天过程中变化最明显，当患者出现面色苍白、出汗、皮肤冷黏等症状时，可认为与红细胞硬度升高有关。

4. 用作治疗疗效的判断指标　诊治高黏滞血症和低黏滞血症时，血液流变学各项指标为临床观察的重要指标，真性红细胞增多症患者的红细胞比容和血液黏度是判断临床疗效的指标。

5. 用于疾病的预防　血液流变学对疾病早期发现和防治，尤其对老年人的中风、肿瘤、冠心病、血栓性疾病等严重威胁人类生命的四大疾病具有特殊意义。

6. 用于临床治疗　等容量血液稀释疗法，用于闭塞性脑血管病、冠心病，心绞痛、视网膜中心静脉栓塞等疾病。

习　题　四

4-1　具有一定压强的流体从细小的喷嘴中喷出时，流束两侧的静止气体被高速流动的射流所带动的现象称为射流的卷吸作用，临床使用的射流通气机就是利用射流原理制成的。试解释射流为何具有卷吸作用。

4-2　有人认为，计算黏滞流体的平均流速时，从连续性方程来看，管子愈粗流速愈小，而从泊肃叶定律来看，管子愈粗流速愈大，两者似有矛盾。你怎样看待？

4-3　泊肃叶定律可以用来近似描述血流量、血压及血流阻力之间的关系。“流阻与血管两端的压强差成正比，与血流量成反比”的说法正确吗？

4-4　试用伯努利方程讨论血细胞为什么会发生轴向集中现象。

4-5　血液在血管内流动时血压逐渐降低的原因是什么？

4-6　老年人患动脉硬化会对脉搏压产生什么影响？为什么？

4-7　水在粗细不均匀的水平管中做定常流动，出口处的截面积为管的最细处的3倍，若出口处的流速为$2m\cdot s^{-1}$，问最细处的压强为多少？若在最细处开一小口，会发生什么现象？　[8.53×10^4Pa；空吸现象]

4-8　水在粗细不均匀的水平管中做定常流动（内摩擦忽略不计），截面S_1处的压强为105Pa，流速为$0.1m\cdot s^{-1}$，截面S_2处的压强为30Pa，求S_2处水的流速及水管两处的截面比（水的密度$\rho=1.0\times10^3kg\cdot m^{-3}$）。

[$0.4m\cdot s^{-1}$；$S_2:S_1=1:4$]

4-9　将水均匀地注入面积为$500cm^2$的盆内，注入时的流量为$150cm^3\cdot s^{-1}$，盆底有一面积为$0.5cm^2$的小孔，问：（1）盆中水面可上升的高度？（2）若达到此高度后不再向盆中注水，盆中水流尽需要多少时间？

[46cm；303s]

4-10　如图4-20所示装置，出水口关闭时，竖直管内和筒内的水面在同一高度（不考虑竖直管内的毛细现象），出水口打开后，水从水平细管中流出，如果将水看成理想流体，并且筒的截面远大于水平管的截面，分析此时竖直管内的液柱高度。　[0]

4-11　测量气体流量的文丘里流量计结构如图4-21所示，水平管中的流体密度为ρ，U形管中的液体密度为ρ'，U形管中液柱高度差为h。试证明流过圆管气体的流量

$$Q=\pi r_1^2r_2^2\sqrt{\frac{2\rho'gh}{\rho(r_1^4-r_2^4)}}$$

4-12　利用活塞将水从大筒内通过一管子以$1.2m\cdot s^{-1}$的流速压出，如图4-22所示，管子的出口处高于筒内液面60cm时，计算活塞作用在筒内液面上高出大气压的计示压强（筒的内截面远大于管子的截面）。[6600Pa]

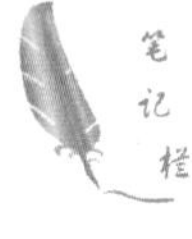

4-13　黏滞系数为$1.005\times10^{-3}Pa\cdot s$的水，在半径为1.0cm的水平均匀圆管中做稳定层流运动，管中心处的水流速度为$10cm\cdot s^{-1}$，试计算相隔2m的两个截面间的压强差。　[8.04Pa]

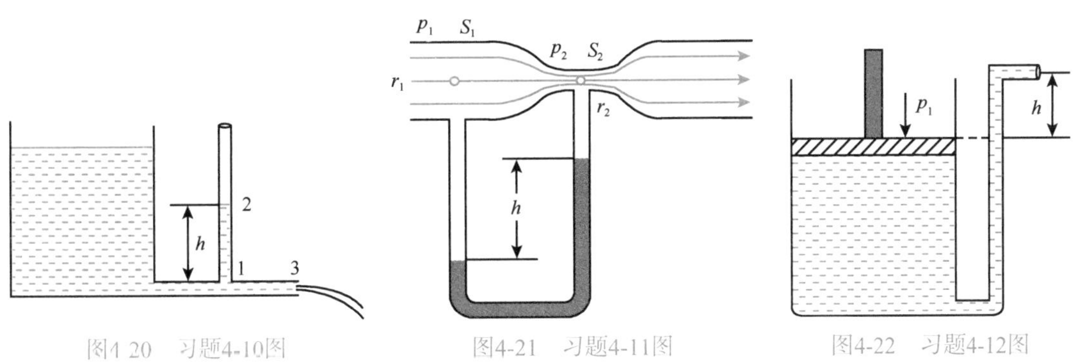

图4-20　习题4-10图　　图4-21　习题4-11图　　图4-22　习题4-12图

4-14　血液流过长 1mm、半径 2μm 的毛细血管时，如果平均流速是 $0.66\text{m}\cdot\text{s}^{-1}$，血液的黏滞系数为 $4\times10^{-3}\text{Pa}\cdot\text{s}$，求：（1）毛细血管中的流阻；（2）毛细血管的血压降数值；（3）通过毛细管的血流量；（4）若通过主动脉的血流量是 $83\text{cm}^3\cdot\text{s}^{-1}$，试估算体内毛细血管的总数。

[$6.37\times10^{17}\text{N}\cdot\text{s}\cdot\text{m}^{-2}$；$5.28\times10^3\text{Pa}$；$8.29\times10^{-15}\text{m}^3\cdot\text{s}^{-1}$；$10^{10}$ 条]

4-15　在直径为 $2\times10^{-2}\text{m}$ 的动脉血管中，血液平均流速为 $0.35\text{m}\cdot\text{s}^{-1}$，此时血流是层流还是湍流（血液密度 $1.05\times10^3\text{kg}\cdot\text{cm}^{-3}$，黏滞系数 $4\times10^{-3}\text{Pa}\cdot\text{s}$）？　[$Re=919<1000$；层流]

4-16　正常成年人休息时，通过主动脉的平均血流速度是 $0.33\text{m}\cdot\text{s}^{-1}$，如果主动脉的半径为 9mm，计算通过主动脉的血流量。如果大动脉和毛细血管的总截面积分别为 $20\times10^{-4}\text{m}^2$ 和 0.25m^2，此时大动脉和毛细血管中血液的平均流速各是多少？　[$8.4\times10^{-5}\text{m}^3\cdot\text{s}^{-1}$；$4.2\times10^{-2}\text{m}\cdot\text{s}^{-1}$；$3.36\times10^{-4}\text{m}\cdot\text{s}^{-1}$]

4-17　一块硬斑部分阻塞半径为 3mm 的小动脉，阻塞后小动脉的有效半径为 2mm，血流平均速度为 $50\text{cm}\cdot\text{s}^{-1}$，求：（1）未变窄处的血流平均速度；（2）阻塞处会不会发生湍流；（3）阻塞处血流的动压强。

[$0.22\text{m}\cdot\text{s}^{-1}$；$Re$=350 不会发生湍流；131.25Pa]

4-18　狗的一根大动脉的内半径是 $4\times10^{-3}\text{m}$，流过这段动脉血液的流量是 $1\text{cm}^3\cdot\text{s}^{-1}$，狗血的黏滞系数为 $2.084\times10^{-3}\text{Pa}\cdot\text{s}$。求：（1）血流的平均速度和最大速度；（2）长为 0.1m 的该段动脉的血压降数值。

[$1.99\times10^{-2}\text{m}\cdot\text{s}^{-1}$；$3.98\times10^{-2}\text{m}\cdot\text{s}^{-1}$；2.07Pa]

4-19　设排尿时尿从计示压强为 40mmHg 的膀胱经过尿道后由尿道口排出，已知尿道长 4cm，流量为 $21\text{cm}^3\cdot\text{s}^{-1}$，尿的黏滞系数为 $6.9\times10^{-4}\text{Pa}\cdot\text{s}$，求尿道的有效直径。　[1.44mm]

4-20　观察并解释人体直立时，手臂从下垂状态逐渐上抬至举过头部的过程中，手背皮下静脉的变化。

（王亚平）

笔记栏

第五章　分子动理论

本章电子资源

教学要求：

1. 记忆理想气体的压强公式、道尔顿分压定律、液体的表面张力及弯曲液面的附加压强的定义。

2. 理解理想气体分子动理论的统计方法、生物膜的输运过程、液体的表面现象及表面活性物质的作用。

3. 运用物质微观结构的基本观点分析气体分子的分布规律、热传导及扩散，运用弯曲液面的附加压强分析毛细现象、气体栓塞等。

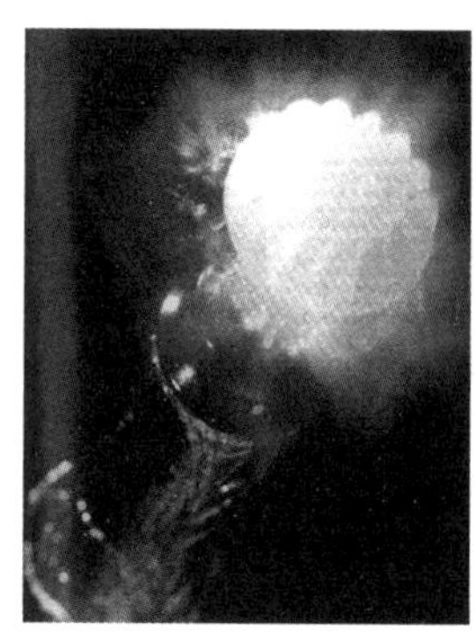

图5-1　案例5-1图

案例5-1

当打开一个装有香槟、苏打饮料或其他碳酸饮料的容器时，在开口周围会形成一层细雾，并且一些液体会喷溅出来。（如图5-1所示，雾是环绕在塞子周围的白云，喷溅出的水在云里形成线条。）

问题：引起雾的原因是什么？

宏观物体通常是由大量的分子或原子组成的，它们都是微观粒子。每一个微观粒子都有大小、质量、速度和能量等，这些用来表示单个微观粒子状态的物理量称为微观量。一般在实验室中测得的是表示大量分子集体特性的物理量，称为宏观量，气体的温度、压强、热容等都是宏观量。单个粒子的运动具有很大的偶然性，因此粒子的微观量是很难精确测量的，但就大量微观粒子的集体表现来看，却存在一定的统计规律。分子动理论就是从物质的微观结构出发，应用微观粒子运动的力学定律和统计方法，求出微观量的统计平均值，用以解释和揭示物体的宏观现象和宏观规律的本质。

生命过程中有很多与热现象有关的过程，分子动理论及其研究方法对于解释和分析生命现象具有重要的意义。本章将介绍分子动理论的一些基本知识，为今后学习和了解生命现象中的热力学过程提供必要的基础。

第一节　理想气体分子动理论

气体分子动理论的主要内容之一是研究大量分子无规则热运动的规律。单个分子的运动遵循牛顿力学定律，而大量气体分子整体却遵循统计规律，它是建立在理想气体模型和统计平均的基础上的。本节从分子热运动的基本观点出发，采用统计的方法，推导出理想气体所遵循的宏观规律，从而揭示理想气体宏观特性的微观本质。

一、物质的微观结构

宏观物体的分子或原子都处在永不停息的、无规则的运动之中。分子的无规则运动与温度有关。温度愈高，分子无规则运动的剧烈程度愈高，分子的这种无规则运动称为分子热运动（molecular thermal motion）。一切热现象都是物体内大量分子热运动的集体表现。

分子之间存在力的作用。固体和液体的分子之所以会聚集在一起而不分开，是因为分子之间存在相互吸引力；而固体和液体又很难压缩，即使气体也不能无限制地压缩，说明分子之间还存在强大的斥力。分子间的引力和斥力统称为分子力（molecular force）。根据实验和近代理论分析，物体分子间作用力 F 的大小与分子间距离 r 的关系为

$$F=\frac{C_1}{r^m}-\frac{C_2}{r^n} \tag{5-1}$$

式中，C_1、C_2、m、n 都是正数，其值由实验数据确定。式（5-1）第一项是正的，代表斥力；第二项是负的，代表引力。由于 m 和 n 都比较大，所以分子力随着分子间距离的增加而急剧减小，故称为短程力；又因为 $m>n$，所以斥力的有效作用距离比引力小。分子力 F 与分子间距离 r 的关系如图 5-2（a）所示。

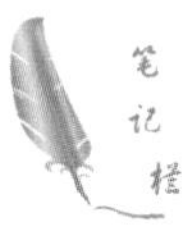

笔记栏

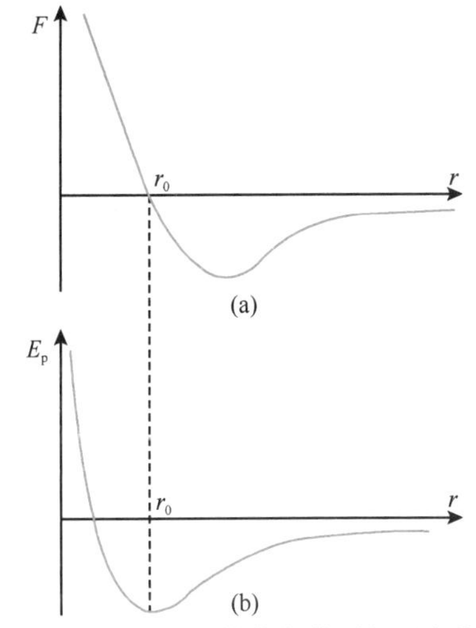

图5-2 分子力、分子势能与分子间距离的关系
(a)分子力与分子间距离的关系；(b)分子势能与分子间距离的关系

（1）当 $r=r_0$（r_0 的数量级约为 10^{-10}m）时，斥力等于引力，F=0，分子处于平衡状态。r_0 称为平衡位置。

（2）当 $r<r_0$ 时，斥力大于引力，分子力表现为斥力，且随 r 的减小而急剧增加。

（3）当 $r>r_0$（r 的数量级为 10^{-10}～10^{-8}m）时，斥力小于引力，分子力表现为引力，且随 r 的增大而先增大后减小；当 r 大于分子力的有效作用距离时，引力很快趋于零，分子力可忽略不计。气体分子间的距离一般情况下是相当大的，因此，气体分子间的引力可以忽略不计。

如果把两个分子拉开或靠拢，就必须相应地施加拉力或压力，以克服两个分子间的引力或斥力。为改变分子间距离而施加的外力所做的功，转变为分子间相互作用的势能 E_p，它与分子间距离 r 的关系如图5-2（b）所示。

（1）当 $r=r_0$ 时，即 F=0，分子势能 E_p 有最小值 E_{min}，分子处于稳定状态。

（2）当 r 偏离 r_0 时，分子势能增大，$F\neq 0$，分子力力图使分子回到势能最小的位置。

（3）分子热运动的能量中的势能使分子趋于团聚，动能使分子趋于离散，两种趋势相互对立，其结果是导致物体状态不同。

综上所述，一切物体都是由大量的分子组成的；所有分子都处在不停的、无规则的热运动之中；分子间存在力的相互作用，分子热运动是物质的基本属性。这就是物质微观结构的基本概念。

二、理想气体微观模型

从气体动理论的观点来看，理想气体是最简单的气体，人们在大量实验的基础上提出了理想气体分子模型的下列假设：

（1）同种气体分子的大小和质量完全相同。

（2）分子本身的大小比分子间的平均距离小得多，分子可视为质点（或单原子分子），运动遵从牛顿运动定律。

（3）分子与分子间或分子与器壁间的碰撞是完全弹性的。

（4）除碰撞瞬间外，分子间的相互作用力可忽略不计，重力的影响也可忽略不计。因此在相邻两次碰撞之间，分子做匀速直线运动。

（5）平衡态时，在容器内气体分子的运动是完全紊乱的，气体各部分的密度均相同。同时，分子沿各个方向的概率相等，对大量分子而言，其分子速度在 x、y、z 轴上的分量平方的统计平均值相等；即 $\overline{v_x^2}=\overline{v_y^2}=\overline{v_z^2}=\overline{v^2}/3\left(其中\overline{v_x^2}+\overline{v_y^2}+\overline{v_z^2}=\overline{v^2}\right)$。

（6）气体分子的动能，平均来说远比它们在重力场中的势能要大，所以分子的重力势能可以忽略不计。

总之，理想气体可看成是由大量的、自由的、不断地做无规则运动的、大小可忽略不计的弹性小球组成的。由以上假设所推得的结果在一定范围内可以解释真实气体的基本性质。

三、理想气体状态方程

一定质量的气体在一确定的容器中，只要它与外界没有能量交换，内部也没有任何形式的能量交换（如化学变化或原子核反应），那么不论气体的原始状态如何，经过相当长的时间后，终将达到各部分具有相同的温度和压强的状态，并且长期维持这一状态不变。在不受外界影响的条件下，一个系统的宏观性质不随时间改变的状态称为平衡态（equilibrium state）。平衡态只是一种宏观上的寂静状态，在微观上，分子的热运动是永不停息的，即系统的平衡态是一种动态平衡。原来处于非平衡态的气体，最终都会由于分子的热运动和分子间的相互碰撞达到平衡态。

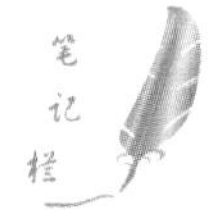

处在平衡态的气体可用体积 V、压强 p、温度 T 三个物理量来描述它的状态，称为状态参量（或

态参量)。实验表明，在通常温度和压强下，这三个状态参量之间存在着一定的关系，称为气体的状态方程。在任何情况下，理想气体的状态参量均遵守如下关系

$$pV=\frac{M}{M_{\text{mol}}}RT \tag{5-2}$$

此式称为理想气体状态方程(ideal gas equation of state)。式中，R=8.314J·mol^{-1}·K^{-1}，为摩尔气体常量，与气体的性质无关；M_{mol}为摩尔质量；M为容器中气体的质量。

理想气体实际上是不存在的，它只是真实气体的近似。一般气体，在压强不太大和温度不太低的情况下近似满足式(5-2)，压强越低，近似程度越高。

四、理想气体的压强公式

容器中的理想气体分子在做无规则运动时，将不断地与器壁碰撞，就任一分子来说，它碰在器壁的什么地方、给予器壁多大的冲量都是偶然的，碰撞也是断续的。但就整个容器内的气体而言，每一时刻都有大量的分子和器壁碰撞。可以认为，容器内的气体施于器壁的宏观压强就是大量分子碰撞器壁的结果。根据理想气体分子模型，气体分子可视为一个个极小的弹性质点，服从经典的力学规律。运用统计方法，对大量分子的微观量求平均值，可在数量上建立压强和分子运动之间的联系。

设一定质量的理想气体在容器中处于平衡态，单位体积内分子数(即分子数密度)为n，每个分子的质量为m，则该气体的压强为

$$p=\frac{1}{3}mn\overline{v^2}=\frac{2}{3}n\cdot\left(\frac{1}{2}m\overline{v^2}\right)=\frac{2}{3}n\overline{\varepsilon_{\text{k}}} \tag{5-3}$$

式中，$\overline{v^2}$为大量分子速率的平方的平均值；$\overline{\varepsilon_{\text{k}}}=\frac{1}{2}m\overline{v^2}$为分子的平均平动动能。由式(5-3)可知，气体的压强p与单位体积内的分子数n和分子的平均平动动能$\overline{\varepsilon_{\text{k}}}$成正比，此式称为理想气体的压强公式。值得注意的是，压强是大量气体分子对器壁碰撞而产生的，若容器中只有少量几个分子，压强就失去了意义。

理想气体的压强公式是气体动理论的基本公式之一。它把宏观量压强和微观量分子数密度以及分子平动动能的统计平均值联系起来，从而揭示了压强的微观本质和统计意义。式(5-3)的推导过程如下。

选一个边长为l_1，l_2及l_3的长方形容器，体积为$V=l_1l_2l_3$，其中有N个同类单原子分子，每个分子的质量都为m。因为在平衡态时气体内部各处压强完全相同，以与x轴垂直的器壁A_1面为例，只要计算出A_1面的压强即可(图5-3(a))。

先研究任意一个分子i，其速度为v_i，速度分量为v_{ix}，v_{iy}，v_{iz}，如图5-3(b)所示。分子i与A_1面做弹性碰撞时，在x轴上的分速度由v_{ix}变为$-v_{ix}$，由动量定理可知，分子i受A_1面给它的作用力f_i的冲量I_i等于它的动量的增量，即

$$I_i=(-mv_{ix})-mv_{ix}=-2mv_{ix}$$

作用力f_i的方向设为x轴负方向。

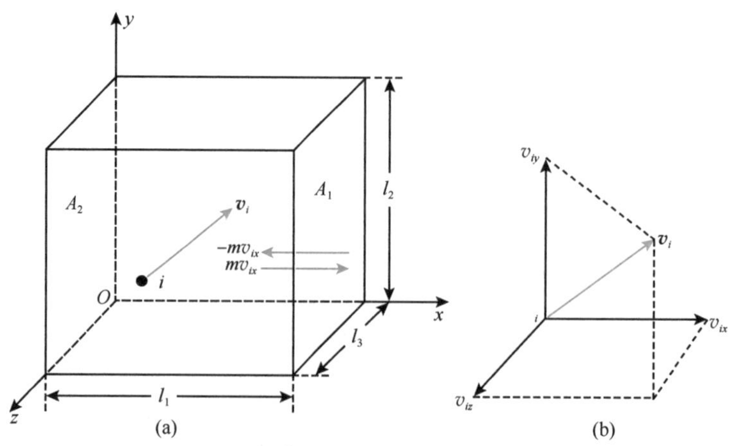

图5-3 气体的压强和气体分子的速度

(a)容器中气体的压强；(b)气体分子的速度

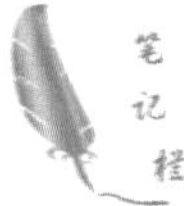

根据牛顿第三定律，分子 i 对 A_1 面的作用力 f_i' 的冲量 $I_i' = -I_i = 2mv_{ix}$，f_i' 的方向沿 x 轴正方向，f_i' 是一种间歇性的冲力（作用时间极短，约 10^{-3}s）。分子 i 与 A_1 面相碰后，沿 x 轴以 $-v_{ix}$ 弹回，飞向 A_2 面，与 A_2 面相碰后，又以 v_{ix} 与 A_1 面再次相碰，分子 i 与 A_1 面连续两次相碰之间在 x 轴方向上所移动的距离为 $2l_1$，所需时间为 $\Delta t_i = 2l_1 / v_{ix}$。所以，单位时间内分子 i 与 A_1 面的碰撞次数为 $v_{ix} / 2l_1$。于是，在单位时间内，分子 i 作用于 A_1 面上的总冲量，也就是分子 i 作用于 A_1 面上的平均冲力为

$$f_i' = (2mv_{ix})\frac{v_{ix}}{2l_1}$$

容器内有大量气体分子，它们与 A_1 面连续不断地碰撞，使 A_1 面受到一个几乎连续不断的作用力，这个力应等于 N 个分子在单位时间内对 A_1 面的平均冲力的总和，即

$$F = \sum_{i=1}^{N} f_i' = 2mv_{1x}\frac{v_{1x}}{2l_1} + 2mv_{2x}\frac{v_{2x}}{2l_1} + \cdots + 2mv_{Nx}\frac{v_{Nx}}{2l_1} = \frac{m}{l_1}(v_{1x}^2 + v_{2x}^2 + \cdots + v_{Nx}^2)$$

其中，$v_{1x}^2, v_{2x}^2, \cdots, v_{Nx}^2$ 是各个分子的速度在 x 轴上的分量。所以，平均起来，A_1 面所受的压强为

$$p = \frac{F}{l_2 l_3} = \frac{m}{l_1 l_2 l_3}(v_{1x}^2 + v_{2x}^2 + \cdots + v_{Nx}^2) = \frac{Nm}{V}\frac{v_{1x}^2 + v_{2x}^2 + \cdots + v_{Nx}^2}{N}$$

由气体分子热运动的统计性假设知

$$\frac{v_{1x}^2 + v_{2x}^2 + \cdots + v_{Nx}^2}{N} = \overline{v_x^2} = \frac{1}{3}\overline{v^2}$$

又因单位体积内的分子数 $n = \dfrac{N}{V}$，所以压强

$$p = \frac{1}{3}nm\overline{v^2} = \frac{2}{3}n\left(\frac{1}{2}m\overline{v^2}\right) = \frac{2}{3}n\overline{\varepsilon_k}$$

此式称为理想气体的压强公式。它表明，气体的压强正比于单位体积内的分子数和分子的平均平动动能。压强的微观实质是大量气体分子在单位时间内施予器壁单位面积上的平均冲量。

五、理想气体的能量公式

1. 理想气体的能量公式　将理想气体的压强公式 $p = \dfrac{2}{3}n\left(\dfrac{1}{2}m\overline{v^2}\right)$ 和理想气体状态方程 $pV = \dfrac{M}{M_{mol}}RT$ 结合起来得

$$\frac{1}{2}m\overline{v^2} = \frac{3}{2}\frac{1}{n}\frac{M}{M_{mol}}\frac{RT}{V} \tag{5-4}$$

因为 $n = N/V$，而 $N = (M/M_{mol})N_A$（N_A 为阿伏伽德罗常量，$N_A = 6.022 \times 10^{23}\,\text{mol}^{-1}$），代入式（5-4）得到分子的平均平动动能（average translational kinetic energy）$\overline{\varepsilon_k}$ 为

$$\overline{\varepsilon_k} = \frac{1}{2}m\overline{v^2} = \frac{3}{2}\frac{R}{N_A}T = \frac{3}{2}kT \tag{5-5}$$

式中，$k = R/N_A$ 称为玻尔兹曼常量（Boltzmann constant），其值为 $k = 1.381 \times 10^{-23}\,\text{J} \cdot \text{K}^{-1}$。式（5-5）称为理想气体的能量公式，也常称为温度公式。它表明，处于平衡态时的理想气体，其分子的平均平动动能与气体的温度成正比，即温度标志着物体内部分子无规则运动的剧烈程度，这正是温度的微观实质。

将能量公式（5-5）代入压强公式（5-3），可得

$$p = \frac{2}{3}n \cdot \frac{3}{2}kT = nkT \tag{5-6}$$

可见，在相同的温度和压强下，各种气体在相同的体积内所含的分子数相等，即分子数密度相同。式（5-6）称为阿伏伽德罗定律。案例 5-1 中，打开瓶盖时，由于压强的变化，瓶内气体迅速膨胀到大气中，来不及从外界吸收能量，由于自身能量的减少引起温度的降低，从而造成气体中的水蒸气凝结成微小水滴，形成“雾”。

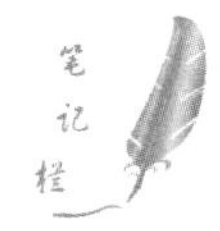

2. 气体分子的自由度　完全确定一个物体在空间的位置所需要的独立坐标数目，称为这个物体

的自由度（degree of freedom）。通常以 i 表示分子总的自由度，t 表示平动自由度，r 表示转动自由度，s 表示振动自由度，气体分子的自由度随其结构而异。

单原子分子可看成自由质点，所以有 3 个平动自由度，$i=t=3$（图 5-4（a））；刚性双原子分子两个原子间连线距离保持不变，所以有3个平动自由度、2个转动自由度，共5个自由度，$i=t+r=3+2=5$（图 5-4（b））；刚性三原子或多原子分子，只要各原子不是直线排列的，就可看成自由刚体，因此有 3 个平动自由度和 3 个转动自由度，共 6 个自由度，$i=t+r=3+3=6$（图 5-4（c））。

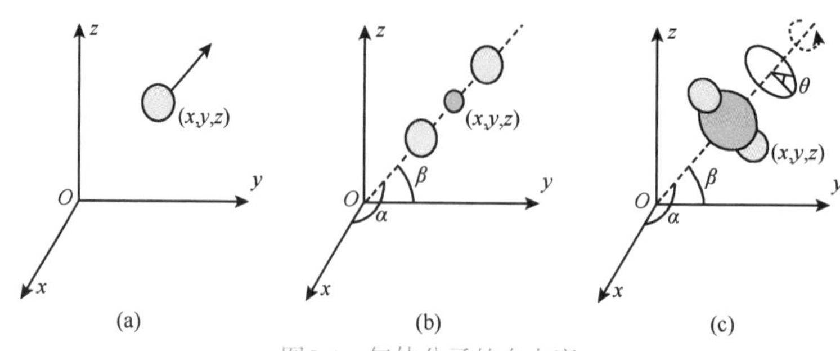

图5-4　气体分子的自由度

(a)单原子分子；(b)刚性双原子分子；(c)刚性三原子分子

常温下测得的分子自由度与刚性原子基本一致，只有当温度较高时，两个分子之间的距离才发生变化，这时需考虑振动自由度。

3. 能量按自由度均分定理　已知理想气体分子的平均平动动能为

$$\overline{\varepsilon_{\mathrm{k}}}=\frac{1}{2}m\overline{v^2}=\frac{3}{2}kT$$

因气体分子都有三个平动自由度，根据平衡态时，大量气体分子热运动的统计假设 $\overline{v_x^2}=\overline{v_y^2}=\overline{v_z^2}=\frac{1}{3}\overline{v^2}$，所以

$$\frac{1}{2}m\overline{v_x^2}=\frac{1}{2}m\overline{v_y^2}=\frac{1}{2}m\overline{v_z^2}=\frac{1}{3}\cdot\frac{1}{2}mv^2=\frac{1}{2}kT \tag{5-7}$$

上式说明，温度为 T 的气体，其分子所具有的平均平动动能可以均匀地分配给每一个平动自由度，即每一个平动自由度都具有相同的动能 $\frac{1}{2}kT$。这一结论虽然是对分子平动说的，但在平衡态下，气体分子的无规则运动使得任何一种运动都不会比另一种运动更占优势，这就是能量均分定理（equipartition theorem of energy）。

必须指出，能量均分定理是对大量分子统计平均的结果，对于个别分子来说，在某一瞬时它的各种形式的动能与平均值有很大的差别，且不一定按自由度均分。

六、道尔顿分压定律

案例5-2

患者，男性，38岁。酒后驾车与一卡车相撞，当时意识不清、颅脑损伤，手术后两周，患者意识状态一直无好转。医生建议行高压氧治疗。

问题：（1）为何对该患者实施高压氧治疗？（2）高压氧气对哪些疾病的治疗有帮助？

设在同一容器中有 N 种彼此不起化学作用的气体，它们的温度相同，每种气体的分子数密度分别为 $n_1,n_2,\cdots,n_N$，则总的分子数密度为 $n=n_1+n_2+\cdots+n_N$，由式（5-6）得

$$\begin{aligned}p&=nkT=(n_1+n_2+\cdots+n_N)kT=n_1kT+n_2kT+\cdots+n_NkT\\&=p_1+p_2+\cdots+p_N\end{aligned} \tag{5-8}$$

式中，$p_1=n_1kT$，$p_2=n_2kT$，…，$p_N=n_NkT$，分别表示第一种、第二种、…、第 N 种气体的分压强。式（5-8）为道尔顿分压定律。它表示，混合气体的总压强等于各组成气体的分压强之和，而各组成气体的分压强是独立产生的，其大小与其他气体是否存在无关。

实验表明，混合气体中某气体的扩散方向取决于该气体的分压，由分压大的地方向分压小的地

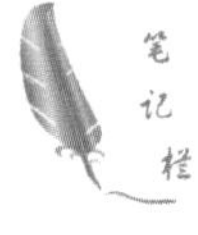

方扩散；分压差愈大，其扩散速率愈快；混合气体的总压强只能影响其组成气体的扩散速率而不会影响其扩散方向。

临床上经常使用高压氧气对某些疾病进行治疗，在高压（超过常压）的环境下，呼吸纯氧或高浓度氧治疗某些疾病的方法，称为高压氧治疗。高压氧治疗是一种特殊的氧疗方法，它具备常压环境下一般氧治疗所不能达到的治疗效果，具有独特的治疗机制。医院设置高压氧舱，其氧分压较正常值高，置于其中可使极度缺氧者（如煤气中毒者）获得充分的氧气。一般来说，凡是缺氧、缺血性疾病，或由缺氧、缺血引起的一系列疾病，以及某些感染性疾病和自身免疫性疾病，高压氧治疗均能取得较好的治疗效果（案例 5-2）。但在高压氧治疗中应注意防止氧中毒，当氧分压提高到 2 个大气压且长时间持续供氧时，人会出现痉挛或昏迷，即氧中毒。临床实践证明，采用间歇性的 1.5～3.0atm（1atm=101 325pa）的氧气进行高压氧治疗，既能达到较好的治疗目的，又可避免氧中毒。

第二节　气体分子速率分布律和能量分布律

气体分子处于热动平衡时，由于无规则热运动和频繁碰撞，单个分子的速度大小和方向随机变化不可预知；但对大量分子整体而言，在一定温度的平衡态下，它们的速度分布遵循一定的统计规律。1859 年，麦克斯韦在概率论基础上导出了分子速度的分布规律。如果不考虑速度方向，则可得到相应的速率分布律，称为麦克斯韦速率分布律。

一、麦克斯韦速率分布律

1. 气体分子的速率分布函数　所谓分子的速率分布，是指气体在平衡状态下分布在各个速率区间 Δv 内的分子数 ΔN，各占气体分子总数 N 的百分比（即分子速率位于该速率区间的概率）以及大部分分子分布在哪一个速率区间等问题。

定义分子的速率分布函数为

$$f(v)=\frac{\mathrm{d}N/\mathrm{d}v}{N} \tag{5-9}$$

其物理意义为速率 v 附近的单位速率区间内的分子数占总分子数的百分比，$f(v)\sim v$ 曲线称为气体分子的速率分布曲线，如图 5-5 所示。由图中可见，气体分子的速率可以取 0 到∞之间的一切数值，速率很大和很小的分子数所占的比率实际上都很小，而具有中等速率的分子数所占的比率却很大。

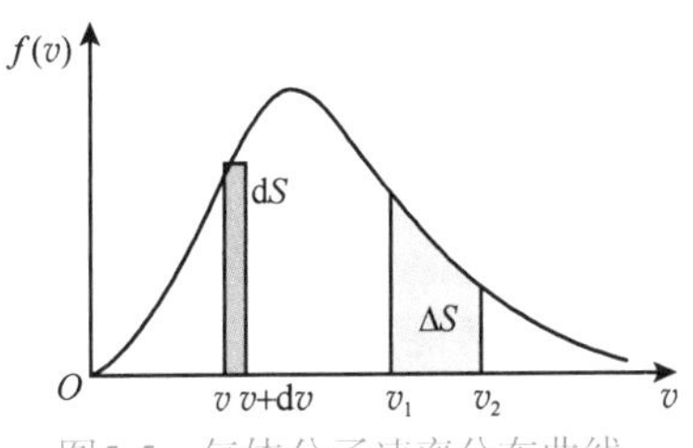

图5-5　气体分子速率分布曲线

2. 麦克斯韦速率分布律　理想气体处于平衡态且无外力场作用时，气体分子按速率分布的分布函数 $f(v)$ 是由麦克斯韦于 1860 年从理论上导出的，即

$$f(v)=4\pi\left(\frac{m}{2\pi kT}\right)^{3/2}\cdot \mathrm{e}^{-\frac{mv^2}{2kT}}\cdot v^2 \tag{5-10}$$

此式称为麦克斯韦速率分布函数（Maxwell speed distribution function）。式中，T 为气体的热力学温度；m 为分子的质量；k 为玻尔兹曼常量。

由式（5-9）可知，一个分子处于 $v\sim v+\mathrm{d}v$ 区间内的概率为

$$\frac{\mathrm{d}N}{N}=f(v)\,\mathrm{d}v=4\pi\left(\frac{m}{2\pi kT}\right)^{3/2}\cdot \mathrm{e}^{-\frac{mv^2}{2kT}}\cdot v^2\mathrm{d}v \tag{5-11}$$

上式称为麦克斯韦速率分布律。

二、气体分子的碰撞频率和平均自由程

由麦克斯韦速率分布律可以得出，气体分子在常温下平均以每秒几百米的速度运动，气体的一切过程似乎都能在瞬间完成。但实际情况并非如此，比如气体的扩散过程就进行得相当缓慢。例如，在距离几米远的地方打开一瓶香水，却要在数秒或更长的时间后才能闻到香味，为什么会出现这种现象呢？原因是气体分子在扩散过程中不停地与其他分子碰撞，每一次碰撞，分子的速率大小和运动方向都要发生改变，使它只能沿着一条曲折迂回的路径前进，所以香水分子从一个地方扩散到另

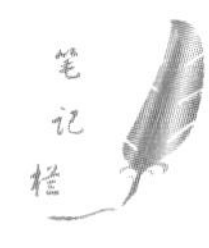

一个地方要经过较长的时间才能到达。克劳修斯于 1858 年在“关于气体分子运动的平均自由程”一文中指出，气体分子扩散过程进行得快慢取决于分子间碰撞的频率程度和两次碰撞之间的平均距离。

1. 平均碰撞频率　分子间通过碰撞来实现动量、动能等的交换。气体从非平衡态到平衡态，也是通过碰撞来实现的。分子间的碰撞实质上是在分子力作用下分子间的散射过程。对单个分子来说，单位时间内与多少个分子相碰、相邻两次碰撞走过的直线路程、方向完全是随机的。但在平衡态下，对大量分子而言，每个分子在单位时间内与其他分子碰撞次数的统计平均值却是一定的，称为平均碰撞频率（mean collision frequency），用 $\overline{z}$ 表示。

$$\overline{z}=\sqrt{2}\,\pi d^2 n\overline{v} \tag{5-12}$$

即气体分子的平均碰撞频率与分子的平均速率、分子数密度、分子的有效直径的平方成正比。

2. 平均自由程　气体分子在热运动中进行着频繁的碰撞，假如忽略了分子力作用，那么在连续两次碰撞之间分子所通过的自由路程的长短完全是偶然事件。但对大多数分子而言，在连续两次碰撞之间所通过的自由路程的平均值却是一定的，它由气体系统自身的性质决定。

气体分子在连续两次碰撞之间所经过的平均路程称为分子的平均自由程（mean free path），用 $\overline{\lambda}$ 表示。1s 内分子平均走过的路程是 $\overline{v}$，平均碰撞次数是 $\overline{z}$，所以

$$\overline{\lambda}=\frac{\overline{v}}{\overline{z}}=\frac{1}{\sqrt{2}\,\pi d^2 n} \tag{5-13}$$

因为 $p=nkT$，上式又可改写成

$$\overline{\lambda}=\frac{kT}{\sqrt{2}\,\pi d^2 p} \tag{5-14}$$

式（5-14）表明，理想气体的平均自由程 $\overline{\lambda}$ 与温度 T 成正比，与压强 p 成反比，而与平均速率 $\overline{v}$ 无关。

一般情况下，气体分子的平均自由程很小，约为 10^{-8}m，平均每隔 0.01μm 就要碰撞一次，而碰撞频率却大得惊人，每秒平均碰撞次数约百亿次。分子间的碰撞频率和自由程也是研究输运过程的理论基础。

三、玻尔兹曼能量分布定律

由前面的讨论可知，麦克斯韦速率分布律反映了在平衡态下，且没有外力场（如重力场、电场等保守力场）作用时气体分子的运动情况。如果分子处在重力场中，或者带电分子处在电场中，分子除了动能之外还具有势能。从麦克斯韦速率分布函数可以看出，指数项中只含有分子的动能部分而忽略了势能。因此，对一些不可以忽略外力场作用的实际问题，只依靠麦克斯韦速率分布是不能解决的。玻尔兹曼把麦克斯韦速率分布函数推广到分子在外力场中运动的情形，总结出了分子按能量分布的规律。

如果气体分子处于外力场中，气体分子受到两种相互对立的作用，无规则热运动使分子均匀地分布于它们所能达到的空间，外力场使分子聚集在势能最低的地方，这两种作用达到平衡时，分子在空间的分布将不再是均匀的，这时单位体积中的分子数与分子的势能有关。

若以 n_0 表示势能 E_p=0 处的分子数密度，则势能 E_p 处的分子数密度 n 满足

$$n=n_0\mathrm{e}^{-\frac{E_p}{kT}} \tag{5-15}$$

此式称为玻尔兹曼能量分布定律（Boltzmann energy distribution law）。

将 $E_p=mgh=\frac{M_{mol}}{N_A}gh$ 代入上式，则得气体分子（或粒子）在重力场中按高度分布的规律

$$n=n_0\mathrm{e}^{-\frac{M_{mol}gh}{RT}} \tag{5-16}$$

很明显，大气分子数密度随海拔的增加按指数规律衰减。

由式（5-6）可知，气体的压强与分子数密度成正比，故有

$$p=p_0\mathrm{e}^{-\frac{M_{mol}gh}{RT}} \tag{5-17}$$

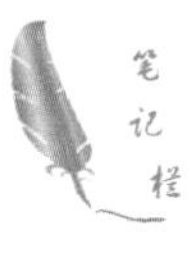

式中，p_0 是海平面的大气压强；p 是海拔为 h 处的大气压强。式（5-17）给出了在重力场中大气压强与海拔的关系。由此式可知，海拔越高，大气压强越低，空气中的氧分压也越低，肺泡内的氧分压也随

之下降。由于供氧不足，人体会出现各种症状（临床俗称“高山病”），解决的办法是提高氧分压。

玻尔兹曼分布定律是一个普遍规律。它不仅适用于气体，而且对稀薄溶液、浑浊液体和固体中的少量杂质也都适用。

第三节　输 运 过 程

前面所讨论的都是气体在热平衡状态下的性质，这时物体各处的温度、压强、密度和浓度等都是均匀的，系统处于动态平衡状态。但在实际问题中，常常涉及非平衡态下的变化过程。在非平衡态下，气体内部密度、温度、压强、流速等不均匀，由于分子间的频繁碰撞，将发生物质粒子、能量或动量在物体内迁移的现象。这种物体系统由非平衡态向平衡态转变的过程，称为输运过程。扩散过程、热传导过程和黏性现象都是典型的输运过程。黏性在第四章中已作了介绍，本节着重介绍有关能量和质量转运的物理规律及生物体中的输运现象。

一、热　传　导

当物体内部的温度不均匀时，热量将会从高温处传到低温处，这种现象称为热传导（heat conduction）。假设系统温度沿 x 方向逐渐升高，即在 x 方向存在温度梯度 $\mathrm{d}T/\mathrm{d}x$。在 x_0 处取一截面 $\mathrm{d}S$ 垂直于 x 轴，热量将通过 $\mathrm{d}S$ 面从右侧传到左侧，如图 5-6 中箭头所示。若以 $\mathrm{d}Q$ 表示在 $\mathrm{d}t$ 时间内通过 $\mathrm{d}S$ 面沿 x 轴负方向传递的热量，则存在下面的宏观规律

$$\mathrm{d}Q=-K\left(\frac{\mathrm{d}T}{\mathrm{d}x}\right)_{x_0}\mathrm{d}S\mathrm{d}t \tag{5-18}$$

式中，$(\mathrm{d}T/\mathrm{d}x)_{x_0}$ 表示在 x_0 处的温度梯度；K 为气体的导热系数或热导率，它与气体的性质和所处的状态有关，其单位是 $\mathrm{W\cdot m^{-1}\cdot K^{-1}}$；负号表示热量向温度降低的方向传递，与温度梯度的方向相反。

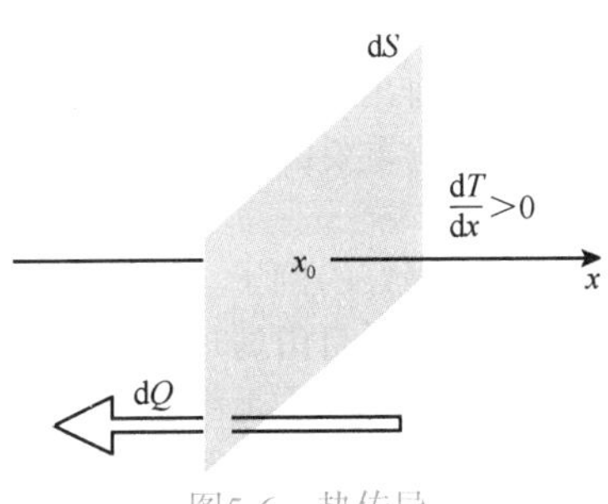

图5-6　热传导

热传导现象的实质是分子热运动形成的能量的输运。系统内各部分温度不均匀表明各部分分子平均热运动的能量不同，$\mathrm{d}S$ 面元两侧分子不断碰撞交换能量的结果，必将导致净能量自右向左输运，引起能量的迁移，宏观上表现为热量从高温处传到低温处，即热传导现象。所以系统内热传导过程在微观上是分子在热运动中输运热运动能量的过程。

由第二节的讨论可知，气体分子的运动速率虽然很大，但平均自由程很短，而且气体的密度小，参与碰撞的粒子少，所以气体的导热系数很小。非金属的液体和固体的导热系数也不大，因为它们主要是通过分子碰撞而输运能量。但是金属的热导率却很大，其能量输运主要是依靠自由电子来实现的，而自由电子的平均自由程很大。气体和液体中的热量输运，宏观对流比热传导所起的作用更大。

二、扩　　散

在系统内部，当某种成分不均匀时，该成分将从密度大的地方向密度小的地方迁移，从而使整个系统的成分趋于均匀，这种现象称为扩散（diffusion）。实际的扩散过程往往伴随其他输运现象，情况比较复杂。这里所要讨论的扩散现象是一种最简单的情况，即当分子质量相近、有效直径相近的两种气体相混合，系统中出现成分不均匀时，就其中一种气体而言，存在密度不均匀，并在系统温度和压强各处一致的条件下，通过分子的迁移而实现成分均匀化的过程。

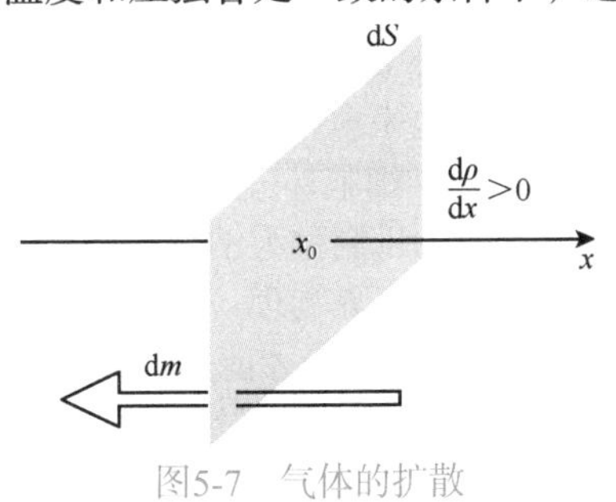

图5-7　气体的扩散

如果系统中某种气体沿 x 轴方向的密度逐渐增大，即沿 x 轴方向存在密度梯度 $\mathrm{d}\rho/\mathrm{d}x$，我们同样可以在 x_0 处取一垂直于 x 轴的截面 $\mathrm{d}S$，如图 5-7 所示。如果在 $\mathrm{d}t$ 时间内沿 x 轴负方向穿越 $\mathrm{d}S$ 面迁移的气体质量为 $\mathrm{d}m$，根据由实验总结出的宏观规律，$\mathrm{d}m$ 可以表示为

$$\mathrm{d}m=-D\left(\frac{\mathrm{d}\rho}{\mathrm{d}x}\right)_{x_0}\mathrm{d}S\mathrm{d}t \tag{5-19}$$

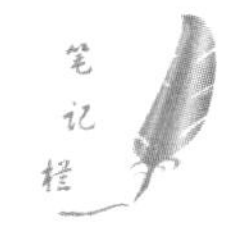

式中，$(\mathrm{d}\rho/\mathrm{d}x)_{x_0}$ 表示在 x_0 处气体的密度梯度；D 为气体的扩散

系数；负号表示质量迁移的方向是密度减小的方向，在此就是沿 x 轴的负方向。

式（5-19）虽然是气体的扩散规律，但事实证明，无论是哪一种形态的物体，它们的分子无时无刻不在运动，当它们互相接触时，彼此就要扩散到对方当中去。随着温度的升高，分子无规则运动的速度增大，扩散也加快。

三、生物膜的输运过程

上面讨论的扩散现象，是分子在无限介质中由浓度不均匀引起的输运过程。在生物体中，分子和离子的输运过程更多的是通过生物膜（细胞膜、组织膜、毛细血管壁等）进行的。这种分子或离子透过生物膜的现象，称为透膜输运。大量证据表明，生物界中的许多生命过程都直接或间接地与物质的透膜输运密切相关。如胃黏膜细胞分泌的盐酸透过细胞膜进入胃腔消化食物，营养物质或药物透过肠黏膜被吸收，再由血液输运并透过毛细血管壁进入组织等，都是物质透过生物膜的输运过程。

目前知道物质透过膜的输运主要有三种方式：一是物质分子从高浓度处向低浓度处的自由扩散，如水分子透过膜或某些代谢物的进出；二是通过消耗能量，将物质从低浓度向高浓度逆向运动的主动输运，如钾离子、糖和氨基酸等不断进入细胞；三是通过细胞膜的变形内折，把物质包围起来吞入细胞中的胞饮作用，或把物质排泄出去的胞排作用。物质透过膜的机制极为复杂，许多问题有待进一步研究。我们仅以扩散为例，定性分析分子透过生物膜的输运现象。

1. 生物膜的通透性 细胞膜或毛细血管壁，一般都具有这样的特点，它只允许某些物质从其一侧渗透到另一侧，而不让另外一些物质通过，这种性质称为膜的通透性。具有这种选择通透性的膜称为半透膜。所有生物膜都是半透膜。生物膜的选择通透性，既能保障细胞对营养物质的摄取、代谢废物的排出和细胞内离子浓度的调节，又能使细胞维持相对稳定的内环境，这对维持细胞的生命活动是极为重要的。一般来说，溶剂分子（如水）能畅行无阻地透过半透膜。

2. 气体的透膜扩散 氧气和二氧化碳透过肺泡和毛细血管的输运和交换，是气体通过生物膜扩散的一个最好的例子。在肺泡周围有许多毛细血管，肺泡膜和毛细血管壁能让氧气、二氧化碳和氮气等气体分子自由通过，所以肺泡和毛细血管中的气体交换是以扩散形式来完成的。通过呼吸，肺泡中氧的密度高于毛细血管中的氧密度，因此氧气经过肺泡膜和毛细血管壁扩散到血液中，并与血红蛋白（Hb）结合，形成氧合血红蛋白（HbO_2）存在于红细胞内，随着血液循环被送至全身。氧气和血红蛋白的结合和解离是可逆的。当到达氧分压较低的组织部位时，血液中的氧合血红蛋白迅速解离释放出氧气，透过毛细血管壁扩散到组织中去，以供各组织的需要。同时组织代谢氧化后生成的二氧化碳则由组织扩散到血液中，其中一小部分与血红蛋白结合，大部分溶在血液中并以 $KHCO_3$ 和 $NaHCO_3$ 的形式分别存在于红细胞和血浆中，经血液循环转运到肺部。由于肺泡中二氧化碳的密度低于静脉血管中二氧化碳的密度，所以二氧化碳迅速解离，并通过肺泡膜扩散到肺泡中，经呼吸排出体外。

3. 带电粒子的扩散 带电粒子（溶液中的各种离子）的扩散与中性粒子的扩散规律基本上是相同的，差别在于带电粒子扩散的结果将在不同浓度区域累积电荷，产生电场。这个电场产生的电场力的方向与扩散方向相反，当单位时间内正向扩散的带电粒子数与单位时间内反向漂移的同种带电粒子数相等时，膜两侧的浓度差不再改变，达到平衡状态。溶液中通常有多种离子，每种离子都应当达到平衡态，但是反抗扩散的是一个公共电场，因此，在平衡时各种离子浓度的比例是受到严格限制的。

人体细胞内 K^+浓度比细胞外高，而 Na^+浓度则比细胞外低。由于 K^+扩散的结果，细胞膜的内侧带负电荷，外侧带正电荷。这个电势差基本上可以阻止 K^+的继续扩散，细胞内外 K^+的浓度差保持稳定，但却使 Na^+从细胞外向细胞内漂移，与 Na^+的扩散方向相同，使细胞内的 Na^+愈来愈多，不能维持细胞内外 Na^+具有一定的浓度差。因此，机体必须有一种途径把 Na^+从细胞内运送到细胞外，正如水泵把水从低处逆着重力的方向运送到高处一样，机体把 Na^+从细胞内运送到细胞外的机制称为钠泵，其具体运送过程将在生理学中学习。机体中很多过程，包括输运过程，都可以逆着无机界物理、化学过程的方向进行，这种过程称为主动过程。主动过程并不违反自然规律，但它必须消耗能量才能完成。

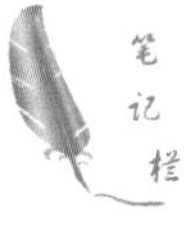

4. 溶液中的渗透 有一种半透膜，它只允许溶剂分子自由通过，溶质分子不能通过。若半透膜两侧溶液浓度不同，可以看到浓度大的一侧溶液逐渐增多并逐渐稀释，而浓度较小的一侧溶液逐渐

减少。显然，有溶剂（水）由稀溶液逐渐进入浓溶液，这种溶剂透过半透膜输运的现象称为渗透（osmosis）。透过膜的溶剂（水）分子，在任一瞬间都是从稀溶液到浓溶液的分子数多于从浓溶液到稀溶液的分子数，其结果就是水进入了浓溶液。假如在浓溶液上加一个外力去压它，只要这个压强够大，也可以使水分子从浓溶液进入稀溶液，这种现象称为反渗透。

渗透作用对了解各种各样的生物过程极其重要。无论植物还是动物的组织都是由包含着复杂溶液的细胞组成的，能够透过细胞膜的溶质与不可透过的溶质一起存在于细胞内，在细胞外部的液体也是复杂的溶液，但成分不同。平衡时，在细胞内外由不可透过的分子和离子产生的总渗透压必须相等，否则渗透压差就会引起水及溶解在水中的可透过物质一起进入或离开细胞，造成细胞水胀或失水。比如，人若喝了大量的水，水进入血液后使其溶质浓度相对于人体组织来说下降了，于是便有更多的水渗透进人体组织。由于渗透压差增加，流入肾脏的水也增加了，肾脏必须排泄出更稀的尿，直到血液浓度恢复至平衡值为止。

第四节　液体的表面现象

案例5-3

如果书本的边缘不小心被水浸湿了，书本会两页两页地粘在一起，十分有规律。我们可以从这个现象中看出液体的一些性质。

问题：被浸湿边缘的书本为什么会产生这种现象呢？

由物质的微观结构可知，液体分子间的作用力介于固体和气体之间，因此它既不像固体那样有固定的形状，又不似气体可以自由扩散。液体内部由于分子的紊乱运动，各个方向的物理性质是完全相同的，即各向同性。但是在液体的表面，无论是液体与空气之间的自由表面，还是两种不能混合的液体之间的界面，或是液体与固体之间的界面，各个方向的性质都不一定相同，因而会出现一系列的表面现象。一般情况下，我们把液体和气体接触的液体薄层称为表面层，把液体和固体接触的液体薄层称为附着层。本节主要讨论与生命过程密切相关的表面层的张力及其影响。

一、表面能和表面张力

1. 表面能　由分子力和分子间距离的关系可知，分子引力的有效作用距离为 $r=10^{-9}$m。如果以分子为球心，以引力有效距离 r 为半径作一球面（图 5-8），则只有在该球面内的分子对位于球心的分子有作用力。这个球称为分子作用球，球的半径称为分子作用半径。显然表面层及附着层的厚度即为分子作用半径。

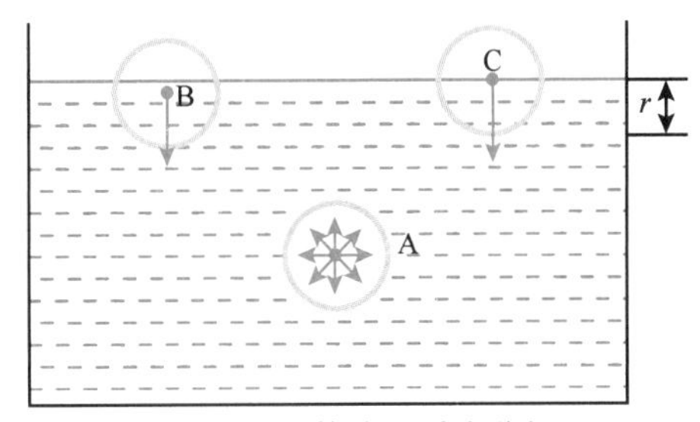

图5-8　液体分子受力分析

图 5-8 表示液体中三个分子 A、B 和 C 受周围分子引力作用的情形。因为分子 A 处于液体内部，以分子 A 为球心的分子作用球全部处于液体内部，分子 A 受到的引力是球对称的，合力等于零。可是，处于液面下的表面层中的分子 B 的情形就不同了。以分子 B 为球心的分子作用球总有一部分处于液面之外，在液面上方的气体分子的密度与液体相比是很小的，它们对液体分子的引力作用可以忽略。这样，处于表面层中的液体分子总有一部分引力没有被抵消，因而分子 B 所受的引力作用不再是球对称的，其合力不等于零。恰好位于液面上的分子 C 所受到的引力更大，所以，处于表面层中的液体分子都受到垂直于液面并指向液体内部的引力的作用，这些力分别被一些十分靠近的分子的斥力所平衡，使这些分子暂时停留在表面层内。

由此可见，液体内部的分子如果要到表面层上来，就必须克服引力做功，所以表面层中的分子与液体内部分子相比具有较高的势能。表面层中所有分子势能的总和即为液体的表面能。由能量最低原理可知，一个液体系统在稳定状态下应具有最低的表面能，这就要求液体表面层中应包含尽可能少的分子，从而也就要求液体系统应具有尽可能小的表面积。反过来，如果要增加液体表面的面积，就要做功把更多的分子提到液面上来，我们把增加液体单位表面积所做的功称为该液体的表面能（surface energy），单位是 $J \cdot m^{-2}$。

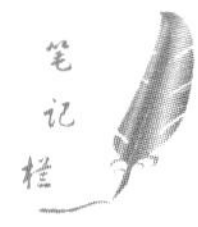

2. 表面张力　由前面对表面层内分子作用力和表面能的分析可知，一方面，由于表面层的分子

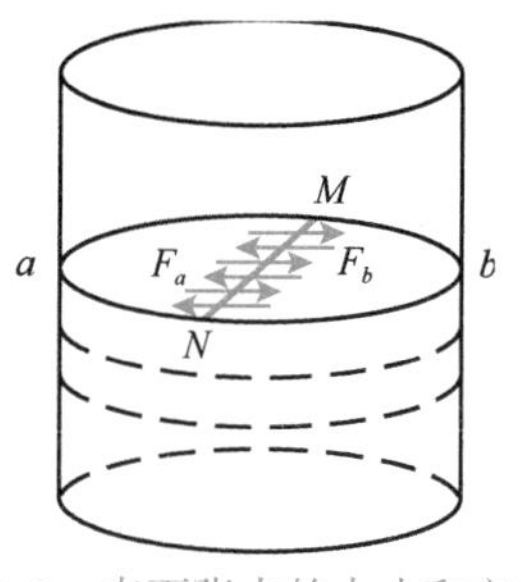

图5-9 表面张力的大小和方向

受到液体内部分子的引力作用，液体表面犹如张紧的薄膜，有收缩向内的趋势；另一方面，液体有收缩表面积减小表面能的趋势。荷叶上的水滴、玻璃上的水银滴等皆成球形；轻细物体落在液面上，只见液面略微弯曲但不会下沉。这些现象表明液体表面具有收缩的能力，我们把使液体表面收缩的力称为表面张力（surface tension）。

设想在液体表面上任画一条直线 MN（图 5-9），将液面分成两部分，这两部分之间存在相互的拉力就是表面张力。实验证明，表面张力的大小 F 与这条设想的表面分界线的长度 L 成正比，即

$$F = \alpha L \quad (5\text{-}20)$$

式中，α 为表面张力系数，单位是 $N \cdot m^{-1}$。

也可以用表面能来定义表面张力系数。在图 5-10 中，$ABCD$ 是一个用金属丝制成的矩形框架，在它的两臂上有一根可以自由滑动的金属丝 L。如果将框架在肥皂液中浸一下，框架上将形成一个液膜。由于 L 两侧都有肥皂膜，所以两侧液膜对 L 施加的是一对平衡力 $\boldsymbol{F}$，则 L 不动。当把 L 右侧的肥皂膜刺破，由于左侧液体表面有收缩的趋势，L 将被液膜拉向左侧。这个现象说明，表面张力在液面上处处存在，且与液面相切，并垂直于表面周界线，指向液膜内侧。

设在表面张力作用下金属丝 L 移动的距离为 Δx，表面张力所做的功为 $\Delta W = F\Delta x$，根据式（5-20），金属丝 L 所受到的表面张力 $\boldsymbol{F}$ 的大小为

$$F = \alpha L = 2\alpha l$$

由于框架上所形成的液膜有前、后两个表面层，因此液膜收缩的表面积为 $\Delta S = 2\Delta x l$，则表面张力收缩单位表面面积所做的功为

$$\frac{\Delta W}{\Delta S} = \frac{2\alpha l \Delta x}{2l\Delta x} = \alpha \ (\mathrm{J \cdot m^{-2}}) \quad (5\text{-}21)$$

图5-10 表面张力系数与表面能的关系

上式说明，表面张力系数在数值上等于液体收缩单位表面积所做的功。反之，如果要增加液膜的表面积，就需要外力做功以增加液体的表面能，因此，外力所做的功就等于表面能的增量，即

$$\Delta W = \Delta E = \alpha \Delta S \quad (5\text{-}22)$$

由此可以得到表面张力系数的另一个定义，即表面张力系数等于增加液体单位表面积时外力所做的功，或等于增加液体单位表面积时液体表面能的增量。

3. 影响表面张力系数的因素

（1）与液体性质有关：实验表明，各种液体表面张力系数的大小有很大差异。容易汽化的液体，如液氢、液氦等，表面张力系数很小。不容易汽化的液体，如熔化的金属等，表面张力系数很大。

（2）与液体温度有关：对于同一种液体，表面张力系数随温度的升高而减小，直至温度升高到该物质的临界温度时，液体与气体的差别消失，表面张力系数近于零。

（3）与液体的纯度有关：液体的表面张力系数随所含杂质的成分及浓度而发生明显变化。对于同一种液体，某些杂质会使表面张力系数增大，某些杂质却会使表面张力系数减小。

（4）与相邻物质的化学性质有关：液体的表面张力系数既决定于液体本身的性质，也受液体外物质的化学性质的影响。同一种液体与不同物质为界时，其表面张力系数也不同。例如，在 20℃时，水与苯接触时表面张力系数为 $33.6 \times 10^{-3}\,N \cdot m^{-1}$；而与醚接触时表面张力系数为 $12.2 \times 10^{-3}\,N \cdot m^{-1}$。表 5-1 给出了几种液体与空气接触的表面张力系数值。

表5-1 几种液体与空气接触的表面张力系数

液体	温度/℃	α /（$N \cdot m^{-1}$）	液体	温度/℃	α /（$N \cdot m^{-1}$）
乙醚	20	0.0170	水	0	0.0756
甲醇	20	0.0226	水	20	0.0728
苯	20	0.0288	胆汁	20	0.048
丙酮	20	0.0237	全血	37	0.058
甘油	20	0.0634	尿（正常人）	20	0.066
水银	20	0.4360	尿（黄疸病人）	20	0.055

笔记栏

由于液体的表面张力起源于分子力作用，所以表面张力系数是液体分子力特性的反映。表面张力系数的上述规律都可以从液体分子之间相互作用的规律中得到解释。

二、弯曲液面的附加压强

1. 润湿和不润湿　静止液体的自由表面一般为平面，但盛在容器内的液体，其靠近器壁的液面往往发生弯曲，如图 5-11 所示。如果在液面与固体的接触处，分别作液体表面和固体表面的切面，这两个切面在液体内部的夹角 θ，称为液体与固体的接触角。当 $\theta<\dfrac{\pi}{2}$ 时，表示液体润湿固体［图 5-11（a）］，$\theta=0$ 称液体完全润湿固体；当 $\theta>\dfrac{\pi}{2}$ 时，表示液体不润湿固体［图 5-11（b）］，当 $\theta=\pi$ 时，称液体完全不润湿固体。

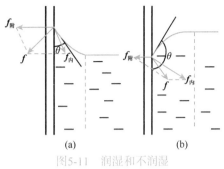

图5-11　润湿和不润湿

(a)润湿；(b)不润湿

润湿和不润湿现象是由于既在表面层又在附着层内的分子受到的其他分子的作用力不同所致。通常把液体内部分子对表面层分子的作用力称为内聚力，固体器壁分子对表面层分子的作用力称为附着力，如图 5-11 所示。

当附着力大于内聚力时，附着层中的液体分子所受的合力指向固体器壁，附着层中液体分子的势能比液体内部分子势能低，液体内部分子有尽可能挤入附着层的趋势，使附着层具有伸展的趋势。这就导致了液体与固体接触处的液面沿固体表面延展，即向上弯曲，液面为凹面，如图 5-11（a）所示。纯水与洁净的玻璃相接触，水银与洁净的锌板相接触，都属于这种情形。

当附着力小于内聚力时，附着层中的液体分子所受的合力指向液体，与液体内部的分子相比，附着层中的分子具有较高的能量，使附着层具有收缩的趋势，因而导致了液体与固体接触处的液面沿固体表面收缩，即向下弯曲，液面为凸面，如图 5-11（b）所示。纯水与石蜡相接触，水银与玻璃相接触，都属于这种情形。

由此可见，由于附着力和内聚力的共同作用，在液体和固体器壁接触的地方液面发生了弯曲，稳定后的液面应与附着力和内聚力的合力垂直。液体与固体是否润湿，不是由哪种液体或固体单独决定的，而是由二者的性质共同决定的。

2. 弯曲液面的附加压强　由于液体表面张力与液面相切，所以弯曲液面下液体的压强不同于平液面下液体的压强，这两者压强之差就称为附加压强，如图 5-12 所示。在凸液面的情况下，附加压强为正值，凸液面下液体的压强大于平液面下液体的压强；反之，在凹液面的情况下附加压强为负值。总之，附加压强总是指向弯曲液面的曲率中心的方向。

$$\mathrm{d}F=\alpha\mathrm{d}l$$

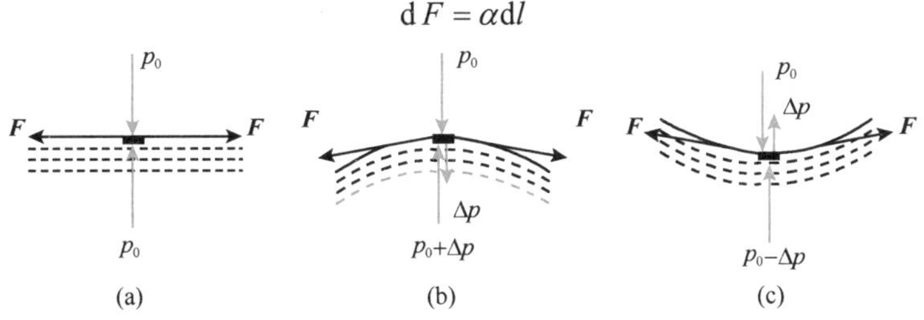

图5-12　弯曲液面的附加压强

(a)平液面；(b)凸液面；(c)凹液面

下面以半径为 R 的凸状球形液面来分析附加压强的大小。图 5-13 给出了这个球形液面的一部分，面积为 ΔS，其周界是半径为 r 的圆周。周界以外的液面作用于所取液面 ΔS 的表面张力 $\boldsymbol{F}$，处处与该周界垂直并与球面相切。以 $\mathrm{d}\boldsymbol{F}$ 表示周界上线元 $\mathrm{d}l$ 所受的表面张力，其大小可表示为 $\mathrm{d}F=\alpha\,\mathrm{d}l$。由图 5-13 可见，$\mathrm{d}\boldsymbol{F}$ 的竖直分量 $\mathrm{d}F_1$ 和水平分量 $\mathrm{d}F_2$ 可分别表示为

$$\mathrm{d}F_1=\mathrm{d}F\sin\varphi=\alpha\,\mathrm{d}l\sin\varphi$$

$$\mathrm{d}F_2=\mathrm{d}F\cos\varphi=\alpha\,\mathrm{d}l\cos\varphi$$

要求通过整个周界的表面张力，应分别对竖直分力 $\mathrm{d}F_1$ 和水平分力 $\mathrm{d}F_2$ 沿整个周界求积分。对水

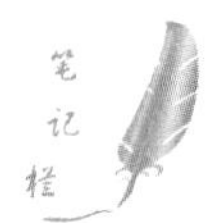

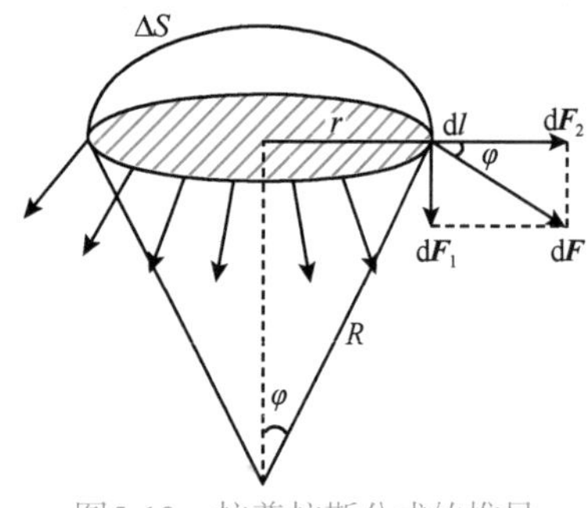

图5-13 拉普拉斯公式的推导

平分力 dF_2 叠加的结果互相抵消。而对于竖直分力 dF_1，因各处的方向相同，沿周界叠加就可以求得液面 ΔS 所受竖直方向的合力。这个合力的大小为

$$F_1 = \oint dF_1 = \oint \alpha \sin\varphi \, dl = 2\pi r \alpha \sin\varphi$$

由图 5-13 可以看出 $\sin\varphi = \dfrac{r}{R}$，则

$$F_1 = \frac{2\pi r^2 \alpha}{R}$$

可见球形液面下液体所受的附加压强

$$\Delta p = \frac{F_1}{S} = \frac{2\pi r^2 \alpha}{\pi r^2 R} = \frac{2\alpha}{R} \quad (5\text{-}23)$$

由上式可见，凸状球形液面下液体的附加压强与液体的表面张力系数 α 成正比，与液面的曲率半径 R 成反比，此式称为凸状球形液面的拉普拉斯公式（Laplace formula）。式（5-23）同样适用于凹状球形液面，只是附加压强的指向与凸状液面相反。

3. 球形液膜内外压强差 图 5-14 是一个球形液膜（如肥皂泡）。液膜具有内外两个表面，由于液膜很薄，可以认为两表面的半径近似相等，即 $R_1 \approx R_2 \approx R$。分别在膜内、膜中、膜外取三点 A、B、C，根据前面的讨论可知

$$p_A - p_B = \frac{2\alpha}{R}$$

$$p_B - p_C = \frac{2\alpha}{R}$$

从以上两式消去 p_B，得到球形液膜内外压强差为

$$p_A - p_C = \frac{4\alpha}{R} \quad (5\text{-}24)$$

由此可见，球形液膜内的压强与半径成反比。若两个半径不同的同种液泡相通后，会发现大泡越来越大，小泡越来越小，如图 5-15 所示。球形液面的附加压强对了解肺泡的物理性质具有重要的意义。

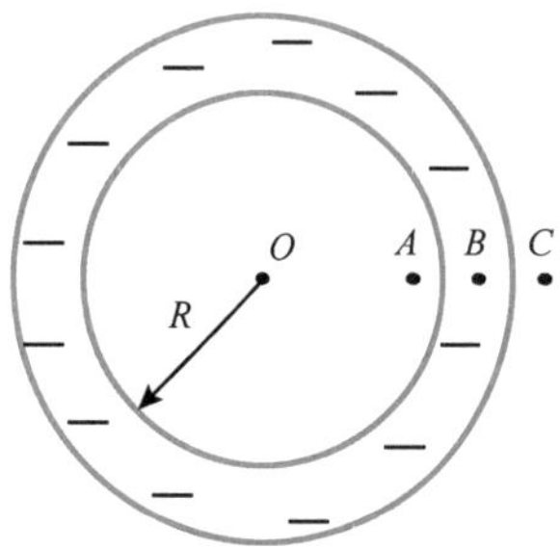

图5-14 球形液膜内外压强差

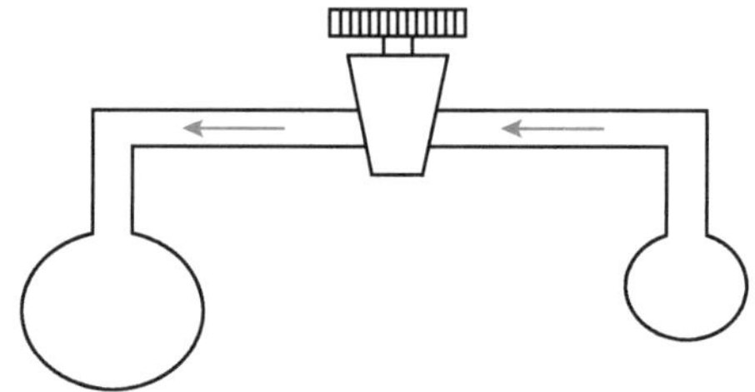
图5-15 球形液膜附加压强实验

例题 5-1 在内半径为 0.3 mm 的毛细管中注水，在管的下端形成一半径 R 为 3.0 mm 的水滴，求管内水柱的高度。（水的表面张力系数为 $73\times10^{-3}\text{N}\cdot\text{m}^{-1}$）

解：管中液体平衡时，水柱上下两表面的附加压强与水柱高度产生的压强相等，即

$$\frac{2\alpha}{r} + \frac{2\alpha}{R} = \rho g h$$

因而

$$h = \frac{\dfrac{2\alpha}{r} + \dfrac{2\alpha}{R}}{\rho g} = \frac{2\alpha}{\rho g}\left(\frac{1}{r} + \frac{1}{R}\right) = \frac{2\times73\times10^{-3}}{1000\times9.8}\left(\frac{1}{0.30\times10^{-3}} + \frac{1}{3.0\times10^{-3}}\right) \approx 5.5(\text{cm})$$

三、毛细现象

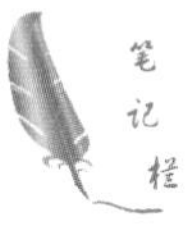

当把内径很细的管子插入液体时，管子内外的液面会出现高度差。如果液体润湿管壁，管内液

面上升；如果液体不润湿管壁，管内液面下降。这种现象称为毛细现象（capillarity）。能产生毛细现象的管子称为毛细管。如果把玻璃毛细管插入水中，管内的液面会比管外的高；而把同样的毛细管插入水银中，管内的液面会比管外的低。

毛细现象是由于弯曲液面的附加压强所引起的。现以润湿现象为例分析液面上升的高度。取内径为 r 的毛细管插入密度为 ρ 的液体中，如果液体能润湿管壁，管内液面是半径为 R 的球面的一部分，接触角 $\theta<\frac{\pi}{2}$，如图 5-16（a）所示。由于凹状液面下附加压强 Δp 的方向向上，管内 B 点的压强小于管外同深度平液面下 A 点的压强，所以管内液体在压强差的作用下上升到某一高度 h，使 B 点和 A 点的压强相等而达到平衡。由图可见

$$p_A = p_0$$
$$p_B = p_0 - \Delta p + \rho gh$$

由于 $p_A = p_B$ 将两式整理后得

$$\rho gh = \frac{2\alpha}{R}$$

由图 5-16 可以看出，接触角 θ 与毛细管内径 r 之间的关系为 $\cos\theta = \frac{r}{R}$，将此式代入上式，就得到毛细管内液面上升的高度

$$h = \frac{2\alpha}{\rho gR} = \frac{2\alpha\cos\theta}{\rho gr} \quad (5\text{-}25)$$

式（5-25）表明，毛细管内、外液面高度差与液体的表面张力系数成正比，与毛细管的半径成反比。利用这个关系可以准确测定液体的表面张力系数。

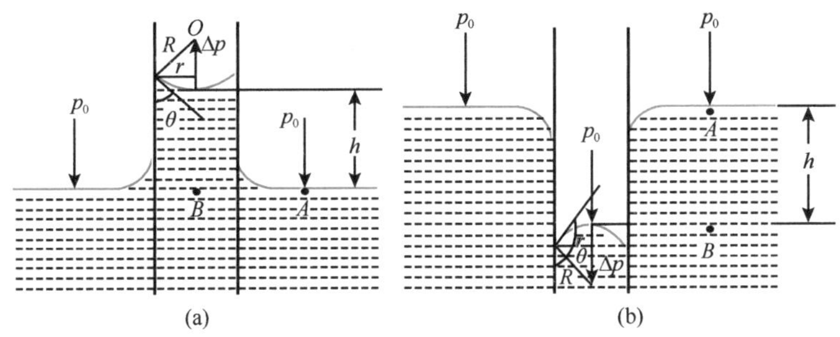

图5-16　毛细现象

(a)润湿；(b)不润湿

如果液体不润湿毛细管，管内液面要比管外的低［图 5-16（b）］，用同样的方法可以证明降低的高度仍然可由式（5-25）表示。

毛细现象在日常生活和科研、生产中都有着重要作用。棉花和棉布吸水、植物吸收土壤里的水分都是依靠毛细现象。土壤肥沃的重要标志之一是团粒结构的存在，而团粒结构的意义就在于使土壤具有更多的毛细结构。在临床上常用的药棉是一种处理过的脱脂棉，用它来擦拭创面能吸附创面所分泌的液污。

现在可以解释被水浸湿的书所表现出的现象了：首先，水对纸是润湿的，水分子可以充分进入纸的空隙中（毛细现象）；其次，在水的内部，水分子有很强的相互作用（表面张力就是此作用的表现），足以将两页纸粘在一起而不会被轻易分开。所以，就出现了案例 5-3 中所提到的现象。

四、气 体 栓 塞

案例5-4

患者，男性，42岁，因皮肤瘙痒、皮疹，关节肢体疼痛来院就诊。患者主诉有潜水作业史。用多普勒超声探测仪监测心前区，可监测到血流中有气泡，经高压氧舱加压鉴别，患者上述症状明显减轻。医生诊断为减压病。

问题：

1. 减压病患者血液中的气泡是如何形成的？
2. 如何防止减压病的发生？

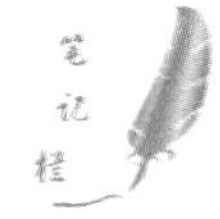

润湿液体在细管中流动时，如果管内有气泡，液体的流动将会受到阻碍，气泡越多，阻碍越大，最后气泡多得造成堵塞，使液体无法流动。这种现象称为空气栓塞（air embolism）。

空气栓塞的产生是由于润湿液体中弯曲液面的附加压强引起的。图 5-17（a）所示为均匀毛细管中的一段润湿液柱，中间有一气泡。当气泡两端的压强相等时，气泡两端的液面形成曲率半径相同的凹面，它们的附加压强大小相等，方向相反，毛细管中的液体不能流动。如果在气泡的左端增加压强 Δp，如图 5-17（b）所示，使气泡左端的曲率半径变大，右端的曲率半径变小，因而左端弯曲液面产生的附加压强小于右端弯曲液面产生的附加压强。如果两液面的附加压强差正好等于 Δp，即 $\Delta p = p_{右} - p_{左}$，则系统仍处于平衡状态，毛细管中的液柱仍不能流动。只有当气泡左侧所加的压强 Δp 超过某一临界值 δ 时，液体才能带着气泡一起流动。

δ 是使气泡能随液体移动的临界值，它与液体和管壁的性质有关，与管的半径有关。当管中有 n 个气泡时，只有当 $\Delta p \geqslant \delta$ 时，液体才能带着气泡流动，如图 5-17（c）所示。如果外加的压强小于 δ，液体将无法流动，即形成空气栓塞。

由于空气栓塞现象的存在，当血液在血管中流动时，如果血管中有气泡，就要抵抗该处血管的压强，使血液的流动缓慢；如果出现了较多的气泡，血管就会堵塞，血液不能流动。为了防止在微血管中发生栓塞或堵塞输液管，在静脉注射或滴注时，要特别注意输液管中不能存有空气。人的颈静脉压低于大气压，当颈静脉受损而对外开放时，空气可能进入血管。另外，在实施外科手术时，空气也可能进入血管。

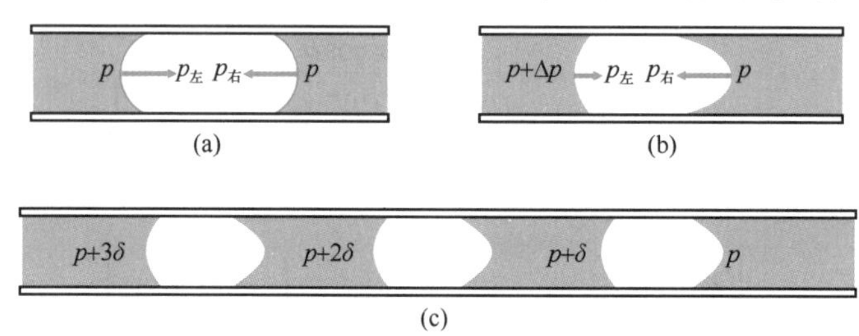

图5-17 空气栓塞

(a)液柱不动；(b) $\Delta p<\delta$，液柱不动；(c) $\Delta p\geqslant\delta$，液柱开始移动

人体的血液中溶有一定量的气体，其溶解度与压强成正比，如果气压突然降低，气体将析出形成气泡。因此人处在高压环境时，血液中溶解了过多的氮气和氧气，如果突然进入低压环境，则有大量气泡释放出来。在微血管中血液析出气泡过多，会造成血管栓塞现象而危及生命，即出现案例 5-4 中的气体栓塞减压病。所以患者和医务人员从高压氧舱中出来，都必须有适当的缓冲时间，使溶解在血液中的过量气体缓慢释放。

五、表面活性物质在肺呼吸中的作用

> **案例5-5**
>
> 患者，男性，出生10小时，因进行性呼吸困难伴呻吟7小时住院。查体：体温35.5℃，脉搏150次/分，呼吸66次/分，体重1.6kg。早产儿貌，呼吸表浅，呼气性呻吟，伴吸气性三凹征，两肺呼吸音减弱、可听到细湿啰音。医生诊断为新生儿呼吸窘迫综合征，又称为新生儿肺透明膜病。
>
> **问题**：造成新生儿呼吸窘迫综合征的主要原因是什么？

1. 表面活性物质和表面吸附 在前面的讨论中指出，液体的表面张力系数与液体的纯度有关。在纯净的液体中加入杂质能显著改变液体的表面张力系数，我们把能使液体表面张力系数减小的物质称为表面活性物质（surfactant）。水的表面活性物质有肥皂、卵磷脂、有机酸、酚和醛等。表面活性物质的浓度越大，表面张力系数降低得越多。反过来，凡是能使液体表面张力系数增大的物质称为表面非活性物质。常见的水的表面非活性物质有食盐、糖类和淀粉等。

表面活性物质溶入液体之后，它的分子将集中到液体的表面层上。这是由于溶质分子与溶剂分子之间的引力小于溶剂分子之间的引力，因此溶质分子占据液体表面层可以减小表面势能，从而增强了系统的稳定性。由此可以说明为什么在液体中加进少量的表面活性物质，就可以对液体表面的性质产生很大的影响。相反，如果在液体中加进表面非活性物质，则会发现这些物质将尽可能离开液体的表面层，进入液体内部，从而使液体内部表面非活性物质的浓度大于液体表面层，以降低液

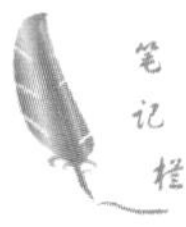

体的表面能。但即使这样，与原来的液体相比，表面层中由于掺进表面非活性物质的分子，表面张力系数也比原来增大了。

液体中加入表面活性物质后，表面活性物质的分子将从溶液内部向溶液表面聚集，使表面层内表面活性物质的浓度远大于溶液内部的浓度。这种现象称为表面吸附（surface adsorption）。水面上的油膜就是常见的表面吸附现象。

固体表面对气体和液体分子也有吸附现象，能使气体或液体的分子牢固地吸附在固体表面上，以降低固体的表面能。固体的吸附能力与它的表面积和温度有关，表面积越大，吸附能力越强；温度越高，吸附能力越弱。所以在临床上常用粉状的白陶土或活性炭来吸附胃肠道里的细菌、色素以及食物分解出来的毒素等。

2. 表面活性物质在肺呼吸过程中的作用 在肺呼吸过程中，表面活性物质起着重要的作用。肺位于胸腔内，支气管在肺内分成很多小支气管，小支气管越分越细，其末端膨胀成囊状气室，每室又分成许多小气囊，称为肺泡。如图 5-18 所示，肺的呼吸就是在肺泡里进行的。成年人大约有 3 亿多个肺泡，肺泡大小不一，而且有的相互连通。由球形液面的附加压强可知，若各肺泡的表面张力系数相同，则大小不等的肺泡具有不同的压强，将使小肺泡内的气体不断流向大肺泡。但是这种情况在肺内并没有出现，由此分析，肺泡的液体中应含有一种特殊的物质，使肺泡内的气-液界面的表面张力系数在肺泡胀大时增高，而在肺泡萎缩时降低。后来的实验证明，肺泡内的确存在表面活性物质。

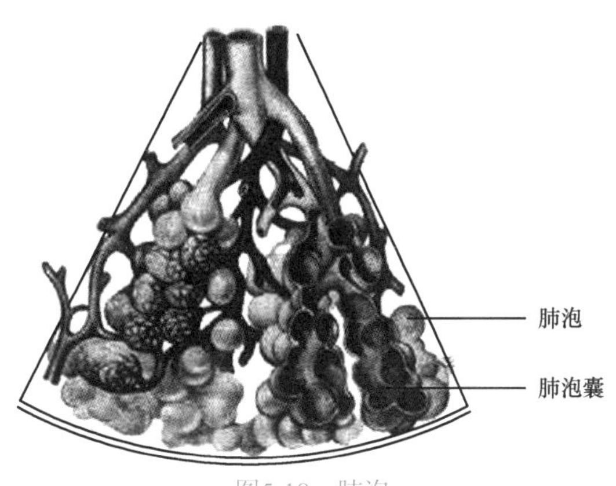

图5-18 肺泡

肺表面活性物质是Ⅱ型肺泡细胞产生的磷脂蛋白复合物，分布于肺泡液体分子层表面，具有降低肺泡表面张力系数的作用，并且大小不等的肺泡分布的量是相同的。因此，大肺泡表面活性物质的浓度小，表面张力系数大，小肺泡表面活性物质的浓度大，表面张力系数小，所以大小不等的肺泡在表面活性物质的作用下可以保持平衡状态。吸气时，肺泡扩张，由于肺泡壁表面活性物质的量不变，因此单位液层上表面活性物质的浓度相对减小，表面张力系数与附加压强相对增大，使肺泡不致过大；呼气时，肺泡缩小，单位面积上表面活性物质的浓度增大，表面张力系数和附加压强减小，使肺泡不致萎缩。

如果没有表面活性物质，则吸气时，随着肺泡的扩张，肺泡的半径增大，附加压强减小，而肺泡的表面张力系数保持不变，这样会使肺泡继续扩张，直到破裂。呼气时，随着肺泡的半径减小，附加压强不断增大，最后将导致肺泡完全萎缩闭合。综上所述，肺泡壁内的表面活性物质起着调节表面张力系数和附加压强的作用，保证了呼吸正常进行。如因患病缺乏表面活性物质，将发生肺不张。

子宫内胎儿的肺泡被黏液覆盖，附加压强使肺泡完全闭合。临产前，肺泡壁分泌表面活性物质，以降低黏液的表面张力系数。但新生儿仍需以大声啼哭的强烈动作进行第一次呼吸，以克服肺泡的表面张力而获得生存。如果分泌的表面活性物质少，肺泡则被压缩，逐渐形成肺不张，其范围逐渐增大，血流通过肺不张区域，气体未经交换又回至心脏，形成肺内短路，造成肺功能障碍而危及生命。新生儿呼吸窘迫综合征的发生就是Ⅱ型肺泡细胞发育不成熟，使肺表面活性物质合成不足，致使患儿出生后发生呼气性肺泡萎陷。由于缺氧和血浆蛋白渗出进入肺泡腔和末梢气道形成透明（案例 5-5），由此可见表面活性物质在肺的呼吸过程中具有重要的生理意义。

习 题 五

5-1 对于一定质量的气体，当温度不变时，气体的压强随容积减小而增大，当容积不变时，压强随温度升高而增大，从宏观来看，两种变化同样使压强增大，从微观看，它们有什么区别？

5-2 两种理想气体，它们的压强相同，温度相同，但体积不同，问：（1）单位体积内分子数是否相同？（2）单位体积内气体质量是否相同？

5-3 在压强不变的情况下加热理想气体，气体分子的平均碰撞次数和平均自由程随温度如何变化？

5-4 一滴水银掉到地上，分成许多小滴，问需要获得多大的能量？

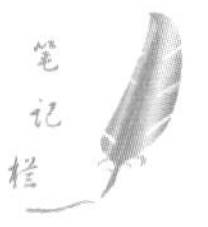

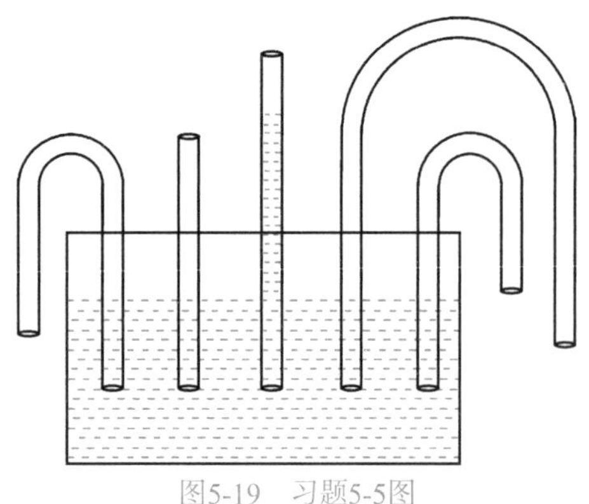

图5-19　习题5-5图

5-5　如图 5-19 所示，将几根内径相同的玻璃管插入水中，试分析哪个管中可以流出水来，为什么？

5-6　若室内因生起炉子，温度从 15℃升高到 27℃，而室内气压不变，问此时室内的气体是原来的百分之几？　[96%]

5-7　吹一个半径为 2cm 的肥皂泡需做多少功？设肥皂泡的表面张力系数为 $25\times10^{-3}\text{N}\cdot\text{m}^{-1}$。　[$2.5\times10^{-4}$J]

5-8　一 U 形玻璃管的两竖直管的直径分别为 1mm 和 3mm。试求两管内水面的高度差。（水的表面张力系数为 $73\times10^{-3}\text{N}\cdot\text{m}^{-1}$）　[2cm]

5-9　有 8 个半径为 1mm 的小水滴，融合成一个大水滴，问放出多少表面能？设水的表面张力系数为 $73\times10^{-2}\text{N}\cdot\text{m}^{-1}$。　[$3.67\times10^{-6}$J]

5-10　毛细管的半径为 2×10^{-6}m，如果接触角为零，求血液在管中上升的高度。（血液的密度 $\rho=1050\text{kg}\cdot\text{m}^{-3}$，表面张力系数 $\alpha=5.8\times10^{-2}\text{N}\cdot\text{m}^{-1}$）　[5.64m]

（徐春环）

笔记栏

第六章　热力学基础

教学要求：

1. 记忆热力学第一定律及其应用，并熟练应用于理想气体各典型过程和循环过程。
2. 理解可逆过程和不可逆过程，理解热力学第二定律的两种表述及其等价性。
3. 运用熵的概念和熵增加原理解释自然过程进行的方向性问题。

热力学（thermodynamics）是研究热现象的宏观理论。它不考虑微观粒子的运动，而是根据大量热力学系统（thermodynamic system）状态发生变化时的实验事实，总结在能量上所遵循的规律，从宏观上来研究物质热运动的过程以及过程进行的方向。

热力学所研究的物质宏观性质，经分子动理论的分析，才能了解其本质；分子动理论经热力学的研究而得到验证。因此，分子动理论和热力学彼此联系，两者相互补充，不可偏废。

第一节　热力学第一定律

案例6-1

迈耶（Julius Robert Mayer，1814—1878年）是德国医生、物理学家。在一次驶往印度尼西亚的航行中，迈耶作为随船医生，在给生病的船员放血时，发现静脉血不像生活在温带国家中的人那样暗淡，而是像动脉血那样鲜红。当地医生告诉他，这种现象在辽阔的热带地区是到处可见的。他还听到海员们说，暴风雨时海水比较热。

问题：

1. 为什么在热带高温情况下，人体静脉血不像生活在温带国家中的人那样暗淡？
2. 为什么暴风雨时海水比较热？

一、准静态过程

在热力学中，一般常把所研究的物体（气体、液体或固体）或一组物体，称为热力学系统或简称系统。系统以外的物体称为外界（surrounding）或环境（environment）。与外界无能量和物质交换的系统称为孤立系统（isolated system）；与外界有能量交换但没有物质交换的系统称为封闭系统（closed system）；与外界既有能量交换又有物质交换的系统称为开放系统（open system）。

当系统与外界发生相互作用时，系统的状态就会发生变化。热力学系统状态随时间的变化称为热力学过程（thermodynamic process）。系统热力学过程所经历的中间状态都无限接近于平衡状态，称为准静态过程（quasi-static process）。准静态过程只是实际过程的抽象。热力学的研究是以准静态过程的研究为基础的。本章后面提到的过程均为封闭系统的准静态过程。

二、功　热量　内能

系统在一定状态下具有一定的能量，称为热力学系统的"内能"（internal energy）。系统内能的改变量只决定于始末两个状态，而与所经历的过程无关。换句话说，内能是系统状态的单值函数。无数事实证明，系统状态的变化，总是通过外界对系统做功（work），或向系统传递热量（heat），或两者兼施并用来完成的。做功和传递热量是等效的。在国际单位制中，功和热量都用焦耳（J）作单位。

对给定气体来讲，每一个平衡状态可以用一组状态参量（压强 p、体积 V、热力学温度 T）来描述。由于 p、V、T 中只有两个是独立的，所以给定任意两个参量的量值，就对应于一个平衡状态。因此，在 p-V 图上任一点就对应于一个平衡状态，而任一条光滑的连续曲线就代表一个准静态过程。系统从一定的初状态Ⅰ变化到一定的末状态Ⅱ所经过的过程可以不同，但由于内能是状态的单值函数，所以内能的变化只取决于始末状态，而与过程无关。

在气体状态变化的整个过程中，如图 6-1 中实线所示，元功 $\mathrm{d}W$ 可以用画斜线的小面积来表示，而从状态Ⅰ变化到状态Ⅱ的整个过程中气体所做的总功可以用积分法求得

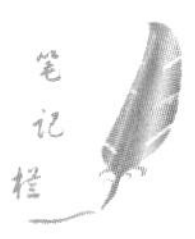

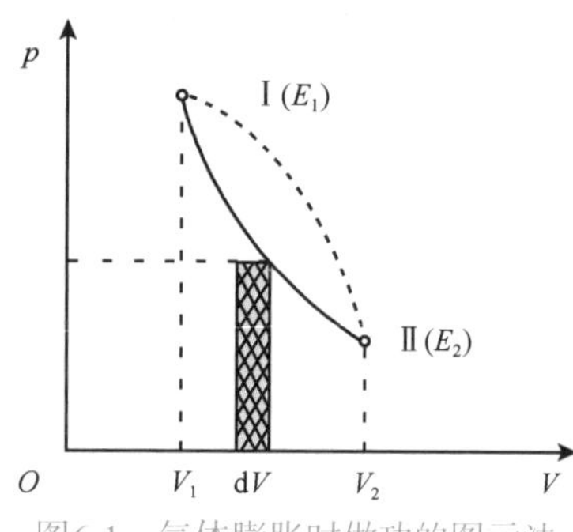

图6-1 气体膨胀时做功的图示法

$$W=\int_{\mathrm{I}\to\mathrm{II}}\mathrm{d}W=\int_{V_1}^{V_2}p\,\mathrm{d}V \tag{6-1}$$

三、热力学第一定律

在一般的情况下，当系统状态发生变化时，做功和传递热量往往是同时存在的。如果有一系统，外界对系统传递的热量为 Q，系统从内能为 E_1 的初状态改变到内能为 E_2 的末状态，内能增量为 $\Delta E(\Delta E=E_2-E_1)$，同时系统对外做功为 W，那么

$$Q=\Delta E+W \tag{6-2}$$

式（6-2）是热力学第一定律（first law of thermodynamics）的数学表达式。一般规定：系统从外界吸取热量时 Q 为正，向外界放出热量时 Q 为负；系统对外界做功时 W 为正，外界对系统做功时 W 为负；系统内能增加时 ΔE 为正，内能减少时 ΔE 为负。对于状态的无限小的变化过程，热力学第一定律可写成

$$\mathrm{d}Q=\mathrm{d}E+\mathrm{d}W \tag{6-3}$$

注意：式（6-3）中，热量、内能和功三个物理量的字母前都有符号“d”，但是意义不同。因为内能 E 是状态函数，热量和功都是“过程量”，所以 dE 表示内能函数的全微分，而 dQ 和 dW 只表示无穷小量。

热力学第一定律是能量守恒和转换定律在涉及热现象宏观过程中的具体表述。无需外界任何能量的供给而能不断地对外做功的机器称为第一类永动机。热力学第一定律指出，第一类永动机是不可能制成的。

例题 6-1 一系统由图 6-2 所示的 a 状态沿 abc 到达 c 状态，有 336J 热量传入系统，而系统做功 126J。当系统经历 adc 过程，系统做功 42J，试问有多少热量传入系统？

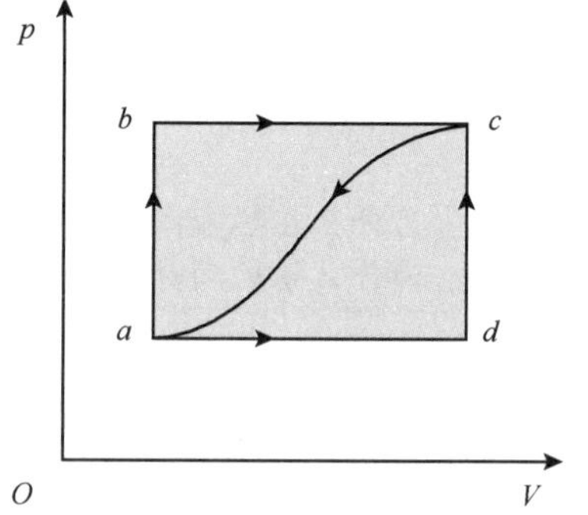

图6-2 例题6-1图

解：已知系统经历 abc 过程中，Q_1=336J，W_1=126J，根据热力学第一定律，可得

$$\Delta E_1=Q_1-W_1=336-126=210(\mathrm{J})$$

当系统经历 adc 过程，W_2=42J，$\Delta E_2=\Delta E_1=210(\mathrm{J})$，根据热力学第一定律，可得

$$Q_2=\Delta E_2+W_2=210+42=252(\mathrm{J})$$

所以有 252J 的热量传入系统。

四、热力学第一定律对于理想气体的典型过程的应用

热力学第一定律是自然界的一条普遍规律，不论是气体、液体或固体的系统都能适用。下面，我们讨论在理想气体的几种典型的准静态过程中热力学第一定律的应用。

1. 等容过程 在等容过程中 V 为恒量，dV=0，所以 dW=0。根据热力学第一定律，可得

$$Q=\Delta E \tag{6-4}$$

式（6-4）表明，等容过程中，外界传给气体的热量全部用来增加气体的内能，而系统没有对外做功。

2. 等温过程 等温过程中 T 为恒量，dT=0，所以 dE=0。当理想气体从初状态Ⅰ（p_1、V_1、T）等温地变化为末状态Ⅱ（p_2、V_2、T）时，根据热力学第一定律，可得

$$Q=W=\int_{V_1}^{V_2}\frac{M}{M_{\mathrm{mol}}}RT\frac{\mathrm{d}V}{V}=\frac{M}{M_{\mathrm{mol}}}RT\ln\frac{V_2}{V_1} \tag{6-5}$$

3. 等压过程 等压过程中 p 为恒量，dp=0。当气体从状态Ⅰ（p、V_1、T_1）等压地变化为状态Ⅱ（p、V_2、T_2）时，根据热力学第一定律，可得

$$Q=\Delta E+\frac{M}{M_{\mathrm{mol}}}R(T_2-T_1) \tag{6-6}$$

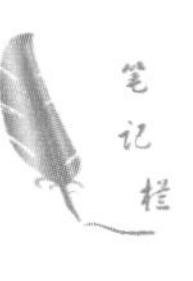

4. 气体的摩尔热容 1mol 的物质温度升高 1K 所吸取的热量，称为摩尔热容，用大写字母 C 来表示。气体的定容摩尔热容和定压摩尔热容分别为

$$C_V = \frac{\mathrm{d}Q}{\mathrm{d}T}, \qquad C_p = \frac{\mathrm{d}Q}{\mathrm{d}T}$$

对于理想气体

$$C_V = \frac{\mathrm{d}E}{\mathrm{d}T} = \frac{iR\mathrm{d}T/2}{\mathrm{d}T} = \frac{i}{2}R$$

$$C_p = \frac{\mathrm{d}Q}{\mathrm{d}T} = \frac{\mathrm{d}E + p\mathrm{d}V}{\mathrm{d}T} = \frac{\mathrm{d}E}{\mathrm{d}T} + \frac{p\mathrm{d}V}{\mathrm{d}T} = C_V + R$$

式中，R 为摩尔气体常数；i 为分子的自由度。

定压摩尔热容 C_p 与定容摩尔热容 C_V 的比值，称为比热比（specific heat ratio），用 γ 来表示，即

$$\gamma = C_p / C_V \tag{6-7}$$

因 $C_p > C_V$，所以 γ 恒大于 1。表 6-1 是常温下一些气体摩尔热容的实验数据。

表6-1　气体摩尔热容的实验数据

气体的种类	原子数	C_p/（J · mol^{-1} · K^{-1}）	C_V/（J · mol^{-1} · K^{-1}）	C_p-C_V/（J · mol^{-1} · K^{-1}）	$\gamma=C_p/C_V$
氦	单原子	20.95	12.61	8.34	1.66
氧	双原子	29.61	21.16	8.45	1.40
水蒸气	三个以上原子	36.20	27.80	8.40	1.30

5. 绝热过程　绝热过程中 $\mathrm{d}Q=0$。当气体由初状态（温度为 T_1）绝热地变化为末状态（温度为 T_2）的过程中，由热力学第一定律，可得

$$W = -\frac{M}{M_{\mathrm{mol}}} C_V (T_2 - T_1) \tag{6-8}$$

在绝热过程中，气体的温度、压强、体积三个参量都同时改变。三个参量之间的相互关系式为

$$pV^{\gamma} = \text{恒量}, \quad V^{\gamma-1}T = \text{恒量}, \quad p^{\gamma-1}T^{-\gamma} = \text{恒量}$$

这些方程称为绝热过程方程。在 p-V 图上绝热线的斜率的绝对值较等温线的斜率的绝对值为大。

人体的生命活动属于自然过程，因此，其能量转换与守恒服从热力学第一定律。对于微小的变化过程

$$\Delta E = \Delta Q - \Delta W \tag{6-9}$$

式中，ΔE 包括摄入的食物和体内脂肪的能量变化；ΔQ 为人体与外界之间的热量交换；ΔW 为人体对外界所做的功。上式反映人体的生命过程 ΔE、ΔQ 及 ΔW 之间的能量平衡关系。一个人的生命过程，总是不停地把食物中的化学能转化为自身所需的其他形式的能，以保证各个器官的正常活动，维持组织和细胞的功能。这个过程称为分解代谢过程。在这个过程中，人体要经常向外界散热，ΔQ 为负，而 ΔW 为人体对外界所做的功，ΔW 为正，所以 ΔE 为负，即分解代谢过程内能不断地减少。将式（6-9）两边除以过程经历的时间 Δt，可得

$$\frac{\Delta E}{\Delta t} = \frac{\Delta Q}{\Delta t} - \frac{\Delta W}{\Delta t} \tag{6-10}$$

式中，$\Delta E / \Delta t$ 为分解代谢率；$\Delta Q / \Delta t$ 为产热率；$\Delta W / \Delta t$ 为人体对外界做机械功的功率（又称为人体输出功率）。产热率和人体输出功率是可测的，而分解代谢率只能通过氧的消耗率间接地测定，因为食物在分解代谢过程中需要氧，同时产生热量，氧的消耗率决定于分解代谢率。例如，完全分解代谢 1mol（0.18×10^3kg）葡萄糖需要 134.4L 的氧，同时产生热量 2871.6×10^3J，即 1L 氧产生热量 2.14×10^4J，1g 葡萄糖产生热量 1.59×10^4J。根据热力学第一定律，代谢率要受输出功率的影响。人类从事不同的活动时代谢率的差异可参见表 6-2。由表 6-2 可知，人即使不做任何运动，代谢率仍达到 0.49×10^4J · min^{-1}，称为基础代谢率（basal metabolic rate，BMR）。热力学第一定律是包含热现象在内的能量守恒和转换定律。食物中含有化学能，它像机械能一样可以转化为热。案例 6-1 中在热带高温情况下，机体只需吸收食物中较少的热量，所以机体中食物的燃烧过程减弱了，静脉血中留下了较多的氧，因此在热带高温情况下，人体静脉血不像生活在温带国家中的人那样暗淡。暴风雨时，风与雨通过对海水做功，风与雨的机械能一部分转化为海水的内能，使海水的内能增加，因此暴风雨时海水比较热。

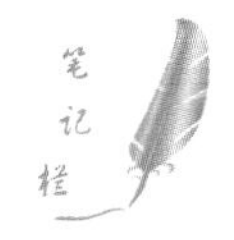

表6-2 几种活动的代谢率及耗氧率（以体重65kg计算）

活动水平	代谢率/（$J\cdot min^{-1}$）	耗氧率/（$L\cdot min^{-1}$）
睡眠	~0.49×10^4	0.23
轻微活动（听讲、散步）	~1.40×10^4	0.65
中等活动（骑自行车$16km\cdot h^{-1}$）	~2.78×10^4	1.30
剧烈活动（踢足球）	~3.48×10^4	1.63
打篮球	~4.18×10^4	1.95
自行车赛（$43km\cdot h^{-1}$）	~9.76×10^4	4.55

第二节 卡诺循环

案例6-2

人体整个血液循环由三个部分组成。左心室里含有大量氧气的血液，经过主动脉、中动脉和小动脉，不断分流到全身的毛细血管中，把养料和氧气交给各组织，收回二氧化碳和废物后，又经过小静脉、中静脉和大静脉返回右心房和右心室。这种循环要经过全身，所以称为“体循环”，又称为“大循环”。返回右心室的充满二氧化碳的血液从这里出发，经过肺动脉在肺部的毛细血管放出二氧化碳，吸收新鲜氧气，然后又通过静脉返回左心房和左心室。这种循环称为“肺循环”，也称为“小循环”。血液在微动脉和微静脉之间的毛细血管中的流动循环，称为“微循环”。血液循环不仅运送养分、氧气、二氧化碳和废物，而且还能把各种激素运送到全身各处。

问题：

1. 人体内血液循环的工质是什么？
2. 人体内血液循环与热机工质的“正循环”有无可比之处？若无可比之处，是否与制冷机工质的“逆循环”有可比之处？

一、循环过程

物质系统经历一系列的变化过程又回到初始状态，这样的周而复始的变化过程称为循环过程（cycle process）或简称循环。该物质系统称为工作物质，简称工质。在 p-V 图上，工质的循环过程用一个闭合的曲线来表示。循环过程是循着顺时针转向进行的，称为正循环，它是热机的循环过程，也称热机循环；反之，称为逆循环，它是制冷机的循环过程，也称制冷循环。

二、卡诺循环

卡诺循环是在两个温度恒定的热源（一个高温热源，一个低温热源）之间工作的循环过程。图6-3（a）为理想气体卡诺循环的 p-V 图，曲线 ab 和 cd 表示温度为 T_1 和 T_2 的两条等温线，曲线 bc 和 da 是两条绝热线。我们先讨论以状态 a 为始点的正循环过程。在整个循环过程中，气体的内能不变，但气体与外界通过传递热量和做功而有能量的交换。在 abc 的膨胀过程中，气体对外所做的功 W_1 是曲线 abc 下面的面积，在 cda 的压缩过程中，外界对气体所做的功 W_2 是曲线 cda 下面的面积（此处 W_2 指绝对值）。因为 $W_1>W_2$，所以气体对外所做的净功 $W(W=W_1-W_2)$ 就是闭合曲线 $abcda$ 所围的面积。热量交换的情况如下：气体在等温膨胀过程 ab 中，从高温热源吸取热量 Q_1，根据式（6-5），可得

$$Q_1=\frac{M}{M_{mol}}RT_1\ln\frac{V_2}{V_1} \tag{6-11}$$

气体在等温压缩过程 cd 中向低温热源放出热量 Q_2（此处 Q_2 指绝对值），根据式（6-5），可得

$$Q_2=\frac{M}{M_{mol}}RT_2\ln\frac{V_2}{V_1} \tag{6-12}$$

比较吸热过程与放热过程的热量与温度之比 Q/T（简称热温比），可得

$$\frac{Q_1}{T_1}=\frac{Q_2}{T_2} \tag{6-13}$$

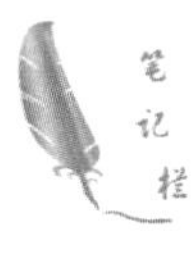

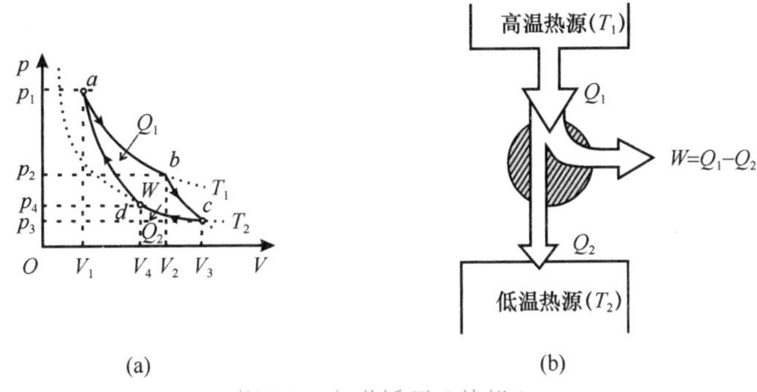

图6-3　卡诺循环（热机）

(a) p-V图；(b)工作示意图

根据热力学第一定律可知，在每一循环中，高温热源传给气体的热量是 Q_1，其中一部分热量 Q_2 由气体传给低温热源，同时气体对外所做的净功为 $W = Q_1 - Q_2$。热机工作示意图如图 6-3（b）所示。利用这种循环，可以把热不断地转化为功。每一循环中气体对外所做的净功 W 与高温热源传给气体的热量 Q_1 的比值，称为热机效率，用符号 η 表示，数学表达式为

$$\eta = \frac{W}{Q_1} = \frac{Q_1 - Q_2}{Q_1} = 1 - \frac{Q_2}{Q_1} \tag{6-14}$$

卡诺热机的效率为

$$\eta_{卡诺} = 1 - \frac{T_2}{T_1} \tag{6-15}$$

对于以状态 a 为始点的逆循环，气体将从低温热源吸取热量 Q_2，又接受外界对气体所做的功 W，向高温热源传递热量 $Q_1 = W + Q_2$。从低温热源吸取热量 Q_2 的结果，将使低温热源（或低温物体）的温度降得更低，这就是制冷机的原理。应该注意，完成这一循环是有代价的，外界消耗了功 W。制冷机从低温热源中所吸取的热量 Q_2 和所消耗的外功 W 的比值，称为制冷系数，用符号 ω 表示，数学表达式为

$$\omega = \frac{Q_2}{W} = \frac{Q_2}{Q_1 - Q_2} \tag{6-16}$$

因此卡诺制冷机的制冷系数为

$$\omega_{卡诺} = \frac{T_2}{T_1 - T_2} \tag{6-17}$$

从上式可以看出，T_2 愈小，$\omega_{卡诺}$ 也愈小。这说明要从温度愈低的低温热源中吸取热量，就必须消耗愈多的外功。

案例 6-2 中，人体内血液循环的工作物质是左心室、右心室内的血液。在人体内，血液在血管内做机械运动同时又做热运动。在热力学中往往不考虑工作物质整体的机械运动。因此，人体内血液循环与热机工质的“正循环”无可比之处，与制冷机工质的“逆循环”也无可比之处。

第三节　热力学第二定律

案例6-3

落叶永离，覆水难收。死灰无法复燃，破镜难以重圆。四季更迭，时光永远不会倒转。

问题：

1. 这段叙述表明的是什么现象？
2. 自然界中自发过程的方向性符合哪一条内在的物理学定律？

一、热力学第二定律

热力学第一定律指出，效率大于 100%的循环动作的热机，亦即第一类永动机是不可能制成的。但是，是否可能制成效率等于 100%的循环动作的热机呢？许多尝试证明，无法制成效率达到 100%的循环动作的热机。

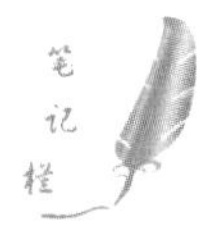

热力学第二定律（second law of thermodynamics）就是上一事实的总结。克劳修斯（Clausius）

在 1850 年提出热力学第二定律的表述为：热量不能自动地从低温物体传向高温物体。开尔文（Kelvin）在 1851 年提出的热力学第二定律的表述为：不可能制成一种循环动作的热机，只从一个热源吸取热量，使之完全转化为有用的功，而其他物体不发生任何变化。

从一个热源吸热并将热全部转化为功的热机，称为第二类永动机。在确立了热力学第二定律以后，第二类永动机显然只是一种幻想。

热力学第二定律的两种表述，表面上看来是各自独立的，其实两者是等价的。要说明这点，我们可作以下的证明：①违背克劳修斯表述的，也违背开尔文表述；②违背开尔文表述的，也违背克劳修斯表述。

如果克劳修斯的表述不成立，亦即允许有一循环 A，产生的唯一效果是使热量 Q_2 从低温（T_2）热源输至高温（T_1）热源（图 6-4）。那么，我们再利用一个卡诺循环 B，从高温热源吸取热量 Q_1，放出热量 Q_2 给低温热源，对外做功 $W=Q_1-Q_2$。把这两个循环看成一部复合热机时，则完成从高温热源取得热量 Q_1-Q_2，把它全部转化为功，而低温热源不发生任何变化，这就违背了开尔文的表述。反过来，如果开尔文的表述不成立，亦即允许有一热机 C 可以只从高温热源取得热量 Q_1 后，使它全部转化为功（图 6-5）。那么，可再利用一个卡诺循环 D 接受 C 所做的功 $W(W=Q_1)$，使它从低温热源取得热量 Q_2，输出热量 Q_1+Q_2 给高温热源。把这两个循环看成一部复合制冷机，则是外界没有对它做功，而它把热量 Q_2 从低温热源输到高温热源，这就违背了克劳修斯（Clausius）的表述。

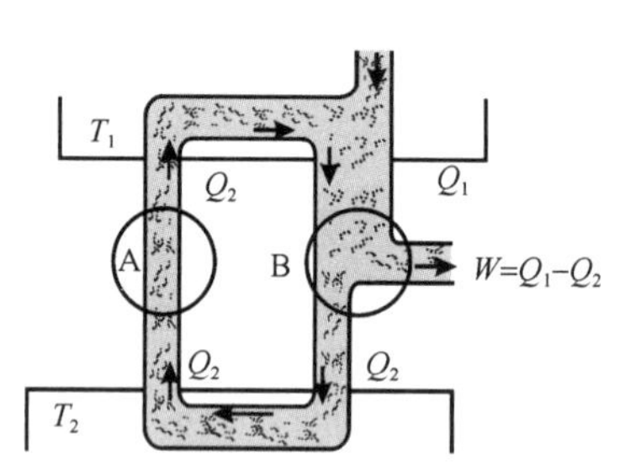

图6-4 违背热力学第二定律的克劳修斯表述，也违背开尔文表述

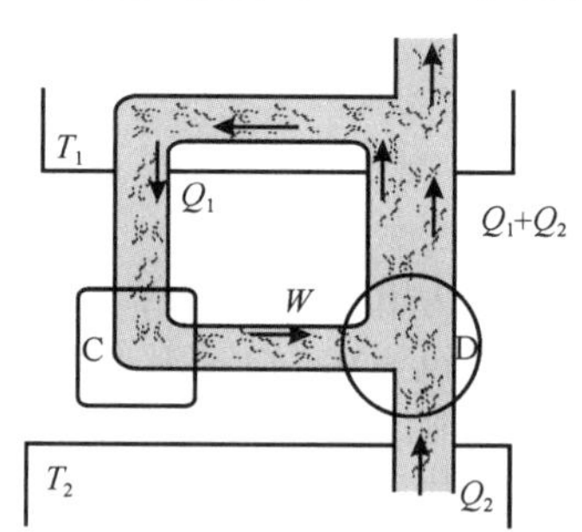

图6-5 违背热力学第二定律的开尔文表述，也违背克劳修斯表述

克劳修斯表述指出了热传导过程中的不可逆性，开尔文表述指出了热功转化过程中的不可逆性。事实上自然界中存在着无数的不可逆过程，我们在下面将对此作进一步的讨论。

二、可逆过程和不可逆过程 卡诺定理

1. 可逆过程和不可逆过程 设在某一过程 P 中，一物体从状态 A 变化为状态 B，如果我们能使物体进行逆向变化，从状态 B 回复到初状态 A，而且当物体回复到初状态 A 时，周围一切也都各自回复原状，过程 P 就称为可逆过程（reversible process）。如果物体不能回复到初状态 A，或当物体回复到初状态 A 时而周围并不能回复原状，那么过程 P 称为不可逆过程（irreversible process）。

一个单摆，如果不受到空气阻力及其他摩擦力的作用，当它离开某一位置后，经过一个周期，又回到原来的位置，而周围一切都无变化，因此单摆的自由摆动是一可逆过程。由此可见，单纯的、无机械能耗散的机械运动过程是可逆过程。根据热力学第二定律克劳修斯表述，热量不能自动地从低温物体传向高温物体。因此，热量直接从高温物体传向低温物体就是一不可逆过程。又如热力学第二定律开尔文表述，热量不可能通过循环过程全部转化为功。因此，功通过摩擦转换为热量的过程也是一不可逆过程。由此可知，在热力学中，没有摩擦的准静态过程是可逆过程。实践中遇到的一切过程都是不可逆过程，或者说只是或多或少地接近可逆过程。

2. 卡诺定理 卡诺循环中每个过程都是准静态过程，所以卡诺循环是理想的可逆循环。从热力学第二定律可以证明热机理论中非常重要的卡诺定理（Carnot's theorem）。卡诺定理内容为：

（1）在相同的高温热源（温度为 T_1）与相同的低温热源（温度为 T_2）之间工作的一切可逆机（即工质的循环是可逆的），不论用什么工质，其效率相等，都等于

$$\eta = 1 - \frac{T_2}{T_1} \tag{6-18}$$

笔记栏

（2）在相同的高温热源和相同的低温热源之间工作的一切不可逆机（即工质的循环是不可逆的）的效率，不可能大于（实际上是小于）可逆机的效率，即

$$\eta' = 1 - \frac{Q_2}{Q_1} \leqslant 1 - \frac{T_2}{T_1} \tag{6-19}$$

卡诺定理指出了提高热机效率的途径。就过程而论，应当使实际的不可逆机尽量地接近可逆机。对高温热源和低温热源的温度来说，应该尽量地提高两热源的温度差，以使热量的可利用价值更大。

三、热力学第二定律的微观意义

热力学第二定律所指出的热量传递方向和热功转化方向的不可逆性是与大量分子的热运动分不开的。这种不可逆性是从实验中总结出来的，也可以从微观上来解释。

分子运动的无规则性亦称无序性。功转化为热是机械能（或电能）转化为内能的过程。从微观上看，功转化为热是大量分子的有序（这里是指分子速度的方向）运动向无序运动转化的过程，这是可能的。而相反的过程，即无序运动自动地转化为有序运动，是不可能的。热传导过程是内能转移的过程。从微观上看，热传导过程到了末态，分子的平均动能都一样了，按分子的平均动能区分两物体也是不可能的了。大量分子热运动的无序性（这里是指分子速度的大小或分子的平均动能）由于热传导而增大了。而相反的过程，即两物体的分子热运动从平均动能完全相同的无序状态自动地向两物体分子平均动能不同的较为有序的状态进行的过程，是不可能的。气体自由膨胀过程内能不变。在这个过程中，气体分子整体占有的空间自动地由较小转化为较大，分子运动状态（这里是指分子的位置分布）更加无序了。而相反的过程，即气体分子整体由占有较大的空间状态自动地转化为占有较小的空间状态的过程，是不可能的。

从以上说明可知，在一孤立系统内，一切自然过程都是向着分子热运动的状态更加无序的方向进行。这就是热力学第二定律的微观意义。

案例 6-3 中“落叶永离，覆水难收”等叙述说明许多自然现象是不可逆的。自然界中自发过程的方向性符合热力学第二定律。

第四节　熵　熵增加原理

案例6-4

贝纳德效应：在直径大约10cm的金属圆盘或边长10cm的金属方盘内装深度为0.5～1mm的黏性液体，利用蒸汽从下面加热，当上下液面温差达到一定程度时，液体内发生规则对流。

问题：贝纳德效应表明了什么？

一、克劳修斯等式

对于卡诺循环中的吸热过程与放热过程，有

$$\frac{Q_1}{T_1} = \frac{Q_2}{T_2} \tag{6-20}$$

式中，Q_1 表示系统吸收的热量；Q_2 表示系统放出的热量，且均为绝对值。如果采用热力学第一定律中对 Q 的符号规定，则上式改写为

$$\frac{Q_1}{T_1} + \frac{Q_2}{T_2} = 0 \tag{6-21}$$

等式左边两项分别是两个等温过程中系统所吸收或放出的热量与温度之比。由于卡诺循环另外两个过程是绝热过程，Q=0，从而相应有 Q/T=0。因此可以把式（6-21）理解为：系统经历了一个卡诺循环又回到原来的状态后，热温比 Q/T 在整个卡诺循环的四个过程中之和为零。

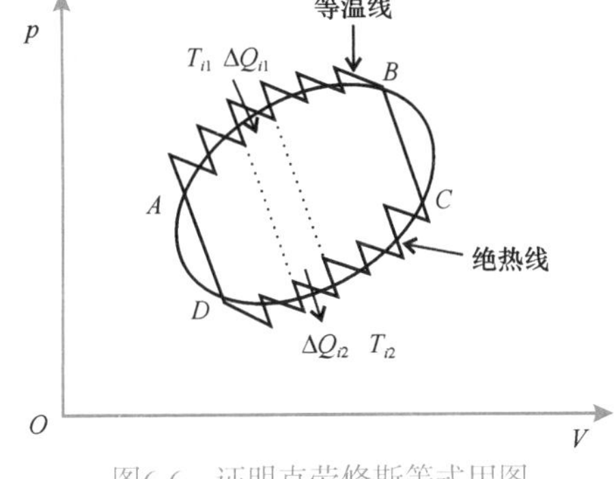

图6-6　证明克劳修斯等式用图

把这个结论推广到一切可逆循环过程，如图 6-6 所示，对任意可逆循环 $ABCDA$，可看成是由许多小卡诺循环所组成，这些小卡诺循环都是可逆的，且都是正循环。从图

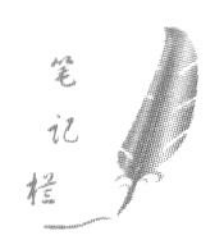

中可以看出任意两个相邻的小卡诺循环的绝热线大部分都是共同的，但进行的方向正好相反，从而效果相互抵消。因此，所有小卡诺循环的总效果就相当于图中锯齿形路径所表示的循环过程。根据式（6-21），对于任意一个可逆小卡诺循环有

$$\frac{\Delta Q_{i1}}{T_{i1}}+\frac{\Delta Q_{i2}}{T_{i2}}=0$$

对所有小卡诺循环求和，可得

$$\sum_{i=1}^{n}\left(\frac{\Delta Q_{i1}}{T_{i1}}+\frac{\Delta Q_{i2}}{T_{i2}}\right)=0$$

如果每个小卡诺循环为无限小，循环的数目 $n\to\infty$，则等式左侧的求和运算转变为积分运算，可得

$$\oint\frac{\mathrm{d}Q}{T}=0 \tag{6-22}$$

上式称为克劳修斯等式，说明在任一可逆循环过程中，热温比 $\mathrm{d}Q/T$ 的总和等于零。

二、熵

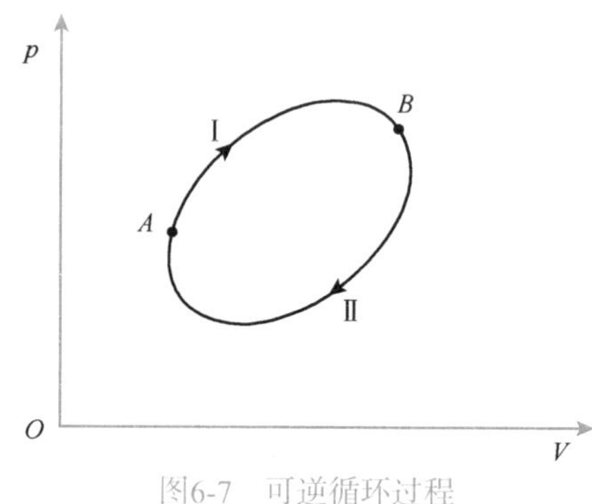

图6-7 可逆循环过程

如图 6-7 所示，闭合曲线被 A、B 分为两段，一段从 A 经路径Ⅰ到达 B，另一段从 B 经路径Ⅱ回到 A，构成一个可逆循环过程。

根据克劳修斯等式，可得

$$\oint\frac{\mathrm{d}Q}{T}=\underbrace{\int_A^B\frac{\mathrm{d}Q}{T}}_{\text{I}}+\underbrace{\int_B^A\frac{\mathrm{d}Q}{T}}_{\text{II}}=0$$

因是可逆过程，上式可写成

$$\underbrace{\int_A^B\frac{\mathrm{d}Q}{T}}_{\text{I}}-\underbrace{\int_A^B\frac{\mathrm{d}Q}{T}}_{\text{II}}=0$$

或

$$\underbrace{\int_A^B\frac{\mathrm{d}Q}{T}}_{\text{I}}=\underbrace{\int_A^B\frac{\mathrm{d}Q}{T}}_{\text{II}} \tag{6-23}$$

这说明积分 $\int_A^B\frac{\mathrm{d}Q}{T}$ 只取决于系统的初态和终态，而与所经历的路径无关，因而我们可以引入一个态函数，当系统从 A 状态经过任一可逆过程变到 B 状态时，该函数的增量用积分 $\int_A^B\frac{\mathrm{d}Q}{T}$ 来量度，这个态函数称为熵，又称为克劳修斯熵，用符号 S 表示，单位为 $\mathrm{J\cdot K^{-1}}$。热力学系统经历一个可逆过程自 A 状态变到 B 状态时，熵的增量为

$$\Delta S=S_B-S_A=\int_A^B\frac{\mathrm{d}Q}{T} \tag{6-24}$$

而对于无限小的可逆过程则有

$$\mathrm{d}S=\frac{\mathrm{d}Q}{T} \tag{6-25}$$

式（6-24）、式（6-25）称为克劳修斯熵公式。克劳修斯熵公式在数学上建立了熵和系统的宏观状态参量之间的关系。由于自然界中实际的自发过程都是不可逆过程，根据克劳修斯熵公式，我们可以通过对一系统的熵值变化 ΔS 的计算，来判断其过程能否实现以及过程进行的方向性。用积分 $\int_A^B\frac{\mathrm{d}Q}{T}$ 求系统的熵的增量时，要注意积分对应的必须是一个可逆过程。如果系统由初态实际上是经历一个不可逆过程到达末态，要设计一个连接同样初、末两态的可逆过程来求积分 $\int_A^B\frac{\mathrm{d}Q}{T}$，计算出熵的增量。

一个系统如果是由一些分系统组成的，则它的熵变等于各分系统熵变的和。

$$\Delta S=\Delta S_1+\Delta S_2+\cdots+\Delta S_n \tag{6-26}$$

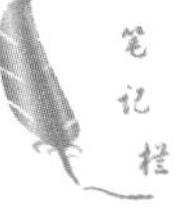

例题 6-2 有 1kg 温度为 0℃的冰吸热后融化成 0℃的水，然后变成 10℃的水，求其熵变。设冰

的熔化热为 $3.35\times10^5\mathrm{J\cdot kg^{-1}}$，水的比热为 $4.187\times10^3\mathrm{J\cdot kg^{-1}\cdot K^{-1}}$。

解：1kg 温度为 0℃的冰吸热后融化成 0℃的水，温度保持不变，即 T=273K，因此

$$\Delta S_1=\frac{\Delta Q_1}{T_1}=\frac{3.35\times10^5}{273}\approx1.23\times10^3\ \mathrm{J\cdot K^{-1}}$$

ΔQ_1 是 1kg 0℃的冰融化成 0℃水时吸收热量。0℃的水变成 10℃的水时的熵变化为

$$\Delta S_2=\int_{T_1}^{T_2}\frac{\Delta Q_2}{T}=\int_{273}^{283}mc\frac{\mathrm{d}T}{T}=mc\ln\frac{283}{273}=1\times4.187\times10^3\times0.036\approx0.15\times10^3\ \mathrm{J\cdot K^{-1}}$$

总的熵变化为

$$\Delta S=\Delta S_1+\Delta S_2=1.23\times10^3+0.15\times10^3=1.38\times10^3\left(\mathrm{J\cdot K^{-1}}\right)$$

由上例可知，冰化为水和水的温度上升都是熵增加的过程。我们知道冰是结晶体，分子的排列比较有序，冰融化为水后，分子的运动就变成无序了，而且无序的程度随着温度的升高而增加。

三、玻尔兹曼熵公式与熵增加原理

热力学第二定律是反映自然界过程进行的方向和条件的规律，从微观上看，在一孤立系统内，一切自然过程都是向着分子热运动的状态更加无序的方向进行。下面介绍热力学第二定律微观本质的数学表述。

系统的每一种宏观状态，从微观上来说，总是对应着其中大量分子运动的某种无序程度，这种无序程度可用相应的微观状态数来量度。我们首先通过一个简单例子明确几个概念。

用一活动隔板 P，将一绝热容器分为容积相等的 A、B 两室，A 中充满理想气体，B 中保持真空（图 6-8）。隔板抽掉后，气体向真空自由膨胀，我们研究分子的位置分布。

图6-8　气体自由膨胀不可逆的统计意义

假设容器中有三个分子 a、b、c，它们原先都在 A 室，如果把隔板抽掉，这三个分子在容器中的位置分布有八种可能方式，情况见表 6-3。

表6-3　三个分子在A、B两室中的位置分布可能方式

A室	*abc*	*ab*	*ac*	*bc*	*a*	*b*	*c*	0
B室	0	*c*	*b*	*a*	*bc*	*ac*	*ab*	*abc*

在这个例子中，系统的每一种宏观状态是指 A、B 两室各有几个分子，系统的每一种微观状态是指哪一个或哪几个分子在 A 室中或在 B 室中。由此可知，系统可能的宏观状态有四种，系统可能的微观状态有八种，而且与每一种宏观状态对应的微观状态数是不同的。

在一定宏观条件下，系统可能有多种宏观状态。但是，我们只能观察到一种宏观状态。那么，我们能观察到的宏观状态是哪一种呢？又是哪一种宏观状态出现的可能性最小呢？

按照统计假设：对于孤立系统，各个微观状态出现的可能性（或概率）是相等的。这样，对应微观状态数多的宏观状态出现的概率就大，对应微观状态数少的宏观状态出现的概率就小。根据概率理论，如果容器中分子数为 N，A、B 两室分子数相等或差不多的宏观状态对应微观状态数最多，这些宏观状态出现的概率就最大。N 个分子自动收缩回到 A 室宏观状态对应微观状态数最少，这样的宏观状态出现的概率就最小。对于孤立系统，在一定宏观条件下，系统的平衡态对应微观状态数最多，最可能观察到的宏观状态是系统的平衡态。

从以上说明可知，不可逆过程实质上是一个从微观状态数较少的宏观状态到微观状态数较多的宏观状态的转变过程，即一个从概率较小的状态到概率较大的状态的转变过程。

通常，我们把与某一宏观状态相应的微观状态数称为热力学概率（thermodynamic probability），记作 Ω。系统的大量分子运动的无序性，在宏观上可引入一个状态量——熵（entropy）来表述，符号用 S 表示，它与相应于该宏观状态的热力学概率 Ω 存在着一定的关系。玻尔兹曼指出

$$S=k\ln\Omega \tag{6-27}$$

式中，k 是玻尔兹曼常量；S 的单位与 k 的单位相同，亦为 $\mathrm{J\cdot K^{-1}}$。式（6-27）是玻尔兹曼熵公式。上式表明，任一宏观状态包含的微观状态数越多，即热力学概率越大，无序程度越高，则系统的熵

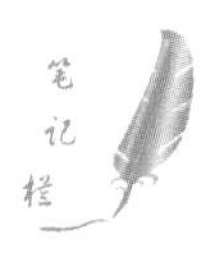

就越大。因此，熵是系统内分子热运动无序性的量度。

引入熵之后，从熵值的变化来说，热力学第二定律可以表述为：在一孤立系统内，一切自然过程都是向着熵增加的方向进行的，即自然界自发的倾向总是从热力学概率小的状态向热力学概率大的状态过渡，它是不可逆的。热力学第二定律的这种表述称为熵增加原理（principle of entropy increase），其数学表达式为

$$\Delta S>0 \tag{6-28}$$

这个表达式更普遍、更深刻地反映了自然界过程进行的方向性。我们知道，任何自发过程都将由非平衡态趋向平衡态，到了平衡态便不再变化。由此可知，平衡态相应于熵最大的状态。

玻尔兹曼熵（微观熵）和克劳修斯熵（宏观熵）二者的本质是一致的，它们都与系统宏观状态的热力学概率 Ω 成正比。熵高，或者说热力学概率大，意味着无序和分散；熵低，或者说热力学概率小，意味着有序和集中。这就是熵的直观意义。

四、生命与熵

人要活着，必须周期性地摄入低熵高能物质（如碳水化合物）和低熵低能物质（如净液态水），并必须周期性地排出高熵物质（CO_2、水汽、尿、汗和其他排泄物）。生命过程中的熵变可以表示为

$$\mathrm{d}S=\mathrm{d_i}S+\mathrm{d_e}S \tag{6-29}$$

其中，dS 表示系统的熵变；$\mathrm{d_i}S$ 是人体内部发生不可逆过程引起的熵变，这个量总是正的，称为熵产生（entropy production），例如，从食物的发酵到人们的劳作，都要产生热，使人体内部熵不断增加；而 $\mathrm{d_e}S$ 是人们通过饮食、呼吸和吸收即新陈代谢，从外界取得的熵变，这个量是负的，称为熵流（entropy flow）。由式（6-29）可知，要保持生命过程的正常进行，人们必须通过新陈代谢从外界取得负熵，使生命系统的熵保持不变或减少，从而维护生命的有序结构。

五、耗散结构与信息熵

熵增加原理指出：在一孤立系统内，一切自然过程都是向着熵增加的方向进行的，它是不可逆的。自然界中生命的发生和物种的进化，都是从低级到高级、从无序到有序，即从高熵向低熵的变化。案例 6-4 中贝纳德效应表明，在一定条件下（非平衡态），液体中大量的分子从无序转变为有序。生命过程中的这种从无序到有序的现象，称为自组织现象（self-organization phenomenon）。从表面看来，这似乎与热力学第二定律相矛盾，实际上并不矛盾。按照比利时科学家普里高津（I.Prigogine）的耗散结构（dissipative structure）理论可以澄清这个现象。热力学系统从低熵向高熵的变化是针对孤立系统来说的，而人体是一个开放系统，而且远离平衡状态。生命活动是一个耗散过程，即熵产生过程，也是一个不断地向体外排出高熵物质，并从周围环境取得低熵物质的过程。如果把人体和周围环境放在一起考虑，则总熵仍是增加的，可见生命过程也是遵从热力学第二定律的。对生物而言，负熵是十分积极而有用的。

狭义地说，信息就是消息。信息往往需要以符号、语言文字、声音、图表、图像、数据等为载体。信息的内容既有量的差别，又有质的不同。1948 年信息论的创始人香农（C.E.Shannon）从概率的角度给出信息量的定义。

通常的事物常具有多种可能性。例如，想找一个人，只知道他住在这幢宿舍楼里，但不知道房间号，即缺乏信息。事物最简单的情况是具有两种可能性，例如是和否、黑和白、有和无等。在没有信息的情况下每种可能性的概率都是 1/2，而从两种可能性中做出判断只要明确其一就可获得所需的全部信息。在信息论中，把从两种可能性中做出判断所需的信息量作为信息量的单位，称为 1 比特（bit）。从四种可能性中作出判断需要 2bit 的信息量，以此类推，从 N 种可能性中作出判断所需的比特数为 $n=\log_2N$。换成自然对数，则有 $n=K\ln N$，式中 $K=1/\ln 2\approx 1.443$。如果用概率来表达，在对 N 种可能性完全无知的情况下，只好假定它们的概率 P 都是 $1/N$，$\ln P=-\ln N$，即这时为作出完全的判断所缺的信息量为

$$S=-K\ln P \tag{6-30}$$

香农将此称为信息熵，它意味着信息量的缺损。对于概率不等情况，信息论中给出信息熵的定义是

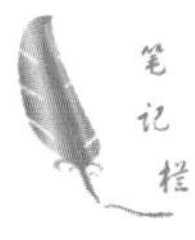

$$S=-K\sum_{i=1}^{N}P_i\ln P_i \tag{6-31}$$

此式的意思是说，如果有 $i=1,2,\cdots,N$ 种可能性，各种可能性的概率是 P_i，则信息熵等于各种情况的信息熵 $-K\ln P_i$ 按概率 P_i 的加权平均。如果所有的 $P_i=1/N$，则式（6-31）归结为式（6-30）。

把式（6-31）运用到天气预报的问题上，例如天气预报员说明天有 80%的概率下雨，令 i=1 和 2 分别代表下雨和不下雨的情况，则 $P_1=0.80$，$P_2=0.20$，按式（6-31）信息熵为

$$S=-K(P_1\ln P_1+P_2\ln P_2)=-\frac{1}{\ln 2}(0.80\times\ln 0.80+0.20\ln 0.20)=0.722(\text{bit})$$

即信息量的缺损为 0.722bit，所以预报员的话所含的信息量只有

$$I=1-S=1-0.722=0.278(\text{bit})$$

可见，信息熵 S 的减少导致信息量 I 的增加。如果收到信息前后某事物的信息熵分别为

$$S_1=-K\sum_{i=1}^{N}P_{1i}\ln P_{1i}\ ,\qquad S_2=-K\sum_{i=1}^{N}P_{2i}\ln P_{2i}$$

则在一个过程中获得的信息量

$$I=S_1-S_2=-\Delta S \tag{6-32}$$

即信息量相当于负熵。信息和负熵的概念为现代生物科学提供了新的研究方法。

习　题　六

6-1　内能和热量的概念有何不同？下面两种说法是否正确？（1）物体的温度愈高，则热量愈多；（2）物体的温度愈高，则内能愈大。

6-2　可逆过程是否一定是准静态过程？准静态过程是否一定是可逆过程？

6-3　0℃的水凝固为 0℃的冰的过程，热力学第一定律 $Q=\Delta E+W$ 中的各项是正？是负？还是零？

6-4　对于相同的理想气体，由一状态变到另一状态时，经历的过程分别为等容过程和等压过程，如果内能改变是相同的，那么两种过程吸收的热量是否一样多？

6-5　一杯热水置于空气中，它总是冷却到与周围环境相同的温度。这与熵增加原理相矛盾吗？

6-6　在一孤立系统内，1mol 单原子理想气体从状态（p_1，V_1，T_1）绝热压缩到状态（p_2，V_2，T_2），如果过程是理想的无摩擦的准静态过程，那么系统的熵如何变化？

6-7　某理想气体等温压缩到给定体积时外界对气体做功 $|W_1|$，又经绝热膨胀返回原来体积时气体对外做功 $|W_2|$，则整个过程中气体：（1）从外界吸收多少热量？（2）内能增加了多少？　[$-|W_1|$；$-|W_2|$]

6-8　一定量的理想气体，在 p-T 图上经历一个如图 6-9 所示的循环过程 $abcda$，其中 ab，cd 两个过程是绝热过程，问该循环的效率是多大？　[25%]

6-9　一定量的单原子分子理想气体，从初态 A 出发，沿图 6-10 所示直线过程变到另一状态 B，又经过等容、等压两过程回到状态 A。求：（1）$A\to B$，$B\to C$，$C\to A$ 各过程中系统吸收（或放出）的热量；（2）整个循环过程中系统对外所做的总功以及从外界吸收的总热量（各过程吸热的代数和）。

[$Q_1=950\text{J}$，$Q_2=-600\text{J}$，$Q_3=-250\text{J}$；$W=100\text{J}$，$Q=100\text{J}$]

6-10　1mol 双原子分子理想气体从状态 $A(p_1,V_1)$ 沿图 6-11 所示直线变化到状态 $B(p_2,V_2)$，试求：（1）气体的内能增量；（2）气体对外界所做的功；（3）气体吸收的热量；（4）此过程的摩尔热容。（摩尔热容 $C=\Delta Q/\Delta T$，其中 ΔQ 表示 1mol 物质在过程中升高温度 ΔT 时所吸收的热量。）

[$\Delta E=\frac{5}{2}(p_2V_2-p_1V_1)$；$W=\frac{1}{2}(p_2V_2-p_1V_1)$；$Q=3(p_2V_2-p_1V_1)$；$C=3R$]

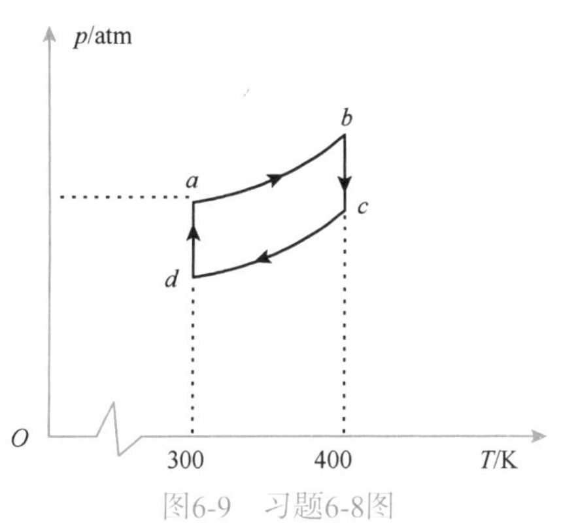

图6-9　习题6-8图

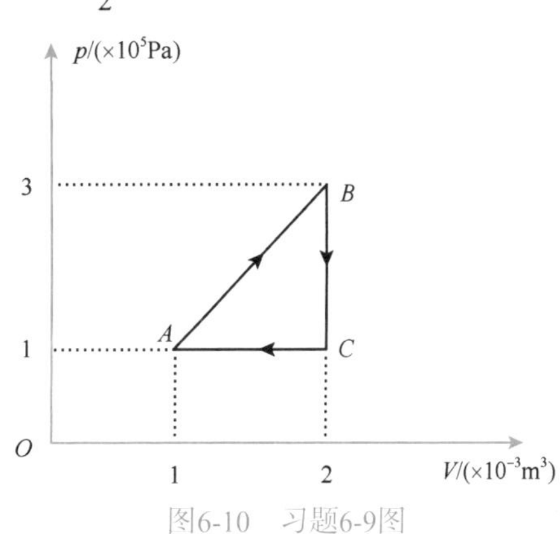

图6-10　习题6-9图

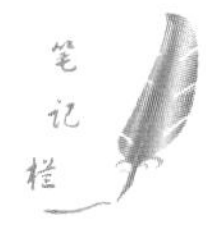

6-11 如图 6-12 所示，*abcda* 为 1mol 单原子分子理想气体的循环过程，求：（1）气体循环一次，在吸热过程中从外界共吸收的热量；（2）气体循环一次对外做的净功。 [800J；100J]

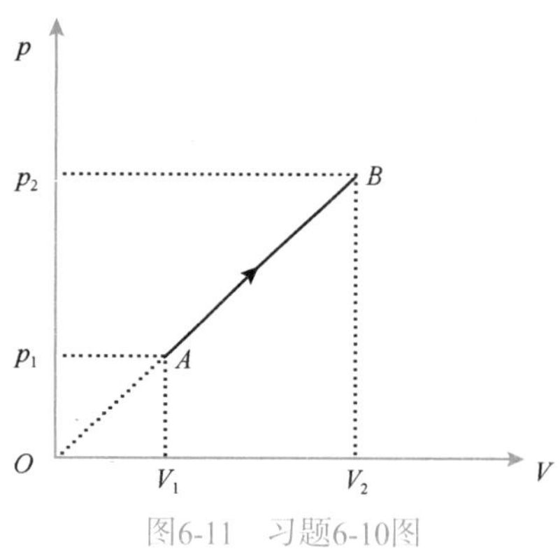

图6-11 习题6-10图

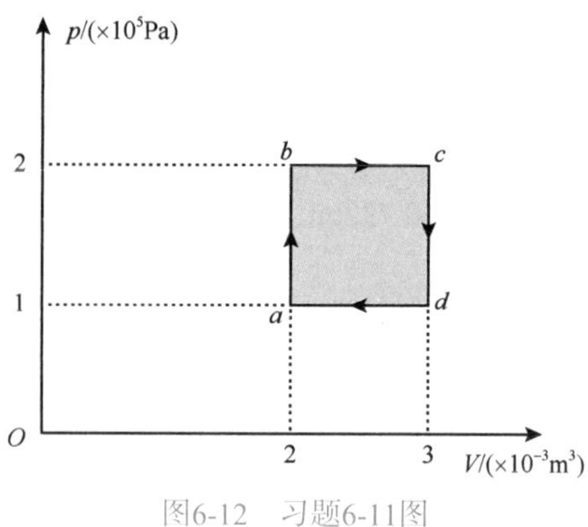

图6-12 习题6-11图

6-12 一个系统在恒温 300K 下吸收 10^4J 的热量，但没有做功。求：（1）系统的熵变；（2）系统内能的变化。 [33.3J · K^{-1}；10^4J]

（王志林）

笔记栏

第七章 静 电 场

本章电子资源

教学要求：

1. 记忆电场强度、电势的概念，掌握其相互关系与计算，掌握静电场能量的计算。
2. 理解高斯定理与静电场的环路定理所揭示的静电场性质，以及电介质对静电场的影响。
3. 运用电偶极子电场知识，了解心电发生与描记的基本原理。

电场（electric field）是存在于电荷周围空间可以传递电荷间相互作用力的一种特殊物质，相对观察者静止的电荷所激发的电场称为静电场（electrostatic field），静电场是不随时间变化的稳定电场。本章主要讨论静电场的基本性质与规律，其中包括描述静电场性质的两个基本物理量——电场强度和电势；反映静电场基本规律的场的叠加原理、高斯定理以及场的环路定理等；静电场与电介质的相互作用规律以及静电场的能量等内容。鉴于电偶极矩的概念对理解心电图是必不可少的，因此也将讨论与电偶极子有关的内容以及心电知识。

第一节 电场 电场强度

一、库 仑 定 律

电荷（electric charge）表示物质的带电属性，用电量作为电荷的量度。它的单位是库仑（C）。大量实验表明：

（1）自然界中只有两种电荷，即正电荷和负电荷。同种电荷间有斥力，异种电荷间有引力。

（2）电荷的量值只能是一基本电荷 e（即电子的电量，$e=1.602\times10^{-19}$C）的整数倍，即电荷只能取分立的、不连续的量值。这种性质称为电荷的量子性。在本章所讨论的宏观现象中所涉及的电荷远比 e 大得多，故可认为电荷连续地分布在带电体上而忽略电荷的量子性所引起的微观起伏。

（3）电荷既不能创生，也不会消灭，只能从一个物体转移到另一个物体，或从物体的一部分转移到另一部分。因此，在一个与外界没有电荷交换的孤立系统内，系统的正负电荷的代数和在任何物理过程中总是保持不变的。这就是电荷守恒定律（law of conservation of charge）。

1785 年，法国科学家库仑通过实验总结出真空中两个点电荷之间相互作用的基本规律，称为库仑定律。其内容可表述为：在真空中两个点电荷（形状和大小可以忽略的带电体）间相互作用力 $\boldsymbol{F}$ 的大小与两个点电荷的电量 q_1、q_2 的乘积成正比，与它们之间距离 r 的平方成反比。作用力的方向沿着它们的连线，同号电荷相斥，异号电荷相吸。数学公式为

$$\boldsymbol{F}=k\frac{q_1q_2}{r^2}\boldsymbol{r}_0 \tag{7-1}$$

式中，$\boldsymbol{r}_0$ 是单位矢量。在国际单位制中，比例系数 $k=9.0\times10^9\mathrm{N\cdot m^2\cdot C^{-2}}$。在电磁学中为了简化一些公式的表达形式，常用另一个常数 ε_0 替代 k，$k=\dfrac{1}{4\pi\varepsilon_0}$，$\varepsilon_0=8.85\times10^{-12}\mathrm{C^2\cdot N^{-1}\cdot m^{-2}}$，称为真空电容率（permittivity of vacuum）或真空介电常数。

二、电场与电场强度

任何电荷都在它周围空间产生电场，电荷之间相互作用的库仑力正是通过电场实现的。电场有两个重要性质。一是力的性质，放在电场中的任何电荷都受到电场力的作用。二是能量的性质，当电荷在电场中移动时，电场力对电荷做功。

为了讨论电场的情况，引入试探电荷 q_0。试探电荷必须满足两个条件：①本身所带电量 q_0 尽可能小，它的引入不会影响原来电场的分布。②它的线度应当小到可以被视为点电荷，这样才能借助它来确定电场中每一点的性质。由库仑定律可知，试探电荷 q_0 在电场中某点所受的力 $\boldsymbol{F}$ 不仅与该点所在的位置有关，而且与 q_0 的大小有关。比值 $\boldsymbol{F}/q_0$ 则仅由电场在该点的客观性质而定，与试探电荷无关。我们定义这一比值为描述电场具有力的性质的物理量，称为电场强度（electric field intensity），简称场强，用符号 $\boldsymbol{E}$ 表示，则

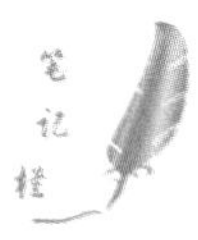

$$E = \frac{F}{q_0} \tag{7-2}$$

$\boldsymbol{E}$ 是矢量。当 $q_0 = +1$ 时，$\boldsymbol{E} = \boldsymbol{F}$，可见电场中任一点的场强其大小等于单位正电荷在该点所受的电场力，场强的方向就是正电荷在该处受力的方向。在 SI 制中场强的单位是 $\mathrm{N \cdot C^{-1}}$，也可写成 $\mathrm{V \cdot m^{-1}}$。空间各点的 $\boldsymbol{E}$ 都相等的电场称为均匀电场或匀强电场。

三、场强叠加原理

电场力是矢量，服从矢量叠加原理。以 $\boldsymbol{F}_1$、$\boldsymbol{F}_2$、…、$\boldsymbol{F}_n$ 分别表示点电荷 q_1、q_2、…、q_n 单独存在时的电场施于空间同一点上试探电荷 q_0 的力，则它们同时存在时的总电场施于该点试探电荷的力 $\boldsymbol{F} = \boldsymbol{F}_1 + \boldsymbol{F}_2 + \cdots + \boldsymbol{F}_n$。将此式除以 q_0 得

$$\boldsymbol{E} = \frac{\boldsymbol{F}}{q_0} = \sum_{i=1}^{n} \frac{\boldsymbol{F}_i}{q_0} = \sum_{i=1}^{n} \boldsymbol{E}_i \tag{7-3}$$

可见点电荷系在空间所建立的电场中任一点的场强等于每一个点电荷单独存在时在该点建立的场强的矢量和，这就是场强叠加原理。只要知道点电荷的场强和场源系统的电荷分布情况，便可计算出点电荷系电场的场强。此原理对于任意带电体系电场的叠加都是正确的。

四、场强的计算

1. 点电荷电场中的场强 设真空中有一点电荷 q，点 P 与场源电荷间的距离为 r，置于 P 点上的试探电荷 q_0 所受的库仑力 $\boldsymbol{F} = \dfrac{1}{4\pi\varepsilon_0}\dfrac{qq_0}{r^2}\boldsymbol{r}_0$。由场强定义知

$$\boldsymbol{E} = \frac{\boldsymbol{F}}{q_0} = \frac{q}{4\pi\varepsilon_0 r^2}\boldsymbol{r}_0 \tag{7-4}$$

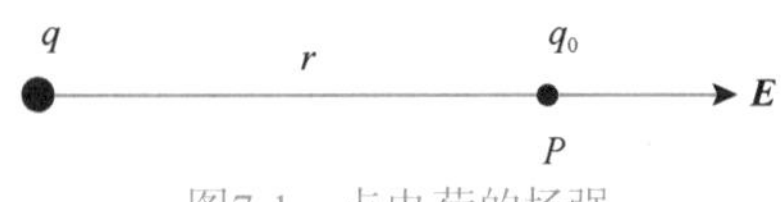

图7-1 点电荷的场强

式中，$\boldsymbol{r}_0$ 是由 q 指向 P 的单位矢量。当 q 为正时，$\boldsymbol{E}$ 与 $\boldsymbol{r}_0$ 同方向，如图 7-1 所示；当 q 为负时，$\boldsymbol{E}$ 与 $\boldsymbol{r}_0$ 反方向。该式表明，点电荷的电场以其场源为中心呈球形对称分布。

2. 连续分布电荷电场中的场强 在分析研究一个宏观带电体周围的电场时，需要引入电荷的体密度、面密度、线密度等概念。当电荷在带电体内呈空间分布状态时，我们应用电荷体密度的概念。所谓电荷的体密度就是单位体积内的电量。在一些物理状况下，电荷仅分布在带电体的表面附近很薄的层面内，如果层面的厚度对场的分析可忽略不计，那么就可把带电层面抽象为一个几何面。所谓电荷的面密度，就是每单位面积带电面所含的电量。有时电荷分布在某根细线或某细棒上，如果所讨论的电场与电荷在线或棒截面中的电荷分布无关，那么可把带电体抽象为一条几何线，每单位长度带电线上含有的电量称为带电体的线电荷密度。

对于电荷连续分布的带电体，可先将带电体分割为无穷多个电荷元 $\mathrm{d}q$，每一个电荷元均可视为一个点电荷，对 $\mathrm{d}q$ 的场强 $\mathrm{d}\boldsymbol{E}$ 进行积分，即可得出整个带电体电场中的场强

$$\boldsymbol{E} = \int \mathrm{d}\boldsymbol{E} = \int \frac{\mathrm{d}q}{4\pi\varepsilon_0 r^2}\boldsymbol{r}_0 \tag{7-5}$$

例题 7-1 试计算均匀带电圆环轴线上任一给定点 P 处的场强。设圆环半径为 a，所带电量为 $+q$，P 点至圆环中心的距离为 x。

解：如图 7-2 所示，取圆环的轴线为 x 轴，圆环中心 O 为坐标原点。带电圆环的电荷线密度为 $\lambda = \dfrac{q}{2\pi a}$。将圆环分割为许多极小的线元 $\mathrm{d}l$，线元 $\mathrm{d}l$ 的带电量为 $\lambda \mathrm{d}l$，它在 P 点的场强大小为

$$\mathrm{d}E = \frac{1}{4\pi\varepsilon_0} \cdot \frac{\lambda \mathrm{d}l}{r^2}$$

图7-2 例题7-1图

方向如图 7-2 所示。根据对称分析可知，各线元场强垂直于 x 轴方向的分量的叠加结果为零，合场强的方向沿 x 轴的正方向，合场强大小为

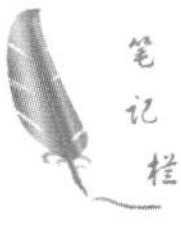
笔记栏

$$E=\int \mathrm{d}E_x=\int \mathrm{d}E\cdot\cos\theta$$

积分在整个圆环上进行，可得

$$E=\oint\frac{1}{4\pi\varepsilon_0}\cdot\frac{\lambda\mathrm{d}l}{r^2}\cdot\cos\theta=\frac{1}{4\pi\varepsilon_0}\cdot\frac{\cos\theta}{r^2}\cdot 2\pi a\lambda=\frac{1}{4\pi\varepsilon_0}\cdot\frac{qx}{(x^2+a^2)^{3/2}}$$

结果表明，当 x=0 时，环心处的场强 E=0；当 $x\gg a$ 时，$E\approx\frac{1}{4\pi\varepsilon_0}\cdot\frac{q}{x^2}$，即某点远离带电圆环时，计算此点的电场强度，可将带电圆环视为电量全部集中在环心的点电荷来处理。

第二节 高 斯 定 理

一、电场线和电通量

1. 电场线　为了形象地描绘电场的分布情况，在电场中作一系列的曲线，使这些曲线上每一点的切线方向都与该点场强的方向一致，且通过垂直于场强的单位面积的曲线数目（电场线密度）等于该点场强的大小，即 $\Delta\varPhi_{\mathrm{E}}/\Delta S_{\perp}=E$。这些曲线称为电场线（electric field line）。电场线可以形象地全面描绘出电场 $\boldsymbol{E}$ 的分布状况。静电场中的电场线具有下列特性：①电场线起自正电荷（或来自无穷远处），止于负电荷（或伸向无穷远处），但它不会中途中断，也不会形成闭合曲线。②电场线之间不会相交。因为任何一点的场强都只有一个确定的方向。

2. 电通量　通过电场中任一给定面积的电场线总数称为通过该面积的电通量（electric flux），用 $\varPhi_{\mathrm{E}}$ 表示。根据对电场线画法的规定，可以计算通过任意面积的电通量。下面分几种情况来讨论 $\varPhi_{\mathrm{E}}$ 的计算方法。

在匀强电场中有一平面 S 与场强 $\boldsymbol{E}$ 垂直，如图 7-3（a）所示，则通过该面积的电通量 $\varPhi_{\mathrm{E}}=ES$。如果平面 S 的法线 $\boldsymbol{n}$ 与场强 $\boldsymbol{E}$ 成一角度 θ，如图 7-3（b）所示，则通过 S 的电通量应为

$$\varPhi_{\mathrm{E}}=ES\cos\theta=\boldsymbol{E}\cdot\boldsymbol{S}\qquad(7\text{-}6)$$

(a)　　(b)　　(c)

图7-3　电通量的计算

在非均匀电场中对任意曲面而言，可以把曲面分成许多无限小的面积元 dS，并认为每一面元均为平面，且其电场是均匀的。假定某面元 dS 的法线 $\boldsymbol{n}$ 的方向与该处场强 $\boldsymbol{E}$ 的方向成 θ 角［图 7-3（c）］，则通过该面元的电通量为

$$\mathrm{d}\varPhi_{\mathrm{E}}=E\cos\theta\mathrm{d}S=\boldsymbol{E}\cdot\mathrm{d}\boldsymbol{S}\qquad(7\text{-}7)$$

通过整个曲面 S 的电通量可沿曲面积分求得

$$\varPhi_{\mathrm{E}}=\int\mathrm{d}\varPhi_{\mathrm{E}}=\int_S E\cos\theta\mathrm{d}S=\int_S\boldsymbol{E}\cdot\mathrm{d}\boldsymbol{S}\qquad(7\text{-}8)$$

当 S 为闭合曲面（如球面）时，通过闭合曲面的电通量可表示为

$$\varPhi_{\mathrm{E}}=\oint_S E\cos\theta\mathrm{d}S=\oint_S\boldsymbol{E}\cdot\mathrm{d}\boldsymbol{S}\qquad(7\text{-}9)$$

通常规定闭合面的法线方向是由面内指向面外的。当面元的方向与场强的方向间的夹角 $\theta<\pi/2$ 时，电通量为正值，这时电场线由曲面内穿出面外；反之，当 $\theta>\pi/2$ 时，电通量为负值，这时电场线由曲面外穿入面内。

二、高 斯 定 理

高斯定理（Gauss's theorem）给出了在静电场中任一闭合曲面上所通过的电通量与这一闭合曲面所包围的场源电荷之间的量值关系，是静电场的基本规律之一。现在就真空中的情况推导这一定理。

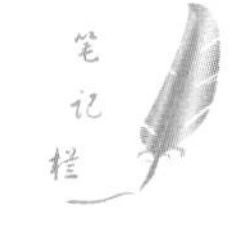

首先考虑场源是正点电荷的情形。在点电荷 q 所产生的电场中，作一个以 q 为中心，以任意长 r 为半径的球面 S，如图 7-4（a）所示。球面上各点的场强 $E=\dfrac{1}{4\pi\varepsilon_0}\dfrac{q}{r^2}$，方向沿矢径方向，处处都与球面垂直。由式（7-9）可求出通过球面 S 的电通量 $\varPhi_E=\oint_S E\cos\theta dS=E\oint_S dS=\dfrac{1}{4\pi\varepsilon_0}\dfrac{q}{r^2}\cdot 4\pi r^2=\dfrac{q}{\varepsilon_0}$，通过球面的电通量只与球内点电荷的电量有关，与球面半径的大小无关。

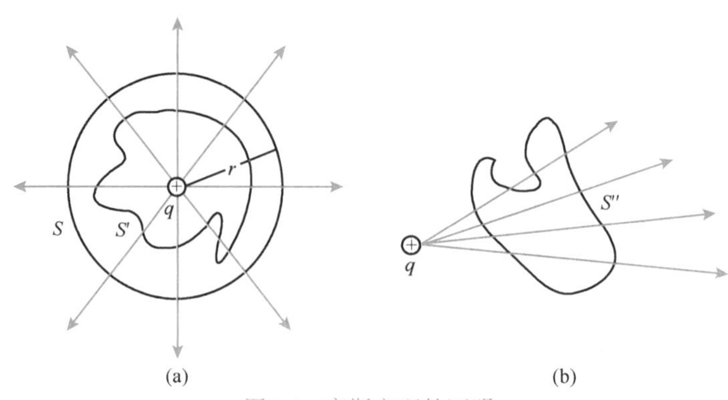

图7-4 高斯定理的证明

如果围绕点电荷 q 作任意形状的闭合面 S'［图 7-4（a）］，则通过 S' 的电通量仍为 q/ε_0，与该闭合面的形状无关。若闭合面所包围的电荷是$-q$，则电场线是进入闭合面，通过闭合面的电通量为 $-q/\varepsilon_0$。若作一闭合面 S'' 不包含此点电荷，则由图 7-4（b）可看到穿出与穿入此闭合面的电场线数相同，亦即通过此闭合面的电通量为零。

现在，再考虑场源是任意点电荷系的情形。在场中作一任意闭合曲面，第 1 至第 n 个点电荷在其面内，自第 n+1 至第 N 个点电荷在其面外。由于上述分析适用于任意一个点电荷，那么总电通量应为

$$\varPhi_E=\sum_{i=1}^{N}\varPhi_{Ei}=\sum_{i=1}^{n}\frac{q_i}{\varepsilon_0}+0$$

综合上式与式（7-9），得出

$$\varPhi_E=\oint_S E\cos\theta dS=\frac{1}{\varepsilon_0}\sum_{i=1}^{n}q_i \tag{7-10}$$

由于任何带电体都可以看成是由许许多多的点电荷组成的，因而式（7-10）可以推广到任何带电物体所产生的电场。这就是静电场的高斯定理。它的物理意义是：电场中通过任一闭合曲面的电通量等于该曲面所包围的电荷电量的代数和除以 ε_0，与闭合曲面外的电荷分布无关。通常将这样的闭合曲面称为高斯面。关于高斯定理，说明如下：

（1）由库仑定律和叠加原理导出的高斯定理揭示了场与场源之间的定量关系，即以积分的形式给出了静电场中场强的分布规律。这一规律显然与闭合曲面的形状、大小无关。

（2）高斯定理揭示了静电场是有源场。

（3）高斯面是一假想的任意曲面，并非客观存在。

（4）虽然高斯定理表达式中的 $\sum q_i$ 只限于闭合面所包围的电荷的电量，但场强 E 却是由闭合面内、外电荷所产生的总场强。也就是说，闭合面外的电荷对通过闭合面的电通量的贡献虽然等于零，但它可以改变闭合面上场强的分布。

三、高斯定理的应用

案例7-1

脑电图是利用脑电图机记录人体大脑生物电信息的。要测绘脑电等非常弱的生物电信号，就需要将人置于用金属网做成的屏蔽室内，才能测得正确的结果。

问题：

1. 静电屏蔽的依据是什么？
2. 在电生理研究中为什么常用到屏蔽室？

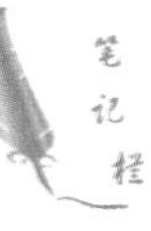

对于一些电荷作对称分布的特殊带电体，当电场具有一定的对称性时，利用高斯定理可以很方便地计算出场强。

1. 均匀带电球壳的场强 设有一半径为 R 并且均匀带电的球壳，它所带的电量为 q，求壳内、外各点的场强（图 7-5）。

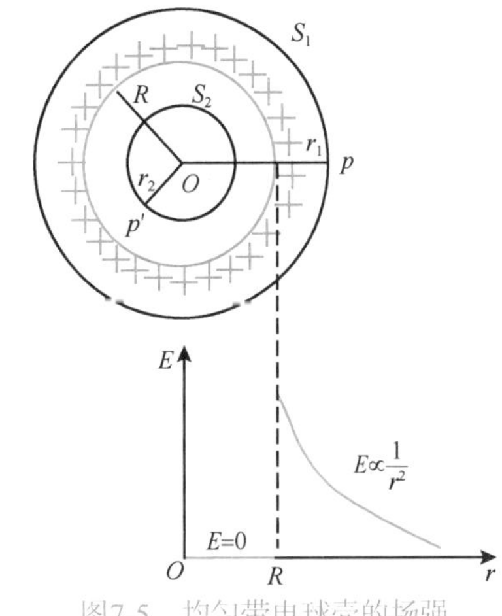

图7-5 均匀带电球壳的场强

由于带电球壳电荷分布具有球对称性，所以电场分布也应具有球对称性。也就是说在任何与带电球壳同心的球面上各点场强大小相等，方向沿半径呈辐射状。设 P 为球壳外任一点，取过 P 点与球壳同心的球面 S_1 为高斯面，P 点至球心的距离为 r_1。此球面上各点的场强均与 P 点的场强大小相同，方向与球面法线方向一致，即 $\theta=0$。由高斯定理知，通过高斯面 S_1 的电通量 $\Phi_E=\oint_{S_1}E\cos\theta \mathrm{d}S=E\oint_{S_1}\mathrm{d}S=E\cdot4\pi r_1^2=\frac{1}{\varepsilon_0}\sum_{i=1}^{n}q_i$，而高斯面 S_1 所包围的总电量为 q，故有 $E\cdot4\pi r_1^2=\frac{q}{\varepsilon_0}$，则

$$E=\frac{1}{4\pi\varepsilon_0}\cdot\frac{q}{r_1^2}$$

表明均匀带电球壳在壳外任一点产生的场强与球壳上的电荷全部集中在球心时在该点产生的场强相同。

如果 P' 点在球壳内，即同样选过 P' 点与球壳同心的球面 S_2 为高斯面，由于高斯面内无电荷，所以 $\Phi_E=E\cdot4\pi r_2^2=0$，则

$$E=0$$

表明均匀带电球壳内部空间的场强处处为零。均匀带电球壳内部场强为零，是静电屏蔽的依据。所谓静电屏蔽（electrostatic screening），就是空心导体使在其中的物体不受外界电场的干扰。一般电子仪器都装有金属外壳，就是为了防止外界的电干扰。在电生理研究中常用到屏蔽室。人体的生物电一般都是很微弱的，如脑电只有几十微伏～几百微伏，这样微弱的电信号比通常外界的干扰信号小得多。要测绘脑电等电信号，就需要将人置于用金属网做成的屏蔽室内，才能测得正确的结果。

图 7-5 中的 E-r 曲线表示均匀带电球壳内外场强随 r 的变化情况。在 $r=R$ 时，场强有个突变，即当 $r<R$ 时，球壳内场强为 0；当 $r>R$ 时，球壳内场强与 r 的平方成反比。

2. 无限大均匀带电平面的场强 设无限大均匀带电平面的电荷面密度为 $+\sigma$，由对称分析得知：平面两侧距平面等远点的场强大小一样，方向与平面垂直并指向平面两侧。选取两个底面 S_1 与 S_2（面积均为 S）分别在带电平面两侧、与带电平面平行且等距离的闭合柱面为高斯面，如图 7-6 所示。高斯面与带电平面相截之面积亦为 S，对高斯面的两底面均有 $\theta=0$，侧面 $\theta=\pi/2$，通过两底面的电通量均为 ES，通过其侧面的电通量则为零。通过所选高斯面的总的电通量 $\Phi_E=\oint_S E\cos\theta \mathrm{d}S=2ES=\frac{\sigma S}{\varepsilon_0}$，得

$$E=\frac{\sigma}{2\varepsilon_0} \tag{7-11}$$

计算结果表明，无限大均匀带电平面产生的场强与场点到平面的距离无关。

利用这个结论可求出两块均匀带等量异号电荷、互相平行的无限大平面（或者说板面的线度比起两板间的距离大得多的平行板）间的场强。如图 7-7 所示，每一块带电平面所产生的场强为 $\sigma/2\varepsilon_0$，两板之间电场线方向相同，场强为

$$E=\frac{\sigma}{2\varepsilon_0}+\frac{\sigma}{2\varepsilon_0}=\frac{\sigma}{\varepsilon_0}$$

在两板之外，电场线方向相反，所以场强为零，表明这两块平行带电平面的电场完全集中在它们之间的空间，而且是均匀的。这正是平行板电容器为我们提供了均匀电场的缘故。

从上面的例子可以看出，在应用高斯定理时必须先分析场强对称性，再根据对称性恰当地选择高斯面：使 E 大小相等的地方，高斯面的法线方向恒与这里的场强方向平行，从而使 $\cos\theta=1$；在无法判断场强大小是否相等的地方，使高斯面的法线方向处处与场强方向垂直，从而使 $\cos\theta=0$；同时高斯面的大小也应易于计算。能够满足这些条件时才能用高斯定理计算电场的强度。

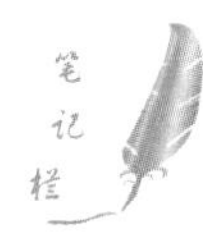

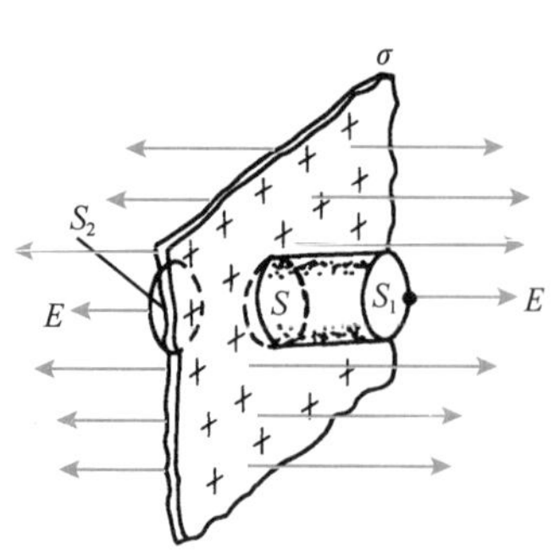

图7-6 无限大均匀带电平面的场强

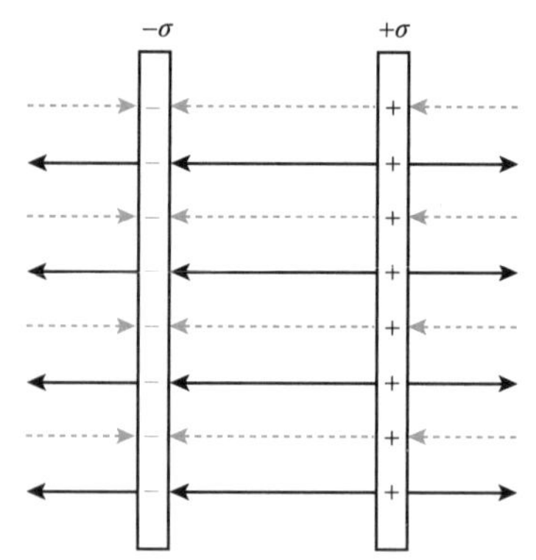

图7-7 无限大均匀带电平行平面的场强

第三节 电 势

一、静电场力做功

前面从电荷在电场中受力的角度讨论了电场性质。电荷受电场力的作用，在电场中移动电荷时电场力必然要做功。现在就来讨论电场力做功的问题。

首先分析在点电荷建立的电场中移动另一点电荷时电场力所做的功。

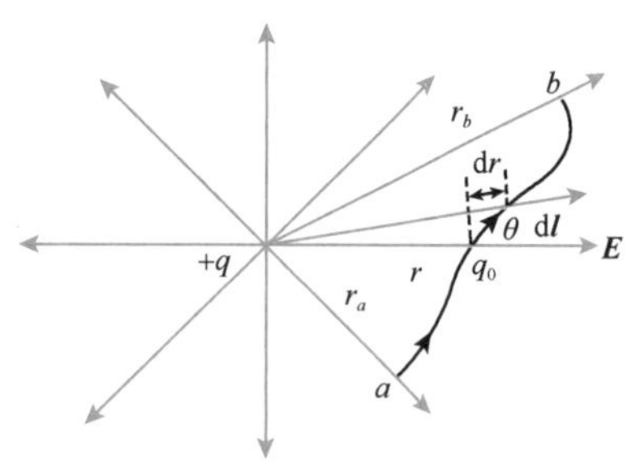

图7-8 静电场力做功

如图 7-8 所示，在场源点电荷^+q 的静电场中将试探电荷 q_0 从 a 点沿任意路径 L 移至 b 点。q_0 在移动过程中受到的静电场力是大小和方向都在不断改变的力，为此把路径 L 分割成无限多个 dl 位移元，以致可视 dl 为直线，并且认为在这个无限小的范围内，场强的大小和方向的变化都可忽略不计。这样，试探电荷 q_0 在位移 dl 时电场力所做的元功 dW 为 $\mathrm{d}W = q_0 \boldsymbol{E} \cdot \mathrm{d}\boldsymbol{l} = q_0 E\cos\theta \mathrm{d}l$，式中，$\theta$ 为位移元 d$\boldsymbol{l}$ 与该处场强 $\boldsymbol{E}$ 之间的夹角。由图 7-8 知，$\cos\theta \mathrm{d}l = \mathrm{d}r$ 且 $E = \dfrac{1}{4\pi\varepsilon_0}\dfrac{q}{r^2}$。由此得 q_0 从 a 移动到 b 时电场力所做的总功为

$$W_{ab} = \int_a^b \mathrm{d}W = \int_a^b q_0 E\cos\theta \mathrm{d}l = \frac{q_0 q}{4\pi\varepsilon_0}\int_{r_a}^{r_b}\frac{\mathrm{d}r}{r^2} = \frac{q_0 q}{4\pi\varepsilon_0}\left(\frac{1}{r_a} - \frac{1}{r_b}\right) \tag{7-12}$$

式中，r_a、r_b 分别表示场源电荷^+q 到路程的起点 a 和终点 b 的距离。可见试探电荷 q_0 在点电荷的电场中移动时电场力所做功只与起、止点的位置和试探电荷的电量有关，与它的路径无关。

当场源电荷不是点电荷时，可以把它看成是由许多点电荷所建立的电场叠加而成，电场力所做的总功是各点电荷单独建立的电场对 q_0 所做功的代数和，也与 q_0 经过的路径无关。即电荷在任何静电场中移动时，电场力所做的功与电荷移动的路径无关，只决定于电荷所带的电量与它的起点和终点的位置。静电场的这一性质和重力场一样，因而静电场也是保守力场或有势场，静电力是保守力。

根据静电场力做功与路径无关的特性，若将试探电荷 q_0 从静电场中某点出发经任意闭合路径 L，最后回到该点，则在此过程中静电场力对 q_0 所做的总功应为零，即 $\oint_L q_0 \boldsymbol{E} \cdot \mathrm{d}\boldsymbol{l} = 0$，但 $q_0 \neq 0$，因此必有

$$\oint_L \boldsymbol{E} \cdot \mathrm{d}\boldsymbol{l} = 0 \tag{7-13}$$

式（7-13）表明在静电场中场强沿任意闭合路径的线积分恒等于零。这一重要结论称为静电场的环路定理（circuital theorem of electrostatic field）。它是静电场保守性的一种等价说法，是与高斯定理并列的静电场的基本定理之一。高斯定理说明静电场是有源场，环路定理说明静电场是有势场。

二、电势能和电势

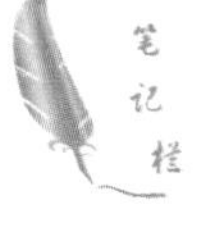

1. 电势能 静电场是保守力场，可以像在重力场中引入重力势能那样，在静电场中也引入电势能（electric potential energy）的概念。电荷在静电场中一定的位置具有一定的电势能，以 E_p 表示。电势能的改变是通过电场力对电荷所做的功来量度的，因此有

$$E_{pa}-E_{pb}=W_{ab}=\int_a^b q_0\boldsymbol{E}\cdot\mathrm{d}\boldsymbol{l} \tag{7-14}$$

式中，E_{pa}、E_{pb} 分别表示试探电荷 q_0 在起点 a、终点 b 的电势能，单位是焦耳（J）。

电势能与重力势能一样，也是一个相对量。通常规定 q_0 在离场源电荷为无限远处的电势能为零，即 $E_{p\infty}=0$，这样 q_0 在电场中 a 点处的电势能为

$$E_{pa}=W_{a\infty}=q_0\int_a^\infty \boldsymbol{E}\cdot\mathrm{d}\boldsymbol{l} \tag{7-15}$$

上式的物理意义为：试探电荷 q_0 在电场中某点 a 处所具有的电势能 W_a 在量值上等于把 q_0 从 a 点移至无限远处时电场力所做的功。电场力所做的功可正可负，因此电势能也有正有负。

2. 电势 电势能是电场和电荷 q_0 整个系统所具有的能量，它与 q_0 的大小成正比，因而不能用它来描述电场的性质。但 E_{pa}/q_0 这一比值却只由电场中各点的位置而定，因此这一比值可用来表征静电场中各点的性质，称为电势（electric potential），用 U_a 表示场中 a 点的电势。

$$U_a=\frac{E_{pa}}{q_0}=\int_a^\infty \boldsymbol{E}\cdot\mathrm{d}\boldsymbol{l}=\int_a^\infty E\cos\theta\mathrm{d}l \tag{7-16}$$

由上式可知：电场中某点的电势在数值上等于单位正电荷在该点所具有的电势能，也等于把单位正电荷由此点经任意路径移至无限远处时电场力所做的功。

在实际工作中常以大地或电器外壳的电势为零。电势是标量，在国际单位制中，电势的单位为伏特（V），$1\mathrm{V}=1\mathrm{J}\cdot\mathrm{C}^{-1}$。

3. 电势差 静电场中两点间电势之差称为电势差（electric potential difference）或电压（voltage）。a、b 两点间的电势差就是场强由 a 点到 b 点的线积分，在量值上等于将单位正电荷由 a 移动到 b 时电场力所做的功

$$U_{ab}=U_a-U_b=\int_a^\infty \boldsymbol{E}\cdot\mathrm{d}\boldsymbol{l}-\int_b^\infty \boldsymbol{E}\cdot\mathrm{d}\boldsymbol{l}=\int_a^b \boldsymbol{E}\cdot\mathrm{d}\boldsymbol{l}=\frac{W_{ab}}{q_0} \tag{7-17}$$

静电场力的功与电势差之间的关系为

$$W_{ab}=q_0(U_a-U_b) \tag{7-18}$$

由此可见，在静电场力的推动下，正电荷将从电势高处向电势低处运动。应注意，电势差与电势不同，它是与参考点位置无关的绝对量。

三、电势叠加原理

由场强叠加原理和电势的定义，任意带电体系的静电场在空间某点 a 的电势为

$$U_a=\int_a^\infty \boldsymbol{E}\cdot\mathrm{d}\boldsymbol{l}=\sum_{i=1}^n\int_a^\infty \boldsymbol{E}_i\cdot\mathrm{d}\boldsymbol{l}=\sum_{i=1}^n U_{ai} \tag{7-19}$$

即任意带电体系的静电场中某点的电势等于各个电荷元单独存在时的电场在该点电势的代数和。这就是电势叠加原理（superposition principle of electric potential）。式（7-19）从原则上给出了求任意带电体系电场中电势的方法。

四、电势的计算

1. 点电荷电场中的电势 利用式（7-16）计算真空中孤立点电荷 q 的电场在距其 r_a 远处一点 a 的电势。由于积分路线可以任意选择，今选沿电场线方向积分以使 $\theta=0$，则 $\cos\theta\mathrm{d}l=\mathrm{d}r$，同时注意到点电荷的场强 $E=\dfrac{q}{4\pi\varepsilon_0 r^2}$，有

$$U_a=\int_a^\infty E\cos\theta\mathrm{d}l=\int_{r_a}^\infty\frac{q\mathrm{d}r}{4\pi\varepsilon_0 r^2}=\frac{q}{4\pi\varepsilon_0}\int_{r_a}^\infty\frac{\mathrm{d}r}{r^2}=\frac{q}{4\pi\varepsilon_0 r_a} \tag{7-20}$$

显然，当场源电荷 q 为正时，其周围电场的电势为正；当 q 为负时，其周围电场的电势为负。式（7-20）表明，点电荷电场中的电势是以点电荷为中心而呈球形对称分布的。

2. 点电荷系电场中的电势 对于任意一个点电荷系在空间某点的电势，可从式（7-20）及电势叠加原理得到

$$U=\sum_{i=1}^n\frac{q_i}{4\pi\varepsilon_0 r_i} \tag{7-21}$$

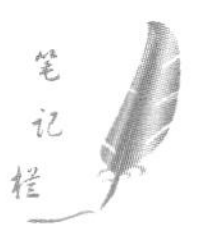

式中，r_i是点电荷系中 q_i 到该点的距离。

3. 连续分布电荷电场中的电势 对于电荷连续分布的带电体，其周围电场中任意点的电势可由式（7-21）得到类似式（7-5）的公式

$$U=\int \mathrm{d}U=\int \frac{\mathrm{d}q}{4\pi\varepsilon_0 r} \tag{7-22}$$

式中，r 是电荷元 dq 到场点的距离。

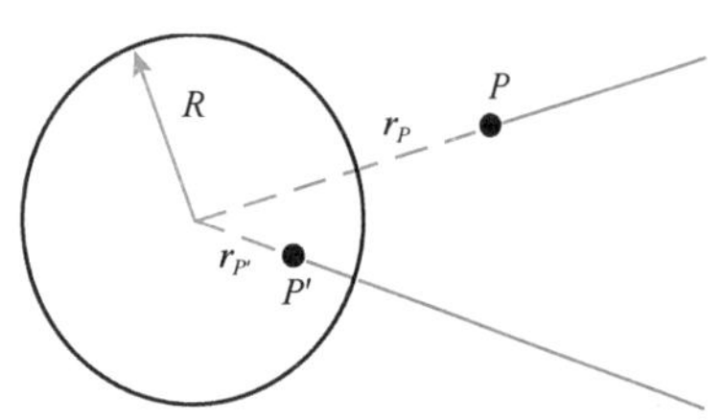

图7-9 均匀带电球壳电势分布示意图

例题 7-2 求均匀带电球壳内外电场中电势的分布。如图 7-9 所示，设带电球壳半径为 R，总带电量为 q。

解：前面已用高斯定理求得均匀带电球壳内外场强的分布为

$$E=\begin{cases}\dfrac{1}{4\pi\varepsilon_0}\cdot\dfrac{q}{r^2}, & r>R\\ 0, & r<R\end{cases}$$

球壳外场强方向沿球半径延长线向外辐射。应用式（7-16），选择球半径及其延长线为积分路径。设 P 为球壳外任一点，它至球心的距离为 r_P，则

$$U_P=\int_{r_P}^{\infty}\frac{1}{4\pi\varepsilon_0}\cdot\frac{q}{r^2}\mathrm{d}r=\frac{1}{4\pi\varepsilon_0}\cdot\frac{q}{r_P}$$

若 P' 点在球壳内，由于球壳内外场强函数不相同，需分段进行积分

$$U_{P'}=\int_{r_{P'}}^{\infty}E\cos\theta\mathrm{d}r=\int_{r_{P'}}^{R}0\cdot\mathrm{d}r+\int_{R}^{\infty}\frac{1}{4\pi\varepsilon_0}\cdot\frac{q}{r^2}\mathrm{d}r=\frac{1}{4\pi\varepsilon_0}\cdot\frac{q}{R}$$

五、电场强度与电势的关系

1. 等势面 静电场中由电势相等的点所连成的曲面称为等势面（equipotential surface），且规定任何两个相邻曲面间的电势差值都相等。等势面形象地描绘了静电场中电势的分布状况，其疏密程度则表示电场的强弱。静电场的等势面有以下两个特点：

（1）在静电场中沿等势面移动电荷，电场力不做功。今在等势面上任选两点 a、b，则两点间的电势差 $U_a-U_b=0$，故有电场力的功 $W_{ab}=q_0(U_a-U_b)$=0。

（2）等势面与电场线处处正交。设一试探电荷 q_0 沿等势面作一任意元位移 d$\boldsymbol{l}$，于是电场力做功 $\mathrm{d}W=q_0E\cos\theta\mathrm{d}l=0$，但 q_0、E、dl 都不等于零，所以必然有 $\theta=\pi/2$，即等势面必与电场线垂直。

等势面对于研究电场是极为有用的。许多实际电场都是先用实验方法测出其等势面分布，然后根据上述特点再画出电场线的。当然，电场线与等势面都不是真实存在于静电场中的，而是对电场的一种形象直观的描述。

2. 场强与电势的关系 场强和电势都是用来描述电场的物理量，式（7-16）给出了场强与电势的积分关系，我们还可导出场强与电势的微分关系。

在静电场中取两个靠得很近的等势面 1 和 2，如图 7-10 所示，它们的电势分别为 U 和 U+dU（dU>0）。在 a 处作等势面 1 的法线，且规定沿电势增高的方向为其正方向，$\boldsymbol{n}_0$ 为单位矢量。显然在 a 处沿 $\boldsymbol{n}_0$ 方向有最大的电势增加率 dU/dn，我们定义

$$\mathbf{grad}U=\frac{\mathrm{d}U}{\mathrm{d}n}\boldsymbol{n}_0 \tag{7-23}$$

为 a 处的电势梯度（electric potential gradient）矢量，通常记作 **grad**U。电场中某点的电势梯度，在方向上与该点处电势增加率最大的方向相同，在量值上等于沿该方向上的电势增加率。

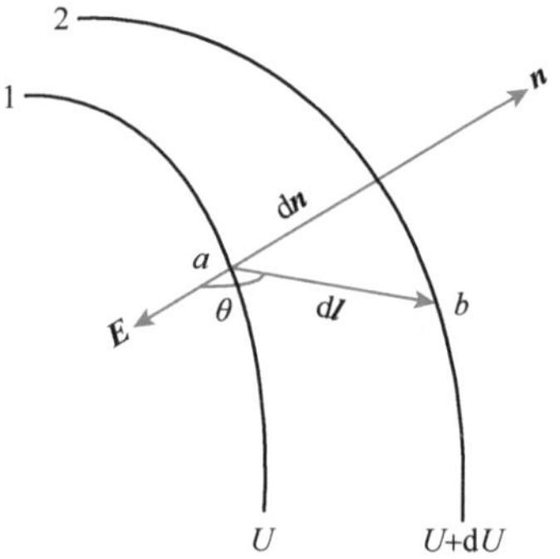

图7-10 电势梯度与场强的关系

将试探电荷 q_0 从等势面 1 的 a 点沿 d$\boldsymbol{l}$ 移到等势面 2 的 b 点。考虑到 1、2 两面相距很近，可认为场强 E 是均匀的，则 $\mathrm{d}W=q_0E\cos\theta\mathrm{d}l$（$\theta$ 为位移 d$\boldsymbol{l}$ 与场强 $\boldsymbol{E}$ 之间的夹角）。由电势差的定义知 $\mathrm{d}W=q_0(U-U-\mathrm{d}U)=-q_0\mathrm{d}U$。比较以上两式有

$$E_l=E\cos\theta=-\frac{\mathrm{d}U}{\mathrm{d}l}$$

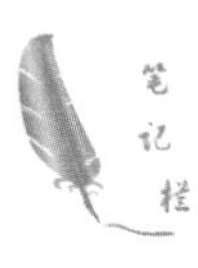
笔记栏

式中，E_l为场强 $\boldsymbol{E}$ 在位移 $\mathrm{d}\boldsymbol{l}$ 方向上的分量。上式表明：静电场中某一点的场强在任意方向上的分量等于电势在该点沿该方向变化率的负值。由于电场线的方向与等势面的法线都垂直于等势面，故场强在等势面法线方向的分量即场强，且

$$\boldsymbol{E}=-\frac{\mathrm{d}U}{\mathrm{d}n}\boldsymbol{n}_0=-\mathbf{grad}U \tag{7-24}$$

即静电场中某点的场强在数值上等于该处电势梯度的负值。可见场强是与电势的空间变化率相联系的。场强越强的地方，电势在该处改变得越快。式（7-24）中的负号表示场强是沿等势面法线指向电势降落的方向。场强的单位 $\mathrm{V\cdot m^{-1}}$ 正是由式（7-24）而来的。由场强与电势之间的微分关系计算场强可避免复杂的矢量运算，只需解决好求电势分布函数对某一个变量的导数问题。例如，由点电荷的电势 $U=\dfrac{q}{4\pi\varepsilon_0 r}$ 代入式（7-24）便可得到场强的大小：$E=-\dfrac{\mathrm{d}U}{\mathrm{d}r}=-\dfrac{\mathrm{d}}{\mathrm{d}r}\left(\dfrac{q}{4\pi\varepsilon_0 r}\right)=\dfrac{q}{4\pi\varepsilon_0 r^2}$。此结果与用库仑定律求得的相同。

第四节 电偶极子 电偶层

一、电偶极子的电场

1. 电偶极子电场中的电势 两个等量异号点电荷$+q$ 和$-q$ 相距很近时所组成的电荷系统称为电偶极子（electric dipole）。所谓“相距很近”是指这两个点电荷之间的距离比起要研究的场点到它们的距离是足够小的。从电偶极子的负电荷作一到正电荷的矢径 $\boldsymbol{l}$，称为电偶极子的轴线（axis）。l 和电偶极子中一个电荷所带电量 q 的乘积定义为电偶极子的电偶极矩（electric dipole moment），简称电矩，写成

$$\boldsymbol{p}=q\boldsymbol{l} \tag{7-25}$$

电偶极矩 $\boldsymbol{p}$ 是矢量，方向与矢径 $\boldsymbol{l}$ 的方向相同，大小只取决于电偶极子本身，是用来表征电偶极子整体电性质的重要物理量。

设电偶极子电场中任一点 a 到$+q$ 和$-q$ 的距离分别是 r_1 和 r_2，如图 7-11 所示，两点电荷在 a 点产生的电势分别是

$$U_+=\frac{1}{4\pi\varepsilon_0}\cdot\frac{q}{r_1},\qquad U_-=-\frac{1}{4\pi\varepsilon_0}\cdot\frac{q}{r_2}$$

根据电势叠加原理，a 点电势 $U_a=U_++U_-=\dfrac{q}{4\pi\varepsilon_0}\left(\dfrac{1}{r_1}-\dfrac{1}{r_2}\right)=\dfrac{q}{4\pi\varepsilon_0}\cdot\dfrac{r_2-r_1}{r_1r_2}$，设 r 为电偶极子轴线中心到 a 点的距离，θ是电偶极子中心至 a 点的矢径与轴线的夹角，由电偶极子的定义知 $r\gg l$，可近似认为 $r_1r_2\approx r^2$，$r_2-r_1\approx l\cos\theta$，则

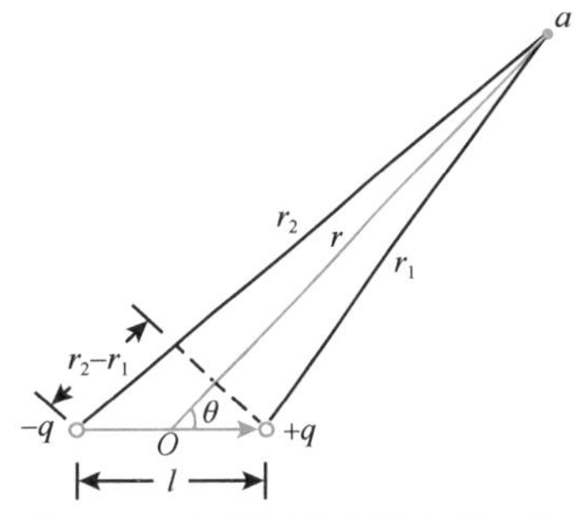

图7-11 电偶极子电场中的电势

$$U_{\mathrm{a}}=\frac{q}{4\pi\varepsilon_0}\cdot\frac{l\cos\theta}{r^2}=\frac{1}{4\pi\varepsilon_0}\cdot\frac{p\cos\theta}{r^2} \tag{7-26}$$

式（7-26）是电偶极子电场的电势表达式。电偶极子电场中任一点的电势与电矩 p 成正比，与该点到电偶极子轴线中心距离 r 的平方成反比，还与该点所处的方位有关。当 θ=90°或 270°时，它的余弦函数为 0，因此在电偶极子的中垂面上各点的电势均为零；又因余弦函数在一、四两象限为正值，在二、三两象限为负值，所以以中垂面为界，在包含$+q$ 的一侧电势为正，在包含$-q$ 的另一侧电势为负。了解电偶极子的电场的电势分布对理解心电图是很有帮助的。

2. 电偶极子电场中的场强 电偶极子电场中场强的分布是比较复杂的，现应用电势梯度的概念来求得电偶极子电场中沿轴线延长线上一点的场强。在轴线延长线上，θ=0，故 $U=\dfrac{1}{4\pi\varepsilon_0}\cdot\dfrac{p}{r^2}$，由式（7-24）得

$$E=-\frac{\mathrm{d}U}{\mathrm{d}r}=-\frac{p}{4\pi\varepsilon_0}\frac{\mathrm{d}}{\mathrm{d}r}\frac{1}{r^2}=\frac{p}{2\pi\varepsilon_0 r^3}$$

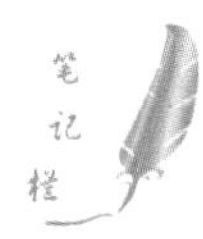

场强 $\boldsymbol{E}$ 的方向与电矩 $\boldsymbol{p}$ 的方向一致。显然，无论从电偶极子电场的电势，还是从场强的分布来看，

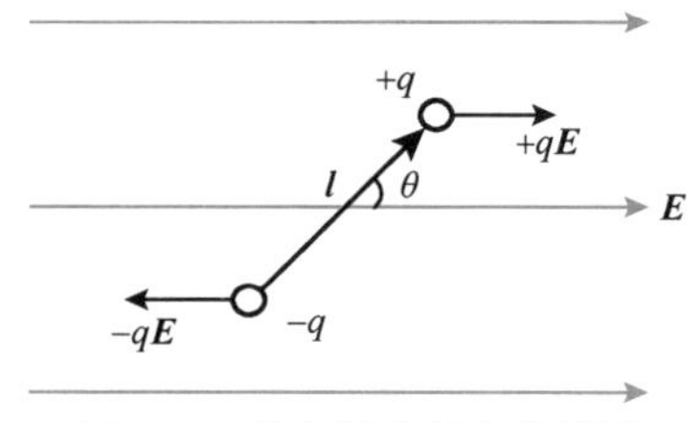

图7-12 外电场中的电偶极子

都反映一个共同的特点，即电偶极子的电场比点电荷的电场衰减得快，两者是完全不同的电场。

3. 电偶极子在外电场中所受的作用 现在讨论将电偶极子放在强度为 E 的匀强电场中的情况（图 7-12）。当电偶极子轴线 $\boldsymbol{l}$ 与 $\boldsymbol{E}$ 成 θ 角时，作用于电偶极子正电荷的力为 $+q\boldsymbol{E}$，作用于负电荷的力为 $-q\boldsymbol{E}$，这两个力大小相等，方向相反，但不在同一直线上，所以合力不为零，而合力矩大小为 $M = qEl\sin\theta = pE\sin\theta$，考虑到力矩、电矩都为矢量，该式写成

$$\boldsymbol{M} = \boldsymbol{p}\times\boldsymbol{E} \tag{7-27}$$

表明电偶极子在匀强电场中受到的力矩的大小与电矩 $\boldsymbol{p}$、场强 $\boldsymbol{E}$ 以及 $\boldsymbol{p}$、$\boldsymbol{E}$ 间的夹角 θ 有关。力矩的方向可用右手螺旋定则来表示，即将右手拇指竖直，其余四指呈半握拳状，若令右手四指由 $\boldsymbol{p}$ 旋转至 $\boldsymbol{E}$（沿小于 180°的角旋转），则拇指的指向就表示力矩的方向。在图 7-12 的情况下，力矩的方向垂直纸面向里，力矩要使电偶极子轴线的取向与电场的方向一致。

二、电 偶 层

电偶层（electric double layer）是指相距很近、互相平行且具有等值异号电荷面密度的两个带电表面构成的带电体系，这是生物体中经常遇到的一种电荷分布。如图 7-13 所示，电偶层的两面相距为 δ，各层上电荷面密度分别为 $+\sigma$ 和 $-\sigma$。现在来求电偶层的电场中任意一点 P 处的电势。

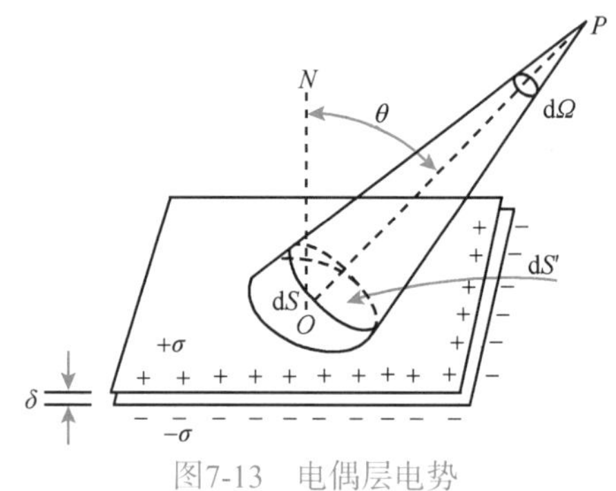

图7-13 电偶层电势

电偶层在空间所产生的电势可以用电势叠加原理来计算。在电偶层上取一面积元 dS，则该面积元上所带电量为 $\sigma\mathrm{d}S$。由于 dS 极小，所以该电偶层元可看成是一个电偶极子，相应的电偶极矩为 $\sigma\mathrm{d}S\cdot\delta$，其方向为负电荷指向正电荷的方向，与该面积元的法线 ON 方向一致。应用电偶极子的电势表达式，可写出 dS 面积元在电偶层的电场中任一点 P 处的电势为

$$\mathrm{d}U = \frac{1}{4\pi\varepsilon_0}\frac{\sigma\mathrm{d}S\cdot\delta}{r^2}\cos\theta$$

式中，r 为面积元 dS 至 P 点的距离，即 r=OP；θ 为面积元的法线 ON 与 r 之间的夹角。把电荷面密度 σ 与电偶层层距 δ 的乘积用 p_S 表示，它表示单位面积电偶层的电偶极矩。将 $p_S = \sigma\delta$ 代入上式，得

$$\mathrm{d}U = \frac{1}{4\pi\varepsilon_0}\frac{p_S\mathrm{d}S}{r^2}\cos\theta \tag{7-28}$$

由图可知，ON 和 OP 分别是 dS 和 dS' 的法线，两者的夹角为 θ，所以面积元 dS 与面积元 dS' 的关系是 $\mathrm{d}S' = \mathrm{d}S\cos\theta$，根据立体角定义，式（7-28）中 $\mathrm{d}S\cos\theta / r^2$ 恰是面积元 dS 对 P 点所张立体角 dΩ，故式（7-28）又可写为 $\mathrm{d}U = \dfrac{1}{4\pi\varepsilon_0}p_S\mathrm{d}\Omega$，整个表面积为 S 的电偶层在 P 点的电势为

$$U = \int_S \mathrm{d}U = \frac{p_S}{4\pi\varepsilon_0}\int_S \mathrm{d}\Omega = \frac{1}{4\pi\varepsilon_0}p_S\Omega \tag{7-29}$$

式中，Ω 是电偶层整个表面积 S 对 P 点所张的立体角。由式（7-29）可知，当单位面积的电偶极矩 $p_S = \sigma\delta$ 不变时，电偶层在其周围任一点的电势只决定于电偶层至该点所张的立体角，与电偶层的形状无关。

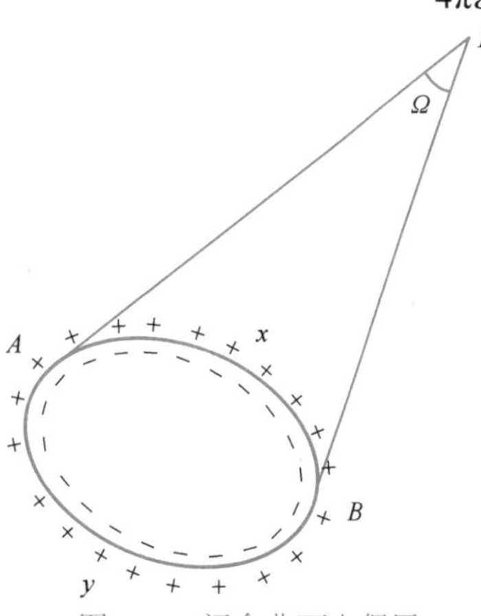

图7-14 闭合曲面电偶层

由上述结论可以推知：具有同样电荷分布的闭合曲面的电偶层，在其周围远处所形成的电势为零。心肌细胞在静息状态下细胞膜内为负电荷，膜外为正电荷，就是这样的电偶层。这一推论的证明从图 7-14 即可求得。因为不管闭合曲面的形状怎样，整个闭合曲面可以分为 AxB 和 AyB 两部分，这两部分电偶层的电矩方向相反，它们对 P 点所张的立体角相等。因此 P 点处的总电势为

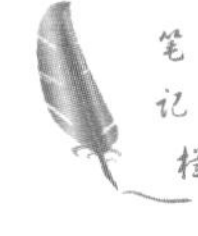

$U_P=\frac{1}{4\pi\varepsilon_0}p_S\Omega-\frac{1}{4\pi\varepsilon_0}p_S\Omega=0$，即膜外空间各点电势为零，而膜内空间各点的电势显然应为 $-p_S/\varepsilon_0$。若闭合曲面电偶层不均匀，或其同一面的不同部分带有异号电荷，则其闭合电偶层外部空间各点的电势一般不为零。心肌细胞的除极过程和复极过程就属于这种情况，此时膜内外电势差的值与静息时不同。

三、心 电 原 理

案例7-2

心脏是人体血液循环的动力器官，它始终保持着有节律的周期性搏动，并能产生周期性变化的电信号。心脏本身的生物电变化通过心脏周围的导电组织和体液，反映到身体表面上来，使身体各部位在每一心动周期中也都发生有规律的电变化活动。这些生物电的变化称为心电。将测量电极放置在人体表面的一定部位记录出来的心电变化曲线，就是目前临床上常规记录的心电图。

问题：心电图形成的物理基础是什么？

1. 心肌细胞的除极与复极　心肌细胞具有细长的形状，每个细胞都被一层厚度为8～10nm的细胞膜所包围，膜内为导电的细胞内液，膜外为导电的细胞间液。心肌细胞与其他可激细胞一样，当处于静息状态时，在其膜的内、外两侧分别均匀聚集着等量的负离子和正离子，形成一均匀的闭合曲面电偶层。此电偶层外部空间各点电势为零。就整个细胞而言，在无刺激时心肌细胞是一个电中性的带电体系，对外不显示电性。细胞所处的这种状态称为极化（polarization），如图7-15（a）所示。当心肌细胞受到刺激（不论是电的、热的、化学的或机械的）处于兴奋状态时，细胞膜对离子的通透性发生极大改变，致使膜两侧局部电荷的电性改变了符号，膜外带负电，膜内带正电。于是细胞整体的电荷分布不再均匀而对外显示出电性。此时正、负离子的电性可等效为两个位置不重合的点电荷，而整个心肌细胞等效于一个电偶极子，形成方向向右的电偶极矩。刺激在细胞中传播时这个电矩是变化的，这个过程称为除极（depolarization），如图7-15（b）所示。除极由兴奋处开始，沿着细胞向周围传播。当除极结束时，整个细胞的电荷分布又是均匀的，对外不显电性，如图7-15（c）所示。在除极出现后，细胞膜对离子的通透性几乎立即恢复原状，即紧随着除极将出现一个使细胞恢复到极化状态的过程，这一过程称为复极（repolarization）。复极的顺序与除极相同，先除极的部位先复极。显然，这一过程中形成一个与除极时方向相反的变化电矩，如图7-15（d）所示，心肌细胞对外也显示出电性。当复极结束时，整个细胞恢复到原来的内负外正的极化状态，又可以接受另一次刺激，如图7-15（e）所示。

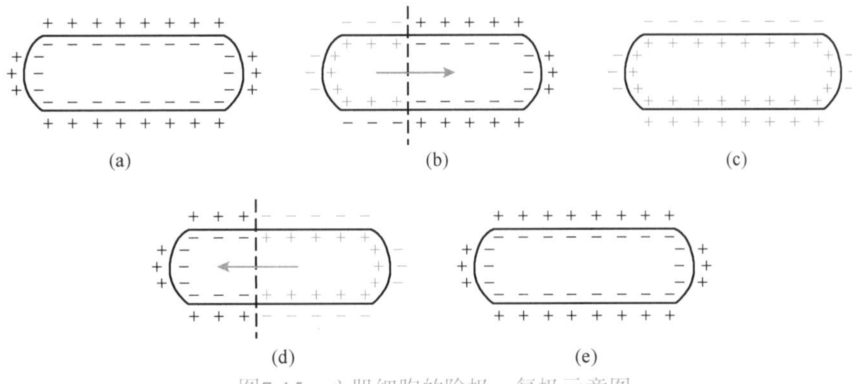

图7-15　心肌细胞的除极、复极示意图

综上所述，心肌细胞在除极与复极过程中，细胞膜内、外正负电荷的分布是不匀称的，其所形成的电偶极矩对外显示电场，并引起空间电势的变化。这时的电偶极矩可以用向量（即矢量）表示，这个向量称为心肌细胞的极化向量，它的方向与心肌细胞除极、复极的方位有关。

2. 心电向量和心电向量环

1）瞬时心电向量

由于心脏是由几块心肌组成的，而心肌又是由大量的心肌细胞所组成，因此，一块心肌的除极与复极过程，实质是大量心肌细胞的同时除极与复极过程。大量心肌细胞除极与未除极部分的交界

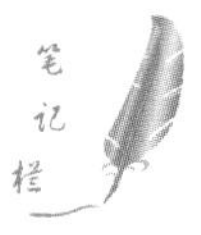

面称为除极面。心肌除极是以除极面向前扩展的形式进行的，每个心肌细胞极化向量的方向总是与除极面相垂直的。所谓瞬时心电向量（twinkling electrocardiovector）是指当除极波面在某一瞬时传播到某一处时，除极波面上所有正在除极的心肌细胞极化向量的矢量和。如果用 $\boldsymbol{P}_S$ 表示心肌细胞的极化向量，$\boldsymbol{M}$ 表示瞬时心电向量，则 $\boldsymbol{M}=\sum \boldsymbol{P}_S$。瞬时心电向量代表的大电偶称为心电偶（cardio-electric dipole），心电偶在空间产生的电场称为心电场（cardio-electric field）。

2）空间心电向量环

心肌分为两类，一类是具有收缩功能的普通心肌，另一类是具有产生和传递兴奋刺激功能的特殊心肌，它们构成心脏的传导系统。心脏按兴奋传导系统的程序以及一般心肌细胞传递兴奋的纵向、横向扩展，以除极波面的形式向前传播，各瞬间除极波面的方位以及波面上极化向量的数目都不相同。因此，瞬时心电向量的方向和大小都是随时间和空间变化的。为了描述瞬时心电向量随时间和空间的变化规律，将瞬时心电向量相继平移，使向量尾集中在一点上，对向量头的坐标按时间、空间的顺序加以描记形成空间心电向量环（spatial electrocardiovector loop），如图 7-16 所示，环上的箭头表示向量变化的顺序。

3）平面心电向量环

空间心电向量环在 xy、yz、zx 三个平面上的投影所形成的平面曲线称为平面心电向量环。平面心电向量环又称为向量心电图，如图 7-17 所示。

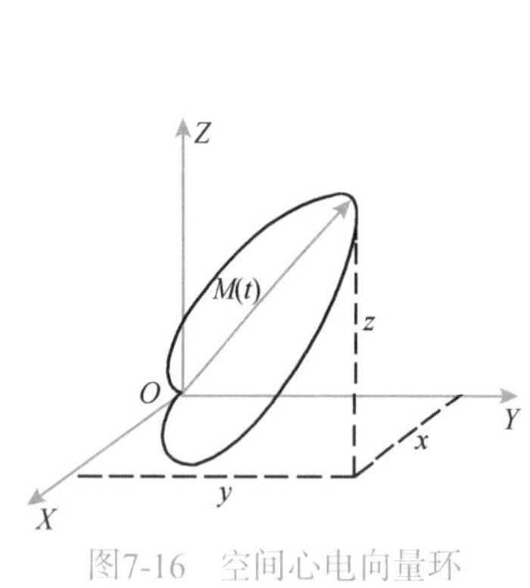

图7-16 空间心电向量环

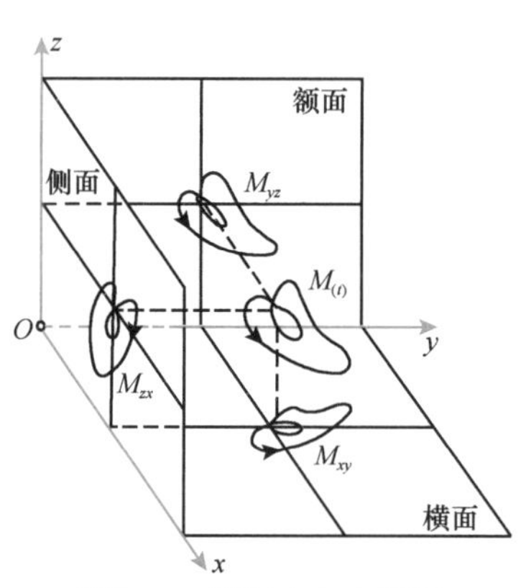

图7-17 平面心电向量环

3. 心电图的形成原理及描记 由空间心电向量环经过第一次投影在额面、横面、侧面上成为平面心电向量环，即向量心电图。第二次投影是把向量心电图投影到各导联轴上形成标量心电图。心脏的每一次收缩和舒张构成一个心动周期，与心动周期对应的心电活动（除极和复极）形成一个心电周期，即产生周期性的心电信号。人体的体液中含有电解质，具有导电性能，这样在人体内及体表就会形成一个心电场。心电场在人体表面分布的电位就是体表电位。利用心电图机从人体体表记录心脏每一心动周期的电位变化并描记成时间-电压曲线，反映了心脏兴奋的产生、传导和恢复过程中的生物电位变化。以上即为案例 7-2 中心电图形成的物理基础。

第五节 静电场中的电介质

一、电介质的极化

> 案例7-3
>
> 医用超声探头常用人工烧结的压电陶瓷做换能器，利用压电陶瓷的电致伸缩效应和压电效应发射和接收超声波。
>
> 问题：人工烧结的陶瓷是如何具有压电效应的？

电介质（dielectric）的分子在电结构上的特点是电子与原子核之间的相互作用力很大，以致彼此相互束缚着，即使在外电场的作用下，这些电荷也只能做微观的相对位移，其内部几乎没有可以自由移动的电荷，因此不能导电。

从电介质的分子结构而言，可以将电介质分为两类。一类电介质的分子，其正电荷的“重心”与负电荷的“重心”不相重合。可以把这类分子看成是一对等值异号电荷组成的电偶极子，它们具有一定的电偶极矩，称为分子的固有电矩。这类分子称为有极分子（polar molecule），H_2O、HCl、

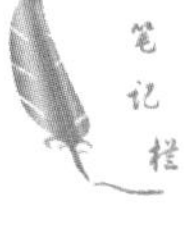

NH_3、CO 等都属于有极分子。另一类电介质的分子，其正、负电荷的“重心”恰好重合，相应的电偶极矩为零，这类分子称为无极分子（nonpolar molecule），H_2、N_2、CH_4 等均属这一类。

有极分子组成的电介质在无外电场作用时由于分子的热运动，各分子电矩的方向是杂乱无章的，因而从宏观上看来，整个介质的分子电矩的矢量和为零，对外界呈电中性［图 7-18（a）］。当电介质处在外电场中时，每个分子电矩都受到力矩作用［图 7-18（b）］，使分子电矩方向转向外电场方向，但由于分子热运动的缘故，这种转向并不完全，各分子电矩的方向与外电场的方向只能大体一致。当然，外电场越强，分子电矩的方向越接近于外场的方向。从宏观上看电介质两端面分别出现了正、负电荷［图 7-18（c）］。这种电荷与导体在电场中的感应电荷不同，这类电荷始终与介质的分子联系在一起，不能脱离介质分子而自由移动，因此称为束缚电荷（bound charge）。外电场越强，出现的束缚电荷也越多。这种现象称为电介质极化（dielectric polarization）。由于这种极化是分子电矩转向的结果，因此称为取向极化（orientation polarization）。

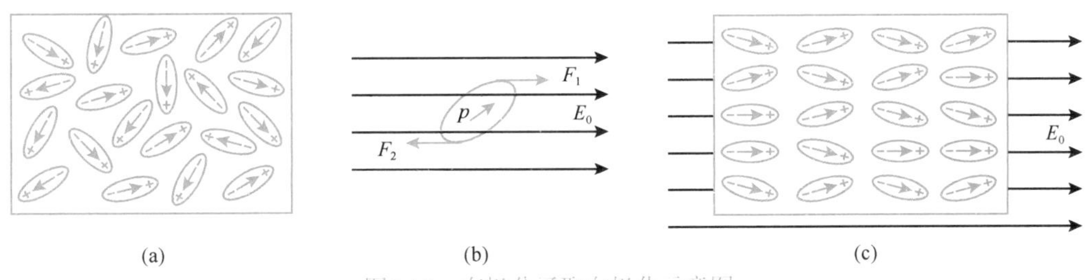

图7-18 有极分子取向极化示意图

人工烧结后的陶瓷如锆钛酸铅（PZT）为多晶体结构，多晶体内离子位移引起自发极化形成类似磁畴的电畴，电畴表现出一定的电场。晶体内部电畴排列方向紊乱，取向任意，电极性互相抵消，材料不出现宏观极化，无压电性能。将陶瓷加热到特定温度以上，然后在强电场中慢慢冷却，使电畴沿着极化场的方向排成一线形成取向极化。极化处理后撤去电场，陶瓷内仍保留一定的剩余极化强度，从而使陶瓷体赋有压电性能成为压电陶瓷，可用于超声探头中的换能器。

对于无极分子构成的电介质，由于每个分子电矩均为零，在无外电场存在时，正、负电荷的“重心”重合，电介质不显电性［图 7-19（a）］。当电介质处在外电场中时，在电场力作用下每一分子的正、负电荷“重心”错开了，形成了一个电偶极子［图 7-19（b）］，分子电矩不再为零，其电矩的方向与外电场的方向一致。这样在垂直于外电场方向的介质端面上也出现了束缚电荷［图 7-19（c）］，电介质为电场所极化。由于这种极化是正、负电荷的“重心”发生位移而引起的，称为位移极化（displacement polarization）。外电场越强，极化的程度也越高。

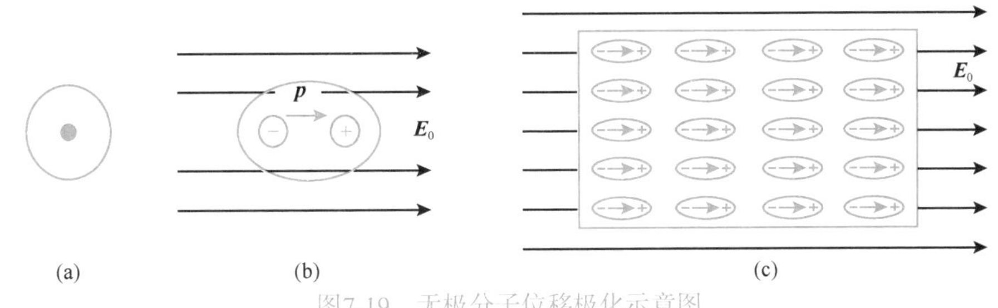

图7-19 无极分子位移极化示意图

可见，电介质极化就是使分子电矩沿外电场方向取向并增大的过程。这两类电介质电极化的微观过程虽有不同，但宏观结果，即在电介质中出现束缚电荷却是一样的。因此，在对电介质的极化作宏观描述时，就没有区别两种极化的必要。为描述电介质的极化程度，取单位体积内分子电矩的矢量和 $\boldsymbol{p}=\sum \boldsymbol{p}_i/\Delta V$，定义为电极化强度（electric polarization intensity）矢量，在 SI 制中 $\boldsymbol{p}$ 的单位是 $C\cdot m^{-2}$。若电介质中各处的 $\boldsymbol{p}$ 都相同，则称其为均匀极化。$\boldsymbol{p}$ 的取值由该处场强与电介质性质决定，在各向同性均匀介质中有

$$\boldsymbol{p}=\chi_e\varepsilon_0\boldsymbol{E} \tag{7-30}$$

式中，χ_e 是与电介质性质有关的比例系数，称为电极化率（electric susceptibility）。它是一个没有单位的纯数，不同的电介质，有不同的 χ_e 值。

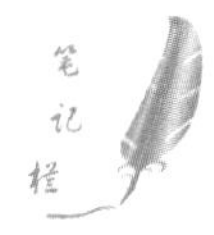

二、电介质对外电场的影响

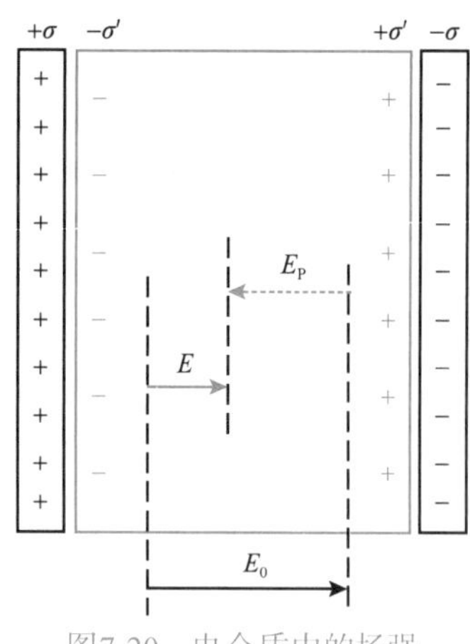

图7-20 电介质中的场强

电场可以使电介质极化而产生束缚电荷，束缚电荷在电介质内部也产生一个电场，称为极化电场（polarization electric field），记作 $\boldsymbol{E}_\mathrm{p}$。因此，电介质内部的场强应等于外场强和极化场强的矢量和。图 7-20 表示匀强电场中均匀电介质内部的电场，$\boldsymbol{E}_0$ 表示没有电介质时的场强，$\boldsymbol{E}_\mathrm{p}$ 表示极化场强，$\boldsymbol{E}$ 则表示有电介质存在时的场强。显然，电介质中的电场强度为

$$\boldsymbol{E}=\boldsymbol{E}_0+\boldsymbol{E}_\mathrm{p} \tag{7-31}$$

在均匀外电场中，这三个矢量互相平行，可写成 $E=E_0-E_\mathrm{p}$。若图中两平行带电板间距为 d，其间的两层束缚电荷可视为一系列均匀排列的电偶极子，其电矩总和为 $\sigma' Sd$，由电极化强度定义可知

$$P=\frac{\sum p_i}{\Delta V}=\frac{\sigma' Sd}{Sd}=\sigma' \tag{7-32}$$

代入上式可得

$$E=E_0-E_\mathrm{p}=E_0-\frac{\sigma'}{\varepsilon_0}=E_0-\frac{P}{\varepsilon_0}=E_0-\frac{\chi_\mathrm{e}\varepsilon_0 E}{\varepsilon_0}=E_0-\chi_\mathrm{e}E$$

因此有

$$E=\frac{1}{1+\chi_\mathrm{e}}E_0$$

令 $1+\chi_\mathrm{e}=\varepsilon_\mathrm{r}$，代入上式并注意到矢量的方向得

$$\boldsymbol{E}=\frac{1}{\varepsilon_\mathrm{r}}\boldsymbol{E}_0 \tag{7-33}$$

式中，ε_r 为电介质的相对介电常数（relative dielectric constant），它也是一个没有量纲的纯数，其值由电介质的性质决定。真空中 ε_r 为 1，其他所有电介质的 ε_r 都大于 1。

式（7-33）表明：同样的场源电荷在各向同性均匀电介质中产生的场强减弱为在真空中产生的场强的 $1/\varepsilon_\mathrm{r}$。这一结果正是电介质极化后对原电场产生影响所造成的。需要指出的是，式（7-33）虽然仅适用于各向同性的均匀电介质充满整个静电场的情形，但“减弱”的影响对于各种电介质却是普遍存在的。

为了简化公式，令 $\varepsilon=\varepsilon_0\varepsilon_\mathrm{r}$，将其称为电介质的介电常数（dielectric constant），具有与 ε_0 相同的单位。引入它可使充有电介质的静电场公式得到简化。例如，充有均匀电介质的平行板电容器中的场强

$$E=\frac{1}{\varepsilon_\mathrm{r}}\frac{\sigma}{\varepsilon_0}=\frac{\sigma}{\varepsilon}$$

电介质的介电常数除与电介质本身的性质有关外，还与温度有关。温度升高，有极分子的介电常数变小。无极分子组成的电介质，其介电常数几乎与温度无关。

三、电介质中的高斯定理

高斯定理是建立在库仑定律和场强叠加原理的基础上，在有电介质存在时它也成立，只不过在计算总电场的电通量时，应涉及高斯面内所包含的自由电荷 q_0 和束缚电荷 q'。对任一闭合曲面 S，利用高斯定理有

$$\oint_S \boldsymbol{E}\cdot\mathrm{d}\boldsymbol{S}=\frac{1}{\varepsilon_0}\sum q_i=\frac{1}{\varepsilon_0}\left(\sum q_{0i}+\sum q_i'\right) \tag{7-34}$$

然而在解决具体问题时，束缚电荷难以确定，为此对式（7-34）作如下变换处理。

以两平行带等量异号电荷的金属板间充以电介质为例。如图 7-21 所示，作虚线所示的封闭柱形高斯面 S，其底面与带电平板平行，面积为 ΔS。由式（7-34）得

$$\oint_S \boldsymbol{E}\cdot\mathrm{d}\boldsymbol{S}=\frac{1}{\varepsilon_0}(\sigma_0\Delta S-\sigma'\Delta S)=\frac{1}{\varepsilon_0}(\sigma_0-\sigma')\Delta S=\frac{1}{\varepsilon}\sigma_0\Delta S \tag{7-35}$$

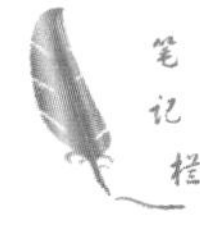

由于 $E = E_0 - \dfrac{p}{\varepsilon_0}$，所以 $p = \varepsilon_0(E_0 - E) = (\varepsilon - \varepsilon_0)E$。写成矢量形式，并令电位移矢量（electric displacement vector）为

$$\boldsymbol{D} = \varepsilon_0\boldsymbol{E} + \boldsymbol{p} = \varepsilon\boldsymbol{E} \quad (7\text{-}36)$$

则式（7-35）左边可写为

$$\oint_S \boldsymbol{E}\cdot \mathrm{d}\boldsymbol{S} = \frac{1}{\varepsilon}\oint_S \boldsymbol{D}\cdot \mathrm{d}\boldsymbol{S}$$

故引入 $\boldsymbol{D}$ 后式（7-35）可写为

$$\oint_S \boldsymbol{D}\cdot \mathrm{d}\boldsymbol{S} = \sigma_0\Delta S$$

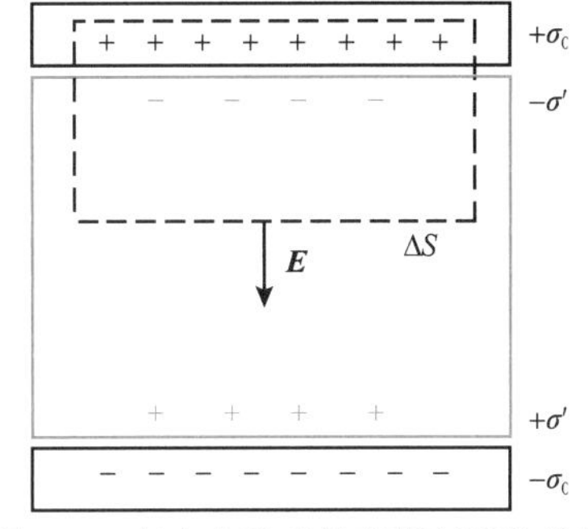

图7-21 有电介质时的高斯定理的推导

式中，$\varPhi_{\mathrm{D}} = \oint_S \boldsymbol{D}\cdot \mathrm{d}\boldsymbol{S}$ 是通过高斯面 S 的电位移通量（electric displacement flux）；$\sigma_0\Delta S$ 则是高斯面 S 所包围的自由电荷的代数和，一般情况下以 $\sum q_{0i}$ 表示，则上式可写成

$$\varPhi_{\mathrm{D}} = \oint_S \boldsymbol{D}\cdot \mathrm{d}\boldsymbol{S} = \sum_{i=1}^{n} q_{0i} \quad (7\text{-}37)$$

式（7-37）说明通过任意闭合曲面的电位移通量等于该闭合曲面所包围的自由电荷的代数和。这一关系式称为介质中的高斯定理。虽然是从特例中导出的，但它是普遍成立的，是电磁学的基本规律之一。由于通过闭合曲面的电位移通量只与面内的自由电荷 q_0 有关，与束缚电荷 q' 无关，通常自由电荷 q_0 的分布比较容易得到。因此，计算有介质时的电场强度，常常是通过自由电荷 q_0 的分布先求解电介质中的 $\boldsymbol{D}$，再利用式（7-36）求解 $\boldsymbol{E}$。

四、静电场的能量

1. 电容器及其电容 能储存电量，彼此绝缘而又靠近的导体系统称为电容器（capacitor）。其中的导体构成电容器的两个极板。电容器经过充电后使两极板分别带有等量异号的电量 $+Q$ 与 $-Q$，它们之间形成电势差 U_{AB}，其大小与电量 Q 成正比，其比值定义为电容器的电容（capacitance），写成

$$C = \frac{Q}{U_{AB}} \quad (7\text{-}38)$$

SI 制中电容的单位是法拉（F），1F=1C/V。实际应用中多采用微法（μF）和皮法（pF）。

电容器是储存电量的装置，也是储存电能的装置，而电容则是表征电容器储存电量或电能能力的物理量。最常见的平行板电容器，它的两板之间可以是空气，也可以是电介质。两板之间的电场强度 $E = \dfrac{\sigma}{\varepsilon} = \dfrac{Q}{\varepsilon S}$，由式（7-24）知两板之间的电势差 $U_{AB} = Ed = \dfrac{Qd}{\varepsilon S}$，将此式代入式（7-38）有

$$C = \frac{\varepsilon S}{d} \quad (7\text{-}39)$$

电容器的电容 C 与两极板的相对面积 S 成正比，与两极板之间的距离 d 成反比。电容器的电容值仅决定于电容器本身的结构（如形状、大小）与两极板之间的电介质，而与电容器极板所带电量及两板之间电压无关。一个电容器，在其两极板间放入电介质之后的电容 $C = \varepsilon S / d$ 和放入之前的电容 $C_0 = \varepsilon_0 S / d$ 的比值为 ε_{r}，表明在两极板间加入电介质后，电容将增大 ε_{r} 倍。

2. 静电场的能量 任何带电系统在带电的过程中，总要通过外力做功，把其他形式的能量转换为电能储存在电场中。电容器的充电过程就是储存能量的过程。

设以 $+q$ 和 $-q$ 表示充电过程某一时刻两极板上所带电量，u 表示此刻两极板间的电势差。充电结束时，两极板的带电量分别为 $+Q$ 和 $-Q$，两极板间的电势差为 U，若电容为 C，则有 $Q=CU$。充电时电源把电荷 $\mathrm{d}q$ 从负极板转移到正极板，反抗电场力所做功为 $\mathrm{d}E_{\mathrm{p}} = \mathrm{d}W_{外} = u\mathrm{d}q = \dfrac{q}{C}\mathrm{d}q$，整个充电过程中外力所做总功为

$$W_{外} = \int_0^Q \mathrm{d}W_{外} = \int_0^Q \frac{1}{C} q\mathrm{d}q = \frac{1}{2}\frac{Q^2}{C}$$

这个功就是储存在电容器中的能量。故带电电容器具有的能量 W_{e} 为

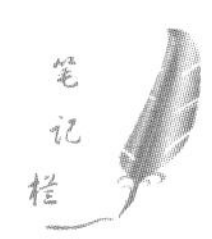

$$W_e = \frac{1}{2}\frac{Q^2}{C} = \frac{1}{2}QU = \frac{1}{2}CU^2 \tag{7-40}$$

对于平行板电容器，由于$C = \frac{\varepsilon S}{d}$及$U = Ed$，故式（7-40）可写成

$$W_e = \frac{1}{2}CU^2 = \frac{1}{2}\frac{\varepsilon S}{d}E^2 d^2 = \frac{1}{2}\varepsilon E^2 Sd = \frac{1}{2}\varepsilon E^2 V \tag{7-41}$$

式中，$V = Sd$为平行板电容器电场的体积。上式表明：电容器储存的能量与场强的平方及电场的体积成正比。这说明电能是电场所具有的，并储存在电场中。所谓带电体系的能量或电容器的能量，实质上是这一体系所建立的电场的能量。

单位体积电场的能量称为电场的能量密度（energy density），以w_e表示为

$$w_e = \frac{W_e}{V} = \frac{1}{2}\varepsilon E^2 \tag{7-42}$$

上述结果虽然是从平行板电容器这一特例中导出的，但它普遍适用于任意电场。式（7-42）表明电场的能量密度仅仅与电场中的场强及电介质有关，而且是点点对应的关系。这进一步说明电场是电能的携带者。

对于非均匀电场，其能量密度是随空间各点而变化的。欲计算某一区域中的电场能量，则需用积分的方法

$$W_e = \int_V w_e \mathrm{d}V = \int_V \frac{1}{2}\varepsilon E^2 \mathrm{d}V \tag{7-43}$$

例题 7-3　一平行板空气电容器的极板面积为 S，间距为 d，用电源充电后，两极板上带电分别为 $\pm Q$。断开电源后再将两极板的距离匀速地拉开到 $2d$。求：（1）外力克服两极板相互吸引力所做的功；（2）两极板之间的相互吸引力。

解：（1）两极板的间距为 d 和 $2d$ 时，平行板电容器的电容分别为

$$C_1 = \varepsilon_0 \frac{S}{d}, \qquad C_2 = \varepsilon_0 \frac{S}{2d}$$

带电$+Q$时所储的电能分别为

$$W_{e1} = \frac{1}{2}\frac{Q^2}{C_1} = \frac{1}{2}\frac{Q^2 d}{\varepsilon_0 S}, \qquad W_{e2} = \frac{1}{2}\frac{Q^2}{C_2} = \frac{1}{2}\frac{Q^2 2d}{\varepsilon_0 S}$$

在拉开极板后，电容器中电场能量的增量$\Delta W = W_{e2} - W_{e1} = \frac{1}{2}\frac{Q^2 d}{\varepsilon_0 S}$，按功能原理，这一增量应等于外力所做的功$W_{外}$，即$W_{外} = \Delta W = \frac{1}{2}\frac{Q^2 d}{\varepsilon_0 S}$。

（2）由于电容器两极板间是均匀电场，故两极板间的相互吸引力 $F_{电}$ 是常力，且大小应与外力相等。今有$W_{外} = F_{外}d$，所以

$$F_{电} = F_{外} = \frac{W_{外}}{d} = \frac{1}{2}\frac{Q^2}{\varepsilon_0 S}$$

例题 7-4　一个半径为 R 的金属球，带有电荷 Q，处于真空中，计算储存在球周围空间的总能量。

解：距球心为 r（$r>R$）处的场强$E = \frac{1}{4\pi\varepsilon_0}\cdot\frac{Q}{r^2}$，半径为 r 处的能量密度为$w_e = \frac{1}{2}\varepsilon_0 E^2 = \frac{Q^2}{32\pi^2\varepsilon_0 r^4}$，处于半径为$r \sim r+\mathrm{d}r$球壳的体积为$4\pi r^2\mathrm{d}r$，故其能量$\mathrm{d}W = 4\pi r^2 \cdot \mathrm{d}r \cdot w_e = \frac{Q^2}{8\pi\varepsilon_0}\cdot\frac{\mathrm{d}r}{r^2}$，总能量为

$$W = \int \mathrm{d}W = \int_R^\infty \frac{Q^2}{8\pi\varepsilon_0}\cdot\frac{\mathrm{d}r}{r^2} = \frac{Q^2}{8\pi\varepsilon_0 R}$$

习　题　七

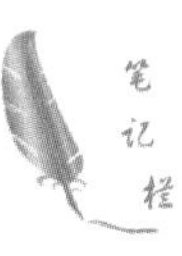

7-1　点电荷 q 和 $4q$，相距 L。试问在何处放置一个什么样的电荷能使这三个电荷处于受力平衡态。

$$\left[距q电荷\frac{L}{3}处；\ -\frac{4}{9}q\right]$$

7-2 在一个边长为 a 的正三角形的三个顶点各放置有电量为$+Q$ 的点电荷，求三角形重心处的场强和电势。

[$E=0$，$U=3\sqrt{3}Q/4\pi\varepsilon_0 a$]

7-3 两个同心金属球壳，大球半径为 R_1，小球半径为 R_2，大球带电量为$+Q$，小球带电量为$-Q$，求：(1) 大球外场强；(2) 小球内场强；(3) 大球与小球间场强。 [$E_{外}=0$；$E_{内}=0$；$E=-Q/4\pi\varepsilon_0 r^2$]

7-4 电荷 q 均匀地分布在半径为 R 的非导体球内，求球内任意一点的电势。

$$\left[\frac{q}{8\pi\varepsilon_0 R^3}(3R^3-r^3)\right]$$

7-5 一半径为 R 的均匀带电圆盘，圆盘的电荷面密度为 σ，求过圆盘中心垂直于圆盘面的轴线上距盘面 x 远处一点的场强。

$$\left[\frac{\sigma}{2\varepsilon_0}\left[1-\frac{x}{(r^2+R^2)^{1/2}}\right]\right]$$

7-6 试求无限长均匀带电圆柱面内、外的场强。圆柱直径为 D，电荷的面密度为 σ。 [0；$D\sigma/2\varepsilon_0 r$]

7-7 匀强电场 E 中，有一个截面与场强方向垂直的半球壳，若球壳半径为 R，试求通过半球壳的总的电通量。 [$E\pi R^2$]

7-8 有一均匀带电的球壳，其内、外半径分别是 a 与 b，电荷的体密度为 ρ。试求从中心到球壳外各区域的场强。

$$\left[E=0(r<a);\ E=\frac{\rho}{3\varepsilon_0 r^2}(r^3-a^3)\,(a<r<b);\ E=\frac{\rho}{3\varepsilon_0 r^2}(b^3-a^3)\,(r>b)\right]$$

7-9 求均匀带正电的无限长细棒的场强，设棒上线电荷密度为 λ。 [$\lambda/2\pi\varepsilon_0 r$]

7-10 一长为 L 的均匀带电直线，电荷线密度为 λ。求在直线延长线上与直线近端相距 R 处 P 点的电势与场强。

$$\left[U=k\lambda\ln\frac{L+R}{R};\ E=k\lambda\left(\frac{1}{R}-\frac{1}{L+R}\right)\right]$$

7-11 神经细胞膜内、外侧的液体都是导电的电解液，细胞膜本身是很好的绝缘体，相对介电常数约为 7。在静息状态下膜内、外侧各分布着一层负、正离子。今测得膜内、外两侧的电势差为-70mV，膜的厚度为 6nm。求：(1) 细胞膜中的场强；(2) 膜两侧的电荷密度。 [$1.2\times10^7\,\mathrm{V\cdot m^{-1}}$；$7.5\times10^{-4}\,\mathrm{C\cdot m^{-2}}$]

7-12 在半径为 R 的金属球外，包有一半径为 R' 的均匀电介质层，设电介质的相对介电常数为 ε_r，金属球带电量 Q。求：(1) 电介质内、外的场强分布与电势分布；(2) 金属球的电势；(3) 电介质内电场的能量。

$$\left[E=0(r<R),\ E=\frac{1}{4\pi\varepsilon}\frac{Q}{r^2}(R<r<R'),\ E=\frac{1}{4\pi\varepsilon_0}\frac{Q}{r^2}\ (r>R'),\ U=\frac{Q}{4\pi\varepsilon}\left(\frac{1}{R}+\frac{\varepsilon_r-1}{R'}\right)(r<R),\right.$$

$$\left.U=\frac{Q}{4\pi\varepsilon}\left(\frac{1}{r}+\frac{\varepsilon_r-1}{R'}\right)(R<r<R'),\ U=\frac{1}{4\pi\varepsilon_0}\frac{Q}{r}\ (r>R');\ \frac{Q}{4\pi\varepsilon}\left(\frac{1}{R}+\frac{\varepsilon_r-1}{R'}\right);\ \frac{Q^2}{8\pi\varepsilon}\frac{R'-R}{RR'}\right]$$

7-13 球形电容器两极板分别充电至$\pm Q$，内、外半径为 R_1、R_2，两极板间充满介电常数为 ε 的电介质。试计算此球形电容器内电场所储存的能量。

$$\left[\frac{1}{2}Q^2\Big/\left(4\pi\varepsilon\frac{R_1R_2}{R_2-R_1}\right)\right]$$

（穆爱霞）

笔记栏

第八章 直流电

教学要求：

1. 记忆电流密度、电流强度和电源电动势的概念，欧姆定律的微分形式，以及基尔霍夫第一、第二定律。

2. 理解电容器的充、放电特性。

3. 运用生物膜电位和电泳的基本原理了解相关生命现象和生物学研究方法；运用电流对人体的作用机制了解其在医学上的应用。

电荷在电场力的作用下定向移动形成电流（electric current）。其中，直流电是一种特殊的电流形式，几乎所有的电子仪器和计算机硬件都需要直流电才能工作。与直流电对应的还有交流电。电流不仅可以传输能量，还可以传递信息。因此，它不仅与人们的日常生活密切相关，在生命活动的过程中也起着不可替代的作用。

本章将从电流密度这个基本概念出发，讨论欧姆定律的微分形式以及直流电在复杂电路中的流动规律，分析电容器充电和放电过程，最后介绍生物膜电位及直流电在医学中的应用。

第一节 电流密度和欧姆定律

一、电流和电流密度

金属导体中含有大量可以自由移动的电子，电解质溶液中含有可自由移动的正、负离子。这些能自由移动的带电粒子统称为载流子，含有大量载流子的物体称为导体。一般情况下，导体内部的载流子在无外电场力作用时都做无规则的热运动，故不能形成电流。如果导体两端保持一定的电势差，在电场力作用下导体内的载流子定向移动形成电流。所以产生电流的条件有：一是导体内部必须有载流子；二是导体中必须存在电场，即导体两端要保持一定的电势差。习惯上规定正电荷在电场力作用下的移动方向为电流方向。电流大小则用电流强度（current strength）来描述，用字母 I 表示，电流强度在数值上就是单位时间内通过导体任一横截面的电量。如果在 Δt 时间内通过导体某一横截面的电量为 ΔQ，则电流强度为 $I=\Delta Q/\Delta t$。如果导体中电流强度的大小和方向不随时间变化，这种电流称为恒定电流（steady current），简称直流（direct current）。若电流的大小和方向随时间变化，则可用瞬时电流 i 来表示导体中电流特性，即

$$i=\lim_{\Delta t\to 0}\frac{\Delta Q}{\Delta t}=\frac{\mathrm{d}Q}{\mathrm{d}t} \tag{8-1}$$

式中，i 表示的是某一时刻的瞬时电流。

恒定电流是在恒定电场的作用下载流子定向移动而形成的。电流虽然有方向，但电流强度是标量，其单位是安培（A），常用的单位还有毫安（mA）和微安（μA）。

电流强度只能表示单位时间内通过导体某一横截面的总电量，不能表示同一横截面上不同点的电流确切方向和大小。小块导体各处的差异可忽略不计，当电流通过任意形状的大块导体（如人体躯干、任意容器中的电解液）时，导体中各处电流强度的大小和方向就不完全相同，这样的导体称为容积导体（volume conductor）。一些容积导体中电流分布的情况如图 8-1 所示，（a）表示球形接地电极附近的电流分布，（b）表示电疗时电流通过下肢的情况，（c）表示电解质溶液内两个点电极周围的电流分布。

对于容积导体，仅有电流强度的概念是不够的，为了确切地描述导体内部各点的电流分布情况，引入一个新的物理量——电流密度（current density）$\boldsymbol{J}$。电流密度是一个矢量，它的方向就是该点的电流方向，如图 8-2 所示。它的大小等于通过与电流方向垂直的单位面积的电流，即

$$J=\lim_{\Delta S_\perp\to 0}\frac{\Delta I}{\Delta S_\perp}=\frac{\mathrm{d}I}{\mathrm{d}S_\perp}$$

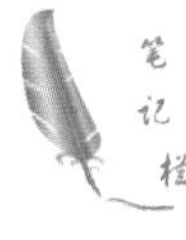

电流密度的单位为安培每平方米（$\mathrm{A\cdot m^{-2}}$）。式中，$\mathrm{d}S_\perp=\mathrm{d}S\cos\theta$。

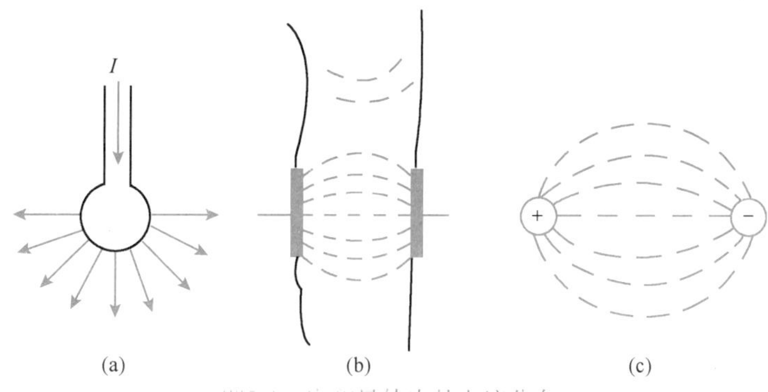

图8-1 容积导体中的电流分布

(a)球形电极；(b)人体下肢；(c)两个点电极

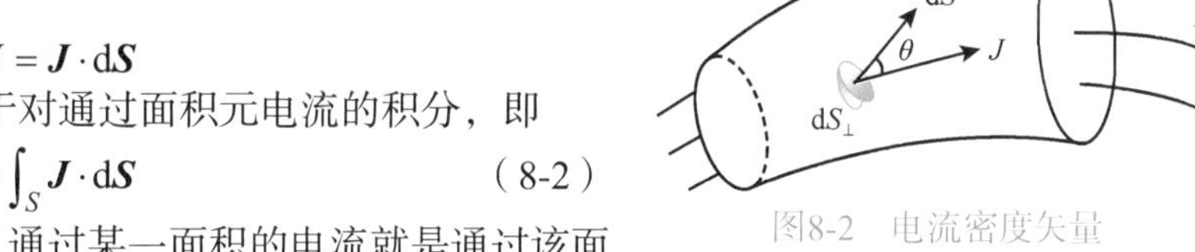

图8-2 电流密度矢量

根据电流密度的分布，可以求出通过任意截面的电流。设通过面积元 d$\boldsymbol{S}$ 的电流为

$$\mathrm{d}I=\boldsymbol{J}\cdot\mathrm{d}\boldsymbol{S}$$

则通过任意曲面的电流应等于对通过面积元电流的积分，即

$$I=\int_S \boldsymbol{J}\cdot\mathrm{d}\boldsymbol{S} \tag{8-2}$$

由此可见，在电流场中，通过某一面积的电流就是通过该面积电流密度的通量。

二、金属与电解质中的电流密度

1. 金属导体中的电流密度 在金属导体中，传导电流是由大量的自由电子定向漂移运动形成的。自由电子除无规则的热运动之外，还将在电场力的作用下沿着场强 $\boldsymbol{E}$ 的反方向漂移。值得注意的是电子的漂移速度十分缓慢，它和电流在导体中的传导速度不同，电流的传导速度实际上是电场在导体中的传播速度，即电磁波的传播速度。

在金属导体中取一微小截面 ΔS，使 ΔS 的法线方向与该点处的场强方向一致。电子漂移的平均速度为 $\overline{v}$，电子数密度为 n，在 Δt 时间内电子定向漂移的距离为 $\Delta l=\overline{v}\cdot\Delta t$，于是在 Δt 时间内通过截面 ΔS 的电量为 $\Delta Q=ne\Delta S\Delta l=ne\overline{v}\Delta S\Delta t$，由此求得通过截面 ΔS 的电流强度为 $\Delta I=\Delta Q/\Delta t=ne\overline{v}\Delta S$，所以，该处的电流密度的大小为

$$J=\frac{\Delta I}{\Delta S}=ne\overline{v} \tag{8-3}$$

上式表明：金属导体中的电流密度 $\boldsymbol{J}$ 的大小等于导体中电子数密度 n、电子的电量 e 和电子漂移的平均速度 $\overline{v}$ 的乘积。设 $\rho_e=Zen$，表示导体中自由电荷的体密度（Z 为化合价数，电子为 1）。因 $\boldsymbol{J}$ 和 $\boldsymbol{v}$ 都是矢量，故上式可写成矢量式

$$\boldsymbol{J}=-\rho_e\boldsymbol{v} \tag{8-4}$$

式中负号表示电流密度矢量 $\boldsymbol{J}$ 的方向与电子漂移速度矢量 $\boldsymbol{v}$ 的方向相反。

2. 电解质中的电流密度 在人体内部的导电过程中，电解质溶液导电占重要地位。电解质溶液中的载流子是正、负离子。在无外电场时，离子都做无规则的热运动，因而溶液内部无电流。当有外电场作用时，正离子和负离子在电场力作用下将分别沿电场方向和逆电场方向移动而形成电流。

离子在电解质溶液中定向运动时，除受到电场力作用外，还受到周围介质的阻力作用。当离子速度不大时，阻力与离子定向运动速度成正比，阻力的方向与离子定向运动的方向相反，随着离子运动速度的增加，其加速度随之减小，直到阻力和电场力相等时，离子达到某个稳定的定向运动速度，分别用 $\boldsymbol{v}_+$ 和 $\boldsymbol{v}_-$ 表示。由于正、负离子的摩擦系数 K_+ 和 K_- 一般不相等，因此正、负离子的漂移速度 $\boldsymbol{v}_+$ 和 $\boldsymbol{v}_-$ 并不一样。当正、负离子分别以某一漂移速度做定向运动时，电解质中电流达到恒定状态。若用 Z 表示离子价数，当正、负离子所受阻力增加到与电场力相平衡时，它们的漂移速度可分别由下列各式求出：

$$Ze\boldsymbol{E}-K_+\boldsymbol{v}_+=0\text{，所以 }\boldsymbol{v}_+=\frac{Ze\boldsymbol{E}}{K_+}$$

$$-Ze\boldsymbol{E}-K_-\boldsymbol{v}_-=0\text{，所以 }\boldsymbol{v}_-=-\frac{Ze\boldsymbol{E}}{K_-}$$

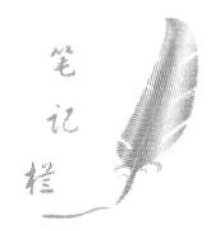

由上两式可以看出，漂移速度的大小和场强成正比。最后一式等号右边的负号表示负离子的漂移速

度方向与场强方向相反。通常定义单位场强下离子的漂移速度为离子迁移率（ionic mobility），正、负离子的迁移率分别用μ_+和μ_-表示：

$$\mu_+=\frac{Ze}{K_+},\qquad \mu_-=\frac{Ze}{K_-}$$

则正、负离子的迁移速度可表示为

$$v_+=\mu_+\boldsymbol{E},\qquad v_-=-\mu_-\boldsymbol{E}$$

设电解质溶液中正、负离子的数密度均为n，则电解质溶液中总的电流密度$\boldsymbol{J}$等于正、负离子的电流密度之和，即

$$\boldsymbol{J}=\boldsymbol{J}_++\boldsymbol{J}_-=\rho_+v_++\rho_-v_-=Zenv_++(-Zenv_-)$$

所以

$$\boldsymbol{J}=Zen\mu_+\boldsymbol{E}+(-Zen)(-\mu_-\boldsymbol{E})=Zen(\mu_++\mu_-)\boldsymbol{E} \tag{8-5}$$

在一定温度下，对一定的电解质溶液来说，Z、e、n、μ_+、μ_-都是确定的，故$\boldsymbol{J}$与$\boldsymbol{E}$成正比，且方向一致，即遵从了下面要导出的欧姆定律微分形式。

三、欧姆定律的微分形式

我们知道欧姆定律（Ohm's law）的一般形式为

$$I=\frac{U_1-U_2}{R}=\frac{U_{12}}{R}$$

它说明了在一定温度时，通过粗细均匀导体中的电流与其两端电势差的关系。式中的R是导体的电阻，它与导体的材料和几何形状有关。

由实验得知，对于粗细均匀的导体，当导体的材料和温度一定时，导体的电阻与它的长度l成正比，与它的横截面积S成反比，即

$$R=\rho\frac{l}{S} \tag{8-6}$$

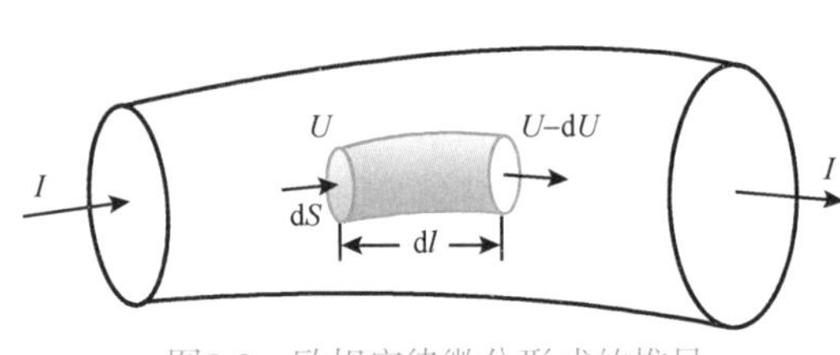

图8-3 欧姆定律微分形式的推导

式中，ρ为电阻率（resistivity），它与材料的性质有关，单位是欧姆·米（$\Omega\cdot$m）。电阻率的倒数$\gamma=1/\rho$，称为电导率（conductivity），单位是西门子/米（$\text{S}\cdot\text{m}^{-1}$）。

对于不均匀导体，我们必须了解导体内部各点的导电情况。因此，在如图 8-3 所示的导体中，沿电流方向取长度为dl、底面积为dS的圆柱体元，两端的电势分别为U和U–dU。由欧姆定律可知，通过圆柱体元的电流强度为

$$\mathrm{d}I=\frac{(U-\mathrm{d}U)-U}{R}=-\frac{\mathrm{d}U}{R}$$

而圆柱体元的电阻可表示为$R=\rho\frac{\mathrm{d}l}{\mathrm{d}S}$，代入上式可得

$$\mathrm{d}I=-\frac{\mathrm{d}U}{R}=-\frac{1}{\rho}\frac{\mathrm{d}U}{\mathrm{d}l}\mathrm{d}S \quad 或 \quad \frac{\mathrm{d}I}{\mathrm{d}S}=-\frac{1}{\rho}\frac{\mathrm{d}U}{\mathrm{d}l}$$

因为$\frac{\mathrm{d}I}{\mathrm{d}S}=J$，$E=-\frac{\mathrm{d}U}{\mathrm{d}l}$，所以

$$J=\frac{E}{\rho}=\gamma E \tag{8-7}$$

由于电流密度$\boldsymbol{J}$和场强$\boldsymbol{E}$都是矢量，且方向相同，因此上式可写成矢量式

$$\boldsymbol{J}=\frac{\boldsymbol{E}}{\rho}=\gamma\boldsymbol{E} \tag{8-8}$$

这就是欧姆定律的微分形式，它给出了电流密度和电场强度之间逐点对应的关系，表明导体中任意一点的电流密度只与导体的材料及该点的电场强度有关。欧姆定律的微分形式揭示了大块导体中的电场和电流分布之间的函数关系，比积分形式的欧姆定律具有更深刻的意义，它适用于任何导体以及非恒定电场。

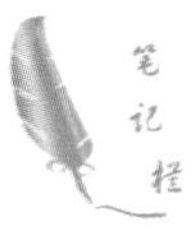

四、含源电路的欧姆定律

1. 电源及电动势 想得到恒定电流，必须使导体两端维持恒定的电势差，要做到这一点，只有静电力是不能实现的。如图 8-4 所示，在闭合电路中，假定开始时 a 板带正电，b 板带负电，则 $U_a>U_b$，a、b 之间有电势差，这时导线中有电场，在电场力作用下，正电荷从极板 a 通过导线移到极板 b，结果 a 板正电荷减少，电势降低，b 板负电荷被中和，电势升高，a、b 两板的电势差很快趋于零，电流也随之消失。如果能够借助某种非静电力，使流到 b 板的正电荷经过电源内部再回到 a 板，就可以保持两极板间的电势差不变，保证电流的大小不会衰减，因而形成持续恒定的电流。非静电力做功实质上就是将其他形式的能量转化为电势能，这种能够提供非静电力的装置称为电源（power supply）。电源的作用犹如水泵一样，它在电源内部可以把正电荷从低电势的负极源源不断地输送到高电势的正极，因而电源被称为“电荷泵”。不同类型的电源产生非静电力的本质不同，如化学电池是化学反应，发电机是电磁感应，光电池是光电效应等。

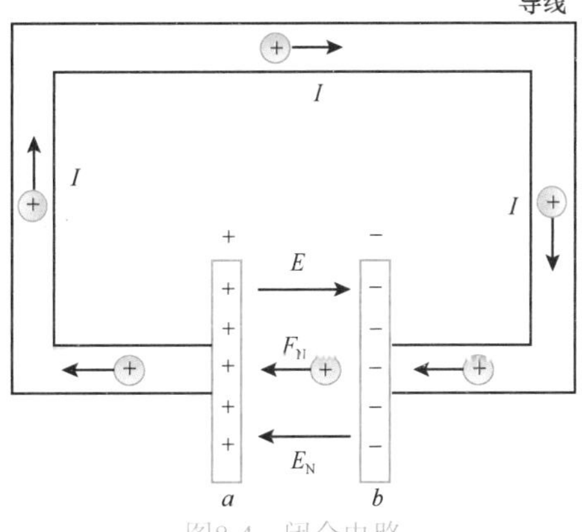

图8-4 闭合电路

在不同的电源内，由于非静电力不同，将相同的正电荷由负极移动到正极时，非静电力做的功也不同。为了定量描述电源的非静电力做功的能力，引入电动势的概念：将单位正电荷从电源负极经过电源内部移到电源正极时，非静电力所做的功称为电动势（electromotive force），即

$$\varepsilon=W/q$$

仿照静电场场强的定义，用 $\boldsymbol{E}_\mathrm{N}$ 表示作用在单位正电荷上的非静电力，即非静电场强，于是 $\boldsymbol{E}_\mathrm{N}=\boldsymbol{F}_\mathrm{N}/q$，则非静电力 $\boldsymbol{F}_\mathrm{N}$ 把电荷 q 从负极经电源内部输运到正极时所做的功为 $W=\int_b^a \boldsymbol{F}_\mathrm{N}\cdot\mathrm{d}\boldsymbol{l}=q\int_b^a \boldsymbol{E}_\mathrm{N}\cdot\mathrm{d}\boldsymbol{l}$，则

$$\varepsilon=\frac{W}{q}=\int_b^a \boldsymbol{E}_\mathrm{N}\cdot\mathrm{d}\boldsymbol{l}$$

在电源外部只有静电场 $\boldsymbol{E}$，而在电源内部，除了 $\boldsymbol{E}$ 之外，还有非静电场 $\boldsymbol{E}_\mathrm{N}$。$\boldsymbol{E}_\mathrm{N}$ 的方向与 $\boldsymbol{E}$ 相反，可得电源内部欧姆定律的微分形式是

$$\boldsymbol{J}=\gamma(\boldsymbol{E}_\mathrm{N}+\boldsymbol{E}) \tag{8-9}$$

上式表明：电源内部的电流是静电力和非静电力共同作用的结果。电源都有两个电极，电势高者称为正极，电势低者称为负极，非静电力由负极指向正极。当电源的两极由导体在外部接通后，在电源外部静电力的作用下，形成由正极流向负极的电流。在电源内部，非静电力的作用使电流由负极流向正极，从而电荷的流动形成了闭合的循环。

电源的电动势是由电源性质决定的，它与外电路的性质以及是否接通无关。它反映了电源内部非静电力做功的本领。为方便起见，将电源内部由负极指向正极的方向规定为电动势的方向。从能量的观点来看，电动势也等于单位正电荷从负极移到正极时由于非静电力做功所增加的电势能。

2. 一段含源电路的欧姆定律 从整个电路中划出一段含有几个电阻和电源的电路，称一段含源电路。图 8-5 是某个电路网中划出的一段含源电路，各部分电流的大小并不相同，电流方向如图示方向。实际工作中往往需要计算含源电路中任意两点的电势差，如 a、f 两端的电势差 U_{af}。在直流电路中，相对于电势参考点而言，电路上各点的电势值都是确定的，不随时间发生变化，则 a、f 两点的电势差应等于从 a 点出发到 f 点途经的各元件两端电压的代数和，即

$$U_{af}=U_a-U_f=U_{ab}+U_{bc}+U_{cd}+U_{df}$$

式中，$U_{ab}=U_a-U_b=+I_1R_1$，$U_{bc}=U_b-U_c=-\varepsilon_1+I_1r_1$，$U_{cd}=U_c-U_d=-I_2R_2$，$U_{df}=U_d-U_f=+\varepsilon_2-I_2r_2$，将各元件两端的电势差相加得

$$\begin{aligned}U_{af}&=+I_1R_1+(-\varepsilon_1+I_1r_1)+(-I_2R_2)+(+\varepsilon_2-I_2r_2)\\&=I_1R_1+I_1r_1-I_2R_2-I_2r_2-(\varepsilon_1-\varepsilon_2)\end{aligned}$$

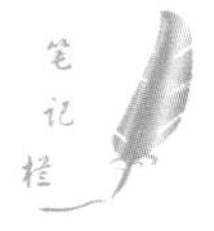

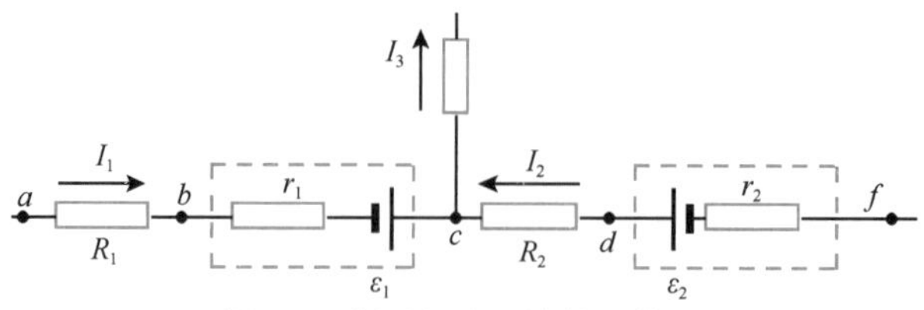

图8-5 含源电路两端的电势差

将电阻（包括电源内阻）两端的电势降落和电源电动势作为代数量，并设定沿从 a 点到 f 点的方向为规定方向，即沿着所求电势差起点到终点的方向，若电阻 R（包括内阻 $\boldsymbol{r}$）中电流 I 的方向与之相同，该电阻两端的电势降落取正值，为 $+IR$；相反时，电势降落取负值，为 $-IR$。将电源电动势从负极沿电源内部指向正极的方向称为电动势的方向，若电动势方向与规定方向相同，该电源电动势取正值，为 $+\varepsilon$；相反时，电源电动势取负值，为 $-\varepsilon$。按此规定，af 两点的电势差可以写为

$$U_{af}=\sum_i(\pm IR)_i-\sum_j(\pm\varepsilon_j) \tag{8-10}$$

上式称为一段含源电路的欧姆定律，即电路中任意两点之间的电势差等于这段电路所有电阻（包括电源内阻）上电势降落的代数和减去所有电源电动势的代数和。

对于闭合电路，绕闭合电路一周电势差为零，故有

$$\sum_j(\pm\varepsilon_j)=\sum_i(\pm IR)_i \tag{8-11}$$

若闭合电路为无分岔的串联电路，通过各元件的电流大小、方向均相同，以电流方向为规定方向，则上式可化简为

$$I=\frac{\sum_j(\pm\varepsilon_j)}{\sum_i R_i} \tag{8-12}$$

这就是闭合电路的欧姆定律，也称全电路欧姆定律，其中 $\sum_i R_i$ 包括电源内阻。

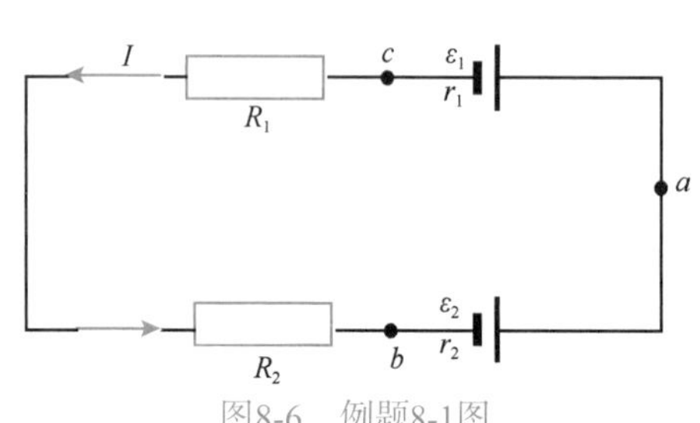

图8-6 例题8-1图

例题 8-1 在如图 8-6 所示的电路中，已知 ε_1、ε_2 分别为 2.0V 和 4.0V，电源内阻 r_1、r_2 和电阻 R_1、R_2 的阻值分别为 1.0Ω、2.0Ω、3.0Ω 及 2.0Ω。试计算：（1）电路中的电流强度；（2）电源 ε_1、ε_2 的端电压 U_{ac}、U_{ab}。

解：（1）由于 $\varepsilon_1<\varepsilon_2$，以逆时针的电流方向为规定方向，根据闭合电路的欧姆定律，ε_1 方向与规定方向相反，取负值，而 ε_2 方向与规定方向相同，取正值，得

$$I=\frac{\varepsilon_2-\varepsilon_1}{R_1+R_2+r_1+r_2}=\frac{4.0-2.0}{3.0+2.0+1.0+2.0}=0.25(\mathrm{A})$$

（2）以经 ε_1 内部由 a 到 c 为规定方向（也可选电源外部电路），根据含源电路的欧姆定律，电流方向与规定方向相同，而电动势方向与规定方向相反，则得电源 ε_1 的端电压为

$$U_{ac}=U_a-U_c=+Ir_1-(-\varepsilon_1)=(0.25\times1.0)+2.0=2.25(\mathrm{V})$$

以经 ε_2 内部由 a 到 b 为规定方向，可得电源 ε_2 的端电压

$$U_{ab}=U_a-U_b=-Ir_2-(-\varepsilon_2)=-(0.25\times2.0)+4.0=3.5(\mathrm{V})$$

第二节 基尔霍夫定律

在分析简单电路时，应用欧姆定律就可以解决问题。然而在实际应用中，多数是由电阻和电源组成的几个回路而构成的复杂电路，解决这些问题除了要使用欧姆定律之外，还必须结合使用基尔霍夫定律（Kirchhoff law）。

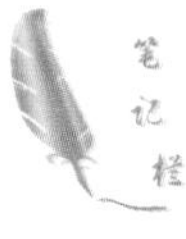

对于一个复杂电路，电路中的每一个电流的分支都称为支路（branch）。支路可由一个元件或若干个元件组成，其特点是：同一支路上各处的电流都相同。如图 8-7 所示的电路就是由 acb、adb 和 ab 三条支路组成。电路中三条或三条以上支路的连接点称为节点（node）或分支点，a、b 都是节点。电路愈复杂，所包含的支路和节点也愈多。电路中任一闭合路径都称为回路（loop），如图 8-7 中的 $abca$、$abda$、$adbca$。

一、基尔霍夫第一定律

基尔霍夫第一定律也称为节点电流定律。它是用来确定电路中任一节点处各电流之间关系的定律，是根据电流的连续性原理得到的。对于图 8-7 电路中的节点 a 和 b，根据电流的连续性，电路中任何一点，包括节点在内，均不能有电荷积累。因此，在任一时刻，流入节点的电流之和必定等于流出该节点的电流之和。对于节点 a 则可以得出

$$I_1+I_2=I_3 \quad 或 \quad I_1+I_2-I_3=0$$

若规定流入节点的电流为正，流出节点的电流为负，则汇于任一节点处电流的代数和等于零，其数学表示式为

$$\sum I_i=0 \tag{8-13}$$

这就是基尔霍夫第一定律。在实际应用中，由于电路中各支路电流方向往往难以判定，因此，在列方程时可以先任意假设电流方向，若计算结果为正，说明电流的实际方向与假设的方向一致；若计算结果为负，说明电流的实际方向与假设的方向相反。

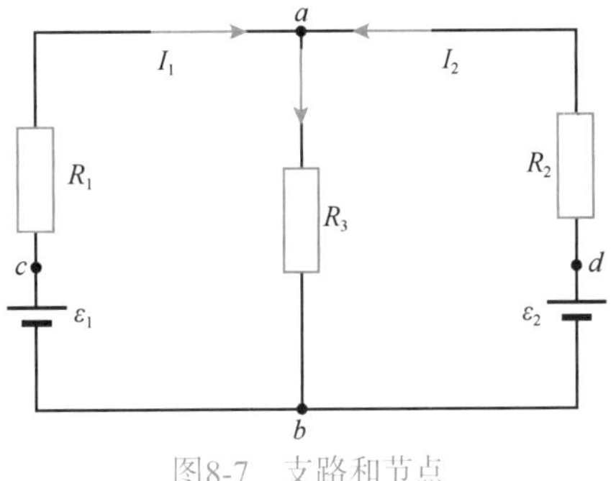

图8-7　支路和节点

图 8-7 电路中有 a 和 b 两个节点，虽然可以列出两个电流方程，但只有一个是独立的。可以证明，对于有 n 个节点的复杂电路，只有（n−1）个方程是独立的。

二、基尔霍夫第二定律

基尔霍夫第二定律又称为回路电压定律，它是用来确定回路中各段电压之间关系的定律。我们知道，从电路中任一点出发，绕回路一周，回到该点时电势变化为零。由此得出基尔霍夫第二定律：沿闭合回路绕行一周，电势降落的代数和为零。应用该定律时，首先要假设一个绕行方向，然后再确定各段的电势降落。ε_j 和 I_iR_i 的符号选取规定为：对于任意选定的绕行方向，电流方向与其相同时，电势降落为$+IR$，相反时，电势降落为$-IR$；ε 的方向与其相同时，电势降落为 $+\varepsilon$，相反时，电势降落为 $-\varepsilon$。

如图 8-8 所示，该电路共有三个回路 $acba$、$abda$、$acbda$。对于每个回路均可用基尔霍夫第二定律列出一个方程，故可列出三个回路电压方程。设三个回路中的绕行方向均为顺时针方向，则三个回路的回路电压方程分别为

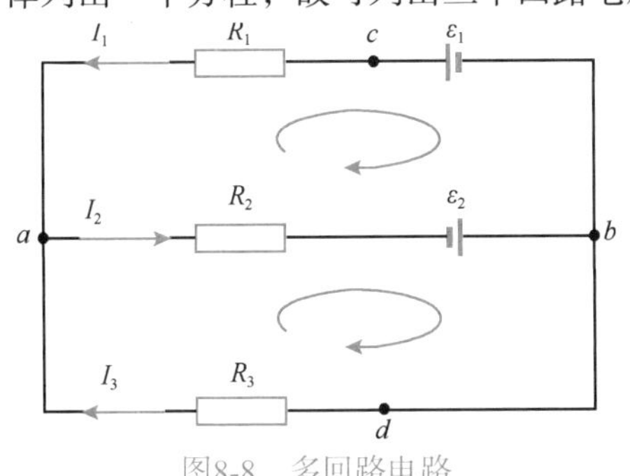

图8-8　多回路电路

回路 $acba$：$-\varepsilon_1-\varepsilon_2=-I_1R_1-I_2R_2$

回路 $abda$：$\varepsilon_2=I_2R_2+I_3R_3$

回路 $acbda$：$-\varepsilon_1=-I_1R_1+I_3R_3$

应当指出的是，在选取回路时也应注意它们的独立性。上面三个方程中只有两个是独立的，因为它们中的任意两个方程相加减，均可得出第三个方程。在一般情况下，基尔霍夫第二定律能提供的独立回路方程数 l 等于电路支路数 m 与独立节点数 n−1 的差，即 $l=m-(n-1)$。

三、基尔霍夫定律的应用

对于由 n 个节点和 m 个支路组成的复杂电路，共有 m 个未知的电流，可以列出 n−1 个独立的节点电流方程和 l=m−n+1 个独立的回路电压方程，所以总共可以列出 m 个独立方程。独立方程的数目与支路的数目相同，因此原则上可以利用基尔霍夫定律解决任何直流复杂电路的计算问题。应用基尔霍夫定律解题的基本步骤如下：

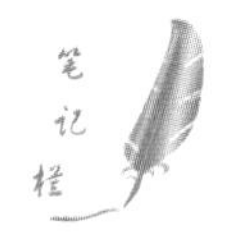

（1）任意设定各支路电流的正方向。

（2）数出节点的个数 n，取其中 $n-1$ 个，列出 $n-1$ 个节点电流方程。

（3）数出支路的个数 m，选定 $l=m-n+1$ 个独立回路，任意指定每个回路的绕行方向，列出 $l=m-n+1$ 个回路电压方程。

（4）对所列的 m 个方程联立求解。

（5）根据所得电流值的正负判断各支路实际电流方向。电流值为正，表示实际电流方向与设定的电流正方向相同；电流值为负，表示实际电流方向与设定的电流正方向相反。

例题 8-2 在如图 8-9 所示的电路中，已知 $\varepsilon_1=4\text{V}$，$\varepsilon_2=2\text{V}$，$\varepsilon_3=3\text{V}$，$R_1=1\Omega$，$R_2=0.5\Omega$，$R_3=3\Omega$，$R_4=1\Omega$，电池的内阻忽略不计，求：I_1，I_2，I_3。

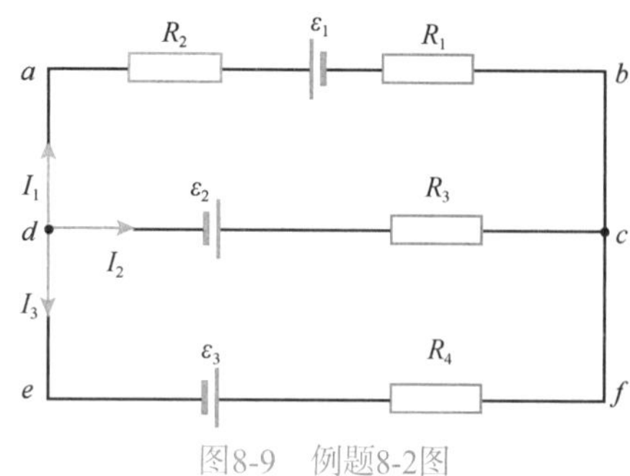

图8-9 例题8-2图

解：设定各支路的电流正方向如图 8-9 所示，由于电路有 2 个节点，可列出 1 个独立方程。对 c 点所列的节点电流方程为

$$I_1+I_2+I_3=0 \tag{1}$$

根据基尔霍夫第二定律选定 $adcba$ 和 $adefcba$ 两个回路并规定绕行方向为逆时针方向，分别列出回路方程

$$\varepsilon_1+\varepsilon_2=I_2R_3-I_1R_2-I_1R_1,\qquad \varepsilon_1+\varepsilon_3=I_3R_4-I_1R_2-I_1R_1$$

代入数据并整理得

$$6=3I_2-1.5I_1 \tag{2}$$

$$7=I_3-1.5I_1 \tag{3}$$

将（1）、（2）、（3）式联立求解，得

$$I_1=-3(\text{A}),\quad I_2=0.5(\text{A}),\quad I_3=2.5(\text{A})$$

I_1 为负值，表示 I_1 的实际电流方向与设定的正方向相反，实际电流方向为从 b 到 a。

第三节 电容器的充电和放电

我们知道，电容器具有储存电荷的能力，有通交流阻直流的功能。仅由电阻 R 和电容 C 组成的电路称为 RC 电路。在图 8-10 所示的电路中，若把开关 K 扳向 1，电容器 C、电阻 R 和电源连接成一个回路，接通的瞬间，电路中有电流流过，这时电源通过 R 对电容器 C 充电。回路中电流 i_c 逐渐减小，电容器上的电压 u_c 逐渐增加。充电结束后，若把开关扳向 2，电容器就通过电阻 R 放电。放电过程中，回路中电流 i_c 和电容器上的电压 u_c 也是随时间而逐渐减小的。这表明无论是充电还是放电，电容器上的电压变化不是瞬间完成的，而是经历一个渐变过程。通常电路的电流或电压从零值到某一定值（即对应电路的另一个稳定状态）时，常常需要一个变化过程，这种介于两个稳定状态之间的变化过程称为暂态过程（transient state process）。稳定状态与暂态过程的转换是由电容器的充、放电来完成的。在电容器的充放电过程中，电流不是稳恒的，但是在充放电过程中的任一时刻，回路中的电流及电势降落仍然遵从基尔霍夫定律。下面我们讨论 RC 串联电路充放电过程中电容器上的电压和回路中电流随时间变化的规律。

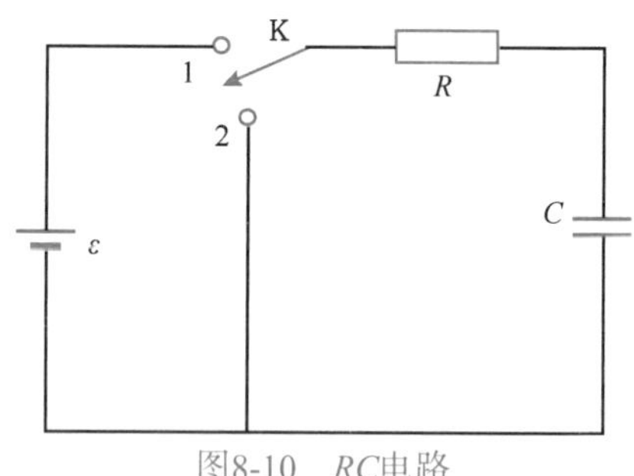

图8-10 RC电路

一、RC电路的充电过程

如图 8-10 所示的 RC 电路，电容器充电过程中的任一时刻 t，电容器上的电量为 q，电势差为 u_c，充电电流为 i_c，则电阻上的电势降落为 i_cR，开关 K 刚接通 1 的瞬间，由于电容器 C 上的电荷尚未积累，因此，电容器两端的电压 u_c 等于零。根据基尔霍夫第二定律可得（忽略电源的内阻）$\varepsilon=i_cR+u_c$，即

$$i_c=\frac{\varepsilon-u_c}{R}=\frac{\varepsilon}{R} \tag{8-14}$$

在 $t=0$ 的瞬间，电路中的充电电流最大为 $i_c=\varepsilon/R$。随着时间的延续，电容器上积累的电荷逐渐增加，u_c 也逐渐增大，而这时的充电电流 i_c 则随 u_c 的增大而减小。当 $u_c=\varepsilon$ 时，$i_c=0$，充电过程结束。可见在

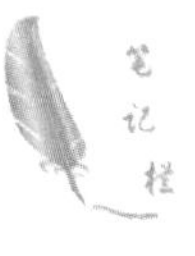

充电过程中，充电电流由开始的最大值ε / R逐渐降到0，而电容器两端的电压u_c则由开始时的0上升到最大值ε。下面我们就i_c和u_c的变化规律进行定量分析。因为$i_c=\dfrac{\mathrm{d}q}{\mathrm{d}t}=C\dfrac{\mathrm{d}u_c}{\mathrm{d}t}$，代入式$\varepsilon=i_cR+u_c$得

$$\varepsilon=RC\frac{\mathrm{d}u_c}{\mathrm{d}t}+u_c$$

该式为充电过程中电容器两端电压所满足的微分方程式，其解为

$$u_c=\varepsilon+A\mathrm{e}^{-\frac{t}{RC}}$$

式中的常数A由初始条件确定，当$t=0$，$u_c=0$时，代入上式得$A=-\varepsilon$，故

$$u_c-\varepsilon\left(1-\mathrm{e}^{-\frac{t}{RC}}\right) \tag{8-15}$$

可见，在充电过程中，电容器C两端的电压u_c是按指数规律上升的，如图8-11所示。充电电流为

$$i_c=\frac{\varepsilon-u_c}{R}=\frac{\varepsilon}{R}\mathrm{e}^{-\frac{t}{RC}} \tag{8-16}$$

上式说明，充电电流i_c是按指数规律下降的，如图8-12所示。

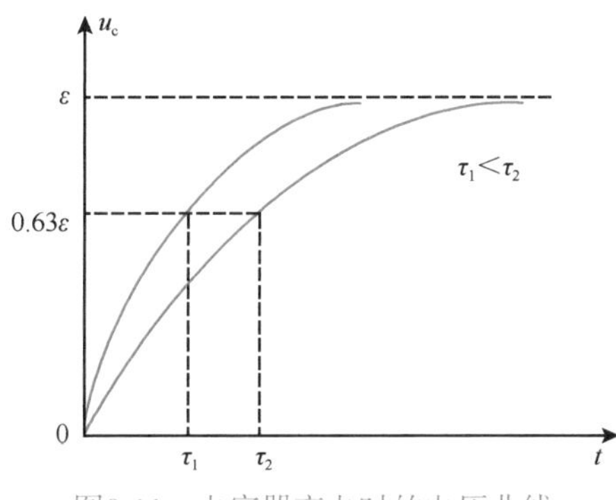

图8-11 电容器充电时的电压曲线

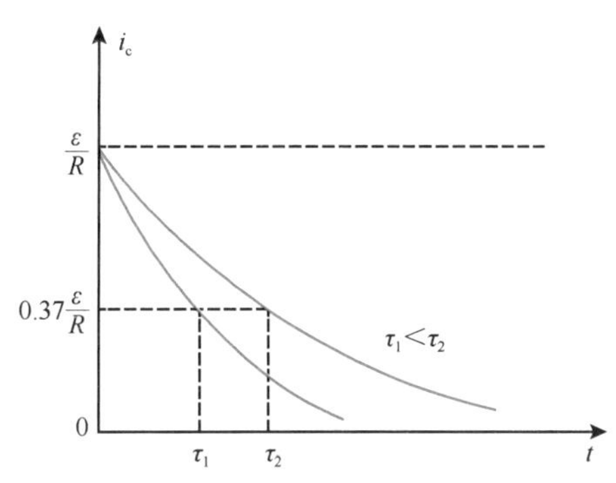

图8-12 电容器充电时的电流曲线

从上面的分析可以看出，电容器充电的快慢与R和C的大小有关，我们把R和C的乘积称为电路的时间常数（time constant），用τ来表示，$\tau=RC$，其单位为秒（s），它可以表示电容器充电的快慢，τ越大，表示充电越慢；反之，则充电越快，如图8-11和图8-12所示。当$t=RC=\tau$时，有

$$u=\varepsilon(1-\mathrm{e}^{-1})=0.63\varepsilon$$

所以

$$i_c=\frac{\varepsilon}{R}\mathrm{e}^{-1}=0.37\frac{\varepsilon}{R}$$

由此，我们可理解时间常数的物理意义，即τ是当RC电路充电时电容器上的电压从零上升到ε的63%所经历的时间，或者是充电电流下降到最大值ε / R的37%时所经历的时间。

由式（8-15）可知，当$t=\infty$时，$u_c=\varepsilon$，表明只有充电时间足够长时，电容器两端电压u_c才能与电源电动势ε相等。但实际上，当$t=3\tau$时，$u_c=0.95\varepsilon$，当$t=5\tau$时，$u_c=0.993\varepsilon$，这时u_c与ε已基本接近。因此，一般经过$3\tau\sim5\tau$的时间，充电过程就基本结束。电容器充电结束后，$i_c=0$，相当于开路，我们通常所说的电容器有阻止直流作用就是指这种状态而言。

二、*RC*电路的放电过程

在图8-10所示的电路中，如果把开关K扳向2，电容器C通过电阻R放电。刚开始的瞬间，由于$u_c=\varepsilon$，所以电路中有最大的放电电流，其方向与充电电流相反。其后的放电过程中电容器两端电压u_c、放电电流i_c都逐渐减小，直至$u_c=0$，$i_c=0$时，放电结束，这一过程称为放电过程。下面我们对放电过程进行定量分析。

在放电过程中，根据基尔霍夫第二定律可得$u_c=i_cR$，由于电容器放电过程电荷逐渐减少，故电荷变化率为负，因此$i_c=-\dfrac{\mathrm{d}q}{\mathrm{d}t}=-C\dfrac{\mathrm{d}u_c}{\mathrm{d}t}$，代入式$u_c=i_cR$得

$$\frac{\mathrm{d}u_c}{\mathrm{d}t}+\frac{u_c}{RC}=0$$

笔记栏

这是个一阶微分方程，它的解是$u_c = Ae^{-\frac{t}{RC}}$，将初始条件$t=0$，$u_c=\varepsilon$代入上式，可得$A=\varepsilon$，则上式变为

$$u_c = \varepsilon e^{-\frac{t}{RC}} \tag{8-17}$$

放电电流i_c为

$$i_c = \frac{u_c}{R} = \frac{\varepsilon}{R}e^{-\frac{t}{RC}} \tag{8-18}$$

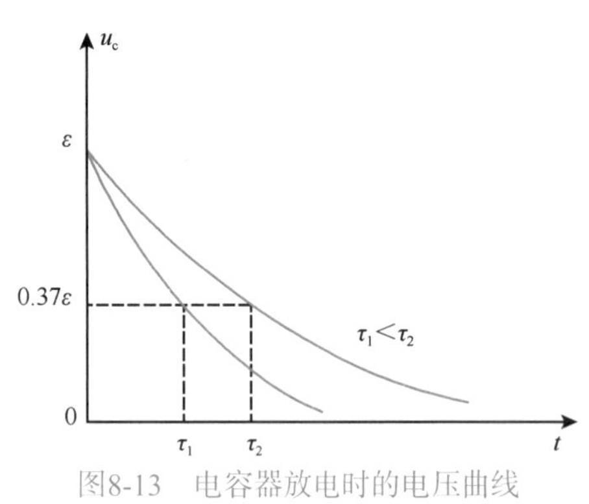

图8-13 电容器放电时的电压曲线

由式（8-17）和式（8-18）可知，在RC电路放电的过程中，u_c、i_c衰减的快慢同样取决于时间常数$\tau = RC$，τ越大，表示放电越慢；反之，则放电越快，如图8-13所示。当$t = RC = \tau$时，有$u_c = 0.37\varepsilon$。从理论上看，只有$t=\infty$时，$u_c=0$放电结束。在实际中，当放电时间经过$3\tau \sim 5\tau$，便可认为放电基本结束。

从上面分析可知，无论是在充电过程中还是在放电过程中，电容器上的电压都不能突变，只能逐渐变化。这就是RC电路暂态过程的特性，这一特性在电子技术中的振荡、放大脉冲电路和运算电路以及生命现象的研究中都有应用。

第四节 能斯特方程和生物膜电势

大多数动物以及人体的神经和肌肉细胞膜内、外也存在着电势差。静息电位是由于细胞膜内、外液体的离子浓度不同以及细胞膜对不同种类离子通透性的差异而引起的，所以又称为跨膜电位（transmembrane potential）。

为了说明膜电势的产生，我们首先考虑一种简单的情况。如图8-14所示，两种不同浓度的KCl溶液，由一个半透膜隔开，设半透膜只允许K^+通过而不允许Cl^-通过。图8-14（a）表示扩散前两边离子浓度不同，K^+从浓度大的C_1一侧向浓度小的C_2一侧扩散，结果使右侧正电荷逐渐增加，左侧出现过剩的负电荷，如图8-14（b）所示。这些电荷在膜的两侧聚集起来，产生一个阻碍离子继续扩散的电场，最后达到平衡时，膜的两侧具有一定的电势差ε，称为平衡电势或能斯特电势。对于稀溶液，ε的值可由玻尔兹曼分布（Boltzmann distrbution）定律来计算。这一定律指出，在温度相同的条件下，势能为E_p的粒子平均密度n与E_p间的关系为$n = n_0 e^{-\frac{E_p}{kT}}$，式中$n_0$是势能为零处的分子数密度。

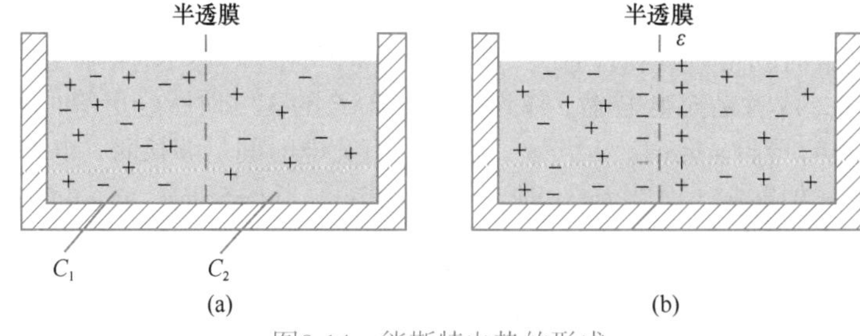

图8-14 能斯特电势的形成

设在平衡状态下，半透膜左、右两侧离子密度分别为n_1、n_2，电位分别为U_1、U_2，离子价数为Z，电子电量为e，两侧离子的电势能分别为$E_{p_1} = ZeU_1$，$E_{p_2} = ZeU_2$，则

$$n_1 = n_0 e^{-\frac{ZeU_1}{kT}}, \quad n_2 = n_0 e^{-\frac{ZeU_2}{kT}}$$

所以有

$$\frac{n_1}{n_2} = e^{-\frac{Ze(U_1-U_2)}{kT}}$$

取对数得

$$\ln\frac{n_1}{n_2} = -\frac{Ze}{kT}(U_1 - U_2)$$

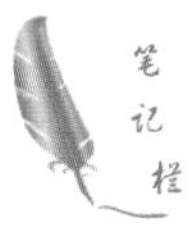

因为膜两侧浓度 C_1、C_2 与离子浓度成正比，则有

$$C_1 : C_2 = n_1 : n_2$$

于是有

$$U_1 - U_2 = -\frac{kT}{Ze}\ln\frac{C_1}{C_2}$$

改写成常用对数

$$\varepsilon = -2.3\frac{kT}{Ze}\lg\frac{C_1}{C_2} \tag{8-19}$$

式（8-19）是建立在正离子通透的情况下取负号，若负离子通透则取正号。综合考虑两种情况，则

$$\varepsilon = \pm 2.3\frac{kT}{Ze}\lg\frac{C_1}{C_2} \tag{8-20}$$

式（8-20）称为能斯特方程（Nernst equation）。它给出了半透膜扩散平衡时，膜两侧的离子浓度 C_1、C_2 与电势差 ε 的关系。

大量的实验告诉我们，细胞膜是一个半透膜，在膜的内、外存在着 K^+、Na^+、Cl^-和大量蛋白离子 A^-等多种离子，当细胞处于静息状态（即平衡状态）时，这些离子的浓度如表 8-1 所示。K^+、Na^+、Cl^-都可以在不同程度上透过细胞膜，而其他离子则不能透过。因此那些能透过细胞膜的离子才能形成跨膜电势，这时的电势被称为静息电势（resting potential）。

现在，我们根据表 8-1 所列出的离子浓度，计算在平衡状态下的静息电势。

表8-1 人体神经细胞膜内外离子浓度值 （单位：$mmol \cdot L^{-1}$）

离子	细胞内液浓度 $C_{内}$	细胞外液浓度 $C_{外}$
Cl^-	4	100
A^-	147	47
（Cl^-+A^-）	151	147
Na^+	10	142
K^+	141	5
（Na^++K^+）	151	147

我们取人体的温度为 273+37=310(K)，玻尔兹曼常量 $k = 1.38 \times 10^{-23}\,J \cdot K^{-1}$，电子的电量 $e = 1.60 \times 10^{-19}\,C$，$K^+$、$Na^+$、$Cl^-$的 Z 分别为+1、+1 和–1。代入这些值后能斯特方程对于正、负离子来说变成

$$\varepsilon = \pm 61.5\lg\frac{C_{内}}{C_{外}}\ (mV)$$

将表 8-1 中的数值代入上式得

$$Na^+:\quad \varepsilon = -61.5\lg\frac{10}{142} = +71\ (mV)$$

$$K^+:\quad \varepsilon = -61.5\lg\frac{141}{5} = -89\ (mV)$$

$$Cl^-:\quad \varepsilon = +61.5\lg\frac{4}{100} = -86\ (mV)$$

可见不同离子形成的膜电势不同。

第五节 直流电在医学中的应用

一、人 体 阻 抗

占人体总重 60%左右的水存在于各种组织和细胞内，许多物质和无机盐溶解于体液中，形成各种正、负离子，所以人体绝大多数组织都是导电的，但导电性能极其复杂，而且由于人体的皮肤和组织内到处都存在着分布电容，人体的电阻抗更加复杂。

人的皮肤导电能力很差，而体液导电能力最强，但它们都属于电解质。人体组织主要是由蛋白质、脂肪及糖类组成的，它们又属于电介质。因此人体导电存在着电解质和电介质两种导电形式。电介质导电只在高频电的作用下才表现明显，所以在较为精确的研究中，不能把人体当成纯电阻，而应等效为阻抗。在直流电和低频电作用时，则主要是皮肤和体液的电解质导电，这时可把人体看成纯电阻，皮肤的电阻比体液大得多。对于给定的电压，通过人体的电流大小取决于人体阻抗，而人体阻抗又受多种因素的影响，变化范围很大。

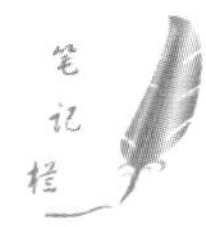

二、电流对人体的作用

电流分为直流电流和交流电流，交流电流又分为低频、中频和高频。这些电流作用于活的机体时能引起机体发生物理和化学变化，并产生多种复杂的初级效应和次级效应，这对临床诊断和治疗都有着重要而广泛的作用。不论是直流电流还是交流电流对机体都会产生以下三种作用：①刺激作用：足够强的电流能刺激组织引起一系列生理反应。感觉神经受到刺激时，可引起痛觉；运动等神经受到刺激时，可使肌肉收缩，甚至僵直。②热效应：电流通过人体能产生热量，使人体组织温度升高。产生热量的多少主要与频率有关，同时也与电流的大小有关。高频电和微波对人体产生的热作用比直流电强烈得多。③化学效应：人体的体液是复杂的电解溶液，其导电的主要方式是离子导电，这种方式伴随着化学反应，在电极附近生成新的物质。这个过程称为电解，也称为电流的化学效应。

1. 直流电对人体的作用 直流电通过人体时主要产生三种现象：离子迁移、电泳和电渗。这些初级的物理过程将引起化学和生理变化等一系列次级过程。如离子迁移又可以产生电解、电极化和离子浓度变化等作用。

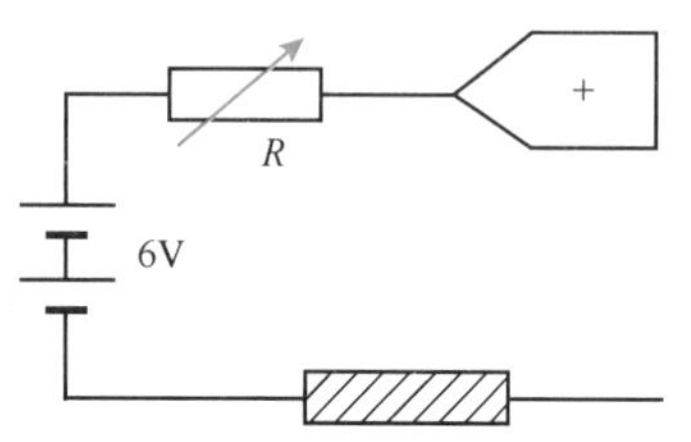

图8-15 电解去毛器的电路原理图

案例8-1

电解法是比较早的脱毛方法。图8-15是电解脱毛器的电路原理图，是用细小的金属针刺入毛囊周围，通以电流导致组织的电解反应，从而破坏毛囊与毛球。这种方法可以达到永久性脱毛的目的。

问题：

1. 电解脱毛器是通过什么原理实现去毛的？
2. 去毛时为什么要在电极和皮肤之间垫上润湿的棉织物？

1）离子迁移

人体内大量的离子在直流电场作用下产生定向运动，称为离子迁移，不同离子有不同的迁移速度。在直流电源作用一定时间后，某一区域内的离子分布和浓度将发生变化。离子迁移又会产生以下次级反应。

（1）电解作用：在直流电场的作用下，体内正、负离子分别移向阴极和阳极。和普通电解质的电解相同，正负离子到达电极后就发生电中和，在阴极发生碱性反应，在阳极发生酸性反应，这种现象称为电解作用（electrolytic action）。由于酸和碱对皮肤都有刺激和损伤，所以在电疗时不应将电极直接放在皮肤上，应在电极和皮肤之间衬上几层容易润湿的棉织物，使用前应将衬垫用热水或盐水浸泡一下。衬垫的作用是：①吸收电极上电解的酸和碱，使之不致刺激和烧伤皮肤；②衬垫能使器官外形凹凸不平处得到适当的补救，使电流能较均匀地分布在器官表面，以避免凸出处集中过多的电荷；③干燥皮肤电阻大，潮湿皮肤电阻小，在电极与皮肤间有了湿衬垫，能极大地降低皮肤电阻，使直流电更容易进入体内。值得注意的是，若皮肤有损伤，破损处不宜放电极，因破损皮肤电阻小，电流会大量集中在该处而引起烧伤。

直流电的电解作用有不利的一面，但也有其可利用的一面，医疗中常用电解作用除掉眼里的倒睫毛和皮肤上的赘生物。

（2）离子浓度变化：离子浓度变化是引起生理作用的基础。在直流电的作用下，各种离子的迁移率不同也是改变它们原来浓度分布的原因。离子浓度的变化是由两种相反的过程决定的。一是在外电场作用下离子在细胞膜外的堆积，从而使离子浓度增大；二是高浓度处的离子在组织间的扩散，使离子浓度变小。电流强度增加的速率越大，则细胞膜离子浓度变得越大，这是由于离子的扩散现象进行得较缓慢，没有足够的时间来抵消细胞膜处离子浓度的增加，这就使得神经刺激容易发生。

（3）电极化：当直流电通过人体时，正负离子在运动过程中遇到细胞膜时会受到很大的阻力，造成正、负离子分别堆积在细胞膜两侧，使膜两侧出现电势差。这种离子在细胞膜上堆积的现象称为电极化（electric polarization）。电极化所产生的电势差与直流电方向相反，使直流电受到很大的阻碍作用。因此，在电疗时接通电源不到 1ms，电流强度便骤降为初始值的 1/100～1/10。由于电极化的形成需要一定的时间，因此若在电极化尚未形成之前改变电流方向，将不会产生电极化现象，因此细胞膜对高频电的阻力很小。

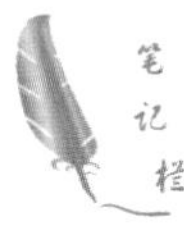

案例8-2

高效毛细管电泳（high performance capillary electrophoresis，HPCE）是指离子或带电粒子以毛细管为分离室，以高压直流电场为驱动力，依据样品中各组分之间迁移速度上的差异而实现分离的液相分离分析技术。由于毛细管内径小，表面积和体积的比值大，易于散热，因此毛细管电泳可以减少焦耳热的产生。其突出特点是：①所需样品量少；②分析速度快，分离效率高，分辨率高，灵敏度高；③分离模式多，开发分析方法容易；④溶剂用量少，经济，环保；⑤应用范围极广。

问题：

1. 样本中不同的微粒为什么会有不同的迁移速度？
2. 电泳与电渗有什么区别？

2）电泳

悬浮或溶解在电解质溶液中的带电微粒在外加电场的作用下发生迁移的现象称为电泳（electrophoresis）。这些微粒可以是细胞、病毒、蛋白质分子，也可以是合成的粒子。由于不同粒子的分子量、体积及所带电量不同，因此在电场作用下它们的迁移速度也不相同，利用这一性质可以把样本中的不同成分分离，例如利用电泳技术可以把血浆中含有的血清蛋白、球蛋白、纤维蛋白原等分离，有利于分别对它们的结构及内容进行研究。图 8-16 是毛细管电泳装置的结构示意图，它在一根长 10～100cm，内径 25～100μm 的毛细管柱中充入缓冲溶液，柱的两端置于两个缓冲液池中。5～30kV 的高压电源施加在两个缓冲液池中的两个铂电极之间。毛细管电泳的应用范围广，除分离生物大分子（肽、蛋白质、DNA、糖等）外，还可用于小分子（氨基酸、药物等）及离子（无机离子、有机离子），甚至可分离各种颗粒（如硅胶颗粒等）。

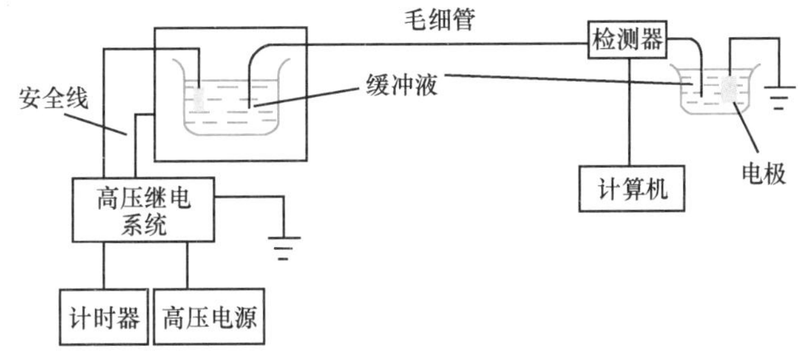

图8-16 毛细管电泳装置结构示意图

3）电渗

在电场的影响下，带电荷的液体对携带相反电荷的固定介质进行相对运动的现象称为电渗（electroosmosis）。水在电场作用下通过毛细管的运动是一种电渗。人体内的组织膜含有大量微孔，这些微孔就相当于毛细管，直流电加载人体上就会发生电渗。人体内发生的电渗现象造成组织膜两侧水分变化。水分减少的区域，细胞膜变致密，通透性降低；水分增加的区域，细胞膜变疏松，通透性增高，细胞膜的这种通透性变化会产生生理效应。

2. 交流电对人体的作用　医疗上常把交流电按频率分为三类：频率在 1kHz 以下的称为低频电流；频率在 1～100kHz 的称为中频电流；频率在 100kHz 以上的称为高频电流。

案例8-3

电疗可以预防衰老、祛除黑眼圈、淡化色斑、美白嫩肤等，还可以通过电疗进行美体塑身，保持健康曲线美，电疗也可以有缓解疲劳等作用。

问题：

1. 电疗为什么能达到美容塑身和缓解疲劳的功效？
2. 用电疗进行美容塑身时所用的电流应选择哪一类？

1）低频交流电对人体的作用

实验证明直流电通过人体时，只有在接通和断开瞬间才引起肌肉收缩，产生刺激作用，当电流稳定时则不发生刺激作用。而在低频脉冲电流作用于人体时，运动神经受到刺激产生并传导兴奋需

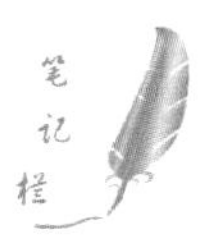

要一定的时间，两个刺激之间至少要间隔 1ms，第二个刺激才能引起反应。因此，把低频脉冲电流的频率上限规定为 1kHz，这样，每个脉冲电流都可以引起膜电位变化而产生一次神经冲动。所以低频电流有兴奋神经、促进血液循环，镇静中枢神经以及镇痛和消炎等作用。

2）中频交流电对人体的作用

由于皮肤电阻抗随频率升高而明显降低，所以中频交流电可以使较大电流到达较大的深度。同时因交流电没有电解作用，避免了皮肤由于电解而引起的刺激和损伤。医用中频电流中需要多个脉冲连续作用才能引起一次兴奋，因而人体感觉神经对中频电刺激要比对低频电刺激的耐受力强。中频电流还可以使血管扩张、血流加快，其主要治疗作用有镇痛、促进局部血液循环和锻炼骨骼肌等，从而达到案例 8-3 中提到的美容塑身和缓解疲劳的功效。

3）高频交流电对人体的作用

电流方向迅变的高频电流作用于人体时，体内的离子没有足够的时间移动显著的距离，离子浓度分布变化很小，因此高频电流的刺激作用很弱。实验证明，当频率达到 150kHz 时，高频电流的刺激作用就完全消失了，也不会发生电解作用，因而高频电流对人体产生影响的主要是它的热作用，而不是对细胞的刺激作用。在外科手术中，高频交流电的热作用可使生物组织暴发性地蒸发飞散，达到切开组织的作用，利用此原理制成的手术器械称为高频电刀。高频电流可使神经兴奋性降低，血管扩张，血液及淋巴循环加强，血管通透性增强，横纹肌痉挛解除等。

习 题 八

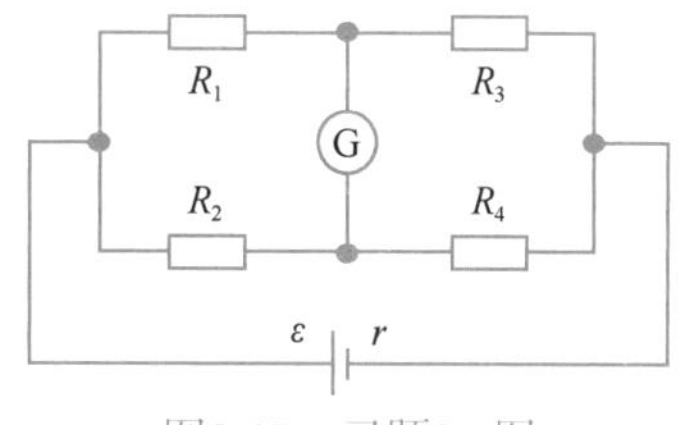

图8-17 习题8-1图

8-1 如图 8-17 所示的电路，可列出几个独立的电流方程和回路方程。 [3 个电流方程和 3 个回路方程]

8-2 把电阻为 6.0Ω 的导线拉长到 3 倍，假设在拉长过程中，材料的密度和电阻率保持不变。求拉长后导线的电阻。 [54Ω]

8-3 将三条截面相同、长度相同的圆柱导体串联接在一起，已知其电导率 $\gamma_1>\gamma_2>\gamma_3$，通过电流时，电场强度最大和最小的分别是哪个导体？为什么？ [最大是 E_3；最小是 E_1]

8-4 灵敏电流计能测出的最小电流约为 10^{-10}A。问：（1）10^{-10}A 的电流通过灵敏电流计时，每秒内流过导线截面积的自由电子数是多少？（2）如果导线的截面积是 1mm^2，导线中自由电子的密度为 8.5×10^{28}m^{-3}，这时电子的平均漂移速度是多少？（3）电子沿导线漂移 1cm 所需时间为多少？

[6.25×10^8个；7.35×10^{-15}m·s^{-1}；1.35×10^{12}s]

8-5 神经纤维组织可近似看成是细长的圆柱导线，设它的直径为 10^{-5}m、电阻率为 2Ω·m，则一段长为 3m 的神经纤维电阻是多少？ [7.64×10^{10}Ω]

8-6 1000Ω 的电阻和 1μF 的电容器串联接到 100V 的电源上。问：（1）电容器上最后的电量是多少？（2）电源接通后 2.3ms 时，电容器上的电量是多少？ [10^{-4}C；9.04×10^{-5}F]

8-7 在如图 8-18 的电路中，电容器两端原已充电至 10V，已知 $R_1=R_2=R_4=5$kΩ，$R_3=10$kΩ，$C=10$μF，当开关 K 闭合后，试问经过多少时间，放电电流下降到 0.01mA？ [0.46s]

8-8 求图 8-19 所示的电路中各支路电流 I_1、I_2 和 I_3。 [−0.01A；0.015A；0.025A]

8-9 如图 8-20 所示，当电路达到稳态时（$t\to\infty$），求：（1）电容器 C 上的电压；（2）各支路电流；（3）时间常数。 [2V；0，0.01A；266.7s]

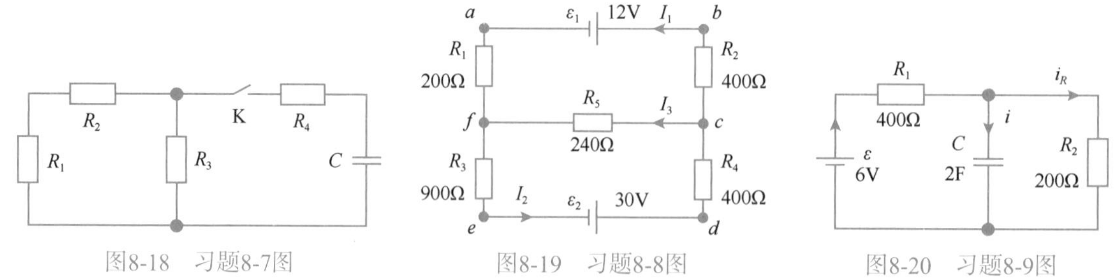

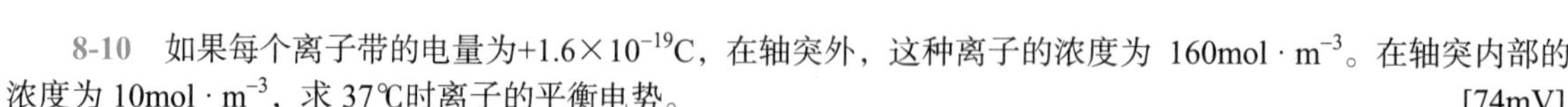
图8-18 习题8-7图　　图8-19 习题8-8图　　图8-20 习题8-9图

8-10 如果每个离子带的电量为$+1.6\times10^{-19}$C，在轴突外，这种离子的浓度为 160mol·m^{-3}。在轴突内部的浓度为 10mol·m^{-3}，求 37℃时离子的平衡电势。 [74mV]

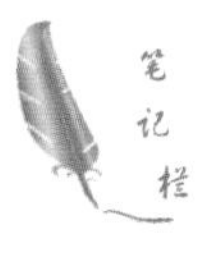

8-11 在某一特殊的轴突中，Cl^-在 37℃时的平衡电势为−80mV，如果在细胞外 Cl^-的浓度为 10mol·m^{-3}，

那么它在细胞内的浓度是多少？ [$0.5\text{mol}\cdot\text{m}^{-3}$]

8-12 每立方厘米有 2.0×10^{8} 个二价正离子，都以 $1.0\times10^{7}\text{cm}\cdot\text{s}^{-1}$ 的速度向规定正方向运动。问：（1）电流密度的大小和方向如何？（2）能否算出此离子束的电流？如不能，为什么？

[$6.4\text{A}\cdot\text{m}^{-2}$，方向与离子运动方向相同；不能，粒子束面积未知]

8-13 一个阻值为 $10^{4}\Omega$ 的电阻器和一个电容器串联，并在 t=0 时和一个 10V 的电池相串联，如果电容器两极板间的电势差在 10^{-6}s 内升高到 5V，则电容器的电容为多大？ [1.44×10^{-10}F]

8-14 电容为 2.0μF 的漏电电容器，两极板上的电势差在 2.0s 内从 U_0 降到 $\frac{1}{4}U_0$，问该电容器两极板间的等效电阻为多大？ [$7.2\times10^{5}\Omega$]

8-15 在 t=0 时，电容器两端的电势差为 100V，现和电阻 R 串联放电，经过 8s 后电容器两端电势差降到 10V，问：（1）t=20s 时电容器两极板的电势差为多大？（2）RC 电路的时间常数为多大？ [0.33V；3.5s]

8-16 电泳是根据什么原理把测量样品中的不同成分进行分离的？

[由于测量样品中不同粒子的分子量、体积及所带电量不同，因此在电场作用下它们的迁移速度也不相同，利用这一性质，可以把样本中的不同成分分离。]

（王晨光）

笔记栏

本章电子资源

第九章 磁场与电磁感应

教学要求：

1. 记忆磁感应强度、动生电动势、感生电动势、安培力、洛伦兹力、位移电流等基本概念。
2. 理解磁场中的高斯定理、安培环路定理、安培定律、毕奥-萨伐尔定律、法拉第电磁感应定律、麦克斯韦方程组等。理解霍尔效应及应用。
3. 运用电磁场规律解释电磁场对生物体的作用。

人类对磁现象的认识很长时间一直停留于表面现象，找不到产生磁性的根本原因。直到丹麦物理学家奥斯特在给学生做演示实验时发现载流导线附近的磁针因受力而偏转，人们才认识到磁现象的产生根源可能是电。从认识上实现突破后，人们将电和磁联系起来进行研究，实现磁学的快速发展，并最终导致电磁感应现象的发现和应用，为电磁波理论奠定了坚实的基础。

第一节 磁场 磁感应强度

一、磁场和磁感应强度

大量实验和理论研究证明，在运动电荷或电流周围空间存在着磁场（magnetic field）。磁现象的产生源于电荷的运动。磁场对引入其中的运动电荷有力的作用。在实验中通过试探电荷在磁场中的受力情况定量分析磁场的性质。为了避免试探电荷对外加磁场产生影响，试探电荷要满足两个条件：①体积足够小，视为质点；②电荷量足够小。实验发现，当一个电荷 q_0 以速度 $\boldsymbol{v}$ 通过磁场中某定点 P 时，其受力情况遵循如下规律：

（1）当点电荷速度大小不变，方向改变时，它所受到的磁场力 $\boldsymbol{F}$ 大小也跟着改变，$0 \leqslant F \leqslant F_{\mathrm{m}}$，$F_{\mathrm{m}}$ 为受到力的最大值。

（2）$\boldsymbol{F}_{\mathrm{m}}$ 的大小正比于 q_0 和 v，但比值 $F_{\mathrm{m}}/(q_0 \cdot v)$ 与 q_0 和 v 的值无关。

（3）磁场力方向始终与运动方向垂直。

（4）电荷正负性质的变化导致磁场力 $\boldsymbol{F}$ 方向反向，大小不变。

据此，可以引入磁感应强度（magnetic induction）$\boldsymbol{B}$ 来描述磁场。若电荷 q_0 以速度 $\boldsymbol{v}$ 在磁场中运动，设其在某点 P 处受力最大值为 F_{m}，则该点磁感应强度的大小为

$$B = \frac{F_{\mathrm{m}}}{q_0 v} \tag{9-1}$$

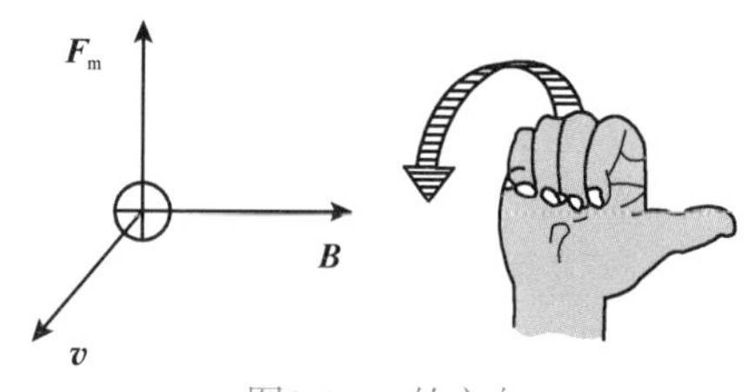

图9-1 $\boldsymbol{B}$的方向

磁感应强度 $\boldsymbol{B}$ 是矢量，既有大小，也有方向。$\boldsymbol{B}$ 的方向可用右手螺旋定则判断：对于正电荷，伸出右手，使四指的指向与 $\boldsymbol{F}_{\mathrm{m}}$ 方向相同，再使其四指经小于π的角旋转到 $\boldsymbol{v}$ 的方向，伸直大拇指所指就是 $\boldsymbol{B}$ 的方向，如图 9-1 所示。如果试探电荷为负电荷，则 $\boldsymbol{B}$ 的方向为右手螺旋定则中大拇指所指方向的反方向。

磁感应强度的单位是特斯拉（T），简称特。$1\mathrm{T} = 1\mathrm{N} \cdot \mathrm{m}^{-1} \cdot \mathrm{A}^{-1}$。式（9-1）可以变换为 $F_{\mathrm{m}} = Bq_0 v$，该式表明，速度为零的电荷受到的磁场力为零，即电荷只有运动时才会受到磁场力的作用。

二、磁感应线

为了形象地描述磁场的分布情况，物理学家法拉第最先发明并引入磁感应线（magnetic induction line）：在磁场中画出一系列的曲线，使曲线上每一点的切线方向与该点的磁感应强度 $\boldsymbol{B}$ 的方向一致，通过与 $\boldsymbol{B}$ 垂直的单位面积的磁感应线条数与该点 $\boldsymbol{B}$ 的量值相等。磁感应线有如下特点：

（1）磁感应线的切线方向表示该点的磁场方向，任意两条磁感应线不相交。

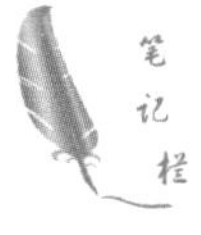

（2）磁感应线的疏密程度表示磁感应强度的大小。

（3）每条磁感应线都是闭合曲线，没有源头，也没有结束点；磁场是无源场。

（4）在磁铁外部，磁感应线由 N 极指向 S 极；在磁铁内部，磁感应线由 S 极指向 N 极。

需要说明的是，磁感应线是为了形象地研究磁场而人为假设的曲线，并不是客观存在于磁场中的真实曲线。

三、磁　通　量

通过某一给定曲面的磁感应线的总数，称为磁通量（magnetic flux），用 Φ 表示。磁通量表达式 $\Phi - \boldsymbol{B}\cdot\boldsymbol{S} = BS\cos\theta$，适用条件是均匀磁场 $\boldsymbol{B}$ 通过平面 S。非均匀磁场 $\boldsymbol{B}$ 通过任意曲面 S，如图 9-2 所示，在曲面上取面元 $\mathrm{d}\boldsymbol{S}$，$\mathrm{d}\boldsymbol{S}$ 的法线方向 $\boldsymbol{n}$ 与该点处磁感应强度 $\boldsymbol{B}$ 的方向之间的夹角为 θ，则通过该面元 $\mathrm{d}\boldsymbol{S}$ 的磁通量为 $\mathrm{d}\Phi = \boldsymbol{B}\cdot\mathrm{d}\boldsymbol{S} = B\cos\theta\mathrm{d}S$。通过整个曲面的磁通量可通过积分求得

$$\Phi = \oint_S \boldsymbol{B}\cdot\mathrm{d}\boldsymbol{S} = \oint_S B\cos\theta\mathrm{d}S \tag{9-2}$$

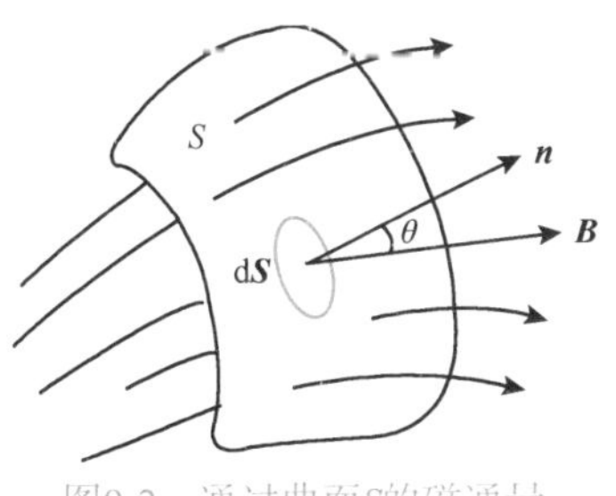

图9-2　通过曲面S的磁通量

磁通量的 SI 单位为韦伯（Wb），$1\mathrm{Wb}=1\mathrm{T}\cdot\mathrm{m}^2$。磁通量 Φ 是标量，其大小由穿入曲面的磁感应线条数决定。磁通量 Φ 的数值可正可负，由 $\cos\theta$ 决定。

四、磁场中的高斯定理

如果在磁场中做一任意闭合曲面。由于磁感应线是闭合曲线，由闭合曲面的一侧穿入的磁感应线必从曲面的另一侧穿出。设穿入的磁通量为负，穿出的为正，则通过磁场中任意闭合曲面的磁感应线条数为零，即总磁通量为零

$$\Phi = \oint_S \boldsymbol{B}\cdot\mathrm{d}\boldsymbol{S} = \oint_S B\cos\theta\mathrm{d}S = 0 \tag{9-3}$$

上式称为磁场中的高斯定理，表明磁场是涡旋场。上述闭合曲面称为闭合高斯面。

第二节　电流的磁场

一、毕奥-萨伐尔定律

1. 毕奥-萨伐尔定律　导体中电荷的定向运动产生电流，电流的周围空间存在着磁场。实验已经证明，该磁场由运动电荷激发。为了定量分析任意形状的电流分布所产生的磁场，把电流分割成许多小线元 $\mathrm{d}\boldsymbol{l}$，每一小线元中的电流强度为 I，我们将 $I\mathrm{d}\boldsymbol{l}$ 称为电流元。电流元是矢量，其方向为电流元中电流强度的方向，如图 9-3 所示。

图9-3　毕奥-萨伐尔定律

毕奥-萨伐尔定律（Biot-Savart law）给出了真空中电流元 $I\mathrm{d}\boldsymbol{l}$ 在空间 P 点产生的磁感应强度，即

$$\mathrm{d}\boldsymbol{B} = \frac{\mu_0}{4\pi}\frac{I\mathrm{d}\boldsymbol{l}\times\boldsymbol{r}_0}{r^2} \tag{9-4}$$

其中，$\mu_0 = 4\pi\times10^{-7}\mathrm{T\cdot m\cdot A^{-1}}$，为真空磁导率；$\boldsymbol{r}_0$ 表示电流元 $I\mathrm{d}\boldsymbol{l}$ 到 P 点的单位矢量；$\boldsymbol{r}$ 表示由电流元到磁场中某一点 P 的矢量；θ 是 $\boldsymbol{r}$ 与 $I\mathrm{d}\boldsymbol{l}$ 之间的夹角。

$\mathrm{d}\boldsymbol{B}$ 的大小为 $\mathrm{d}B = \dfrac{\mu_0}{4\pi}\dfrac{I\mathrm{d}l\sin\theta}{r^2}$。$\mathrm{d}\boldsymbol{B}$ 的方向垂直于 $I\mathrm{d}\boldsymbol{l}$ 与 $\boldsymbol{r}$ 所构成的平面，且 $I\mathrm{d}\boldsymbol{l}$、$\boldsymbol{r}$ 和 $\mathrm{d}\boldsymbol{B}$ 三者的方向满足右手螺旋定则，即右手四指从电流元 $I\mathrm{d}\boldsymbol{l}$ 方向经小于 π 的角转向 $\boldsymbol{r}$ 方向，则伸直拇指所指方向即为 $\mathrm{d}\boldsymbol{B}$ 的方向。

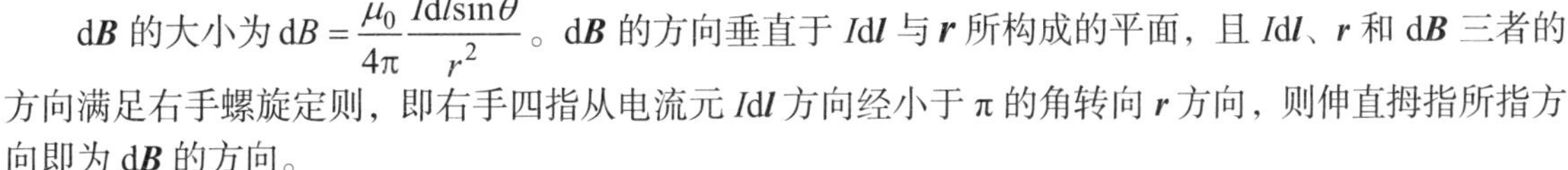

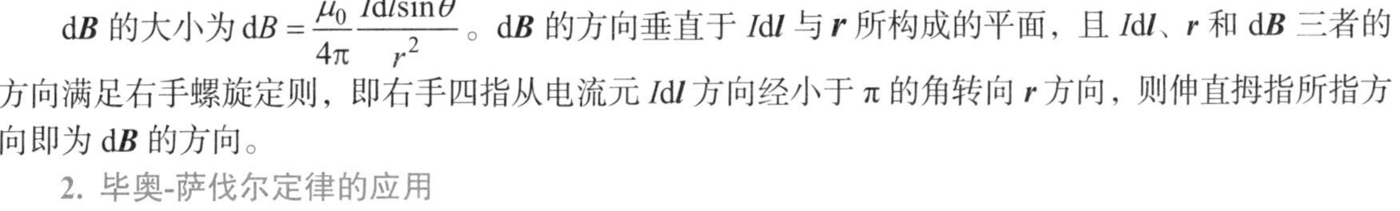

2. 毕奥-萨伐尔定律的应用

1）长直载流导线的磁场

图 9-4 所示的长直载流导线中，电流 I 方向由下向上，该电流周围空间中任取一点 P，距离导线为 r_0 的 P 点磁感应强度为 $\boldsymbol{B}$。

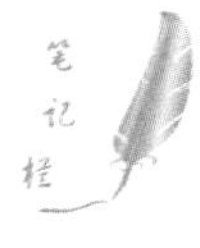

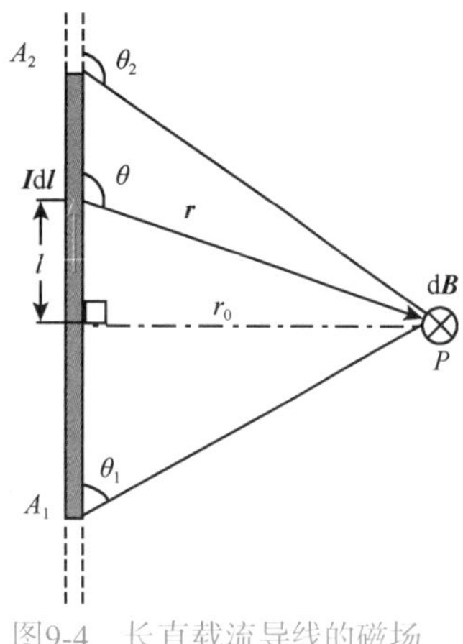

图9-4 长直载流导线的磁场

应用毕奥-萨伐尔定律，在长直导线上任取一电流元 $I\mathrm{d}\boldsymbol{l}$，$I\mathrm{d}\boldsymbol{l}$ 到 P 点位置矢量设为 $\boldsymbol{r}$，$\boldsymbol{r}$ 与导线之间夹角为 θ，则该电流元在 P 点所产生的磁感应强度大小为 $\mathrm{d}B = \dfrac{\mu_0}{4\pi}\dfrac{I\mathrm{d}l\sin\theta}{r^2}$。

根据右手螺旋定则，$\mathrm{d}\boldsymbol{B}$ 的方向垂直于纸面向里。同理可知，长直载流导线上各电流元在 P 点所产生的磁感应强度的方向都相同。所以，P 点的磁感应强度就等于各电流元在该点所产生的磁感应强度的矢量和。对线段 A_1A_2，θ_1、θ_2 分别为载流导线首端、末端与 $\boldsymbol{r}$ 之间的夹角。P 点的磁感应强度大小通过积分得到

$$B = \int_{A_2}^{A_1}\mathrm{d}B = \frac{\mu_0}{4\pi}\int_{A_2}^{A_1}\frac{I\mathrm{d}l\sin\theta}{r^2} \qquad (9\text{-}5\mathrm{a})$$

上式在积分过程中有三个变量 $\boldsymbol{r}$、$I\mathrm{d}\boldsymbol{l}$ 和 θ，为了使变量统一，将积分变量转换为 θ，由图中几何关系可知

$$\begin{cases} l = r\cos(\pi-\theta) = -r\cos\theta \\ r_0 = r\sin(\pi-\theta) = r\sin\theta \end{cases} \qquad (9\text{-}5\mathrm{b})$$

两式相除得

$$\frac{l}{r_0} = -\frac{r\cos\theta}{r\sin\theta} = -\cot\theta$$

即

$$l = -r_0\cot\theta$$

对上式取微分得

$$\mathrm{d}l = \frac{r_0}{\sin^2\theta}\mathrm{d}\theta \qquad (9\text{-}5\mathrm{c})$$

将式（9-5b）和式（9-5c）代入式（9-5a），以 θ_1、θ_2 为积分上下限，可得

$$B = \frac{\mu_0 I}{4\pi r_0}(\cos\theta_1 - \cos\theta_2) \qquad (9\text{-}6)$$

若导线为无限长或 $r_0 \ll l$ 的有限长直导线，则 $\theta_1 = 0$，$\theta_2 = \pi$，此时 $B = \dfrac{\mu_0 I}{2\pi r_0}$。若导线为半无限长，则 $\theta_1 = \pi/2$，$\theta_2 = \pi$，此时 $B = \dfrac{\mu_0 I}{4\pi r_0}$。

长直电流周围的磁感应强度 $\boldsymbol{B}$ 的大小与导线中的电流成正比，与距离成反比。$\boldsymbol{B}$ 的方向可根据毕奥-萨伐尔定律判断，也可以根据如下的右手螺旋定则确定：用右手握住长直载流导线，使拇指的方向与电流方向一致，则四指的环绕方向即为磁感应线方向，磁感应线的切线方向即为磁感应强度方向。长直载流导线周围的磁感应线是一组围绕导线的同心圆。

2）圆电流的磁场

如图 9-5 所示，设圆电流的半径为 R，圆心为 O，通过的电流为 I，求圆电流轴线上任一点 P（$OP=r_0$）处的磁感应强度 $\boldsymbol{B}$。

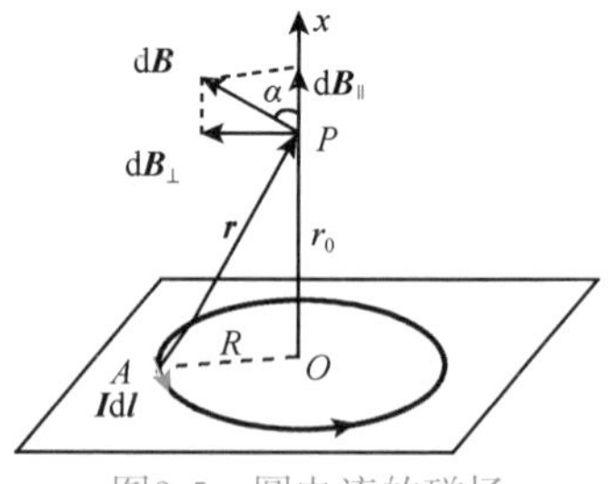

图9-5 圆电流的磁场

先求圆电流上任一点 A 处的电流元 $I\mathrm{d}\boldsymbol{l}$ 在 P 点产生的磁感应强度 $\mathrm{d}\boldsymbol{B}$。由图可知 $I\mathrm{d}\boldsymbol{l}$ 与 $\boldsymbol{r}$、$\mathrm{d}\boldsymbol{B}$ 三者互相垂直，根据毕奥-萨伐尔定律，电流元 $I\mathrm{d}\boldsymbol{l}$ 在 P 点产生的磁感应强度 $\mathrm{d}\boldsymbol{B}$ 的大小为

$$\mathrm{d}B = \frac{\mu_0}{4\pi}\frac{I\mathrm{d}l\sin(\pi/2)}{r^2} = \frac{\mu_0}{4\pi}\frac{I\mathrm{d}l}{r^2}$$

电流元 $I\mathrm{d}\boldsymbol{l}$ 在 P 点产生的磁感应强度 $\mathrm{d}\boldsymbol{B}$ 的方向由右手螺旋定则判定，如图 9-5 所示，可分解为垂直于轴线分量 $\mathrm{d}\boldsymbol{B}_{\perp}$ 和平行于轴线分量 $\mathrm{d}\boldsymbol{B}_{\parallel}$。可以看出圆电流上所有电流元在 P 点产生的磁感强度 $\mathrm{d}\boldsymbol{B}$ 的分布具有轴对称性，垂直分量 $\mathrm{d}\boldsymbol{B}_{\perp}$ 相互抵消，总磁感应强度方向沿轴线方向，其大小为

$$B = \oint_L \mathrm{d}B_{\parallel} = \oint_L \frac{\mu_0}{4\pi}\frac{I\mathrm{d}l}{r^2}\cos\alpha = \frac{\mu_0 I\cos\alpha}{4\pi r^2}\cdot 2\pi R$$

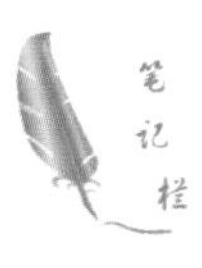

又根据图中几何关系有

$$r^2 = R^2 + r_0^2$$

$$\cos\alpha = \frac{R}{r} = \frac{R}{\sqrt{R^2 + r_0^2}}$$

所以

$$B = \frac{\mu_0 I R^2}{2({r_0}^2 + R^2)^{3/2}} \tag{9-7}$$

可见，r_0 越大，B 越小，即愈远离圆电流中心处磁场越弱。在圆心处，$r_0=0$，这时

$$B = \frac{\mu_0 I}{2R} \tag{9-8}$$

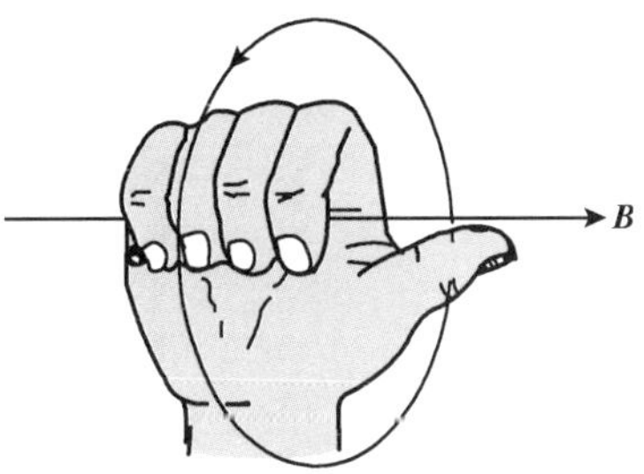

图9-6　圆电流轴线上的磁场方向

圆电流轴线上的磁感应强度方向也可以用右手螺旋定则来判断，即用右手弯曲的四指沿电流方向，则伸直的拇指所指的方向为轴线上磁感应强度 $\boldsymbol{B}$ 的方向，如图 9-6 所示。

二、安培环路定理

1. 安培环路定理　在稳恒磁场中，$\boldsymbol{B}$ 矢量沿任意闭合曲线的线积分，等于该闭合曲线所包围的所有电流代数和的 μ_0 倍，称为安培环路定理（Ampère's circuital theorem），即

$$\oint_L \boldsymbol{B} \cdot \mathrm{d}\boldsymbol{l} = \oint_L B\cos\theta \mathrm{d}l = \mu_0 \sum I \tag{9-9}$$

式中，θ 为闭合曲线上某点磁感应强度 $\boldsymbol{B}$ 与该点所取线元 $\mathrm{d}\boldsymbol{l}$ 之间的夹角。

电流的符号规定：若电流的方向与积分回路的绕行方向符合右手螺旋关系，电流为正；反之，电流为负。如图 9-7 所示，电流 I_1 为正，I_2 为负。

安培环路定理是除毕奥-萨伐尔定律以外，另一个反映稳恒电流及其磁场内在联系的重要规律。它与用毕奥-萨伐尔定律得出的结论完全相同，在一些情况下，如对称载流导体激发的磁场，用安培环路定理比用毕奥-萨伐尔定律更简便。

2. 安培环路定理的应用

例题 9-1　求如图 9-8 所示无限长载流直导线在空间中各点激发的磁感应强度。

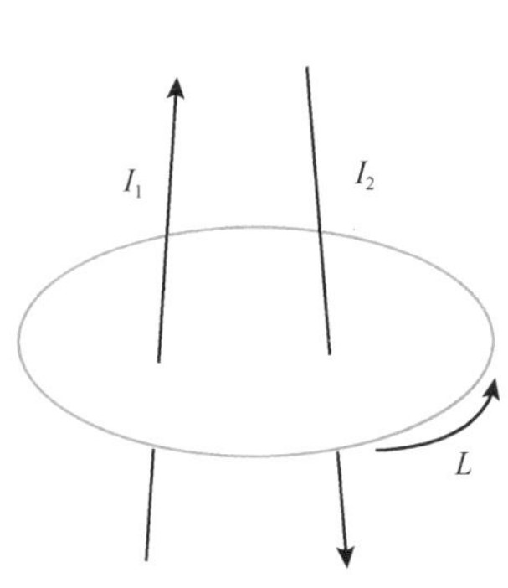

图9-7　安培环路定理

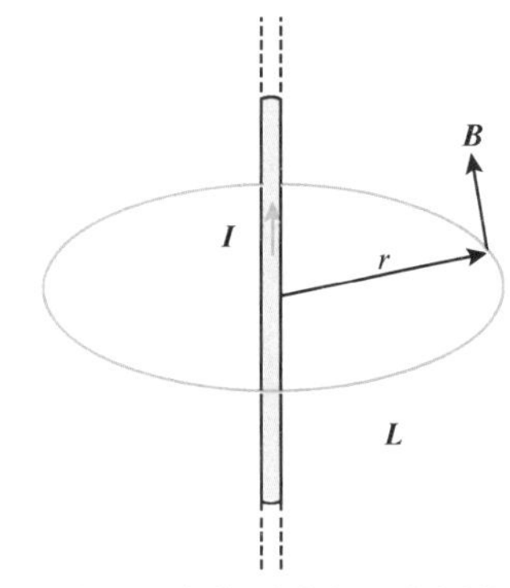

图9-8　安培环路定理应用 Ⅰ

解：设无限长载流直导线通有电流为 I，方向向上。

该无限长载流直导线呈轴对称特性，取如图 9-8 所示的环路，该环路在垂直载流直导线的平面上，是以载流直导线上一点为圆心，以 r 为半径的圆。环路方向为逆时针方向。由对称性可知，电流在该环路上各点激发的磁感应强度大小相等，方向与环路方向相同，电流为正。

根据安培环路定理 $\oint_L \boldsymbol{B} \cdot \mathrm{d}\boldsymbol{l} = \oint_L B\cos\theta \mathrm{d}l = \mu_0 \sum I$，可得

$$\oint_L \boldsymbol{B} \cdot \mathrm{d}\boldsymbol{l} = \oint_L B\mathrm{d}l = B\oint_L \mathrm{d}l = B \cdot (2\pi r) = \mu_0 I$$

因此得到距离无限长载流直导线 r 处的磁感应强度大小为

$$B = \frac{\mu_0 I}{2\pi r}$$

方向与电流方向呈右手螺旋关系。

该结果与通过毕奥-萨伐尔定律得到的结论一致。

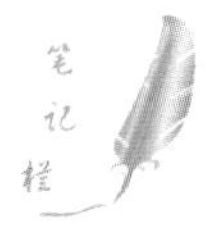

例题 9-2 已知横截面半径为 $\boldsymbol{R}$ 的圆柱形长直载流导体，通有电流 I，如图 9-9（a）所示。电流在导体横截面上均匀分布。求：（1）导体内外磁感应强度的分布。（2）画出磁感应强度在空间中的分布曲线。

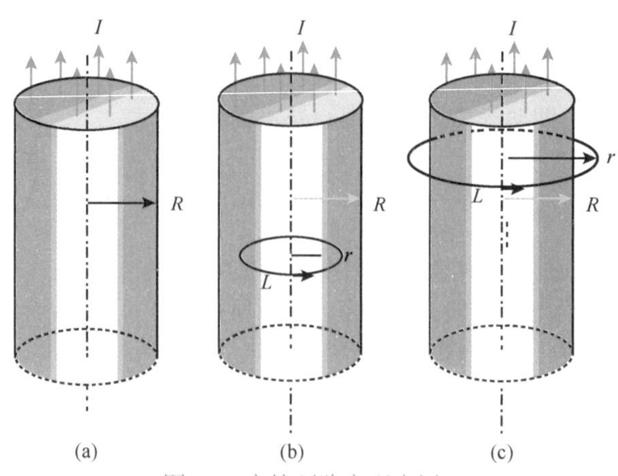

图9-9 安培环路定理应用II

(a)电流分布；(b)环路取在导线内、$r<R$；(c)环路取在导线外、$r>R$

解：（1）围绕轴线取同心圆为环路 L，取其绕向与电流成右手螺旋关系，根据安培环路定理，有

$$\oint_L \boldsymbol{B}\cdot \mathrm{d}\boldsymbol{l} = B\cdot 2\pi r = \mu_0 \sum I$$

如图 9-9（b）所示，在导体内 $r<R$，通过环路的电流为

$$\sum I = \frac{I}{\pi R^2}\pi r^2 = \frac{Ir^2}{R^2}$$

根据安培环路定理，有

$$B = \frac{\mu_0 Ir}{2\pi R^2}$$

如图 9-9（c）所示，在导体外，$r>R$，通过环路的电流为

$$\sum I = I$$

根据安培环路定理，有

$$B = \frac{\mu_0 I}{2\pi r}$$

（2）磁感应强度在空间中的分布曲线如图 9-10 所示。

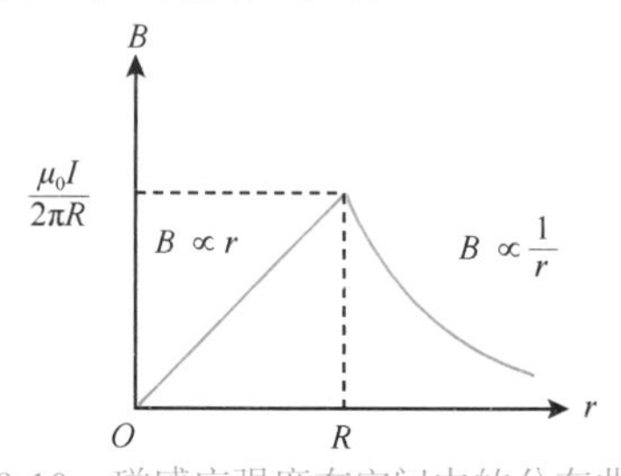

图9-10 磁感应强度在空间中的分布曲线

第三节 磁场对电流的作用

一、磁场对运动电荷的作用

电荷在磁场中运动时会受到磁场力的作用，这个力称为洛伦兹力（Lorentz force）。电荷的运动速度与磁场方向垂直时受到的洛伦兹力最大，与磁场方向平行时洛伦兹力为零。一般情况下，电荷的运动速度 $\boldsymbol{v}$ 与磁感应强度 $\boldsymbol{B}$ 之间成一定角度 θ，如图 9-11 所示。运动电荷受到的洛伦兹力为

$$\boldsymbol{F} = q\boldsymbol{v}\times\boldsymbol{B} \tag{9-10}$$

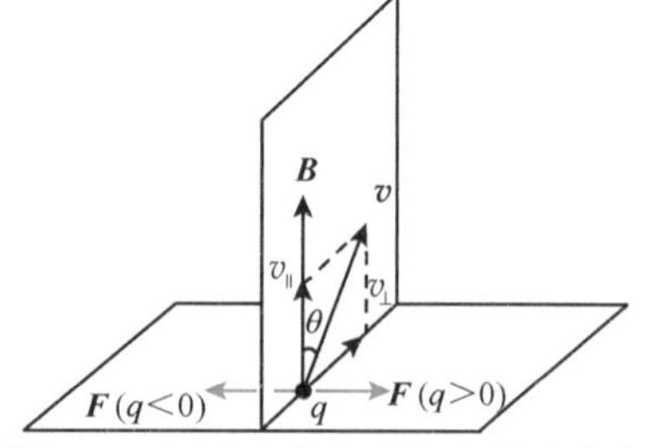

图9-11 运动电荷在磁场中所受的力

从上式可以看出，$\boldsymbol{F}$ 的大小为 $qvB\sin\theta$，当 $\theta=0$ 时，$F=0$；当 $\theta=\pi/2$ 时，$F=F_m$。洛伦兹力的方向由右手螺旋定则判定：伸开右手，使拇指与其余四指垂直，将四指指向速度 $\boldsymbol{v}$ 的方向，然后沿着小于 π 的方向旋转到 $\boldsymbol{B}$ 的方向，则伸直的拇指所指的方向就是洛伦兹力的方向。以上判断是对正电荷而言，如果是负电荷，则洛伦兹力方向与大拇指所指方向相反。

值得注意的是，洛伦兹力总与电荷运动速度方向、磁感应强度方向相垂直，它只能改变速度的方向，不能改变速度的大小。

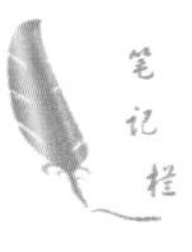

二、磁场对载流导线的作用

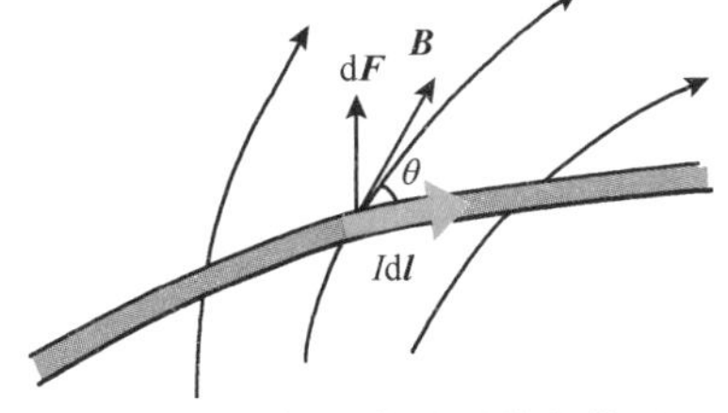

图9-12 磁场对载流导线的作用

导线中载流子的定向移动形成电流，这样的导线称为载流导线。当载流导线处于磁场中时，它所受到的磁场力就是导线中所有载流子所受洛伦兹力的总和。在载流导线上任取一个电流元 $I\mathrm{d}\boldsymbol{l}$，电流元所处位置的磁感应强度为 $\boldsymbol{B}$，$\boldsymbol{B}$ 与 $I\mathrm{d}\boldsymbol{l}$ 的夹角为 θ，如图 9-12 所示。设导线横截面积为 S，单位体积内的电荷数为 n，每个电荷所带电量为 e，则电流元中电荷的总数为 $q=nS\mathrm{d}le$。电荷所受的洛伦兹力 $\boldsymbol{F}=q\boldsymbol{v}\times\boldsymbol{B}$，所以电流元所受到的洛伦兹力的合力大小为 $\mathrm{d}\boldsymbol{F}=nS\mathrm{d}le\boldsymbol{v}\times\boldsymbol{B}$。由于通过导线的电流强度 $I=nevS$，电流元受到的磁场力的表达式

$$\mathrm{d}\boldsymbol{F}=I\mathrm{d}\boldsymbol{l}\times\boldsymbol{B} \tag{9-11}$$

$\mathrm{d}\boldsymbol{F}$ 就是电流元 $I\mathrm{d}\boldsymbol{l}$ 在磁场中所受的力，即磁场对载流导线的作用力，称为安培力（Ampère's force）。安培力的大小为 $\mathrm{d}F=IB\sin\theta\mathrm{d}l$。

电流元受到的安培力的方向可由右手螺旋定则确定：右手的四指由 $I\mathrm{d}\boldsymbol{l}$ 的方向沿小于 π 的方向旋转到 $\boldsymbol{B}$ 的方向，拇指的方向就是安培力 $\mathrm{d}\boldsymbol{F}$ 的方向。

长为 L 的载流导线在磁场中所受的力为各个电流元所受安培力的矢量和，即

$$\boldsymbol{F}=\int_L\mathrm{d}\boldsymbol{F}=\int_L I\mathrm{d}\boldsymbol{l}\times\boldsymbol{B} \tag{9-12}$$

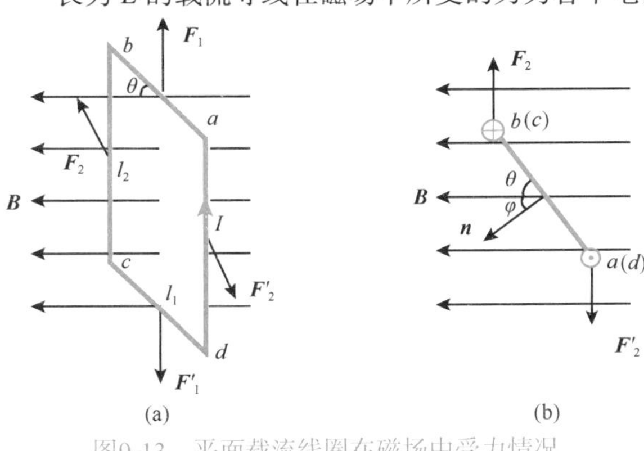

图9-13 平面载流线圈在磁场中受力情况
(a) ab和cd两边所受的安培力；(b) bc和da两边所受的安培力

三、均匀磁场对平面载流线圈的作用

将一矩形线圈 $abcd$ 放在匀强磁场 $\boldsymbol{B}$ 中，线圈内通有电流 I，两边长分别为 l_1 和 l_2，线圈平面与 $\boldsymbol{B}$ 之间夹角为 θ，如图 9-13（a）所示，则 ab 和 cd 两边所受的安培力分别为

$$F_1=Il_1B\sin\theta$$

$$F_1'=Il_1B\sin(\pi-\theta)=Il_1B\sin\theta$$

两力大小相等，但方向相反，且作用在一条直线上，所以这两个力互相抵消。边 bc 和 da 所受的安培力分别为

$$F_2=Il_2B\mathrm{s}\sin90^\circ=Il_2B,\qquad F_2'=Il_2B\sin90^\circ=Il_2B$$

两力大小相等，方向相反，但不是作用在一条直线上，形成一对力偶，如图 9-13（b）所示。由于力臂为 $l_1\cos\theta$，因此平面载流线圈在磁场中所受磁力矩大小为

$$M=IBl_1l_2\cos\theta=IBS\cos\theta \tag{9-13}$$

式中，$S=l_1l_2$ 为线圈平面的面积；M 为平面载流线圈的磁力矩。

如果线圈有 N 匝，则

$$M=NIBS\cos\theta=NIBS\sin\varphi=P_{\mathrm{m}}B\sin\varphi \tag{9-14}$$

式中，φ 为 $\boldsymbol{n}$ 与 $\boldsymbol{B}$ 之间的夹角，$\boldsymbol{n}$ 是线圈的法线方向；$P_{\mathrm{m}}=NIS$，为载流线圈的磁矩（magnetic moment）。磁矩是描述载流线圈本身特性的物理量，由载流线圈本身的属性 N、I 和 S 决定，与外磁场无关。载流线圈的磁矩是矢量，表示为 $\boldsymbol{P}_{\mathrm{m}}$，方向即载流线圈法线方向，单位为安培 · 米 ^{2}（$\mathrm{A\cdot m^2}$）。

式（9-14）由矩形载流线圈推导得出，也适用处在匀强磁场中任何形状的刚性平面载流线圈，其在磁场中受到的合力及合力矩分别是 $\sum_i F_i\equiv0$ 和 $M=BIS\sin\varphi$。

四、霍尔效应

将通有电流 I 的导电薄片（导体或半导体）放入匀强磁场 $\boldsymbol{B}$ 中，并使薄片平面垂直于磁场，这时在导体薄片的 a、b 两侧面（图 9-14）将产生电势差 U_{ab}。这种现象是 1879 年，24 岁的美国人霍尔（Hall）在研究载流导体在磁场中所受力的性质时发现的一种电磁效应，称为霍尔效应（Hall effect），产生的电势差称为霍尔电势差。

霍尔效应由静电力和洛伦兹力共同产生。假设导体中的载流了是正电荷，每个载流子所带的电

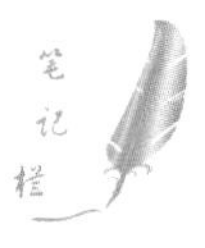

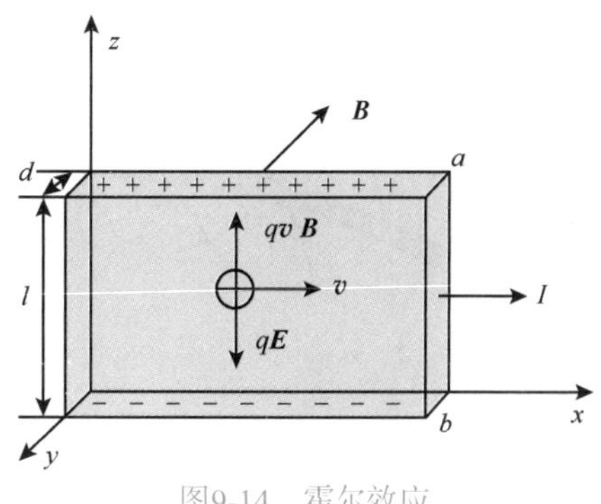

图9-14 霍尔效应

荷量为$+q$，通电后平均定向漂移速度为$\boldsymbol{v}$，方向与电流方向一致，沿x轴正方向。磁场方向沿y轴负方向。根据洛伦兹力$\boldsymbol{F}=q\boldsymbol{v}\times\boldsymbol{B}$，载流子$+q$受到的洛伦兹力方向向上，正电荷向上表面$a$聚集，负电荷保持不动，导致下表面$b$呈现负电性，形成一个方向向下的电场，如图9-14所示。

如果导电薄片中的载流子是负电荷，载流子$-q$受到的洛伦兹力方向向上，负电荷向上聚集，正电荷不动，形成一个方向向上的电场。

此电场阻碍载流子继续向上移动，随着两侧电荷的积累，电场逐渐增强，当电场力与洛伦兹力相等时达到平衡，有

$$qvB=Eq$$

薄片中形成的稳定电场的场强为

$$E=vB$$

设导体宽为l，导体内电场可视为匀强电场，由电势梯度与电场强度的关系可得

$$E=\frac{U_a-U_b}{l}=vB$$

即霍尔电势差

$$U_{ab}=U_a-U_b=vBl$$

由于电流强度$I=nqvld$，式中n为单位体积内载流子数，d为薄片的厚度，所以有

$$v=\frac{I}{nqld}$$

则霍尔电势差

$$U_{ab}=\frac{1}{nq}\cdot\frac{IB}{d}=K\cdot\frac{IB}{d} \tag{9-15}$$

式中，$K=1/(nq)$为霍尔系数，它与薄片的材料有关，材料的载流子密度n越大，K就越小，在其他条件相同的情况下，产生的霍尔电势差就越小。为得到较大的霍尔系数，常采用载流子浓度较小的导电材料。导体中载流子（自由电子）浓度很大，霍尔效应不显著。而半导体材料的载流子浓度要小得多，能产生较大的霍尔电势差，故实用的霍尔器件都是由半导体材料做成的。

霍尔效应被广泛地应用于测定半导体材料电学参数、测量磁场、磁流体发电、电磁无损探伤、霍尔传感器等。利用该效应制成的霍尔器件已广泛用于非电量的测量、自动控制和信息处理等方面。在工业生产要求自动检测和控制的今天，作为敏感元件之一的霍尔器件，将有更广泛的应用前景。

第四节 磁 介 质

在磁场作用下发生变化，并能反过来影响磁场的物质，称为磁介质（magnetic medium）。所有介质都是磁介质。

一、介质中的磁场

磁介质在磁场中被磁化，并产生一个附加磁场$\boldsymbol{B}'$。介质中的磁感应强度$\boldsymbol{B}$等于真空中的磁感应强度$\boldsymbol{B}_0$与附加磁场$\boldsymbol{B}'$的矢量和，即

$$\boldsymbol{B}=\boldsymbol{B}_0+\boldsymbol{B}' \tag{9-16}$$

不同的磁介质在磁场中被磁化的程度也不一样，我们用比值B/B_0来表征介质的磁化程度，即

$$\mu_r=\frac{B}{B_0} \quad 或 \quad B=\mu_r B_0 \tag{9-17}$$

μ_r为相对磁导率（relative permeability），它是一个无量纲的常数，其大小由磁介质的性质决定。介质的磁导率$\mu=\mu_r\mu_0$，称为绝对磁导率（absolute permeability），它与μ_0有相同的单位，即$\mathrm{T\cdot m\cdot A^{-1}}$。

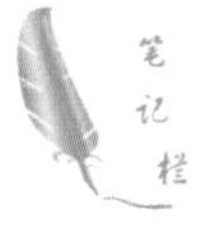

二、顺磁质、抗磁质和铁磁质

根据磁介质在磁场中磁化程度不同，即 μ_r 值大小不同，将磁介质分为三类：顺磁质、抗磁质和铁磁质。

（1）顺磁质：磁介质磁化后 $\boldsymbol{B}>\boldsymbol{B}_0$，即 $\mu_r>1$。绝大部分磁介质属于顺磁质，如氧、锰、铬等。顺磁质所具有的磁性为顺磁性。

（2）抗磁质：磁介质磁化后 $\boldsymbol{B}<\boldsymbol{B}_0$，即 $\mu_r<1$。如铜、铋、锑及惰性气体。抗磁质所具有的磁性为抗磁性。

以上两类磁介质统称为弱磁物质。

（3）铁磁质：磁介质在外磁场中能产生很强的，与外部磁场方向相同的附加磁场 $\boldsymbol{B}\gg\boldsymbol{B}_0$，$\mu_r\gg1$，如铁、镍、钴及某些合金。铁磁质所具有的磁性为铁磁性。这类磁介质称为强磁物质。铁磁质用途广泛，平常所说的磁性材料主要是指这类磁介质。

三、超导体及其磁学特性

超导是指在一定温度条件下物质电阻突然消失的现象。超导技术是人类20世纪的一项伟大的成就，它带给人类无限的美好遐想，如风驰电掣的超导列车、高效的超导电机、无损耗的超导输电等，将成为改善人类生活和生存环境的有力工具。

1. 超导体　通常物质的电阻与温度有关。例如，金属材料的电阻率随温度的降低而变小。在温度不太低时，电阻率与温度之间近似为线性关系。但是，当温度降低到某一特定值时，情况将有所变化。1911年，荷兰物理学家卡曼林·昂内斯在研究物质的电阻随温度变化的实验中，发现水银在4.2K的低温下，电阻突然变为零，这种现象为超导电现象。事实上，超导电性的存在相当普遍，后来通过实验发现，有相当一部分金属、合金及化合物在温度低到某一值时会突然完全失去电阻。我们把具有超导电性的物体称为超导体（superconductor），物质处于零电阻的状态称为超导态，电阻突然为零时的温度叫临界温度或超导转变温度，用 T_C 表示。金属材料的临界温度一般比合金和化合物的临界温度要低。表9-1给出了一些典型超导材料的临界温度 T_C。

表9-1　一些典型超导材料的临界温度 T_C

材料	T_C/K	材料	T_C/K
Hg（α）	4.15	Nb_3Ge	23.2
Pb	7.20	$YBaCu_3O_7$	90
Nb	9.25	$Bi_2Sr_2Ca_2Cu_3O_{10}$	105
V_3Si	17.1	$Tl_2Ba_2Ca_2Cu_3O_{10}$	125
Nb_3Sn	18.1	$HgBa_2Ca_2Cu_3O_8$	134

2. 超导体的磁学特性（完全抗磁性）　超导体处于超导状态时，不仅具有电阻为零的特性，还具有抗磁性。1933年德国物理学家迈斯纳发现当超导体样品从正常态转变到超导态后，无论之前加外磁场还是之后加外磁场，只要 $T<T_C$，超导体内的磁感应强度总是零，即外界磁场不能渗入超导体内，超导体具有完全的抗磁性。这一现象被称为迈斯纳效应（Meissner effect）。人们也常常根据迈斯纳效应来判断物质是否具有超导性。如图9-15（a）所示，$T>T_C$ 时无超导现象产生，超导体没有抗磁性；如图9-15（b）所示，$T<T_C$ 时超导现象产生，超导体具有完全的抗磁性。迈斯纳效应与零电阻现象是超导体的两个基本特性。

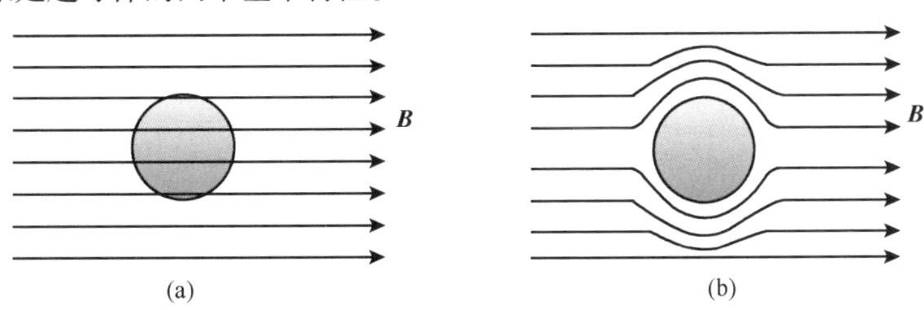

图9-15　迈斯纳效应
(a) $T>T_C$时无超导现象产生；(b) $T<T_C$时有超导现象产生

笔记栏

超导磁悬浮技术正是基于超导体的完全抗磁性。图 9-16 所示实验可以说明超导磁悬浮的原理。将一个镀有超导材料的乒乓球放在竖直方向的外磁场中，由于乒乓球的磁化方向与外磁场相反，它将受到一个向上的斥力 F。当 F 与重力 G 平衡时，球就悬浮在空中。利用这个原理，还可以制造出极灵敏的超导重力仪，用来精确测量重力的微小变化。

目前高温超导材料已被广泛用于超导电缆、超导变压器、超导电机、超导限流器、超导磁分离器、超导磁共振成像（MRI）、超导储能装置、超导磁悬浮列车等，在许多领域取得了重大突破，具有十分广阔的应用前景。

图9-16 超导磁悬浮原理

第五节 电磁感应与电磁波

一、电磁感应定律

既然电流能够激发磁场，人们自然想到磁场是否也会产生电流。为此许多科学家曾经做过很多次的实验，但都没有得到预期的结果。直到 1831 年 8 月，这个问题才由英国物理学家法拉第以其出色的实验给出决定性的答案。他的实验表明：当穿过闭合回路的磁通量改变时，回路中出现电流，这个现象称为电磁感应现象。电磁感应现象中产生的电流称为感应电流。

大量实验表明：当一个闭合回路的磁通量（不论何种原因）发生变化时，都会出现感应电流。闭合回路中有感应电流，说明这个电路中存在着某种电动势。这种由电磁感应引起的电动势称为感应电动势。

法拉第电磁感应定律（Faraday law of electromagnetic induction）：闭合回路的感应电动势 ε 与穿过这个回路的磁通量的变化率 $\mathrm{d}\varPhi/\mathrm{d}t$ 成正比。这个结论是从大量精确的实验得出来，并在现实生活中得到验证。磁通量 $\varPhi$ 的单位为韦伯，时间 t 的单位为秒，感应电动势 ε 的单位为伏特，法拉第电磁感应定律的数学形式为

$$\varepsilon=-\frac{\mathrm{d}\varPhi}{\mathrm{d}t} \tag{9-18}$$

式中的负号反映感应电动势 ε 的方向，也可以通过楞次定律（Lenz's law）判断：感应电流的磁通总是力图阻碍引起感应电流的磁通的变化。

改变闭合回路磁通量的方法很多。根据磁通量 $\varPhi=\boldsymbol{B}\cdot\boldsymbol{S}=B\cdot S\cos\theta$，可以通过改变磁感应强度 $\boldsymbol{B}$、改变回路的面积 S 或改变 $\boldsymbol{B}$ 与回路平面法线之间的夹角，使磁通量发生改变。

如果回路由 N 匝线圈组成，且通过每匝线圈的磁通量都为 $\varPhi$，则整个回路的感应电动势

$$\varepsilon=-N\frac{\mathrm{d}\varPhi}{\mathrm{d}t} \tag{9-19}$$

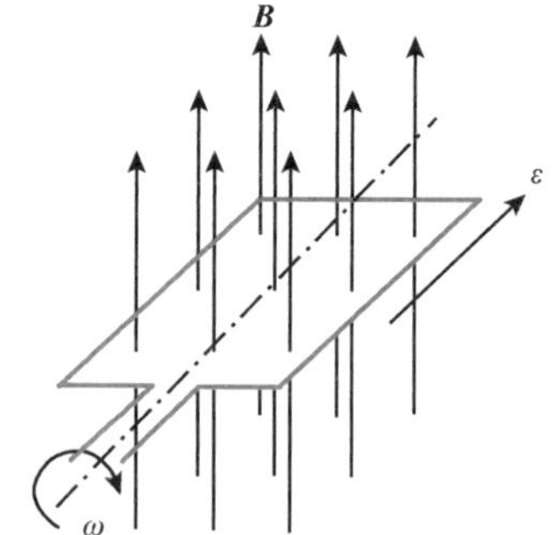

图9-17 在磁场中旋转的闭合线圈

例题 9-3 一面积为 S 的矩形线圈处在磁感应强度为 $\boldsymbol{B}$ 的匀强磁场中，如图 9-17 所示。线圈以角速度 ω 绕轴线旋转，线圈轴线与磁场方向垂直。$t=0$ 时，线圈平面法线方向与磁场方向平行，试求线圈的感应电动势。

解：设感应电动势的正方向如图 9-17 所示，根据右手螺旋定则，此时线圈的法线方向与磁场方向一致。经过时间 t，线圈转过角度 ωt，此时线圈的磁通量为

$$\varPhi(t)=\int_S \boldsymbol{B}\cdot\mathrm{d}\boldsymbol{S}=BS\cos\omega t$$

根据法拉第电磁感应定律

$$\varepsilon=-\frac{\mathrm{d}\varPhi}{\mathrm{d}t}$$

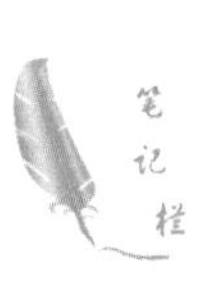

得到感应电动势为

$$\varepsilon=BS\omega\sin\omega t$$

可见，线圈中的感应电动势随时间按正弦规律变化。正弦信号的振幅 $\varepsilon_m = BS\omega$，角频率与线圈转动的角速度 ω 相等。

二、动生电动势　感生电动势

根据 $\Phi = \boldsymbol{B} \cdot \boldsymbol{S}$ 得知，引起闭合电路磁通量变化有两种基本情况：一种是磁感应强度 $\boldsymbol{B}$ 不随时间变化，而闭合回路的有效面积发生变化，这样产生的感应电动势称为动生电动势（motional electromotive force）；另一种是闭合回路的任何部分都不动，而磁感应强度 $\boldsymbol{B}$ 随时间变化，这样产生的感应电动势称为感生电动势（induced electromotive force）。

1. 动生电动势　现在以图 9-18（a）闭合回路为例，应用法拉第电磁感应定律计算在磁场中运动的导体产生的动生电动势。长度为 l 的导体 ab 在磁感应强度为 B 的匀强磁场中以速度 v 向右运动。首先设定回路逆时针方向为动生电动势的正方向，设 t=0 时，回路的面积为 S_0，则回路 $abcd$ 的磁通量 Φ 随时间 t 的变化关系为

$$\Phi(t) = B(S_0 + l \cdot vt)\cos 180° = -BS_0 - Blvt$$

根据法拉第电磁感应定律 $\varepsilon = -\mathrm{d}\Phi / \mathrm{d}t$，得到动生电动势为

$$\varepsilon = Blv \tag{9-20a}$$

根据楞次定律，回路中感应电动势以及感应电流的方向为逆时针方向。

动生电动势的产生，可以用洛伦兹力来解释。如图 9-18（a）所示，长度为 l 的导体 ab 在磁感应强度为 $\boldsymbol{B}$ 的匀强磁场中以速度 $\boldsymbol{v}$ 向右运动时，导体内的自由电子也以速度 $\boldsymbol{v}$ 随之向右运动。电子受到的洛伦兹力为

$$\boldsymbol{f} = (-e)\boldsymbol{v} \times \boldsymbol{B}$$

图9-18　在磁场中运动的导体产生动生电动势
(a)导体切割磁感线；(b)动生电动势的产生

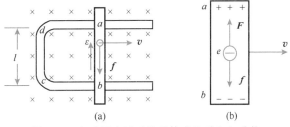

$\boldsymbol{f}$ 的方向从 a 指向 b。在洛伦兹力作用下，自由电子有向下的定向漂移运动。如果导轨是导体，在回路中产生逆时针方向的电流；如果导轨是绝缘体，则洛伦兹力将使自由电子在 b 端积累，使 b 端带负电而 a 端带正电。在导体 ab 上产生自上而下的静电场，静电场对电子的作用力 $\boldsymbol{F}$ 从 b 指向 a，与电子所受的洛伦兹力方向相反，如图 9-18（b）所示。当洛伦兹力与静电场对电子的作用力达到平衡时，ab 间的电势差达到稳定值，a 端电势比 b 端电势高。由此可见，这段运动导体相当于一个电源，它的非静电力就是洛伦兹力。

2. 感生电动势、感生电场　当回路不动而磁场变化时，穿过回路的磁通量变化引起的感应电动势称为感生电动势。麦克斯韦在前人工作的基础上，对电磁现象作了系统的研究，解释了感生电动势产生的原因。他认为，变化的磁场在其周围空间激发一种电场称为感生电场，感生电场的存在才产生了感生电动势。

感生电场与静电场有着很大的区别：静电场的电场线起于正电荷而终于负电荷，是不闭合的曲线；而感生电场的电场线都是闭合的无头无尾的连续曲线。因此感生电场也称为涡旋电场。感生电场与静电场的另一个区别是：静电场是保守力场，能够引入电势的概念；感生电场是非保守力场，不能够引入电势的概念。感生电场与静电场的相同点是：两者都对电荷有电场力的作用，都可做功，都可用电场线来描述。感生电场对电荷的电场力称为感生电场力。

感生电动势产生过程中的非静电力是感生电场力。对于一个闭合回路，当穿过它的磁通量 Φ 变化时，在其周围激发感生电场 $\boldsymbol{E}_{感}$。一个电量为 q 的电荷沿着闭合回路移动一周感生电场力所做的功为 $W = \oint_L q\boldsymbol{E}_{感} \cdot \mathrm{d}\boldsymbol{l}$。按照定义，单位电荷沿着闭合回路移动一周非静电力所做的功等于电动势，故闭合回路的感生电动势等于 $\boldsymbol{E}_{感}$ 沿闭合回路所在曲线 L 的环路积分

$$\varepsilon_{感} = \oint_L \boldsymbol{E}_{感} \cdot \mathrm{d}\boldsymbol{l} \tag{9-20b}$$

感生电场 $\boldsymbol{E}_{感}$ 可根据法拉第电磁感应定律求得

$$\oint_L \boldsymbol{E}_{感} \cdot \mathrm{d}\boldsymbol{l} = \frac{\mathrm{d}\Phi}{\mathrm{d}t} \tag{9-21}$$

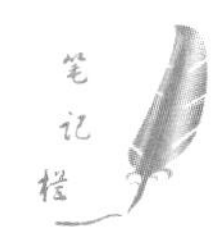

式中，Φ 为穿过闭合线圈的磁通量，或者更一般地说是穿过这条闭合曲线 L 的磁通量。感生电场是涡旋场，其电场线是闭合曲线，没有源头，也没有结束点。感生电场的存在与否跟空间中是否存在线圈无关。

三、电　磁　波

案例9-1

患者，男性，49岁，机关干部。自觉记忆力不好、头疼来院就诊。磁共振检查，发现左侧大脑半球顶叶有一4cm×4cm×5cm大小的脑胶质瘤。在临床上，这个位置通常不是脑瘤的好发区。医生通过观察，发现患者习惯用左手打手机，并进一步了解到患者高频率使用手机已经有8年多的时间，肿瘤生长位置恰恰在手机天线电磁波辐射最集中的区域。

问题：电磁辐射会对人体产生何种危害?

1. 位移电流 在含有电容器的电路中，虽然线路中有电流，但是两个极板之间并无电流，稳恒电流磁场的安培环路定律 $\oint_L \boldsymbol{B}\cdot \mathrm{d}\boldsymbol{l}=\mu_0 I$ 则不再适用。假设 q_0 为极板上的电量，σ 为极板上的电荷面密度，$\boldsymbol{E}$ 为两极板间的电场强度，S 为围绕一个极板的闭合高斯面，由于 $q_0=\sigma S$ ，$E=\sigma/\varepsilon_0$ 。根据电场高斯定理，发现两块极板之间的电信号传递可用某种电流形式表示

$$i_{\mathrm{d}}=\frac{\mathrm{d}q_0}{\mathrm{d}t}=\varepsilon_0\frac{\mathrm{d}}{\mathrm{d}t}\oint_S \boldsymbol{E}\cdot \mathrm{d}\boldsymbol{S} \tag{9-22}$$

这里，i_{d} 为位移电流（displacement current）。在导线中电荷的定向运动形成传导电流，在两极板之间，随时间变化的电场形成位移电流。可以证明，在电路中，位移电流与传导电流相等。即在电路中，磁场的安培环路定律保持不变。

2. 电磁场、麦克斯韦方程组 一般来说，充满变化电场的空间同时也充满着变化的磁场；充满变化磁场的空间同时也充满着变化的电场。这种相互联系的变化的电场和磁场形成电磁场。麦克斯韦总结出描写电磁场的一组方程，称为麦克斯韦方程组，预言了电磁波的存在（1865 年）。二十多年后，赫兹首次用实验证实了电磁波的存在。

麦克斯韦将变化的电场和磁场之间的关系概括为 20 个方程，后人将其简化为 4 个，称为麦克斯韦方程组（Maxwell’s equations）。为了简便，将讨论的范围限定为真空，整个空间内没有传导电流：i=0，$\varepsilon=\varepsilon_0$ ，$\mu=\mu_0$ 。麦克斯韦方程组具有如下形式：

$$\oint_L \boldsymbol{B}\cdot \mathrm{d}\boldsymbol{l}=\mu_0\varepsilon_0\frac{\mathrm{d}\Phi_{\mathrm{E}}}{\mathrm{d}t} \tag{9-23a}$$

$$\oint_L \boldsymbol{E}\cdot \mathrm{d}\boldsymbol{l}=-\frac{\mathrm{d}\Phi_{\mathrm{B}}}{\mathrm{d}t} \tag{9-23b}$$

$$\oint_S \boldsymbol{E}\cdot \mathrm{d}\boldsymbol{S}=\frac{q}{\varepsilon_0} \tag{9-23c}$$

$$\oint_S \boldsymbol{B}\cdot \mathrm{d}\boldsymbol{S}=0 \tag{9-23d}$$

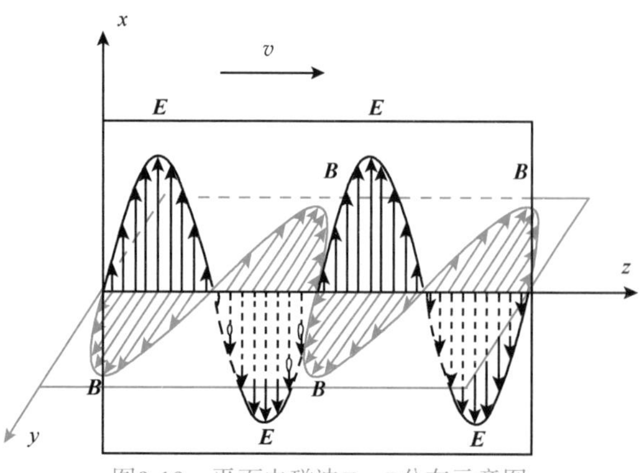

图9-19　平面电磁波$\boldsymbol{E}$、$\boldsymbol{B}$分布示意图

式（9-23a）描述的是变化的电场与产生的磁场的关系；式（9-23b）描述的是变化的磁场与产生的涡旋电场的关系；式（9-23c）是静电场的高斯定理；式（9-23d）是磁场中的高斯定理。

3. 电磁波 平面电磁波具有下列基本性质。

（1）电磁波是横波：电磁波中的电场矢量 $\boldsymbol{E}$ 和磁场矢量 $\boldsymbol{B}$ 互相垂直，且都垂直于传播方向，图 9-19 为某时刻 $\boldsymbol{E}$、$\boldsymbol{B}$ 分布示意图，电磁波沿 z 轴方向传播。

（2）电磁波中电场矢量 $\boldsymbol{E}$ 和磁场矢量 $\boldsymbol{B}$ 同频率、同相位。在同一点，$\boldsymbol{E}$ 的幅值正比于 $\boldsymbol{B}$ 的幅值。

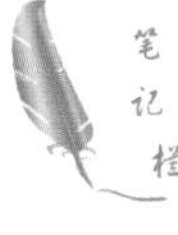
笔记栏

（3）电磁波的传播速度等于光速。在真空中，电磁波传播速度的理论值为

$$v=\frac{1}{\sqrt{\varepsilon_0\mu_0}} \tag{9-24}$$

将 $\varepsilon_0=8.85\times10^{-12}\mathrm{C^2\cdot N^{-1}\cdot m^{-2}}$ 和 $\mu_0=4\pi\times10^{-7}\mathrm{T\cdot m\cdot A^{-1}}$ 两个常数代入上式得 $v=3.00\times10^8\mathrm{m\cdot s^{-1}}$，这个速度正好等于光在真空中的传播速度 c。

大量实验证明，电磁波具有反射、折射、干涉、衍射等与光波相似的性质。现在我们已经知道，无线电波、红外线、可见光、紫外线、X 射线和 γ 射线等都是电磁波。它们都具有前面所讲的电磁波的基本性质，如在真空中都以光速进行传播，都是横波等。但它们的另外一些物理性质却存在着重大的差别，如无线电波中的长波能绕过高山房屋将广播信号送到收音机的天线中，而可见光、紫外线等却表现为直线传播，X 射线能穿过人体组织等。出现这些差别的原因是它们具有不同的频率或者波长。将所有的电磁波按照频率（或波长）的顺序排列起来，称为电磁波谱（electromagnetic spectrum），如图 9-20 所示。

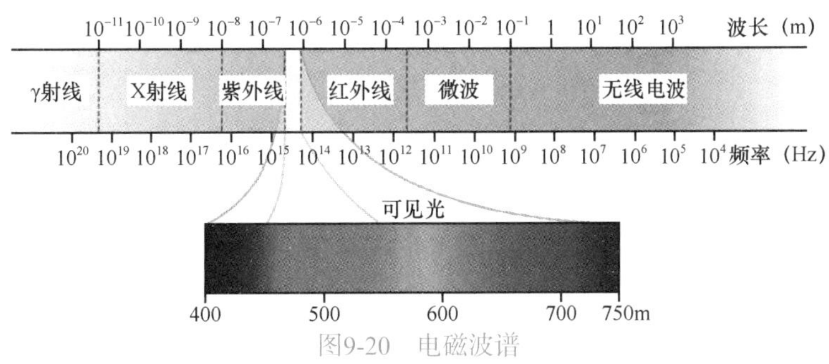

图9-20　电磁波谱

各波段的电磁波虽然本质相同，但不同波段的电磁波与物质的作用并不相同。它们照射生物有机体时，可引起生物组织不同程度的生物物理和生物化学的变化。

电场和磁场的交互变化产生的电磁波向空中发射或泄漏的现象称为电磁辐射。电磁辐射是一种看不见、摸不着的场。人类生存的地球本身就是一个大磁场，它表面的热辐射和雷电都可产生电磁辐射，太阳及其他星球也从外层空间源源不断地产生电磁辐射。围绕在人类身边的天然磁场、太阳光、家用电器等都会发出强度不同的辐射。

电磁辐射已被世界卫生组织列为继水源、大气、噪声之后的第四大环境污染源，它是危害人类健康的隐形“杀手”，长期而过量的电磁辐射会对人体生殖、神经和免疫等系统造成伤害，成了皮肤病、心血管疾病、糖尿病、癌症的主要诱因之一。而家用电器、电子办公设备，如手机、计算机等是人工电磁辐射的主要来源。

电磁辐射对人体的危害主要有六方面：它极可能是造成儿童患白血病的原因之一；能够诱发癌症并加速人体的癌细胞增殖，案例 9-1 即属于此种情形；影响人的生殖系统；可导致儿童智力残缺；影响人们的心血管系统；对人们的视觉系统有不良影响。

第六节　磁场的生物效应

一、生物磁现象

案例9-2

脑磁图是近年来发展起来的一种先进脑功能图像检测技术。脑磁图利用超导量子干涉装置（SQUID）对脑内发出的极其微弱的生物电磁场信号加以测定和描记，将获得信号转换成等磁线图，与MRI解剖影像叠加整合，形成脑功能解剖学定位图，它能准确地反映出脑功能的瞬时变化。脑磁图依靠测量磁探测器的磁场强度获得脑内电活动源的信息，磁场从源到探测器之间的传递不会受到脑内各种介质（脑组织、脑脊液、颅骨）的干扰，是脑内电活动分布状况的真实反映，因此，脑磁图对脑内神经活动起源的定位是精确可靠的。

问题：脑磁图是如何形成的？

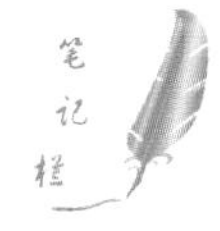

从电与磁的关系来看，有电荷的运动就有磁场的存在。人类和动物能够感受到如声、光、电、

热等各种物理刺激，是否也能感知磁的存在呢？外磁场对生命活动会带来怎样的影响呢？

地球上的一切生物都在地磁场的影响下生活，甚至有些生物还借助于地磁场进行其生命活动。普遍认为，人体的所有功能和活动都是以电荷运动通过神经系统的活动来传导的，在人体的各种生命活动中，如心脏搏动、肺呼吸、大脑活动等都有电子传递、离子转移、神经活动等生物电的变化，而变化的生物电信号会产生频率、波形、强度不同的生物磁信号。例如，心肌在除极化和复极化过程中的心电流所产生的心磁场及心磁场的变化曲线（称为心磁图，在临床上可以诊断冠心病和早期心肌梗死等）；又如人体大脑皮层的活动，来自神经元信号的脑电流在其周围产生的脑磁场及其变化（可被记录为案例 9-2 中的脑磁图）；还有神经活动产生的神经磁场，肌电流产生的肌磁场等；某些铁磁性物质被吸入肺部或随食物进入胃肠并沉积在里面，当这些磁性物质被地磁场或外界磁场磁化后，它们就成为小磁石残留在体内，在体内产生一定的生物磁场；此外，在外界因素刺激下，生物机体的某些部位可产生一定的诱发电位，同时产生一定的诱发磁场。人体磁场非常微弱，一般在 10^{-10}T～10^{-13}T 数量级。所以，一般要在极好的磁屏蔽条件下，并用极高灵敏度的探测仪器才能记录到人体磁场。目前已能够探测到人体具有心、脑、肺、神经、眼、视网膜、肌、腹、肢及头皮等磁场。

二、磁场对生物的作用

案例9-3

患者，女性，48岁，患颈椎病、肩周炎两年。采用磁疗骨痛贴在颈部穴位贴敷后，病情明显好转，三疗程后患者自我感觉疾病症状消失。

问题： 磁疗骨痛贴属于何种磁疗方法？

国内外大量试验和临床实践表明，磁场对生命机体的活动、生理过程、生化过程以及对植物的生长，都有一定的影响。例如，磁场可以使血液中的红细胞、白细胞、血小板及血脂发生变化；对人体的神经、体液、新陈代谢有一定的作用。研究发现，这些影响与磁场的方向、磁场的强弱、磁场的类型以及磁场作用的时间等因素有关。

（1）当磁场方向与生物体轴线成某一角度时，作用最大。例如，当磁场方向从大鼠背部指向腹部时，白细胞的数目会明显减少，而磁场方向任意时，磁场的强度需增加两倍才能看到白细胞的数目有明显的减少。

（2）磁场越强，作用效果越明显。

（3）不同类型的磁场对生物体的作用不同。例如，稳恒磁场会抑制组织的再生和愈合；脉冲磁场可促进骨的愈合；交变磁场随频率不同对生物机体的作用也不同。

（4）磁场的作用有累积效应，因此，磁场的生物效应还与磁场作用时间的长短有关。

目前，磁场疗法已广泛地应用于临床，可以活血化瘀、消炎镇痛、安神降压，对肌肉劳损、关节炎、气管炎等均有较显著疗效。案例 9-3 属于此种疗法。

磁疗的常用方法有：①静磁疗法，用于穴位和病变局部。②动磁疗法，又称旋磁和脉动磁疗法。③磁化水疗法和磁针疗法等。对于磁场的生物效应机制目前还不十分清楚，基本的看法有如下几点：

（1）磁场对运动电荷产生的洛伦兹力，引起运动电荷状态的改变，从而影响生物电流的分布。

（2）磁场对生物高分子的作用力矩，改变了生物高分子磁矩的取向。

（3）磁场改变了细胞膜内外离子的分布，从而影响细胞的功能。

习 题 九

9-1 简述磁感应线的特点。

9-2 如何理解磁场中的高斯定理？

9-3 毕奥-萨伐尔定律的内容及物理意义是什么？在求解空间中磁场时，毕奥-萨伐尔定律与安培环路定理的差异是什么？

9-4 如果一个电子在通过空间某一区域时不偏转，能否确定这个区域中不存在磁场？为什么？

9-5 半径为 R 的圆环，以角速度 ω 绕中心轴做匀速转动，如果圆环带电量为 q，问圆心处的磁感应强度为多少？ $\left[\dfrac{\mu_0 q\omega}{4\pi R}\right]$

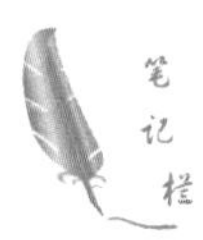

9-6 半径为 0.2m，阻值为 100Ω的圆形电流回路连接着 6V 的电源，求回路中心的磁感应强度。 [1.884×10^{-7}T]

9-7 一根很长的同轴电缆，由一导体圆柱和一同轴的圆筒组成，设圆柱的半径为 R_1，圆筒的内外半径为 R_2 和 R_3。在这两个导体中，有大小相等而方向相反的电流 I 流过，如图 9-21 所示。试求电缆产生的磁感应强度的分布，并用图形表示。

[$r<R_1$ 时 $B=\mu_0\dfrac{Ir}{2\pi R_1^{\ 2}}$；$R_1<r<R_2$ 时 $B=\dfrac{\mu_0 I}{2\pi r}$；$R_2<r<R_3$ 时 $B=\dfrac{\mu_0 I}{2\pi r}\dfrac{R_3^2-r^2}{R_3^2-R_2^2}$； $r>R_3$ 时 $B=0$]

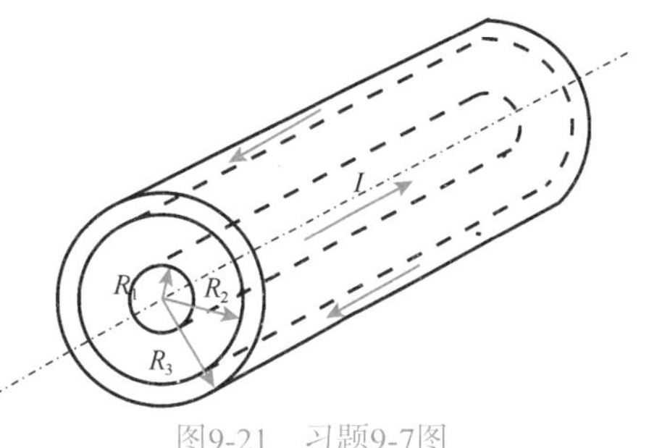

图9-21 习题9-7图

9-8 请解释为什么洛伦兹力永远不做功。

9-9 如图 9-22 所示，在垂直纸面向内的匀强磁场 $\boldsymbol{B}$ 中，试证明通以相同稳恒电流 I 的直径 AOC 与半圆 ADC 所受安培力相等。

9-10 如图 9-23 所示，无限长直导线中通有电流 5A，其右边有一边长为 20cm 的正方形线圈，线圈中通有电流 4A，求：正方形线圈受到的合力大小及方向。 [5.3×10^{-6}N，水平向右]

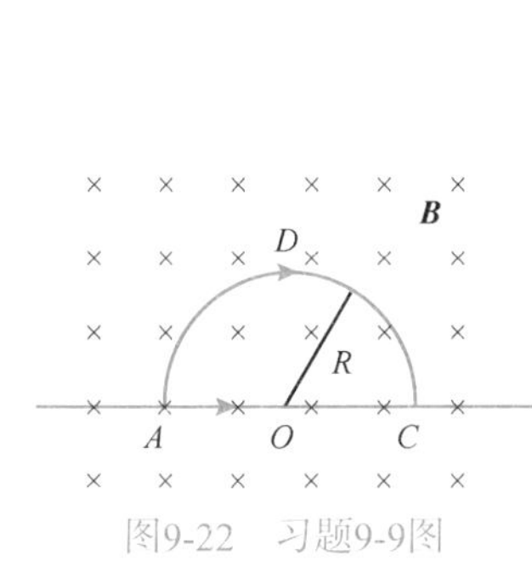

图9-22 习题9-9图

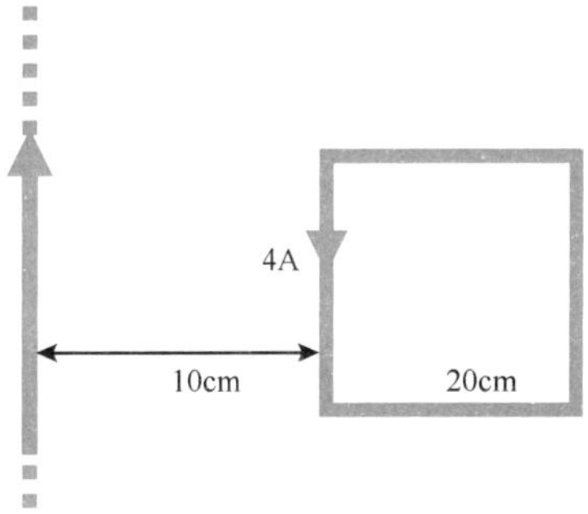

4A
10cm
20cm

图9-23 习题9-10图

9-11 什么是霍尔效应？NaCl 电解质溶液中是否会产生霍尔效应？

9-12 磁介质可分为哪三种？各有什么特点？

9-13 试描述超导现象。超导体的两个基本特征是什么？

9-14 试描述感生电场线的特点，感生电场对封闭曲面的电通量是否为零？

9-15 法拉第电磁感应定律与楞次定律在判断感应电动势的方向上是否一致？

（侯宪春）

笔记栏

第十章 波动光学

本章电子资源

教学要求：

1. 记忆杨氏双缝干涉、薄膜干涉、单缝衍射、光栅衍射的基本原理以及马吕斯定律和布儒斯特定律。

2. 理解相干光的获得方法以及光程与光程差、自然光与偏振光等概念。

3. 运用波动光学理论了解劈形膜和牛顿环的干涉、圆孔衍射、光的双折射现象及其产生的原因，了解旋光现象及其应用。

光的本质是电磁波。可见光是人眼能够感受到的电磁波，在电磁波谱中仅占很窄的一段区域，其波长范围为 400～760nm，不同波长的可见光给人以不同的颜色感觉。19 世纪发现了光的干涉、衍射和偏振现象，这些现象表明光具有波动的性质，用波动理论研究光的传播规律及光与物质相互作用的学科称为波动光学(wave optics)。本章主要讨论光的干涉、衍射和偏振等现象，从而使学生理解光的波动性质和基本规律，并学会运用光的波动性质理解旋光现象及其在医药领域中的应用。

第一节 光的干涉

干涉现象是光波动性质的表现形式之一，只要是满足相干条件的两列光波相遇，在叠加区域就会呈现稳定的明暗光强分布，这种现象称为光的干涉（interference of light）。

一、光的相干性

由第二章有关波动理论可知，波源的连续振动可以发出连续不断的机械波，因此很容易获得相干波。通过观察两列相干波在空间相遇引起的有规律的振幅强弱变化，就可以观察到机械波的干涉现象。

光波虽然是电磁波，但是有关机械波动的干涉理论仍然适用于光波，可实际上我们却很难在生活中观察到光的干涉现象，究其原因是普通光源发出的光波不具有相干性。普通光源所发出的光波，是大量处于高能态的原子向低能态跃迁而释放能量产生的，由于这种跃迁的短暂性、随机性和不连续性，发射的光波是由许多相互独立的、非常短的、振动方向随机的波列组成的。因此，当两个独立的光源或同一光源的两个不同部位发出的光波相叠加时，很难满足相干条件而观察不到光强的明暗变化。

受第二章图 2-23 启示，我们可以通过分波阵面法由普通光源获得相干光，如杨氏双缝干涉法，还可以通过分振幅法由普通光源获得相干光，如薄膜干涉法。

假设我们获得的两列相干波在波源处的振动方程分别为 $y_1 = A_1\cos(\omega t+\varphi_1)$ 和 $y_2 = A_2\cos(\omega t+\varphi_2)$，且其初相位 $\varphi_1=\varphi_2$，则它们在会聚点汇合时，合振动 $y = y_1 + y_2 = A\cos(\omega t+\Delta\varphi)$，$A$ 是合振动振幅，具体形式在这里不需要，故省略。因此，可得相干增强和减弱的条件分别为，振动相位差为 π 的偶数倍或奇数倍，即

$$\begin{cases}\Delta\varphi = \pm 2k\pi,\ k=0,1,2,\cdots \\ \Delta\varphi = \pm(2k-1)\pi,\ k=1,2,3,\cdots\end{cases} \tag{10-1}$$

二、杨氏双缝干涉实验

英国科学家托马斯·杨(Thomas Young) 在 1802 年首次完成了光的干涉实验，为建立光的波动学说奠定了实验基础，有力挑战了牛顿（Newton）坚持的光的粒子学说，开启了波动光学的研究热潮。

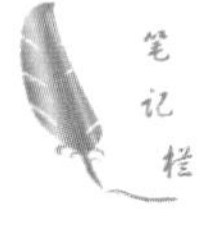

笔记栏

杨氏双缝干涉（double-slit interference）实验装置如图 10-1 所示。单色平行光通过不透明的遮挡板 A 上的狭缝 S 后，照射在距板 A 后一定距离且平行放置的不透明遮挡板 B，板 B 上刻有两条与 S 平行且对称分布的另外两个狭缝 S_1 和 S_2，S_1 和 S_2 恰好处在由光源 S 发出的同一波阵面上，故 S_1 和 S_2 这两个新光源是相干光源，在两束光交替区域的适当位置放置一屏幕 F，屏幕上就会出现一组稳定的、明暗相间的干涉条纹。因为从 S_1、S_2 两狭缝发出的两束光是从同一波阵面上分割出来的，所以这种获得相干光（coherent light）的方法称为分波阵面法。

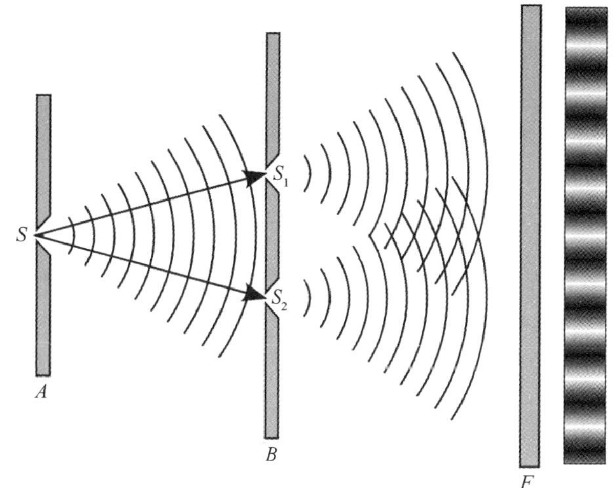

图10-1 杨氏双缝干涉实验装置及现象

如图 10-2 所示，下面分析双缝干涉产生明暗条纹的条件。假设狭缝 S_1 和 S_2 间的距离为 d，M 为双缝的中点，双缝到屏幕的距离为 D，屏幕上的任意一点 P 到狭缝 S_1 和 S_2 的距离分别为 r_1 和 r_2，以屏上 M 的对应点 O 为坐标原点，x 是 P 点在屏幕上的坐标。由图中的几何关系可知，波程差（光波走过的几何路程差）为

$$\Delta r = r_2 - r_1 \approx d\sin\theta \approx d\frac{x}{D} \qquad (10\text{-}2)$$

图10-2 干涉条纹的定量推导

根据干涉加强、减弱的条件，由式（10-1）可得，当 $\Delta\varphi = \pm 2k\pi, k = 0,1,2,\cdots$，即 $\Delta r = \pm k\lambda$ 时，合振动的振幅具有最大值，对应在屏幕上是明纹；由式（10-1）可得，当 $\Delta\varphi = \pm(2k-1)\pi, k = 1,2,3,\cdots$，即 $\Delta r = \pm(2k-1)\dfrac{\lambda}{2}$ 时，合振动的振幅具有最小值，对应在屏幕上是暗纹。

因此，杨氏双缝干涉条纹在屏幕上的坐标分别是

明纹
$$x_k = \pm k\frac{D}{d}\lambda, \quad k = 0,1,2,\cdots \qquad (10\text{-}3)$$

暗纹
$$x_k = \pm(2k-1)\frac{D}{d}\frac{\lambda}{2}, \quad k = 1,2,3,\cdots \qquad (10\text{-}4)$$

式（10-3）和式（10-4）中 k 的取值为条纹的级次，即 $k = 1,2,\cdots$ 时，分别对应的是第一级、第二级、…明纹和暗纹。对于明纹，当 k=0 时 x_0=0，即在 O 点处出现明条纹，因此零级明纹又称中央明纹。

另外，相邻两条明纹或相邻两条暗纹中心的距离称为条纹间距，用 Δx 表示。由式（10-3）或式（10-4）可得到

$$\Delta x = x_{k+1} - x_k = \frac{D}{d}\lambda \qquad (10\text{-}5)$$

从式（10-5）看出，Δx 与 k 无关，表明条纹是等间距的。但 Δx 与 λ 有关，波长短的单色光条纹间距小，波长长的单色光条纹间距大。因此，如果用白光做实验，则只有中央明纹是白色的，其他各级明纹则形成由紫色到红色按波长展开的彩色条纹。

三、光程和光程差

以上讨论杨氏双缝干涉实验中，由于所有的光波都是在真空（或空气）中传播，因此计算干涉光波在相遇点的几何路程差即可分析干涉加强或干涉减弱。但是如果考虑两束单色光分别经过折射率不同的两种介质，虽然光波的频率 ν 是恒定不变的，但波长会随介质的不同而变化。那么，计算相干波加强和减弱时，则需要注意转化成波长关系。

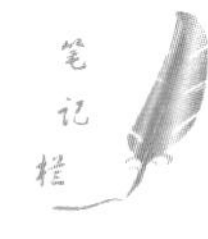

假设光在真空中传播速度为 c，波长为 λ_0，在折射率为 n 的介质中的传播速度为 u，波长为 λ。根据 $u=c/n$，$c=\lambda_0\nu$ 和 $u=\lambda\nu$ 可以得到 $\lambda=\lambda_0/n$。表明光波在任意介质中传播时，其波长是真空中的 $1/n$。当波传播一个波长的距离，相位变化 2π，若光波在介质中传播的几何路程为 r，则相位变化为

$$\Delta\varphi=2\pi\frac{r}{\lambda}=2\pi\frac{nr}{\lambda_0} \tag{10-6}$$

式（10-6）表明：从引起相位变化角度讲，光波在介质中通过的几何路程 r，相当于在真空中通过的几何路程为 nr。我们可以把光波在某一介质中所经过的几何路程 r 与该介质的折射率 n 的乘积 nr 定义为光程（optical path）。如图 10-3 所示，在图 10-3（a）中光波在介质折射率为 n_1 的介质中传播，从 S 点到 P 点，几何路程是 l，则光程为 n_1l。在图 10-3（b）中，从 S 点到 P 点，几何路程依然是 l，但光程为 $n_1(l-d)+n_2d$。

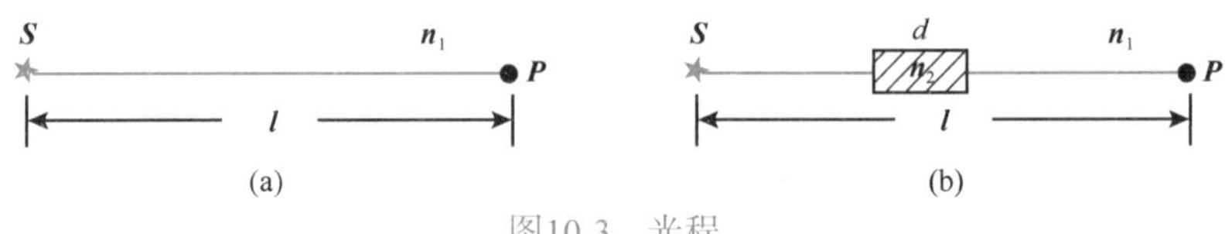

图10-3 光程

由上述定义可以得出，如果两束相干光分别经过折射率为 n_1、n_2 的两种介质，在相同的时间内各自经过几何路程 r_1 和 r_2 后相遇，此时两束相干光在相遇点处所引起的两个光振动的相位差应为

$$\Delta\varphi=2\pi\left(\frac{r_2}{\lambda_2}-\frac{r_1}{\lambda_1}\right)=2\pi\left(\frac{r_2}{\lambda_0/n_2}-\frac{r_1}{\lambda_0/n_1}\right)=\frac{2\pi}{\lambda_0}(n_2r_2-n_1r_1)$$

定义 $\delta=(n_2r_2-n_1r_1)$ 为这两束相干光的光程差（optical path difference）。显然，两束相干光在不同的介质中传播时，对干涉结果起决定作用的不是两束光的几何路程之差，而是两束光的光程差，此时干涉产生明、暗纹的条件式（10-1）和式（10-2）可以写成

明纹 $\Delta\varphi=\dfrac{2\pi}{\lambda_0}\delta=\pm 2k\pi$

或 $\delta=(n_2r_2-n_1r_1)=\pm k\lambda_0$， $k=0,1,2,\cdots$ （10-7）

暗纹 $\Delta\varphi=\dfrac{2\pi}{\lambda_0}\delta=\pm(2k-1)\pi$

或 $\delta=(n_2r_2-n_1r_1)=\pm(2k-1)\dfrac{\lambda_0}{2}$， $k=1,2,3,\cdots$ （10-8）

注意，上面两式中的 λ_0 代表真空中的波长。

由式（10-7）和式（10-8）可得，明、暗条纹的位置和形状由光程差 δ 决定。因此在实例中，分析计算两束相干光在相遇点的光程差，是讨论干涉问题的关键。

在接受了波动光学观点后，同学们就可以理解点光源经薄透镜的成像过程中为何没有出现干涉现象了。这因为点光源沿不同方向所发出的子波射线经过透镜后在各光路上的光程相等，因此透镜的使用不会引起附加的光程差，故而没有干涉现象发生。

例题 10-1 在杨氏双缝实验图 10-4（a）中，双缝间距为 0.40mm，光源的波长为 700nm，问：（1）使屏幕上干涉条纹间距为 4.0mm，屏幕应该距离双缝多远？（2）用两个厚度均为 4.0μm，折射率分别为 n_1=1.2，n_2=1.5 的玻璃片遮住狭缝 S_1，S_2［图 10-4（b）］，则屏幕上的干涉条纹向下平移了多少？

解：（1）根据题意，干涉条纹间距为：$\Delta x=\dfrac{D}{d}\lambda$，则屏幕与双缝的距离为

$$D=\frac{d\Delta x}{\lambda}=\frac{0.40\times10^{-3}\times4.0\times10^{-3}}{700\times10^{-9}}=2.28(\mathrm{m})$$

（2）在 S_1，S_2 未被玻璃片遮盖时，零级明纹的中心处于 x=0 的位置，光程差 $\delta=0$；S_1，S_2 被玻璃片遮盖后，零级明纹下移至 O' 处，这时它所对应的光程差为

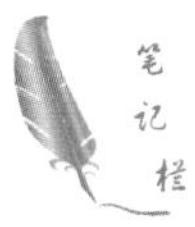

$$\begin{aligned}\delta &= r_2 - d_{玻璃2} + n_2 d_{玻璃2} - (r_1 - d_{玻璃1} + n_1 d_{玻璃1}) \\ &= (n_2 - n_1) d_{玻璃} + (r_2 - r_1) \\ &= (n_2 - n_1) d_{玻璃} + \frac{d_{双缝}}{D} x = 0\end{aligned}$$

(a) (b)

图10-4 例题10-1图

屏幕上的干涉条纹平移了

$$x = -\frac{(n_2 - n_1) d_{玻璃} D}{d_{双缝}} = -\frac{(1.5-1.2)\times 4.0\times 10^{-6}\times 2.28}{0.40\times 10^{-3}} = -6.84\times 10^{-3}(\mathrm{m})$$

即干涉条纹整体下移了 6.84mm。

四、薄膜干涉

案例10-1

阳光下的肥皂泡表面和计算机光盘的数据面，都有斑斓的颜色，如图10-5所示。

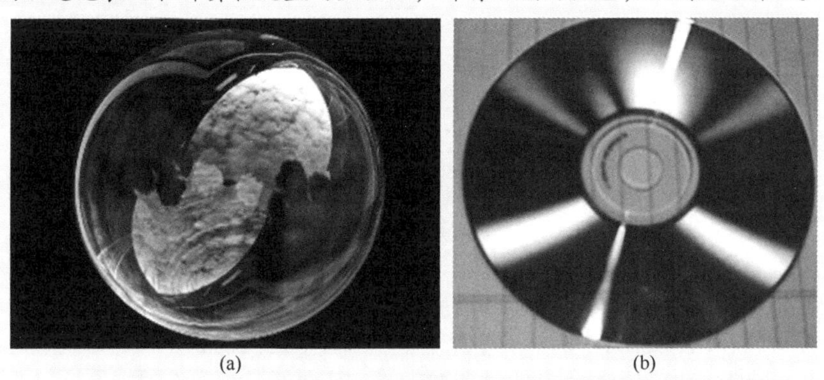

(a) (b)

图10-5 阳光下的肥皂泡表面和计算机光盘数据面

问题：原来无色透明的肥皂泡和计算机光盘，在阳光照射下，其表面的色彩是怎么形成的？

如图 10-6 所示，从 a 点发出的波长为 λ 的平面单色光照射到均匀厚度为 d 的薄膜上，薄膜的折射率为 n_2，薄膜以外的介质的折射率为 n_1，且 $n_2>n_1$。入射光 1 在点 A 分成反射光 2 和折射光，折射光在下表面 C 点又被反射后从上表面 B 点折射出光线 3，根据几何关系知，相干光线 2 和光线 3 是两条平行光线，经透镜会聚后在 P 点相遇，产生干涉。因此，光波在进入透明的介质薄膜时，在膜的上、下表面都会发生反射，根据相干光条件，这些反射光波是相干光。所以相遇时会发生干涉，这种干涉现象称为薄膜干涉（film interference）。

根据波动光学相关知识，光线由光疏介质（介质折射率相对小的一边）进入到光密介质（介质折射率相对大的一边），在分界面 A 处发生反射时，必须考虑半波损失，则这两条相干光的光程差为

$$\delta = n_2(AC+CB) - n_1 \cdot AD + \frac{\lambda}{2}$$

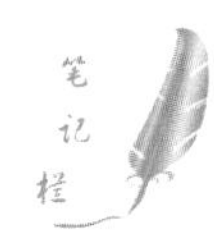

其中，加在最后的$\frac{\lambda}{2}$就是由半波损失造成的。由图 10-6 中的几何关系可以得出

$$AC = CB = \frac{d}{\cos\beta}$$

$$AD = AB \cdot \sin\alpha = 2d \cdot \tan\beta \cdot \sin\alpha$$

根据折射定律$n_1 \sin\alpha = n_2 \sin\beta$，光程差为

$$\delta = 2d\sqrt{n_2^2 - n_1^2 \sin^2\alpha} + \frac{\lambda}{2}$$

所以，对于薄膜干涉，反射光干涉的明、暗条纹的条件可以总结为

$$\delta = 2d\sqrt{n_2^2 - n_1^2 \sin^2\alpha} + \frac{\lambda}{2} = \begin{cases} k\lambda, & \text{明纹} \\ (2k-1)\dfrac{\lambda}{2}, & \text{暗纹} \end{cases}, \quad k = 1,2,3,\cdots \tag{10-9}$$

同样的，透射光也会产生干涉现象，如图 10-7 所示。

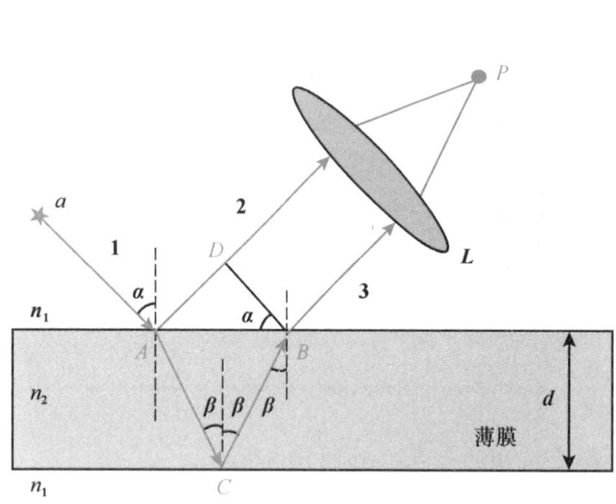

图10-6 薄膜干涉反射光干涉原理图

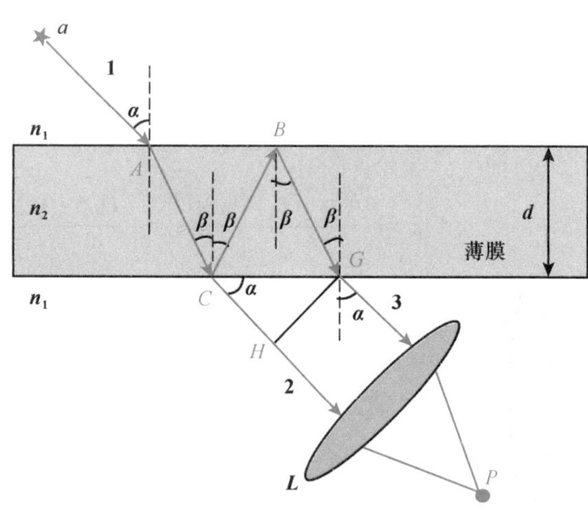

图10-7 薄膜干涉透射光干涉原理图

根据式（10-9）推导的方法，如果透射光 2 和 3 从光密介质向光疏介质投射时，没有半波损失对光程差的影响，2，3 光波相干光的光程差为

$$\delta' = 2d\sqrt{n_2^2 - n_1^2 \sin^2\alpha} \tag{10-10}$$

比较式（10-9）和式（10-10）可知，对某一入射光来说，反射光的光程差和透射光的光程差正好相差$\lambda/2$，说明反射光相干加强时，透射光却相干减弱，从能量守恒角度出发，这显然是合理的。

利用薄膜干涉原理，可以制成增透膜和增反膜。如现代许多光学仪器镜头（例如单反相机镜头前加装 UV 镜片），表面上都涂有一层折射率介于空气和玻璃之间的膜，当其厚度合适时，就可以使某种单色光在膜的两个表面发生反射相干减弱而抵消，从而使光学元件因表面反射而造成的光能损失大大减少，达到增加透射的作用。这个膜称为增透膜。与增透膜的作用相反，有些光学器件需要减少其透射率，以增加反射光的强度，这就是增反膜。宇航员头盔镀有对红外线具有高反射率的多层膜，用以屏蔽宇宙空间中极强的红外线照射。

当光垂直入射（或α 很小）时，反射方向上明、暗条纹满足的条件是

$$\delta = 2n_2 d + \frac{\lambda}{2} = \begin{cases} k\lambda, & \text{明纹} \\ (2k-1)\dfrac{\lambda}{2}, & \text{暗纹} \end{cases}, \quad k = 1,2,3,\cdots \tag{10-11}$$

由上述理论可知，案例 10-1 中的，肥皂泡本身就是一个薄膜，而计算机光盘数据面为了保护数据也有一定的化学材料形成的薄膜附在光盘上，因此会形成薄膜干涉现象。太阳光是平行复色光，当光线照在薄膜上时，一部分会被膜上表面反射，另一部分进入膜内部，被膜的下表面反射。当一列光波经膜的上、下表面反射后相遇时，就会产生干涉现象。由式（10-9）可知，由于入射角一定，因此干涉加强与减弱取决于光波的波长和膜的厚度。当膜各处的厚度不均匀时，不同波长的单色光在不同厚度的地方，有的会得到加强，有的却会减弱，甚至相互抵消，因此，不同厚度处对应不同的色

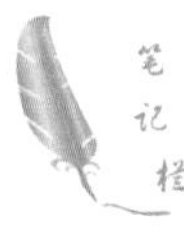

彩，本来无色的肥皂泡和计算机光盘数据面也就变成了彩色的。需要补充说明的是，光盘表面的彩色图样形成，除了薄膜干涉原因外，光在光盘表面的反射和衍射也是部分原因。

例题 10-2 如图 10-8 所示，在一个折射率为 n 的玻璃基片上均匀镀一层折射率为 n_1 的透明介质薄膜，波长为 λ 的单色光由空气垂直入射到介质表面上，如果要使得介质上下表面反射光干涉相消，介质薄膜的厚度至少为多少？已知空气的折射率为 n_0，且 $n_0<n_1<n$ 。

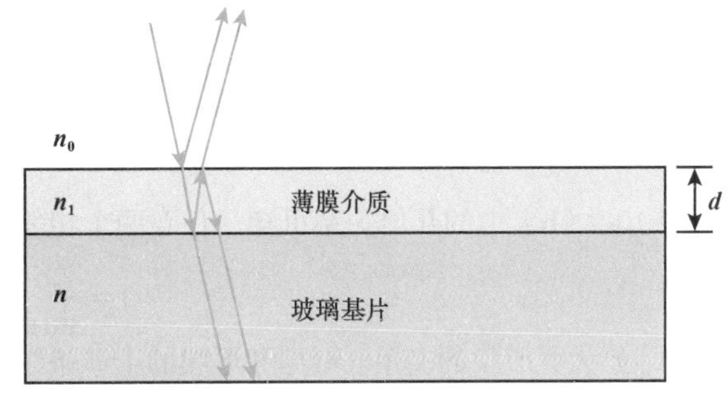

图10-8 增透膜

解：设薄膜介质的厚度为 d，由于 $n_0<n_1<n$，在薄膜介质上下两界面的两束反射光都有半波损失，因此考虑光程差时并不是采用式（10-9），而是采用式（10-10），且入射角 $\alpha=0$，则式（10-10）可得干涉相消的条件是

$$2n_1d=(2k-1)\frac{\lambda}{2},\qquad k=1,2,3,\cdots$$

取 $k=1$ 时，得到膜的最小厚度为

$$d_{\min}=\frac{\lambda}{4n_1}$$

考虑到能量守恒，反射光减小（相消）则透射光就增强。这种增透膜在显微镜、照相机镜头中得到广泛应用。

五、劈形膜　牛顿环

对于某一 λ 给定的单色光，式（10-9）表明，薄膜干涉的光程差取决于入射角 α 和膜的厚度 d。由此，当以平行光（α 不变）照射非均匀膜（d 变化）时，光程差只是膜厚度 d 的函数。因此，不同级次的干涉条纹对应不同厚度 d 的膜厚，而同一级次的干涉条纹上的各点对应的膜的厚度 d 是相同的，称为等厚干涉（equal thickness interference）。接下来将介绍等厚干涉现象中两个典型的例子：劈形膜和牛顿环。

（一）劈形膜

如图 10-9 所示，形状呈劈形的薄膜称为劈形膜（wedge film）。将两片平板玻璃片 M 和 N，一端重合，另一端夹一薄纸片，这样在两玻璃片之间就形成了一劈形的空气薄膜。两玻璃片的交线 PQ 称为棱边，在平行于棱边的线上劈形膜的厚度是相等的。

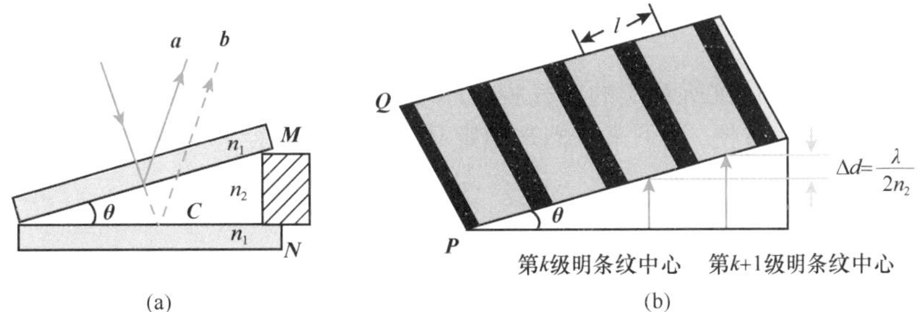

图10-9 劈形膜的干涉

(a)劈形膜成像示意图；(b)劈形膜成像

以入射角 $\alpha=0$ 平行单色光垂直入射于上述玻璃装置时，在空气劈形膜（$n_2=1$）上、下表面所反射的光线 a 和 b 满足相干光条件。假设劈形膜在 C 点处的厚度为 d，则由式（10-11）可知，这两条光线的光程差为 $\delta=2d+\frac{\lambda}{2}$，因此，反射光的干涉加强与减弱条件为

$$\delta=2d+\frac{\lambda}{2}=\begin{cases}k\lambda, & \text{明纹}\\(2k-1)\frac{\lambda}{2}, & \text{暗纹}\end{cases},\qquad k=1,2,3,\cdots \tag{10-12}$$

需要注意的是，此时膜的厚度是变化的，条纹的级次与膜的厚度相对应。

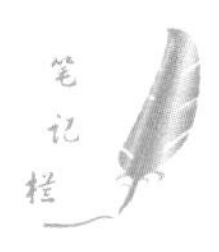

当对式（10-12）进行分析时，可以得到空气劈形膜的干涉条纹特点。因为相同厚度处对应的是同一级条纹，而劈形膜的等厚线是一系列平行于棱边的直线，因此其干涉条纹为一系列平行于棱边的明暗相间的直条纹。离棱边越远，膜的厚度越大，光程差越大，因此干涉级次越高。棱边处厚度为零，光程差为 $\lambda/2$，因此棱边处为暗纹中心。任意两个相邻的明纹或暗纹所对应的膜的厚度差为

$$\Delta d = d_{k+1} - d_k = \frac{\lambda}{2n_2} = \frac{\lambda}{2} \tag{10-13}$$

由图 10-9（b）中的几何关系可知，任意两个相邻的明纹或暗纹在膜面上的距离 l 为

$$l = \frac{\Delta d}{\sin\theta} = \frac{\lambda}{2\sin\theta} \tag{10-14}$$

式中，θ 为劈形膜的夹角。可见劈形膜的干涉条纹是等间隔的，而且只有当夹角 θ 足够小时才能够观测到，因此 $l \approx \dfrac{\lambda}{2\theta}$。

利用劈形膜的干涉检验精密加工的工件表面质量是劈形膜的一个重要应用。在待测工件上放一块标准平面玻璃，使两者间形成空气劈形膜。如果工件表面不平，则不平位置处附件的干涉条纹将出现弯曲，根据条纹弯曲的方向，可以判断不平的工件表面的不平是凸的还是凹的。

（二）牛顿环

将一个曲率半径 R 很大的平凸透镜 M 放在一块平板玻璃 N 上，在 M、N 之间就形成了一厚度不均匀的空气薄层。当单色平行光垂直地射向透镜时，由空气薄层的上、下表面反射的光将产生等厚干涉现象。如图 10-10（a）所示，由于薄膜的等厚线是以接触点 O 为中心的同心圆周，因此干涉图样是以 O 点为中心的同心环状条纹，称为牛顿环（Newton' s ring），如图 10-10（b）所示。

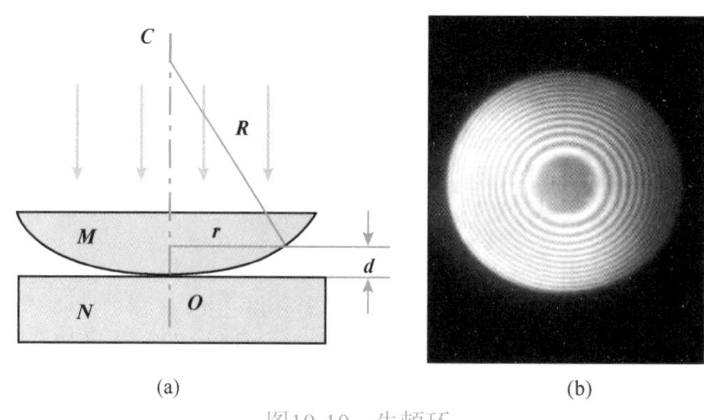

图10-10　牛顿环

(a)牛顿环成像示意图；(b)牛顿环成像

牛顿环中各级明纹和暗纹所对应的空气膜的厚度仍然由式（10-11）确定，但由环纹的半径来说明环纹的位置似乎更为方便，接下来我们来确定某级环纹的半径 r 与所对应的薄膜厚度 d 之间的关系。

从图 10-10（a）中的几何关系可知

$$r^2 = R^2 - (R-d)^2 = 2Rd - d^2$$

由于 $R \gg d$，故 d^2 项可以略去不计，于是可得

$$d = \frac{r^2}{2R} \tag{10-15}$$

将式（10-15）代入式（10-12），得到空气层牛顿环反射光中明环和暗环的半径为

$$r = \begin{cases} \sqrt{\dfrac{(2k-1)R\lambda}{2}}, & \text{明环} \\ \sqrt{(k-1)R\lambda}, & \text{暗环} \end{cases}, \quad k = 1,2,3,\cdots \tag{10-16}$$

由式（10-16）可知，牛顿环的条纹间距随条纹级次的增加而减小，呈内疏外密的分布，这与劈形膜条纹的等间距分布是不同的。

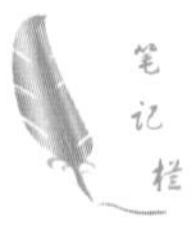

利用牛顿环实验不仅可以测定光波的波长，还可以检测平凸透镜的曲率半径。

第二节　光的衍射

光的波动性的另一个表现形式是光的衍射现象，光绕过障碍物，偏离直线传播的现象称为光的衍射（diffraction of light）。衍射后所形成的明暗相间的图样称为衍射图样。衍射系统一般由光源、障碍物和接收屏组成。

通常，从观测者角度出发，可以把光的衍射分为两大类：第一类当光源和（或）接收屏到障碍物的距离为有限远时，称为菲涅耳衍射（Fresnel diffraction）；第二类当光源和接收屏到障碍物距离均为无穷远或等效无穷远时（往往利用凸透镜来实现），称为夫琅禾费衍射（Fraunhofer diffraction）。在实验中，夫琅禾费衍射通过两块凸透镜实现，且理论计算较为简单，因此，本节只限于讨论夫琅禾费衍射。

一、单缝衍射

观察夫琅禾费单缝衍射（single-slit diffraction）的实验装置如图 10-11 所示。图中 S 为点光源，置于透镜 L_1 的焦点处，经 L_1 射出的平行光束垂直照射在一个有宽度为 b 的狭缝的挡板 K 上，一部分平行光通过狭缝，在透镜 L_2 焦平面处放置的屏幕 E 上形成明暗相间的衍射条纹。

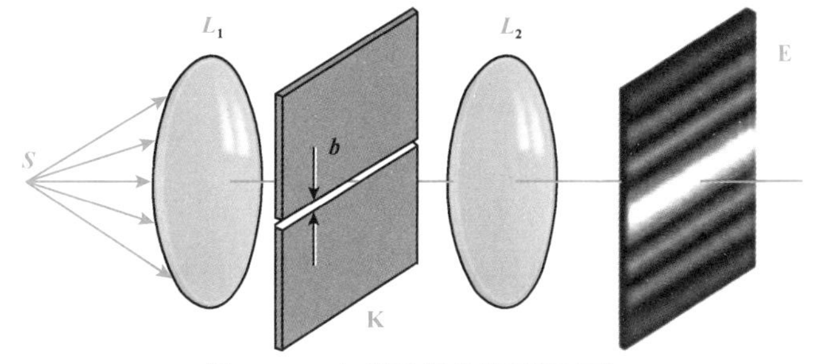

图10-11　夫琅禾费单缝衍射实验

根据惠更斯原理，当波阵面到达狭缝时，波面上各点都可作为子波波源，向各个方向发射子波，由于这些子波来自同一个波阵面，满足相干条件，因此接收屏 E 上的衍射条纹是一系列的平行子波通过透镜 L_2 后相干叠加的结果。

利用菲涅耳半波带法来研究单缝衍射条纹的分布规律是有用且通俗易懂的，如图 10-12 所示。

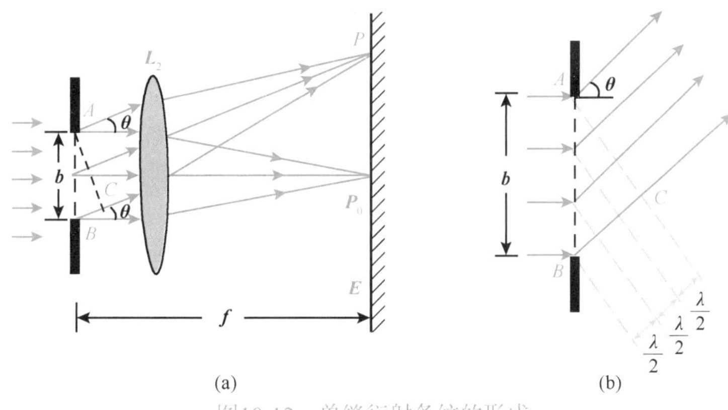

图10-12　单缝衍射条纹的形成

(a)单缝衍射；(b)半波带法

假设狭缝宽度为 b，如图 10-12（a）所示，由于平行光经过透镜后不会引起附加的光程差，所以经过透镜 L_2 后会聚于焦点 P_0 点时各子波射线的相位仍然相同，因此彼此相互加强，P_0 处出现明纹，称为中央明纹。当考虑衍射角（子波射线与缝面法线之间的夹角）为 θ 的一束子波，它们经过透镜 L_2 会聚于屏上的 P 点，从 A 点作 AC 垂直于 BC，这束子波的最大光程差为

$$BC = b\sin\theta$$

P 点的明暗就取决于这个光程差 BC 的值。如果这个光程差 BC 刚好等于入射光的半个波长的整数倍，则可作一些平行于 AC 的平面，使两相邻平面之间的距离都等于 $\lambda/2$，这些平面将把单缝处的波阵面 AB 分为整数个面积相等的部分，每一个部分称为一个半波带［图 10-12（b）］，而相邻两个半波带

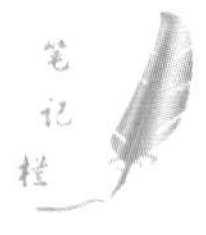

上的任何两个对应点发出的子波在 P 点的光程差都是 $\lambda/2$，即相位差为 π。由于各个半波带的面积相等，因而各个半波带所发出的子波在 P 点所引起的光振幅几乎相等，因此，相邻两半波带发出的子波在 P 点合成时将互相抵消。这样，如果 BC 等于半波长的偶数倍，单缝处的波阵面 AB 可为偶数个半波带，则由于一对对相邻的半波带发出的光都在 P 点相互抵消，所以合振幅为零，P 点应该是暗条纹的中心；如果 BC 等于半波长的奇数倍，单缝处的波阵面 AB 可以分为奇数个半波带，则偶数对相邻的半波带发出的光分别在 P 点相互抵消后，还剩一个半波带发出的光到达 P 点，这时 P 点应为明条纹的中心。

综上所述，单缝衍射中各级明纹、暗纹的衍射角满足：

中央明纹　$\theta=0$

暗纹　$b\sin\theta=\pm k\lambda,\quad k=1,2,3,\cdots$　（10-17）

明纹　$b\sin\theta=\pm(2k+1)\dfrac{\lambda}{2},\quad k=1,2,3,\cdots$　（10-18）

式中，k 值对应条纹级次；正、负号表示各级明暗纹对称地分布在中央明纹两侧。

需要说明的是，对于任意衍射角 θ，若 AB 不能分成整数个半波带，则该衍射方向对应形成了屏上亮度介于明纹中心和暗纹中心之间的区域。

关于单缝衍射的光强分布，如图 10-13 所示。

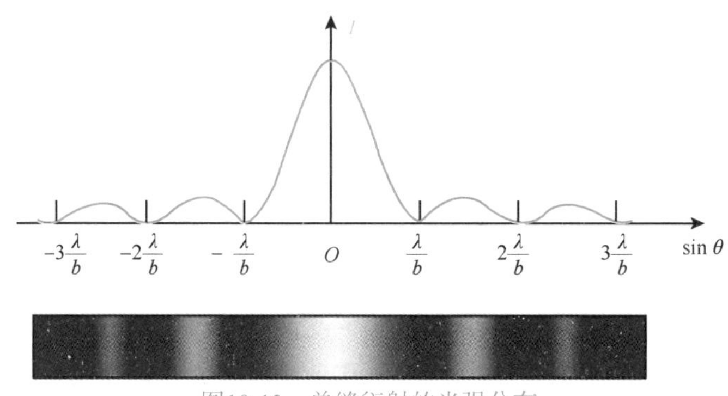

图10-13　单缝衍射的光强分布

从强度分布图可以看出，衍射条纹具有如下特点：单缝衍射图样中各极大处光强是不相同的，中央明纹的强度最大，其他明纹的强度迅速下降，而且各级明纹的强度随级次的增大而逐渐减小。这是因为 θ 角越大，AB 分成的半波带数越多，因此未被抵消的半波带面积占单缝面积越来越少。另外，中央明纹的宽度是其他各级明纹宽度的 2 倍，见例题 10-3。其次，衍射图样是一组平行于狭缝的明暗相间的条纹，对于缝宽 b 一定的单缝来说，不同波长的单色光形成的明暗条纹的位置不同。可以验证，如果用白光照射，中央明纹是白色的，两侧依次为一系列由紫到红的彩色条纹。最后，对于给定波长的单色光来说，单缝宽度 b 越小，各级条纹间距越大，衍射效果越明显；反之，条纹变得狭窄而密集。当单缝 $b\gg\lambda$ 时，各级衍射条纹都收缩于中央明纹附近而分辨不清，只能观察到一条亮纹，这就是线光源通过透镜所成的像，这时认为光是沿直线传播。所以，可以认为几何光学是在 $\lambda/b\to 0$ 时的极限情况。

例题 10-3　在夫琅禾费单缝衍射中，已知光的波长为 500nm，透镜焦距为 25cm，单缝宽度为 0.25mm，求：（1）屏上第一级暗纹与中央明纹中心的距离；（2）中央明纹的宽度；（3）其他明纹的宽度。

解：（1）由图 10-12（a）可知，在衍射角 θ 很小时，θ 和透镜的焦距 f 以及条纹在屏上距中心 P_0 的距离 x 之间的几何关系为

$$x=f\tan\theta\approx f\sin\theta$$

第一级暗纹

$$a\sin\theta=\lambda$$

故第一级暗纹与中央明纹中心的距离为

$$x\approx f\sin\theta=f\frac{\lambda}{a}=\frac{25\times500\times10^{-7}}{0.25\times10^{-1}}=0.05(\text{cm})$$

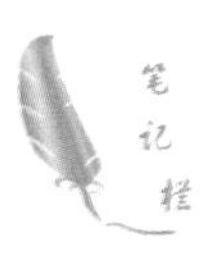
笔记栏

（2）中央明条纹的宽度为

$$\Delta x = 2x = 0.1(\text{cm})$$

（3）其他各级明纹的宽度为

$$\Delta x' \approx f(\sin\theta_{k+1} - \sin\theta_k) = \left[\frac{(k+1)}{a}\lambda - \frac{k}{a}\lambda\right]f = \frac{\lambda}{a}f = 0.05(\text{cm})$$

可见，除中央明纹外的其他各级明纹的宽度都是相同的，而中央明纹的宽度是其他明纹宽度的2倍。

二、圆孔衍射

上面讨论了光通过狭缝时的衍射情况。实验证明，将狭缝用直径为D的小圆孔代替，在光屏上就会出现如图10-14所示的衍射图样。图样的中央是一明亮的圆斑，周围是一组明暗相间的同心圆环。由第一暗环所包围的中央亮斑称为艾里斑（Airy disk），它集中了约84%的衍射光能量。而圆孔衍射的光强分布如图10-15（a）所示。

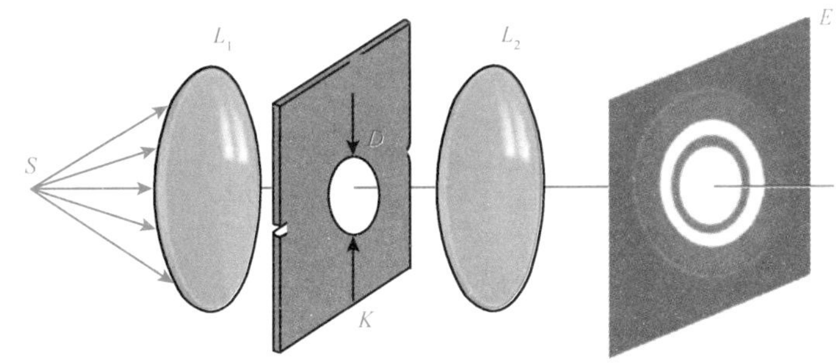

图10-14 圆孔衍射图样

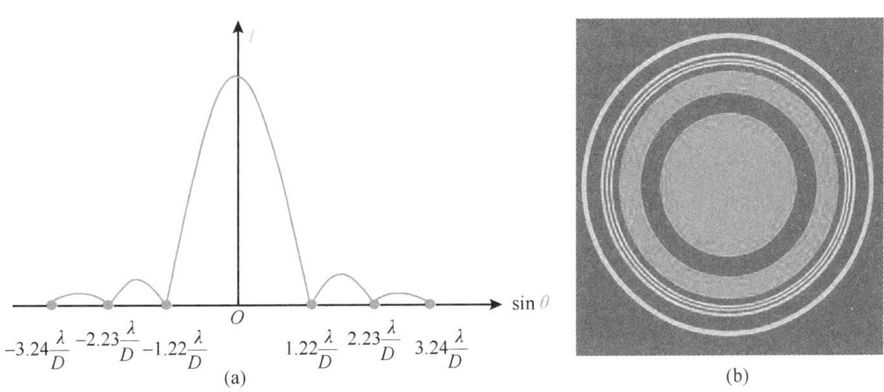

图10-15 圆孔衍射的光强分布和衍射图样

(a)圆孔衍射光强分布；(b)衍射图样

如图10-15（b）及图10-16所示，经理论计算可得，第一级暗纹的衍射角（即艾里斑的半角宽度）与圆孔直径D、入射光的波长λ三者的关系为

$$\theta \approx \sin\theta = 1.22\frac{\lambda}{D} \tag{10-19}$$

艾里斑的半径，即第一级暗纹的半径为

$$\frac{d}{2} \approx f\sin\theta = 1.22\frac{\lambda}{D}f \tag{10-20}$$

可见，D越小，艾里斑越大，衍射效果越明显。

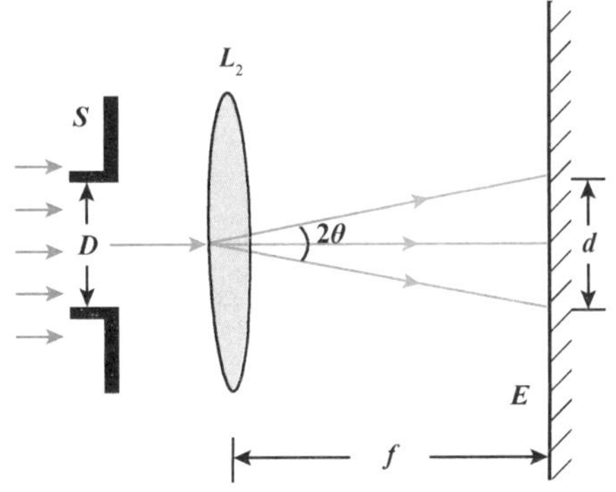

图10-16 圆孔衍射艾里斑直径示意图

因为大多数光学仪器都是圆形边框，因此物体通过光学仪器的成像过程就等效为圆孔的夫琅禾费衍射。由于衍射的作用，物点所成的像并不是一个几何点，而是有一定大小的艾里斑。对于相距很近的两个物点，形成对应的两个艾里斑就会严重重叠而无法分辨。因此，由于衍射的影响，光学仪器的分辨能力将受到一定的限制。

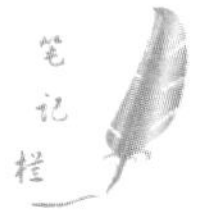

如果衍射效应越显著，光学仪器的分辨本领就越低，因此提高光学仪器的分辨能力通常从增大

通光孔径 D 和减小波长 λ 这两个方面入手。由于电子的波长在 0.01～0.1nm 数量级，因此利用电子波动性制成的电子显微镜的分辨率比普通光学显微镜的分辨率大数千至数万倍，可以分辨单个原子的尺寸。

三、光栅衍射

平行排列的若干等宽且间隔相等的狭缝称为光栅（grating）。设狭缝的宽度为 a，两狭缝间的距离（不透光的部分）为 b，$d=a+b$ 称为光栅常数（grating constant），表示光栅的空间周期性技术指标，如图 10-17（b）所示是放大后的光栅。实际的光栅，通常在 1cm 内有上万条狭缝，因此一般的光栅常数通常的数量级为 10^{-5}～10^{-6}m。

如图 10-17（a）所示为光栅衍射实验图。设波长为 λ 的单色平行光垂直地照射在光栅上，光波通过每一个狭缝都会发生衍射，而各缝出射的衍射光都是相干光，经过透镜 L 会聚后又会发生干涉。因此，在光屏 E 上所呈现的光栅衍射条纹是单缝衍射和多缝干涉的总效果。

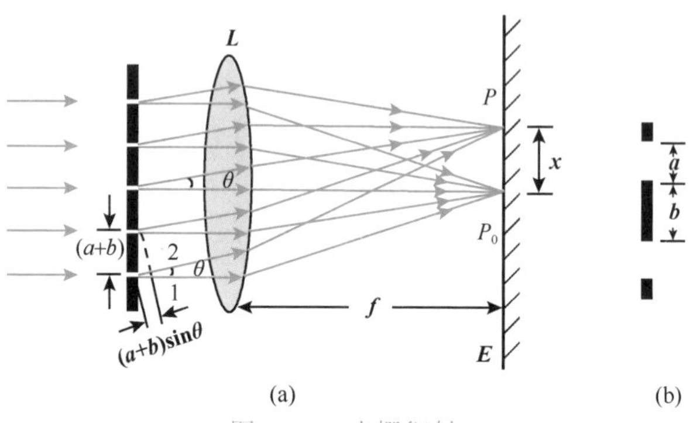

图10-17 光栅衍射

(a)光栅衍射示意图；(b)一个光栅放大示意图

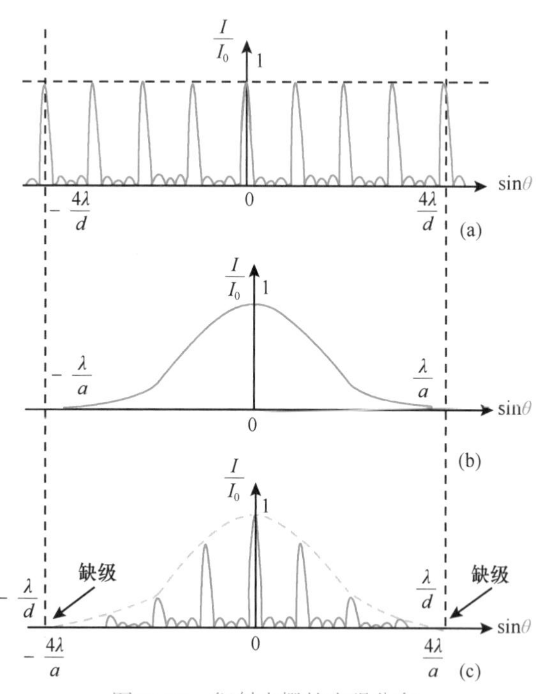

图10-18 衍射光栅的光强分布

(a)多缝干涉光强分布；(b)单狭缝衍射光强分布；(c)总衍射图

对于衍射角为 θ 的多个缝间光线的干涉，当任意两个邻缝间光线的光程差满足

$$d\sin\theta = \pm k\lambda\,, \quad k = 0,1,2,\cdots \qquad (10\text{-}21)$$

则各缝的光线间彼此都相互加强，屏上的对应位置将出现明条纹。式（10-21）称为光栅方程，k 值对应条纹的级次。图 10-18 为衍射光栅的光强分布。其中图 10-18（a）表示每个狭缝在各个方向的衍射光强度都相等时的多缝干涉光强分布；图 10-18（b）表示单个狭缝的衍射光强分布；图 10-18（c）中的实线则表示总的衍射效果。

由光栅方程可以得出：①光栅常数 d 越小，各级明条纹的衍射角 θ 间隔越大，即各级明条纹分得越开；②长度一定的光栅，总的狭缝数越多，明条纹越亮；③光栅常数一定，入射波的波长越大，各级明条纹的衍射角也越大，因此，如果以白光入射，则除中央零级明条纹外，其他各级明条纹都按波长的不同依次展开，形成光栅光谱（grating spectrum）；④如果衍射角 θ 满足多缝干涉的光栅方程 $d\sin\theta = \pm k\lambda$（$k = 0,1,2,\cdots$），同时又满足单缝衍射的暗纹公式 $a\sin\theta = \pm k'\lambda$（$k' = 1,2,3,\cdots$），即各个狭缝在该衍射方向上都形成极小值，因此即使多缝间满足干涉加强，则光栅衍射图样中的该级明纹也不会出现，这一现象称为光栅的缺级现象。当 $(a+b)/a$ 为一整数时，则所缺的级数为

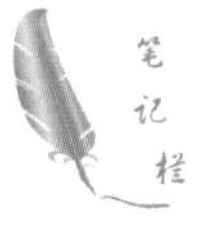

$$k = \frac{a+b}{a}k', \qquad k' = 1,2,3,\cdots \tag{10-22}$$

例如，当 $a+b=4a$ 时，$k=4,8,12,\cdots$ 的各级明纹都将消失，如图 10-18 所示。

例题 10-4 已知某光栅常数 $d = 4\times10^{-6}\text{m}$，用此衍射光栅观察某 $\lambda = 750\text{nm}$ 光谱线，请分析：（1）光线垂直入射时，最多能看到第几级光谱？（2）若 $d=3a$，最多能看到多少条谱线？

解：（1）由光栅公式

$$d\sin\theta = \pm k\lambda$$

知

$$k = \frac{d\sin\theta}{\lambda}$$

当 $\sin\theta = 1$ 时，k 值最大，所以

$$k \leqslant \frac{d}{\lambda} = \frac{4\times10^{-6}}{750\times10^{-9}} \approx 5.33$$

取整数 $k_{max}=5$，即最多能看到第 5 级光谱。

（2）因为 $d=3a$，所以

$$k = \frac{d}{a}k' = 3k', \qquad k' = 1,2,\cdots$$

即 $k=3,6,\cdots$ 级次缺级，因此最多能看到 0、±1、±2、±4、±5 共 9 条谱线。

波动光学在非可见光波段在医学上的应用更为重要。例如，由 X 射线（波长范围为 $10^{-3}\sim10\text{nm}$）干涉和衍射原理，对人体大分子核糖核酸进行照射，得到了著名的 DNA 双螺旋结构。

第三节 光的偏振

案例10-2

VR（虚拟现实）技术在医学上应用十分广泛，特别是在对人体器官进行三维立体解剖的讲解中，十分形象。图10-19所示，是利用VR技术研究学习人体心脏结构。如图所示，观察者需佩戴一副特殊的眼镜才能看到三维图像。

问题：

1. 图中的学习者佩戴的是一副什么样的眼镜？
2. 戴上它有什么作用呢？

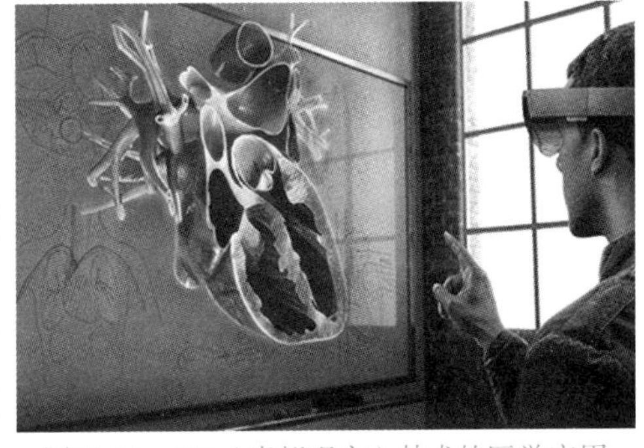

图10-19 VR（虚拟现实）技术的医学应用

一、自然光和偏振光

前两节介绍的光的干涉和衍射现象，证明了光的波动性。而本节要介绍的光的偏振现象，则将证明光的横波属性。虽然，麦克斯韦的电磁理论表明电磁波是横波，且有两个相互垂直的振动矢量 $\boldsymbol{E}$（电场强度矢量）和 $\boldsymbol{H}$（磁感应强度矢量），且它们的方向都垂直于波的传播方向。但是在实验上如何得到光的横波性质，还必须研究光的偏振。由于在 $\boldsymbol{E}$ 矢量和 $\boldsymbol{H}$ 矢量中，能引起感光作用和生理作用的主要是 $\boldsymbol{E}$ 矢量，因此物理上通常把 $\boldsymbol{E}$ 矢量称为光矢量（light vector），把 $\boldsymbol{E}$ 矢量的振动称为光振动，并以它的振动方向表征光的振动方向。在与光的传播方向相垂直的平面内光矢量可以有各种各样的振动状态，称为光的偏振态（state of polarization）。光有五种偏振态：自然光、线偏振光、部分偏振光、圆偏振光和椭圆偏振光。

普通光源发光的特点是任一时刻有大量的原子或分子在同时发光，而每一个原子、分子的发光具有独立性和间歇性，因此各个分子或原子发出的光的波列不仅初相位各不相同，而且光的振动方向也完全随机，没有哪个方向 $\boldsymbol{E}$ 矢量的振动更占优势，从概率上讲，每个方向的 $\boldsymbol{E}$ 的振动都是等概率，我们把这样的光称为自然光（natural light），如图 10-20（a）所示。

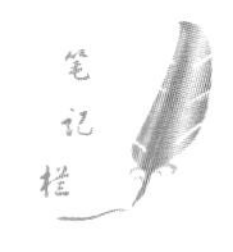

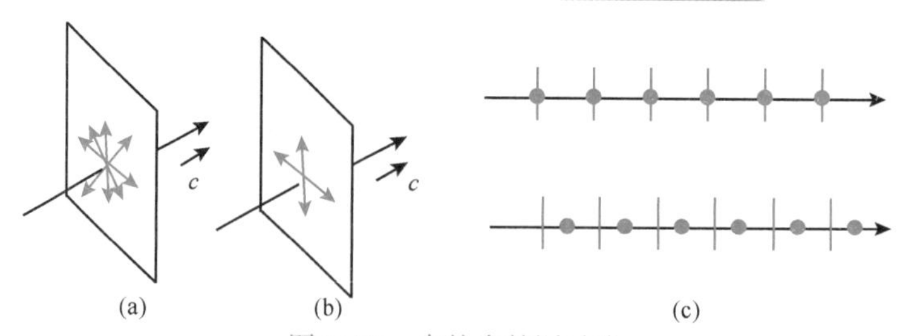

图10-20 自然光的图示法
(a)自然光光矢量；(b)自然光光矢量X、Y方向投影；(c)自然光偏振性示意图

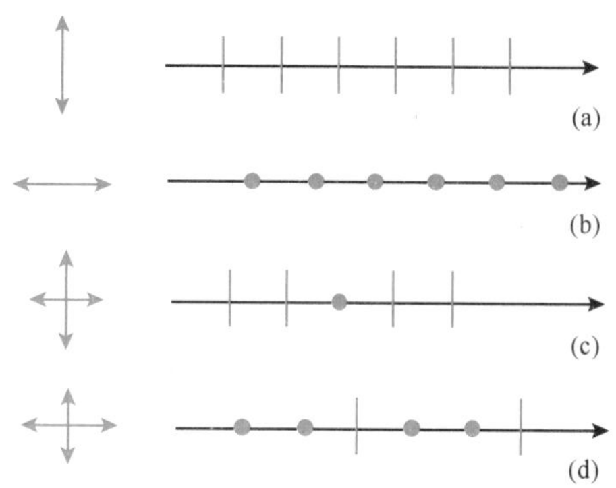

图10-21 偏振光和部分偏振光图示法
(a)、(b)线性偏振光；(c)、(d)部分偏振光

线偏振光，简称偏振光（polarized light）：如果在垂直于光波传播方向的平面内，光矢量只沿一个固定的方向振动，如图 10-21（a）和（b）所示。偏振光的振动方向和光的传播方向所构成的面称为偏振光的振动面（plane of vibration），对于线偏振光，由于其 $\boldsymbol{E}$ 矢量的振动始终处于这一平面内，因此线偏振光又称为平面偏振光。由于任何一个方向的振动都可以分解为某两个相互垂直方向的振动，因此自然光可以分解为方向任意垂直取向的两个偏振光，这两个偏振光振幅相等，所以强度也相等，各等于自然光强度的一半。即自然光可以用图 10-20（b）和（c）表示。

部分偏振光（partial polarized light）：在光波中，光矢量在某一个方向上的振幅最大，或者说有更多的光矢量取向于该方向，如图 10-21（c）和（d）所示。

圆偏振光（circularly polarized light）和椭圆偏振光（elliptically polarized light）：光矢量末端在垂直于光传播方向的平面内的轨迹分别是圆和椭圆，迎着光线看时光矢量顺时针旋转，则称为右旋圆（或椭圆）偏振光；光矢量逆时针旋转，则称为左旋圆（或椭圆）偏振光。

二、马吕斯定律

普通光源所发出的光均为自然光。将自然光变为偏振光的过程称为起偏，所用的光学元件称为起偏器（polarizer）。值得注意的是，人眼是不能直接区分自然光和偏振光的。检验某光是否为偏振光的过程称为检偏，所用的光学元件称为检偏器（polarization analyzer）。任何一个起偏器都可以用作检偏器，我们把这个光学元件称为偏振片。

人造偏振片一般用具有网状结构的高分子化合物聚乙烯醇薄膜作为基片，再浸涂具有强烈二向色性的碘，经过硼酸水溶液还原稳定后，再将其单向拉伸制成。拉伸后，碘分子则整齐地被吸附后排列在该薄膜上面，具有起偏或检偏功能。偏振片上常标有“↕”的记号，它表示允许通过的光振动方向，称为偏振化方向。图 10-22 给出了起偏和检偏的过程。

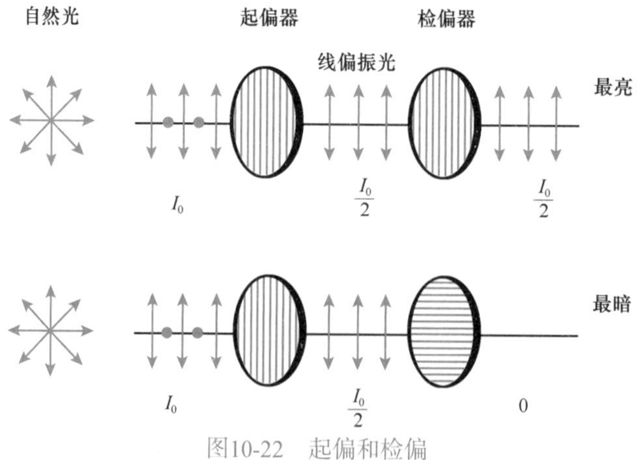

图10-22 起偏和检偏

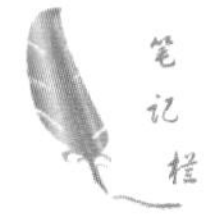

当自然光通过偏振片时，只允许一个方向的光振动通过，而将其余方向的光振动吸收掉，强度减弱一半成为线偏振光，这时的偏振片起到了起偏器的作用。在偏振光的前进方向再放置一块偏振片，当线偏振光的振动方向与偏振片的偏振化方向一致时，偏振光可以通过偏振片射出，此时视场最亮；当偏振光的振动方向与偏振片的偏振化方向垂直时，偏振光就不能通过偏振片，此时视场最暗。显然，此时的偏振片起到检偏器的作用。所以，利用检偏器不但可以找到偏振光振动面的方位，而且还可以用两块偏振片来区分自然光与偏振光。

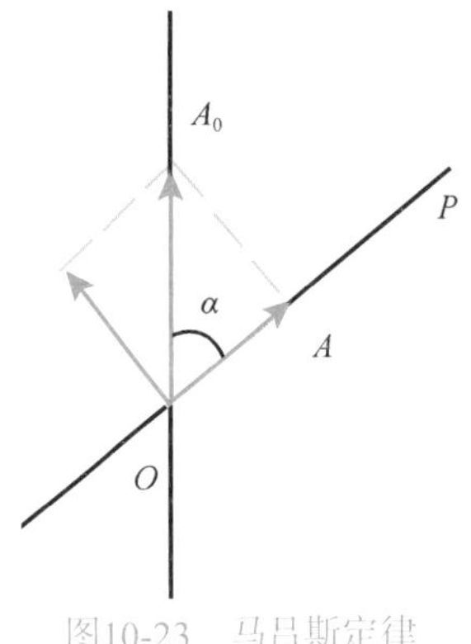

图10-23 马吕斯定律

如果两偏振片的偏振化方向成任意角度，如图 10-23 所示，P 表示偏振片的偏振化方向，A_0 表示入射线偏振光的振幅，偏振光的振动方向与 P 之间的夹角为 α 。由于偏振片只允许与偏振化方向相平行方向的光振动通过，所以透过偏振片的光矢量的振幅 A 与 A_0 的关系为

$$A = A_0 \cos\alpha$$

由于光的强度与光的振幅的平方成正比，若入射线偏振光的光强为 I_0，则透过偏振片的光强 I 和 I_0 的关系为

$$\frac{I}{I_0} = \frac{A^2}{A_0^2} = \cos^2\alpha$$

由此得

$$I = I_0 \cos^2\alpha \tag{10-23}$$

式（10-23）称为马吕斯定律（Malus' law）。它表明，通过检偏器的偏振光的强度与偏振光的振动方向和检偏器的偏振化方向之间的夹角有关。

由式（10-23）可知：①当 $\alpha = 0°$ 或 $\alpha = 180°$ 时，$I=I_0$，通过检偏器的光强最大；②当 $\alpha = 90°$ 或 $\alpha = 270°$ 时，$I=0$，没有光从检偏器通过，是两个消光位置；③当 α 为其他值时，光强介于 0 和 I_0 之间。

当用检偏器检验部分偏振光时，透射光的强度随其偏振化方向的方位而变化。若透射光强的最大值和最小值分别为 I_{max} 和 I_{min}，则两者相差越大，说明该部分偏振光的偏振化程度越高。通常用偏振度（degree of polarization）P 来描述部分偏振光的偏振程度，定义为

$$P = \frac{I_{max} - I_{min}}{I_{max} + I_{min}}$$

显然，对于自然光有 $I_{max}=I_{min}$，$P=0$；对于线偏振光有 $I_{min}=0$，$P=1$，即线偏振光是偏振度最大的光，故将线偏振光亦称为全偏振光。

案例 10-2 中，VR（虚拟现实）技术在医学上应用十分广泛，特别是在对人体器官进行三维立体解剖的讲解中，佩戴一种特殊的眼镜就是为了能看到三维影像。该眼镜是一对偏振化方向互相垂直的偏振片。VR 医学技术中，三维的人体器官的影像就如同三维电影一样。三维电影在拍摄时是用两台电影机如人眼那样从两个不同方向对场景同时进行拍摄，放映时则通过两台放映机同步放映两组胶片，而且每台放映机前各加一块偏振片，两个偏振片的偏振化方向互相垂直。当观众通过偏振眼镜观看影片时，由于两个镜片的偏振化方向分别与两台放映机前的偏振片的偏振化方向相同，因此左眼只能看到左机映出的画面，右眼只能看到右机映出的画面，这样就像人眼直接观看那样产生了立体的效果。

三、反射光和折射光的偏振

实验表明，自然光在两种各向同性介质（isotropic medium）的分界面上发生反射和折射时，反射光和折射光一般都是部分偏振光。在反射光中垂直于入射面的光振动多于平行于入射面的光振动，而在折射光中，平行于入射面的光振动多于垂直于入射面的光振动，如图 10-24 所示。

布儒斯特（D.Brewster）发现，反射光的偏振化程度和入射光有关。当入射角 α_0 和折射角 β 之和等于 90°（反射光和折射光垂直）时，反射光即成为光振动垂直于入射面的偏振光，如图 10-25 所示。这时的入射角 α_0 称为布儒斯特角（Brewster angle）或起偏角。

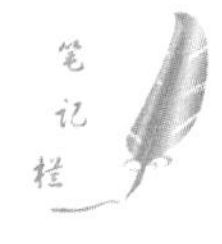

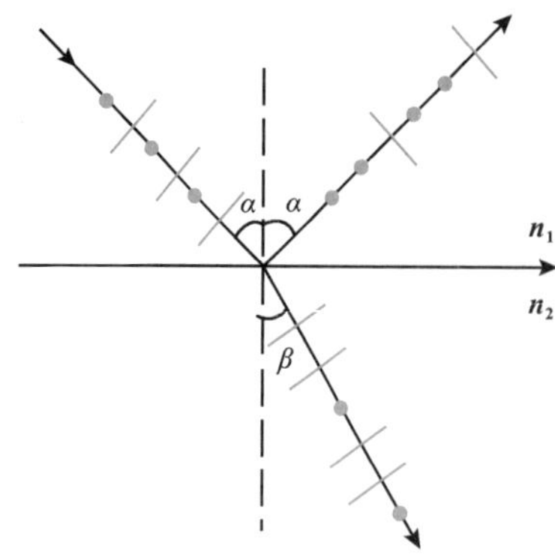

图10-24 反射光和折射光的偏振

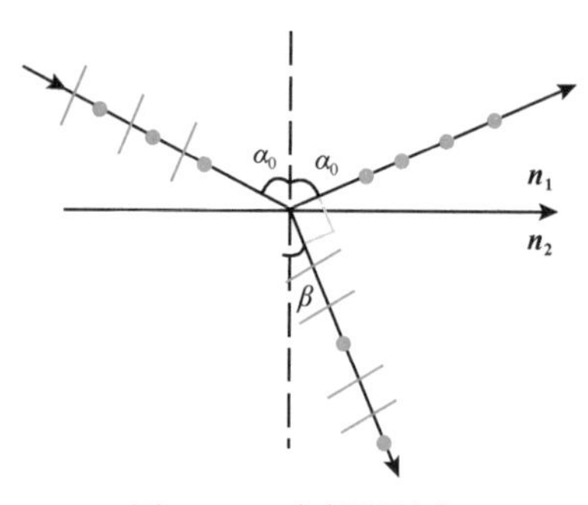

图10-25 布儒斯特角

根据折射定律有

$$n_1 \sin\alpha_0 = n_2 \sin\beta = n_2 \cos\alpha_0$$

即

$$\tan\alpha_0 = \frac{n_2}{n_1} \tag{10-24}$$

式（10-24）表示的是布儒斯特定律，即自然光经过电介质界面反射后，反射光为线偏振光所应满足的条件。当自然光以布儒斯特角入射时，反射光中只有垂直于入射面的光振动，入射光中平行于入射面的光振动全部被折射，垂直于入射面的光振动也大部分被折射，而反射的仅仅是其中的一部分。因此，反射光虽然是完全偏振的，但光强较弱，而折射光虽然是部分偏振的，但光强却很强。

利用反射和折射时的偏振现象，可以获得偏振光。对于一般的光学玻璃，反射光的强度仅占入射光的强度的7%左右，大部分光能透过玻璃。如果让自然光以布儒斯特角入射到如图10-26所示的玻璃片堆上，则入射光中垂直于入射面的光振动，在玻璃片堆的每一个分界面上都要被反射掉一部分，而与入射面平行的光振动在各个分界面上都不会被反射。那么，当玻璃片数量足够多时，从玻璃片堆透射出来的光就非常地接近偏振光，其振动方向与入射面平行。因此，玻璃片堆可以起到起偏或检偏的作用。

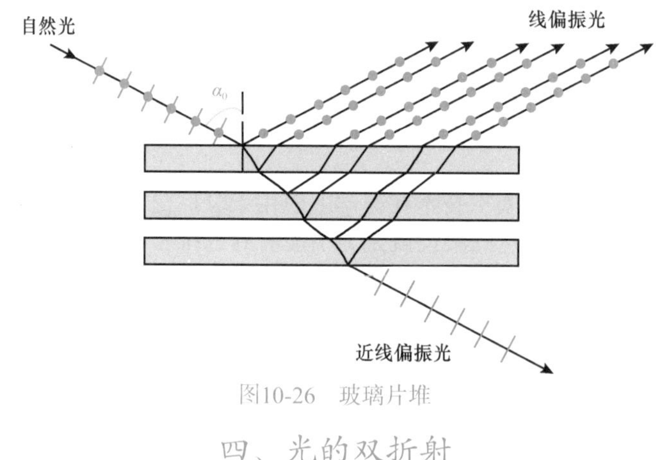

图10-26 玻璃片堆

四、光的双折射

自然界中，还存在一种双重成像的现象。当我们透过透明的方解石晶体（$CaCO_3$）观察书上的字体时，字体出现了双重像，如图10-27所示。这说明一束光射入各向异性介质（anisotropic medium）的晶体后形成了两束折射光线，这种现象称为双折射（birefringence）。

如图10-28（a）所示，在双折射产生的两束折射光中，一束折射光遵循折射定律，为寻常光（ordinary light，简称o光），另一束折射光不遵守折射定律，称为非寻常光（extraordinary light，简称e光）。

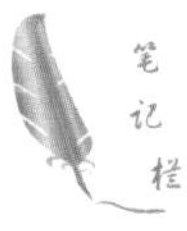
笔记栏

研究表明，在方解石晶体内存在着一个特殊的方向，光沿这个特殊的方向传播时，不发生双折射现象，这个特殊的方向称为晶体的光轴（optical axis）。光轴标志双折射晶体的一个特定方向，任何平行于这个方向的直线都是晶体的光轴。只有一个光轴的晶体称为单轴晶体（uniaxial crystal）。有两个光轴的晶体称为双轴晶体（biaxial crystal）。方解石、石英、红宝石、冰等都是单轴晶体；云母、硫磺、蓝宝石等都是双轴晶体。这里只讨论单轴晶体。

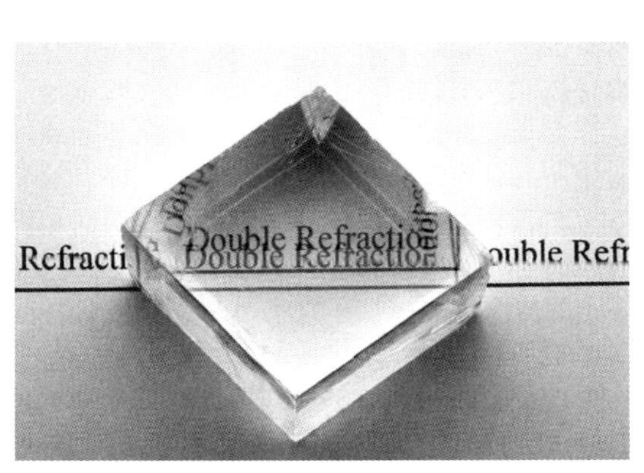

图10-27 双折射现象

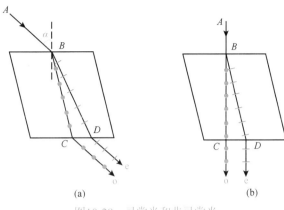

图10-28 寻常光和非寻常光

(a)倾入射；(b)正入射

如图 10-29 所示，在晶体中，某光线的传播方向和光轴方向所决定的平面称为该光线的主平面（principal plane）。o 光和 e 光都是偏振光，但它们的振动方向不同。o 光的振动方向垂直于 o 光的主平面；e 光的振动方向在 e 光的主平面内。当晶体光轴在入射面内时，o 光和 e 光的主平面重合，o 光和 e 光的振动方向相互垂直。一般情况下，o 光的主平面和 e 光的主平面有一个夹角，因此，o 光和 e 光的振动方向不完全垂直。

图10-29 单轴晶体内的主平面

双折射是由振动方向不同的 o 光和 e 光在晶体中具有不同的传播速度而引起的。其中 o 光在晶体中沿各个方向的传播速度都相同，而 e 光的传播速度却随方向而变化，两光只在光轴方向上的速度是相等的，在垂直于光轴的方向上，二者速度相差最大。

当用惠更斯原理来解释双折射现象时，在晶体中，o 光沿各个方向的传播速度是相同的，因而 o 光的波面是球面；e 光的传播速度随方向不同，可以证明 e 光的波面是对于光轴旋转对称的椭球面。因为两光沿光轴方向传播速度相等，因此在晶体中同一点所引起的两子波波面在光轴方向相切。

图 10-30 给出了单轴晶体的波面。我们用 u_o 表示 o 光的速度，u_e 表示 e 光在垂直于光轴方向上的速度。在图 10-30（a）中，椭球面在球面之内，在光轴方向与球面相切。这表明除光轴方向外，

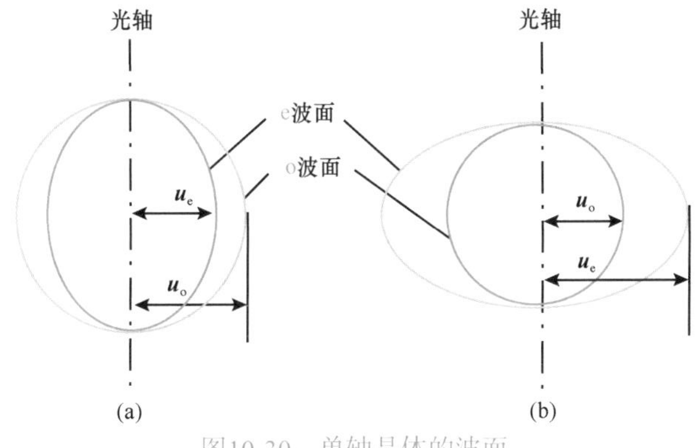

图10-30 单轴晶体的波面

(a)正晶体；(b)负晶体

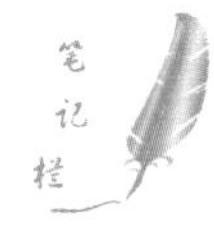

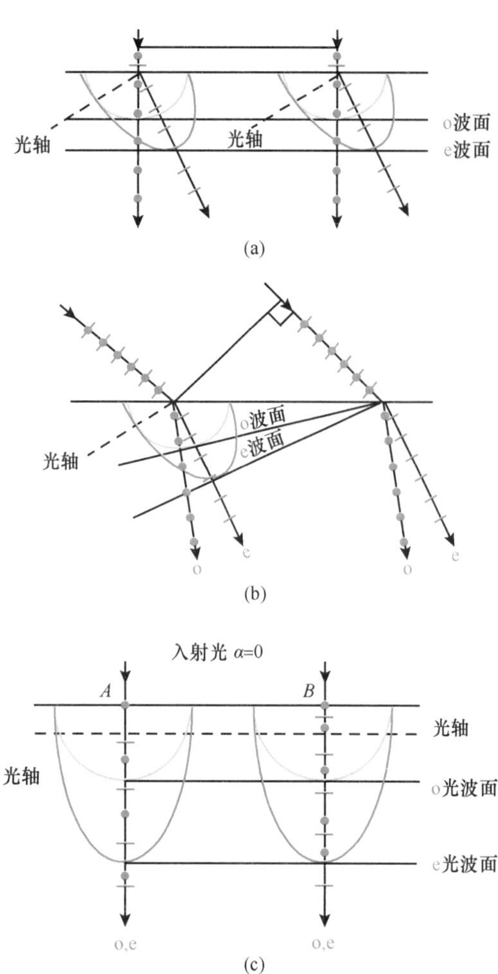

图10-31 单轴晶体中o光和e光的传播
(a)、(b)产生双折现象示意图；(c)不产生双折射现象示意图

o 光传播速度大于随方向而变的 e 光的传播速度。这类晶体称为正晶体（如石英）。在图 10-30（b）中，球面在椭球面之内，在光轴方向与椭球面相切，这表示除光轴方向外，o 光传播速度小于随方向而变的 e 光的传播速度。这样的晶体称为负晶体（如方解石）。

当自然光入射到晶体上时，波阵面上的每一点都可以作为子波源向晶体内发出球面子波和椭圆面子波，作所有各点所发出子波的包络面，即得到晶体中 o 光的波面和 e 光的波面。从入射点引向相应子波波阵面与光波波面的切点的连线，就是晶体中 o 光和 e 光的传播方向。图 10-31 分别做出了三种不同情况下单轴负晶体中 o 光和 e 光的传播方向。

从图 10-31（a）和（b）可以看出，o 光、e 光折射后沿不同方向传播，产生了双折射。在图 10-31（c）中，当一束平行光正入射时（晶体的光轴平行于晶体表面），晶体中的 o 光和 e 光的传播方向没有分开，但两者的传播速度和折射率都不相等，因此，这和光线在晶体中沿光轴方向传播时具有同速度、同折射率、无双折射现象的情况是有根本区别的。

利用双折射现象，同样也可以获得偏振光，如尼科耳棱镜。它的工作原理是让一束自然光射入方解石晶体后，分成寻常光和非寻常光，然后利用全反射原理使寻常光发生全反射后被棱镜侧壁吸收，只让非寻常光通过，从而获得一束具有确定振动方向的偏振光。某些双折射晶体对两种互相垂直的偏振光具有不同的吸收。例如，电气石吸收 o 光比吸收 e 光大得多。如白光经过 1mm 厚的电气石晶片，o 光几乎全部被吸收，而 e 光只略微被吸收。这种具有差异吸收的性质称为二向色性。因此，利用晶体的二向色性可以制作偏振片。

第四节 旋光现象

案例10-3

如图10-32所示的旋光糖量计，在一对偏振片之间加入一根带有平行平面窗口的玻璃管，管内充以糖溶液。光经过管内溶液后，经过偏振器可以检查出旋光现象，这种仪器称为旋光仪。

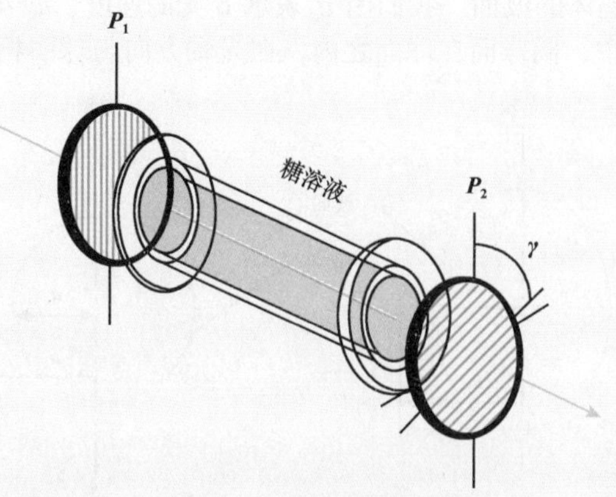

图10-32 旋光糖量计

问题：旋光仪的测量原理是什么？

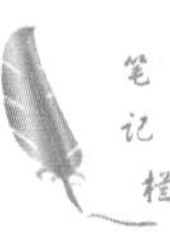

当线偏振光通过某种透明物质后，其振动面会以光的传播方向为轴旋转一定的角度，这种现象称为旋光现象（rotatory phenomenon）。能使振动面旋转的物质称为旋光物质，或者说该物质具有旋光性。如石英晶体、糖溶液等都是旋光物质。

实验表明，对于波长一定的线偏振光，振动面旋转角度 γ 正比于光在旋光性物质内通过的距离 l，其数学表达式为

$$\gamma=\alpha l \tag{10-25}$$

式中，α 为物质的旋光率（specific rotation），取决于物质的自身性质，还与温度和入射光的波长有关。

对于液体旋光物质，γ 还与液体的浓度 c 有关，可以表示为

$$\gamma=[\alpha]_\lambda^t\frac{c}{100}l \tag{10-26}$$

式中，溶液的浓度 c 以 100ml 中溶质的克数为单位；$[\alpha]_\lambda^t$ 为该溶质在特定温度 t 及光波波长 λ 时的旋光率，称为比旋光率。

物质的旋光性在医学、化工、生物、制药和制糖等领域有着广泛的应用。案例 10-3 中提到的旋光糖量计是测量线偏振光通过旋光物质后振动面转过的角度 γ 的仪器，其偏振面的旋转如图 10-33 所示。在图 10-32 所示中，P_1 和 P_2 是两个偏振化方向相交 γ 角度的偏振片，糖溶液为旋光物质，具有旋光性。如果已经知道糖溶液的比旋光率，则根据式（10-26）即可得到糖溶液的浓度。另外，采用同样的方法还可以简单地鉴别奶粉的优劣。因为碳水化合物（糖）的含量是奶粉的一个重要指标，而劣质奶粉中糖的含量往往过高，而蛋白质等营养素全面较低。因此，利用这种“旋光法”测出奶粉中的含糖量是鉴别奶粉优劣的一种方法。其实在实际工业生产中，如樟脑、可卡因、尼古丁和糖等许多化合物都可以利用这个方法进行检验。

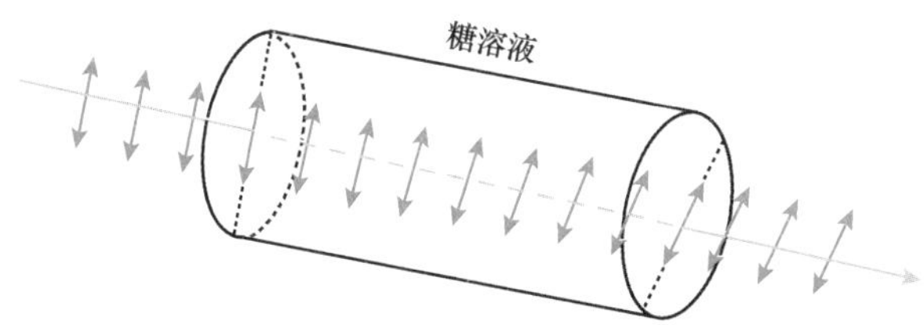

图10-33 偏振光经过旋光仪光振动偏转示意图

实验表明，不同的旋光物质可以使线偏振光的振动面向不同方向旋转。迎着光的传播方向看去，若使振动面沿顺时针方向旋转称为右旋，而使振动面沿逆时针方向旋转称为左旋。天然石英晶体有的是右旋，有的是左旋，两种晶体的结构互为镜像对称。糖也有右旋和左旋之分，右旋糖和左旋糖分子式相同，但分子结构也是互为镜像对称。一个有趣的现象是，化学成分和化学性质相同的右旋物质和左旋物质所引起的生物效应却完全不同。例如，人体需要右旋糖，而左旋糖对人体却无作用。

习 题 十

10-1 利用波动光学相关知识解释为什么挡住光线容易而挡住声音较难？

10-2 什么是相干光？如何才能获得相干光？在单缝衍射中，减小波长与减小缝宽会有怎样的结果？

10-3 干涉和衍射有什么区别和联系？

10-4 一束自然光通过偏振片后其光强与入射光强有何关系？

10-5 双折射现象产生的原因是什么？

10-6 什么是 o 光和 e 光，它们具有什么特性？

10-7 物质的比旋光率与什么因素有关？

10-8 隐形飞机能够隐形，是指其不能被雷达发现，由于这种飞机表面覆盖了一层电介质，雷达波在这种介质表面的反射极其微弱，试通过本章学习解释这种电介质是如何减弱反射波的。

10-9 在杨氏实验中，两条狭缝相距 0.4mm，屏与缝相距 1.6m，且第 2 明条纹距离中央明条纹为 4mm，求此光波的波长。 [500nm]

10-10 一束平行光垂直地射向具有每厘米 4250 条刻纹的光栅，所成的二级明纹谱线与原入射方向成 30°角，求该光波的波长。 [588.3nm]

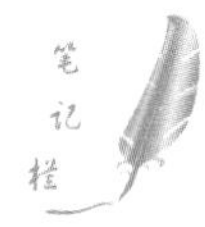

10-11 用单色光观察牛顿环，测得某一明环直径为 3.00mm，它外面第 5 个明环直径为 4.60mm，平凸透镜

的曲率半径为 1.03m，求单色光的波长。 [590nm]

10-12 一起偏器和一检偏器的取向使透过的光强为最大。当检偏器旋转（1）30°、（2）45°、（3）60°时，透射光的强度各减少至最大值的几分之几？ [3/4、1/2、1/4]

10-13 使自然光通过两个偏振化方向成 60°角的偏振片，设每个偏振片吸收 10%的可通过光，求通过后的光强与原光强之比。 [0.2025]

10-14 纯蔗糖在 20℃时对钠光的旋光率为 $6.65°cm^2 \cdot g^{-1}$。今有一未知纯度的蔗糖溶液，浓度为 $20\%g \cdot ml^{-1}$，溶液厚度为 20cm，使一线偏振光产生 25°的转角，求该蔗糖的纯度。 [94%]

（朱本超）

笔记栏

第十一章 几何光学

本章电子资源

教学要求：

1. 记忆单球面折射、共轴球面系统和薄透镜的成像规律。
2. 理解眼睛光学系统的成像特点、非正视眼的形成原因及矫正方法。
3. 运用球面折射、薄透镜、厚透镜、柱面透镜的成像规律来分析医用光学仪器的成像原理。

光在传播过程中，如果光的波长远小于它所遇到的障碍物的线度大小，则光的衍射现象不明显，认为光是沿直线传播的。几何光学（geometrical optics）是以光的直线传播定律、光的独立传播定律以及反射定律和折射定律为理论基础的，借助光线的概念，运用几何学原理，研究光在透明介质中的传播及成像问题，从而建立一套光学系统的成像理论。

本章从几何光学的一些基本规律出发，讨论球面折射系统和薄透镜的成像规律，分析眼的光学结构及几种常用的医用光学仪器。

第一节 球面折射

一、单球面折射

当光线通过两种介质的分界面时，要发生反射和折射现象。如果两种介质的分界面为球面的一部分，则光线所产生的折射现象称为单球面折射（refraction at a simple spherical surface）。单球面折射是最简单的光学系统之一，研究它的成像规律是我们了解各种光学系统成像的基础。

在图 11-1 中，MN 为球形折射面，C 为球面的曲率中心，r 为曲率半径，球面左右两侧介质的折射率分别为 n_1 和 n_2，并假设 $n_1<n_2$，通过曲率中心 C 的直线 OC 称为主光轴（principal optical axis），主光轴与球面 MN 的交点 P 为折射面的顶点。如果点光源 O 发出的光束中最边缘的光线（如图中的光线 OA）与主光轴的夹角 α 很小，满足 $\alpha \approx \sin\alpha \approx \tan\alpha$，则此光线称为近轴光线（paraxial ray），否则称为远轴光线，下面的讨论仅限于近轴光线。

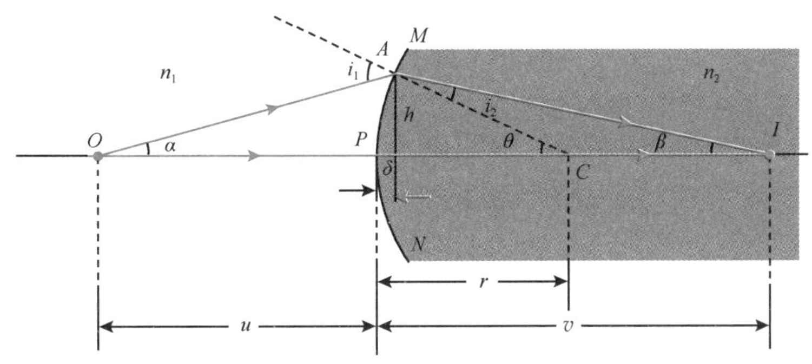

图11-1 单球面折射

位于主光轴上的点光源 O 发出的近轴光线中，沿主光轴入射到折射面顶点 OP 的光线方向不变，而沿任意方向入射的近轴光线 OA，经球面折射后与主光轴交于 I 点，I 点就是点光源 O 的像。OP 之间的距离为物距 u，IP 之间的距离为像距 v。i_1 为入射角，i_2 为折射角，由折射定律

$$n_1\sin i_1 = n_2\sin i_2 \tag{11-1}$$

由于 OA 是近轴光线，A 到主光轴的垂线 h 的长度比 u、v、r 都小得多，因此角度 i_1 和 i_2 都很小，即 $\sin i_1 \approx i_1$，$\sin i_2 \approx i_2$，上式可近似为

$$n_1 i_1 = n_2 i_2$$

入射光线 OA、折射光线 AI、法线 AC 与主光轴间的锐角分别为 α、β、θ，由于 $i_1 = \alpha + \theta$，$i_2 = \theta - \beta$，代入上式移项整理后得

$$n_1\alpha + n_2\beta = (n_2 - n_1)\theta$$

因 α、β、θ 都很小，其正切值可以用角度的弧度值来代替，而 δ 更小，则

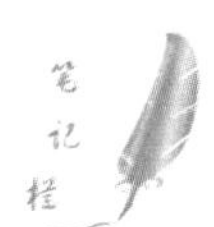

$$\alpha \approx \tan\alpha = \frac{h}{u+\delta} \approx \frac{h}{u}, \quad \beta \approx \tan\beta = \frac{h}{v-\delta} \approx \frac{h}{v}, \quad \theta \approx \tan\theta = \frac{h}{r-\delta} \approx \frac{h}{r}$$

代入上式并消去 h，得

$$\frac{n_1}{u} + \frac{n_2}{v} = \frac{n_2 - n_1}{r} \tag{11-2}$$

式（11-2）称为单球面折射公式。它给出了光线经单球面折射时，u、v 和 n_1、n_2、r 之间的关系，适用于近轴光线下一切凸、凹球面的成像。

为更好地利用单球面折射公式，需对以下概念予以明确：实物在成像中是光源，它发射光线行进的空间称为物方，经折射面透射光线的传播空间称为像方。u、v、r 必须遵守如下的符号规定：

（1）实物点在物方，它发出的光线为发散光线，物距为正；虚物点相对折射面是会聚光线，其假想的延长光线会聚于折射面的像方，此会聚点即为虚物点，物距为负。

（2）实像是真实光线会聚点的集合，成像于像方，像距为正；虚像是假想的折射光线反向延长线的会聚点的集合，成像于物方，像距为负。

（3）实际入射光线对着凸球面时，r 为正；实际入射光线对着凹球面时，r 为负。

（4）n_1 和 n_2 分别为物方空间和像方空间的折射率。

实物可成实像，也可成虚像；虚物同样也可成虚像或实像。

当点光源位于主光轴上某点 F_1 处时，由该点发出的光线经球面折射后成为平行于主光轴的出射光线，其像点位于主光轴上的无穷远处，此时的物点 F_1 称为该折射面的第一焦点，如图 11-2（a）所示，从 F_1 到折射面顶点 P 的距离称为折射面的第一焦距，用 f_1 表示。将 $v = \infty$ 代入式（11-2），得

$$f_1 = \frac{n_1}{n_2 - n_1} r \tag{11-3}$$

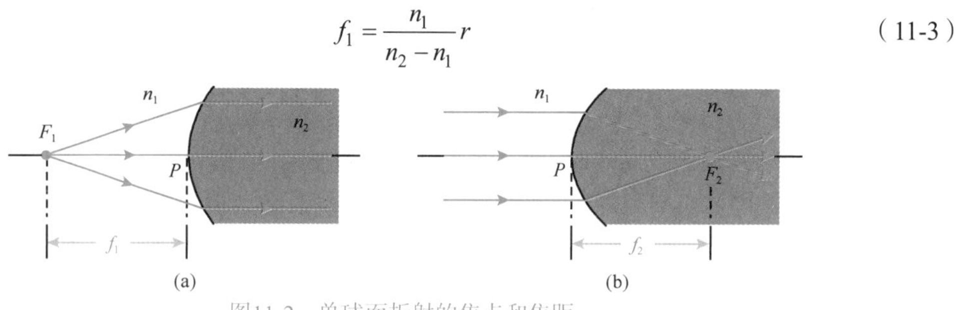

图11-2 单球面折射的焦点和焦距
(a)第一焦点、第一焦距；(b)第二焦点、第二焦距

如果入射光线是平行于主光轴（即物在无穷远处）的近轴光线，经单球面折射后会聚于主光轴上一点 F_2 处，点 F_2 称为该折射面的第二焦点，如图 11-2（b）所示，从 F_2 到折射面顶点 P 的距离称为折射面的第二焦距，用 f_2 表示。将 $u = \infty$ 代入式（11-2），得

$$f_2 = \frac{n_2}{n_2 - n_1} r \tag{11-4}$$

由式（11-3）和式（11-4）可以看出，同一折射球面的焦距（focal length）f_1 和 f_2 是不相等的，也可正、可负，主要取决于 n_1、n_2 的大小和 r 的正负。焦距的符号规则：当 f_1、f_2 为正值时，焦点 F_1、F_2 是实焦点，折射面有会聚光线作用；当 f_1、f_2 为负值时，焦点 F_1、F_2 是虚焦点，折射面有发散光线作用。

比较式（11-3）和式（11-4），可得

$$\frac{n_1}{f_1} = \frac{n_2}{f_2}$$

焦距 f_1 和 f_2 是衡量球面折射本领的物理量。折射球面的曲率半径 r 越大，则焦距 f_1 和 f_2 越长，光线发生弯折的程度越小，即球面的折射本领越弱。因此我们常用介质的折射率与该侧焦距的比值来表示球面的折射本领，称为折射面的［光］焦度（focal power），用 Φ 表示，即

$$\Phi = \frac{n_1}{f_1} = \frac{n_2}{f_2} = \frac{n_2 - n_1}{r} \tag{11-5}$$

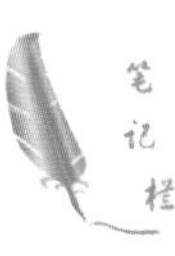
笔记栏

式中，焦距以米（m）为单位时，焦度的单位为屈光度（diopter），用 D 表示，$1\text{D}=1\text{m}^{-1}$。由式（11-5）可知，折射面的焦度 Φ 与折射面的曲率半径 r 成反比，与两侧介质折射率 n_2、n_1 之差成正比，Φ 越

大，折射本领越强。对同一折射面，尽管两侧的焦距不相等，但其焦度是相等的。

例题 11-1 空气中有一直径为 4cm 的长玻璃（n=1.5）棒，其一端磨成曲率半径为 2cm 的凸球面，另一端为无限长，一点物置于棒轴线上离棒的凸球面顶点 6cm 处。求：（1）像的位置；（2）折射面的焦距。

解：（1）由题意知 n_1=1，n_2=1.5，r=2cm，u=6cm，代入式（11-2）有

$$\frac{1}{6}+\frac{1.5}{v}=\frac{1.5-1}{2}$$

解得

$$v=18(\text{cm})$$

实像成在凸球面玻璃棒里侧，距凸球面 18cm 的位置。

（2）由式（11-3）、式（11-4），得

$$f_1=\frac{1}{1.5-1}\times 2=4(\text{cm}), \qquad f_2=\frac{1.5}{1.5-1}\times 2=6(\text{cm})$$

折射球面的焦距分别为 4cm 和 6cm，且数值不相等。

二、共轴球面系统

前面讨论的单一折射球面的光学系统几乎是不存在的，现代的光学仪器中经常使用的是由多个透镜组成的透镜组，包含着更多的折射球面。

如果有两个或两个以上的折射球面，而且这些折射面的曲率中心都在同一直线上，它们就构成了一个共轴球面系统（coaxial spherical system），简称共轴系统。通过各球面曲率中心的直线称为共轴系统的主光轴。

求解光通过共轴系统的成像问题时，可采用逐次成像法，即先求出物体经第一个单球面折射后所成的像，然后将此像作为第二个折射面（相邻的后一个折射面）的物，再求出它通过第二个折射面后所成的像，以此类推，直到求出经最后一个折射面后所成的像为止，该像即为光线通过共轴系统所成的像。

例题 11-2 如图 11-3 所示，一点光源置于直径为 20cm 的一玻璃球（n=1.5）前 40cm 处，求近轴光线通过玻璃球后所成像的位置。

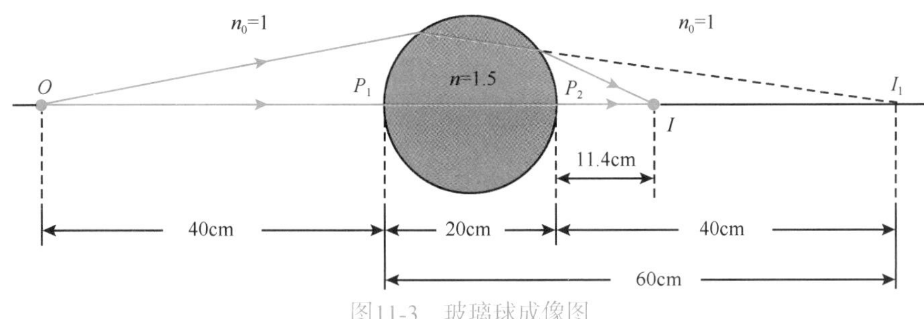

图11-3 玻璃球成像图

解：对第一折射面 P_1：n_1=1，n_2=1.5，r=10cm，u_1=40cm，代入式（11-2）有

$$\frac{1}{40}+\frac{1.5}{v_1}=\frac{1.5-1}{10}$$

解得

$$v_1=60(\text{cm})$$

点光源经第一个折射面折射后，像应成在 P_1 后 60cm 处，但光线在没有成像之前就遇到了第二个折射面 P_2，因而对第二个折射面来说，物是一虚物，物距为 $u_2=20-60=-40(\text{cm})$，此时 n_1=1.5，n_2=1，r=−10cm，代入式（11-2）有

$$\frac{1.5}{-40}+\frac{1}{v_2}=\frac{1-1.5}{-10}$$

解得

$$v_2=11.4(\text{cm})$$

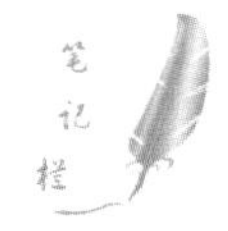

最后所成的实像在玻璃球右侧 11.4cm 处的 I 点。

第二节 透 镜

透镜（lens）是由两个共轴折射面组成的光学系统，两个折射面之间是均匀的透明介质。常用球面透镜的两个折射面都是球面，或其中一个是球面，另一个是平面。也有由柱面、椭球面等其他形式的折射面组成的透镜。透镜是放大镜、显微镜、幻灯机、照相机以及许多光学仪器的基本部件。

透镜的两个折射面与主光轴交点之间的距离称为透镜的厚度。若透镜的厚度与焦距相比可以忽略，这种透镜称为薄透镜（thin lens），薄透镜的厚度在计算物距、像距、放大率等时可以忽略不计。透镜的厚度在计算物距、像距、放大率等时不可忽略的称为厚透镜（thick lens）。透镜按外形可分为凸透镜和凹透镜；按光学性质可分为会聚透镜和发散透镜。如果组成透镜材料的折射率大于透镜外介质的折射率，凸透镜就是会聚透镜，凹透镜就是发散透镜，图 11-4 是不同类型的凸、凹透镜及表示法。自左至右，凸透镜可分别称为双凸透镜、平凸透镜、凹凸透镜；凹透镜可分别称为双凹透镜、平凹透镜、凸凹透镜。

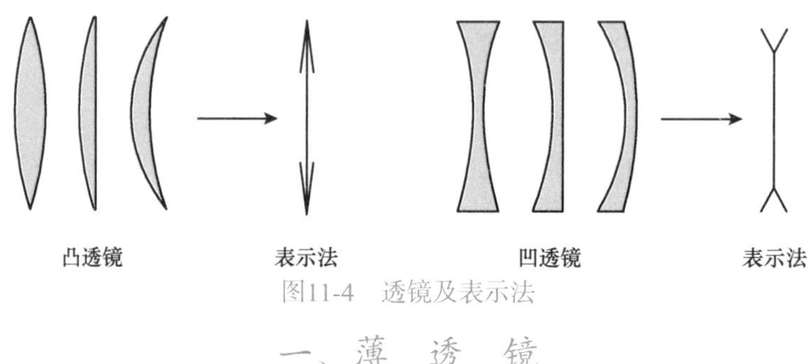

图11-4 透镜及表示法

一、薄 透 镜

1. 薄透镜公式 如图 11-5 所示，若将折射率为 n 的薄透镜置于折射率为 n_0 的介质中，由主光轴上的点光源 O 发出的光线经透镜折射后成像于 I 处，以 u_1、v_1、r_1 和 u_2、v_2、r_2 分别表示第一折射面和第二折射面的物距、像距和曲率半径，用 u、v 表示透镜的物距和像距。由于是薄透镜，这些量都可以从透镜的中心（称为光心）算起，应用逐次成像法，显然 $u_1=u$，$u_2=-v_1$，$v_2=v$，代入式（11-2），得

$$\frac{n_0}{u}+\frac{n}{v_1}=\frac{n-n_0}{r_1}$$

及

$$\frac{n}{-v_1}+\frac{n_0}{v}=\frac{n_0-n}{r_2}$$

两式相加并整理得

$$\frac{1}{u}+\frac{1}{v}=\frac{n-n_0}{n_0}\left(\frac{1}{r_1}-\frac{1}{r_2}\right) \tag{11-6}$$

如果透镜两端的介质是空气，则有 $n_0=1$，代入式（11-6）得

$$\frac{1}{u}+\frac{1}{v}=(n-1)\left(\frac{1}{r_1}-\frac{1}{r_2}\right) \tag{11-7}$$

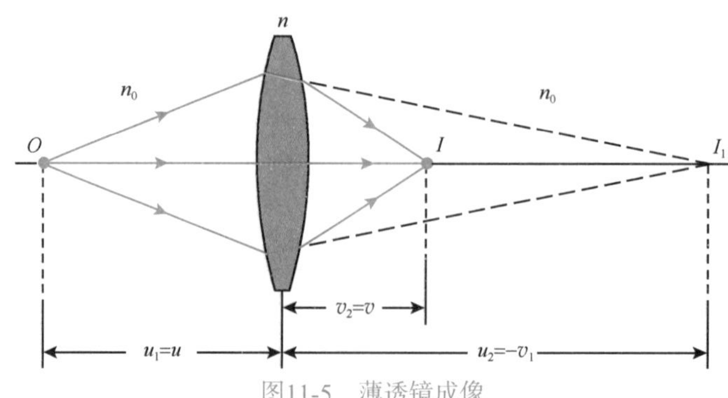

图11-5 薄透镜成像

笔记栏

式（11-6）和式（11-7）都称为薄透镜的成像公式。式中，u、v、r_1、r_2的正、负号仍然遵守前面叙述的符号规则，它可适用于各种形状的凸、凹薄透镜。

薄透镜也有两个焦点，当透镜前后的介质相同时，由式（11-6）可以证明薄透镜的两个焦距是相等的，用f表示薄透镜的焦距，即$f_1 = f_2 = f$，得

$$f=\left[\frac{n-n_0}{n_0}\left(\frac{1}{r_1}-\frac{1}{r_2}\right)\right]^{-1} \tag{11-8}$$

若薄透镜处在空气中，这时n_0=1，即上式变为

$$f=\left[(n-1)\left(\frac{1}{r_1}-\frac{1}{r_2}\right)\right]^{-1} \tag{11-9}$$

从上面两式看出，薄透镜的焦距与折射率及折射面的曲率半径有关。把f值代入式（11-6）或式（11-7）可得

$$\frac{1}{u}+\frac{1}{v}=\frac{1}{f} \tag{11-10}$$

式（11-10）称为薄透镜成像公式的高斯形式，它适用于薄透镜两侧介质相同时的情况。会聚透镜的焦距为正，发散透镜的焦距为负，如图 11-6 所示。透镜焦距值的大小表征透镜对光线的会聚或发散的本领。透镜的焦距越短，它对光线的会聚或发散本领就越强，因此，用焦距的倒数来表示透镜的会聚或发散本领，称为透镜的焦度，用Φ表示，即$\Phi = 1/f$。焦度的单位为屈光度（D），会聚透镜的焦度为正，发散透镜的焦度为负。在配戴眼镜时人们所说眼镜的度数是将透镜焦度的单位以“度”来表示，即 1 屈光度等于 100 度。例如，某人戴–200 度的眼镜，说明眼镜的焦度$\Phi = -2\text{D}$，焦距$f = -0.5\text{m}$，负号表示该人配的是凹透镜做的眼镜，是近视眼镜。

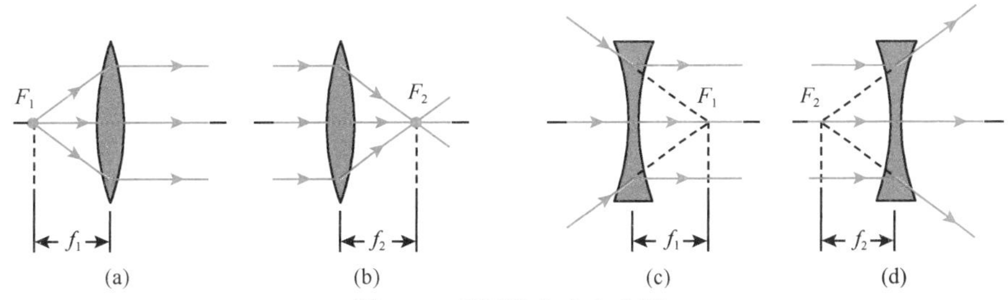

图11-6 透镜的焦点和焦距

(a)、(b)焦距为正；(c)、(d)焦距为负

例题 11-3 有一个折射率为 1.5 的平凹透镜，凹面的曲率半径为 30cm，求该透镜置于空气或水中（折射率为 4/3）时的焦距。

解：（1）透镜置于空气中，若凹面对着入射光线，则$r_1 = -30\text{cm}$，$r_2 = \infty$，代入式（11-9）

$$f=\left[(1.5-1)\left(\frac{1}{-30}-\frac{1}{\infty}\right)\right]^{-1}$$

得

$$f = -60(\text{cm})$$

再假设平面对着入射光线，则$r_1 = \infty$，$r_2 = 30\text{cm}$，代入式（11-9）

$$f=\left[(1.5-1)\left(\frac{1}{\infty}-\frac{1}{30}\right)\right]^{-1}$$

得

$$f = -60(\text{cm})$$

可见，对于结构一定的薄透镜来说，无论光线从哪一方入射，只要透镜两侧介质相同，焦距都是一样的。

（2）如果透镜置于水中，凹面对着入射光线，代入式（11-8）

$$f=\left[\frac{1.5-4/3}{4/3}\left(\frac{1}{-30}-\frac{1}{\infty}\right)\right]^{-1}$$

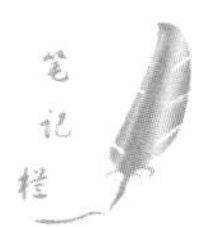

得

$$f=-240(\text{cm})$$

如果平面对着入射光线，焦距值同上。由此可推论，结构一定的薄透镜，使用的介质环境不同，物距相同，像距相差会很大。

2. 薄透镜组　由两个或两个以上的薄透镜组成的共轴系统称为薄透镜组，实际的光学仪器中所用的透镜多数是由多个薄透镜组合成的透镜组，薄透镜组中的薄透镜可以是分立的，也可以是密接的。薄透镜组的成像也可采用逐次成像法，应用薄透镜成像公式，先求出物体经过第一个透镜折射后所成的像，以此像作为第二个透镜的物，再求出经过第二个透镜折射后所成的像，以此类推，直到求出经过最后一个透镜折射后所成的像，便是透镜组的像。

下面我们来讨论两个薄透镜密接并同时成像的问题，如图 11-7 所示。焦距分别为 f_1 和 f_2 的两个薄透镜 L_1、L_2 放在空气中，假设透镜组的厚度可以忽略不计，物点 O 位于主光轴上，通过第一个薄透镜成像于 I_1，物距和像距分别为 u_1 和 v_1，经过第二个薄透镜成像于 I，物距和像距分别为 u_2 和 v_2，设透镜组的物距和像距分别为 u、v，又由于 $u_1=u$，$u_2=-v_1$，$v_2=v$，根据薄透镜成像公式的高斯形式（11-10）可得

$$\frac{1}{u}+\frac{1}{v_1}=\frac{1}{f_1},\qquad \frac{1}{-v_1}+\frac{1}{v}=\frac{1}{f_2}$$

两式相加得

$$\frac{1}{u}+\frac{1}{v}=\frac{1}{f_1}+\frac{1}{f_2}$$

可写成

$$\frac{1}{u}+\frac{1}{v}=\frac{1}{f}$$

f 为薄透镜组的等效焦距，即

$$\frac{1}{f}=\frac{1}{f_1}+\frac{1}{f_2} \tag{11-11}$$

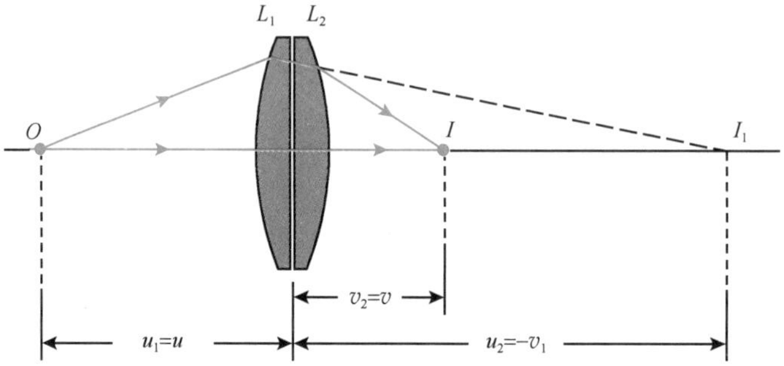

图11-7　密接薄透镜组成像

用 Φ 表示密接薄透镜组的焦度，即等效焦距的倒数。如果用 Φ_1 和 Φ_2 分别表示两个薄透镜的焦度，则密接薄透镜组的焦度为

$$\Phi=\frac{1}{f}=\frac{1}{f_1}+\frac{1}{f_2}=\Phi_1+\Phi_2 \tag{11-12}$$

对于由 n 个薄透镜组成的密接透镜组则有

$$\Phi=\Phi_1+\Phi_2+\cdots+\Phi_n$$

因此，密接薄透镜组的焦度等于各薄透镜焦度的代数和。式（11-12）还表明：同类透镜密接时会聚或发散的本领加强，异类透镜密接时会聚或发散的本领减弱，如果光线经过密接的两个透镜后既不会聚也不发散，说明此透镜组的等效焦度为零，两透镜会聚和发散的程度相同，即

$$\Phi_1+\Phi_2=0 \quad 或 \quad \Phi_1=-\Phi_2$$

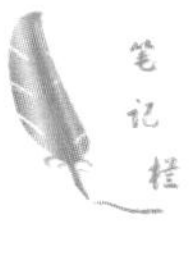
笔记栏

根据这一关系可以测定透镜的焦度。例如，要测定一个近视眼镜镜片（凹透镜）的焦度时，可以利用不同的已知焦度的凸透镜与它密接，当等效焦度为零时，凸透镜的焦度在数值上等于和它密

接的凹透镜的焦度。

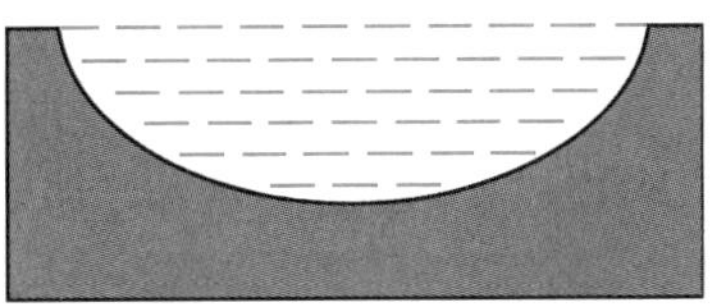
图11-8 平凹透镜

例题 11-4 折射率为 1.5 的玻璃透镜，一面是平面，另一面是半径为 20cm 的凹球面，将此透镜水平放置，如图 11-8 所示，凹球面一方充满水，求整个系统的焦度及焦距。（设水的折射率为 4/3）

解：水和玻璃相当于两个薄透镜，形成了薄透镜组。无论光线从哪一方入射，薄透镜组的焦距都不会改变。设光线从充满水的上方入射，下面把薄透镜组分为两部分来处理。

光线射入水内，$n=4/3$，$r_1=\infty$，$r_2=-0.2\,\text{m}$，水形成的薄透镜在空气中的焦度为

$$\varPhi_1=\frac{1}{f_1}=\left(\frac{4}{3}-1\right)\left(\frac{1}{\infty}-\frac{1}{-0.2}\right)$$

得

$$\varPhi_1=1.67(\text{D})$$

光线再射入玻璃透镜内，n=1.5，r_1=−0.2m，$r_2=\infty$，玻璃形成的薄透镜在空气中的焦度为

$$\varPhi_2=\frac{1}{f_2}=(1.5-1)\left(\frac{1}{-0.2}-\frac{1}{\infty}\right)$$

得

$$\varPhi_2=-2.5(\text{D})$$

整个薄透镜组的焦度

$$\varPhi=\varPhi_1+\varPhi_2=-0.83(\text{D})$$

整个薄透镜组的焦距

$$f=\frac{1}{\varPhi}=-1.20(\text{m})$$

薄透镜组焦距和焦度的正负一致，负号表示在空气中整个薄透镜组的作用会使光线发散。

二、厚 透 镜

对于两折射面顶点之间的距离较大，厚度不能忽略的透镜，或由若干块单透镜胶合而成的复合透镜，都属于厚透镜，可以采用前面的逐次成像法来研究它的成像规律，但这种计算方法对复杂的共轴系统，如多片透镜密接而成的透镜组，求像方法既麻烦又不直观。若利用共轴系统的三对基点（两焦点、两主点和两节点），可以简化求像的过程，使整个共轴系统的成像特征一目了然。

（1）两焦点：任何共轴系统的作用不是会聚光线，就是发散光线，因此它有两个等效的主焦点。如果主光轴上的某一点光源发出的光线通过共轴系统后变成平行光线，如图 11-9 中光线①，则该点称为共轴系统的第一主焦点，用 F_1 表示；如果平行于主光轴的光线通过共轴系统后与主光轴相交，如图 11-9 中光线③，则该交点称为共轴系统的第二主焦点，用 F_2 表示。

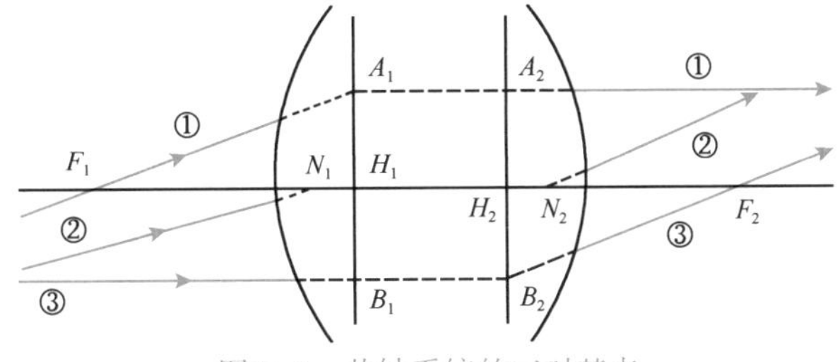

图11-9 共轴系统的三对基点

（2）两主点：在图 11-9 中，作通过 F_1 的入射光线①的延长线，再作它通过共轴系统折射后的出射线的反向延长线（图中虚线），两线相交于 A_1 点，过 A_1 点作一垂直于主光轴的平面且交主光轴于 H_1 点，H_1 称为共轴系统的第一主点。同理，作平行于主光轴的入射光线③的延长线与其出射光线的反向延长线，两线相交于 B_2 点，过 B_2 点作一垂直于主光轴的平面且交主光轴于 H_2 点，H_2 称为共轴系统的第二主点。平面 $A_1H_1B_1$ 称为第一主平面，平面 $A_2H_2B_2$ 称为第二主平面。

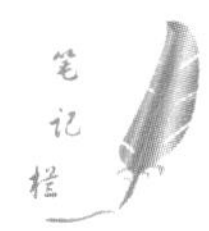

（3）两节点：在共轴系统的主光轴上还有两个特殊点 N_1 和 N_2，如图 11-9 所示。光线通过它们时不改变方向，仅发生平移，即以任何角度从 N_1 入射的光线②都可看成以同样的角度从 N_2 射出。N_1 和 N_2 分别称为共轴系统的第一节点和第二节点。N_1 和 N_2 的特性类似于薄透镜的光心。

由以上作图过程可知，无论光线在共轴系统中经过怎样曲折的实际路径，在折射总效果上都可以等效为在主平面上发生折射，而且通过一个主平面上任意点的光线，一定通过另一主平面上位置完全相同的对应点（如 A_1 和 A_2，B_1 和 B_2）射出。在图 11-10 中，我们把第一主焦点 F_1 到第一主点 H_1 的距离称为第一焦距 f_1，物点到第一主点 H_1 的距离称为物距 u，第二主焦点 F_2 到第二主点 H_2 的距离称为第二焦距 f_2，像点到第二主点 H_2 的距离称为像距 v。在图 11-10 中的 F_1 点之前任取一物 PO，利用共轴系统三对基点的特性，只要知道物体在共轴系统中的位置，就可利用图中三条光线中的任何两条，用作图法求出物体经共轴系统后所成的像 QI。可以证明：如果折射系统前后介质的折射率相同（如厚透镜置于空气中），则有 $f_1 = f_2 = f$，且 N_1 与 H_1 重合，N_2 与 H_2 重合。此时，物距 u、像距 v 和焦距 f 之间的关系仍符合薄透镜成像公式的高斯形式，即

$$\frac{1}{u}+\frac{1}{v}=\frac{1}{f}$$

注意，式中的 u、v 和 f 的值均应从相应的主平面算起。所以薄透镜的成像效果也等同于厚透镜两个主平面的距离可以忽略的一类透镜。

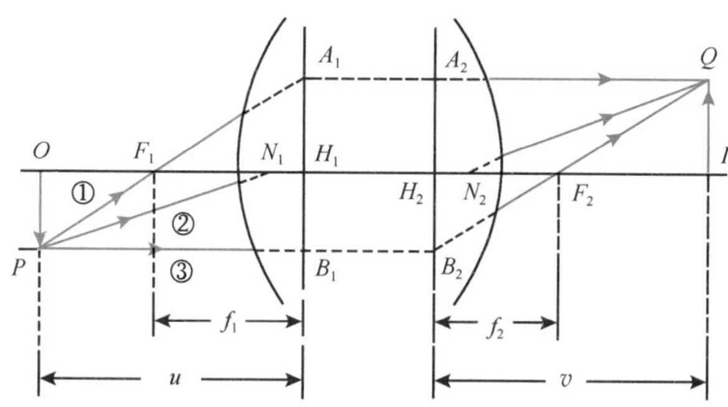

图11-10 用作图法求厚透镜成像

三、柱面透镜

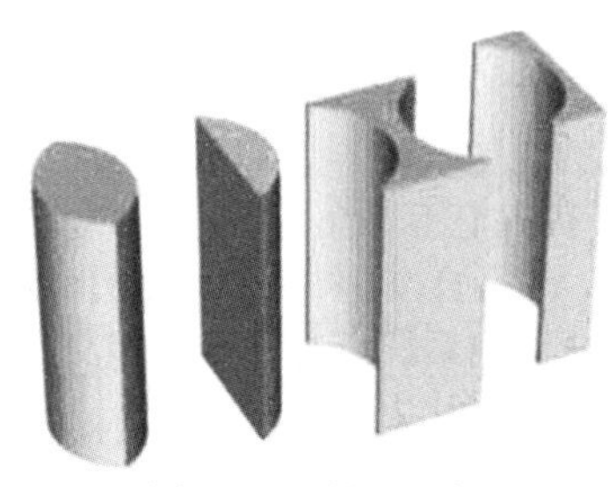
图11-11 柱面透镜

如果薄透镜的两个折射面不是球面，而是圆柱面的一部分，这种透镜称为柱面透镜（cylindrical lens），又称为圆柱透镜，简称柱镜。如图 11-11 所示，柱面透镜的两个折射面可以都是圆柱面，也可以一面是圆柱面，另一折射面是平面。柱面透镜也可分为凸柱镜和凹柱镜两种形式。

下面介绍柱面透镜的成像规律。柱面透镜的任一横截面和球面透镜的截面一样，对于同一水平面上入射的光线有会聚或发散作用，如图 11-12（a）所示。由此看出，主光轴上点光源发出的光线经会聚柱面透镜折射后所成的像不是一个清晰的亮点，而是一条平行于透镜纵轴的直线，如图 11-12（b）所示。只要适当地利用柱面透镜，就可以矫正散光眼焦度失常的现象，在后面的散光眼中会讲到。

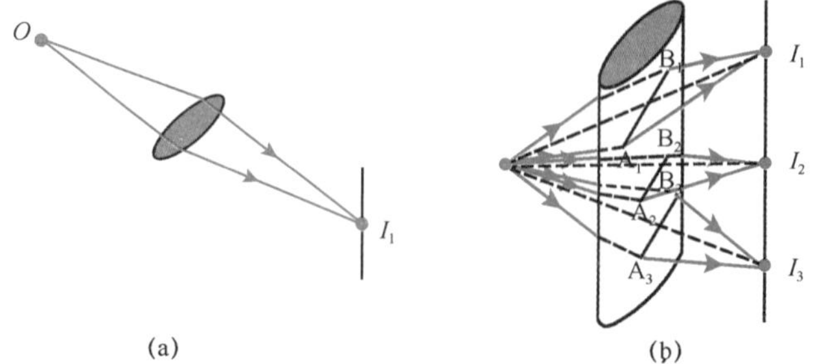

图11-12 柱面透镜成像
(a)任一横截面成像；(b)柱面透镜成像

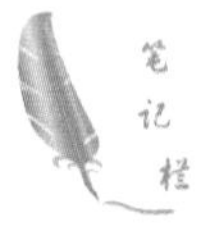

第三节 眼 睛

眼睛是人们接收外界信息的主要感官之一，它能够把远近不同的物体清晰地成像在视网膜上，是一个复杂、精密、完美的光学系统，本节从几何光学的角度来研究眼睛的光学结构及成像规律。

案例11-1

患者，女性，76岁，因左眼无痛性渐进性视力下降入院。患者左眼约两个月前失明，右眼视物也模糊不清。眼科检查：左眼视力0.1、右眼视力0.4，均不能矫正。角膜、前房、虹膜无明显异常，虹膜投影阴性。散瞳后，左眼晶状体完全浑浊，见棕黄色浑浊的晶状体核，其玻璃体、视网膜无法窥见；右眼晶状体浑浊，玻璃体、视网膜可见，黄斑区可见渗出黄斑病变。初步诊断：双眼白内障。

问题：

1. 晶状体在眼睛成像上的作用？
2. 白内障为什么会引起视力下降？

一、眼的光学结构

眼睛（eye）的主体是眼球，其外形呈球状，图 11-13 是眼球的解剖结构图。眼球被一层膜包围着，前面凸出的部分是一层透明的膜，称为角膜，外面的光线由此进入眼内。角膜后面是虹膜，虹膜中央有一圆孔，称为瞳孔，它可根据外面光线的强弱，通过视神经经瞳孔括约肌的改变来调节直径大小，使眼睛总能获得合适强度的光线，同时还起着光阑的作用，可以减小像差。虹膜后面是晶状体，是透明而富有弹性的纤维体组织，形如双凸透镜，其四周附着于悬韧带上，后者又系在睫状肌上，其表面曲率半径的变化，有调节焦度的作用，使远近不同的物体都能成像在视网膜上。案例 11-1 中患者的白内障是指晶状体浑浊，它影响光线的传播，表现为视力下降，甚至会引起眼睛失明，白内障眼病占致盲原因的首位。眼球的内层为视网膜，上面布满了视觉神经，是光线成像的地方。视网膜上正对瞳孔处的小块黄色区域，称为黄斑区。黄斑区中央凹陷处称为中央凹，对光线最敏感。在角膜、虹膜与晶状体之间充满的透明水状液，称为房水。晶状体和视网膜之间充满了另一透明液体，称为玻璃体。

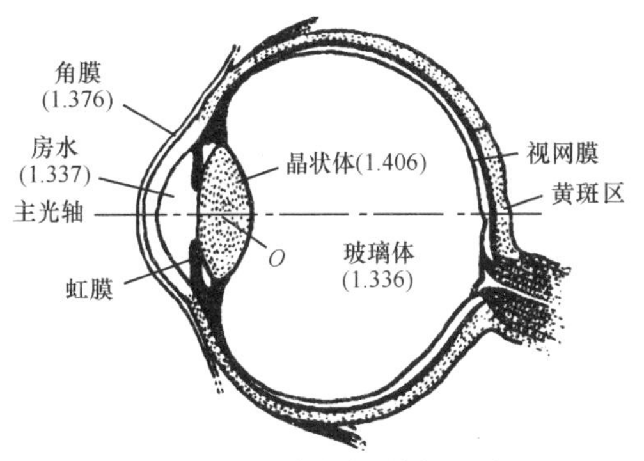

图11-13 人眼球的水平剖面示意图

从几何光学的角度看，人眼是由多种介质组成的较复杂的共轴球面系统，由外界射来的光线，在空气与角膜的交界面上产生最大的折射，然后依次通过角膜、房水、晶状体和玻璃体，经多次折射后，成像在视网膜上，刺激视神经细胞而产生视觉。物体在视网膜上实际是成倒立的像，而我们看到的物体却是正立的，这是因为视网膜上的像传至大脑后，大脑根据手脚与外界物体接触的感觉，经神经系统的“习惯矫正”后，逐渐将像倒过来变成了正像。

瑞典眼科学专家古尔斯特兰德（A.Gullstrand）计算了这一系统的光学参数（三对基点）的平均数据，根据这些光学参数设计的眼睛模型，称为古氏平均眼，如图 11-14 所示，H_1、H_2 靠得很近，N_1、N_2 靠得也很近，三对基点的位置和单球面接近，因此常把眼睛进一步简化为一个单球面折射系统，称为简约眼（reduced eye），其中常用的唐德尔（Donder）简约眼模型的光学结构如图 11-15 所示，简约眼的单球面接近角膜，但不是角膜，它的曲率半径在眼睛处于完全放松状态时约为 5mm，介质折射率取平均值 1.33，由此得出的焦距为：$f_1 = 15\text{mm}$，$f_2 = 20\text{mm}$。

二、眼 的 调 节

眼睛不同于一般光学系统，它的焦度能在一定范围内改变，将远近不同距离的物体成像在视网膜上。眼睛这种改变自身焦度的本领称为眼的调节（accommodation）。眼的调节是睫状肌通过悬韧

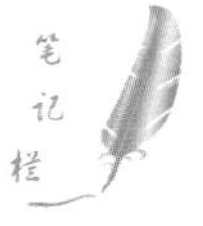

带的牵引和松弛来改变晶状体的曲率半径，当被观察物在无穷远时，睫状肌完全松弛，晶状体受悬韧带的牵引，其曲率半径变大（形状扁平），焦度变小；观察近处物体时，睫状肌收缩，导致悬韧带松弛，晶状体由于自身的弹性而变凸（前凸较为明显），曲率半径变小，焦度变大，折射能力增大。但晶状体曲率半径的调节是有一定限度的。

眼睛在完全不调解时能看清物体的最远位置称为远点（far point），视力正常的人，其远点在无穷远处，即平行光线刚好会聚于视网膜上。若物体逐渐向眼睛移近，晶状体的曲率半径随之减小，眼睛的焦度增大，若物体距离眼睛太近，如小于 10cm，眼睛可能处于最大调节状态（晶状体的曲率半径最小）也无法看清物体，眼睛处于最大调节状态能看清物体的最近位置称为近点（near point）。视力正常人的近点距离为 10～12cm。观察近物时，眼睛高度调节，睫状肌处于紧张状态，易引起疲劳，相反，放眼远处是眼的一种休息。在光照适宜的条件下，不易引起眼睛过度疲劳的距离约为 25cm，称为视力正常人的明视距离（comfortable visual distance）。所以，平时看书、写字时要注意用眼卫生。

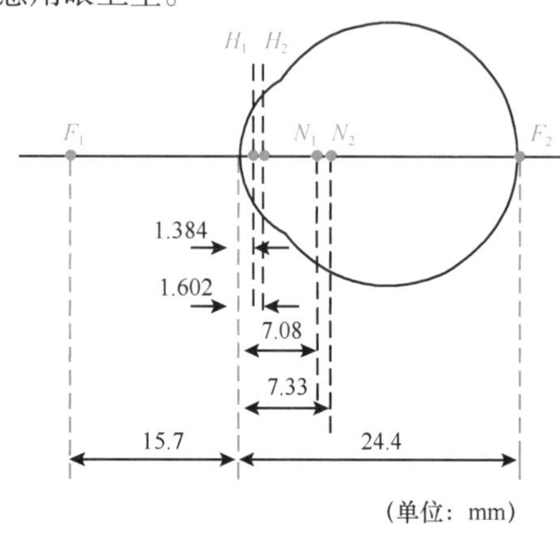

图11-14 古氏平均眼

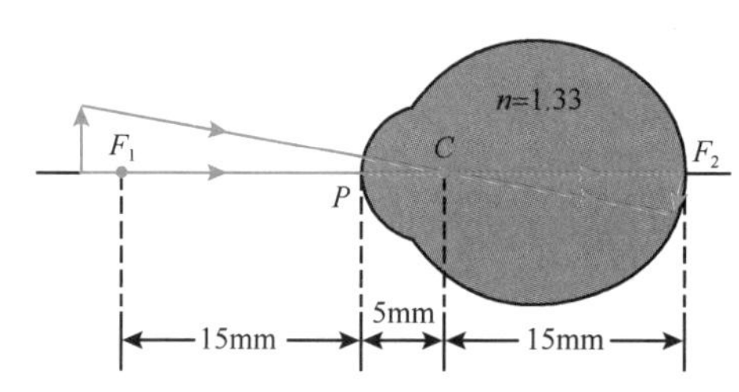

图11-15 唐德尔简约眼模型

三、眼的分辨本领及视力

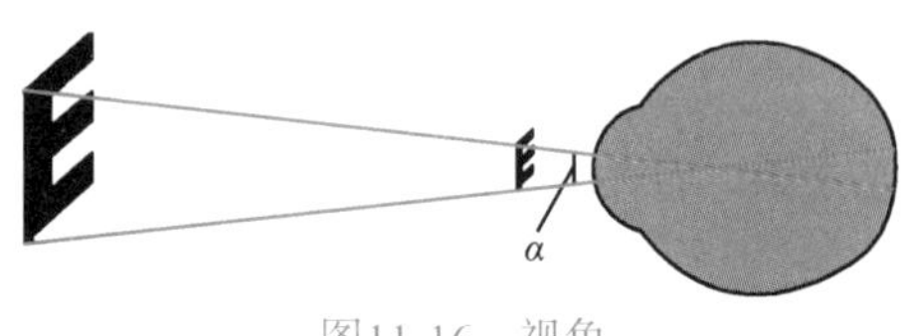

图11-16 视角

从物体两端射入到眼中节点的光线所夹的角度，称为视角（visual angle），用 α 表示，如图 11-16 所示。视角决定了物体在视网膜上成像的大小，视角越大，成像越大，眼睛越能看清物体的细节，视角与物体的大小、物体与眼睛之间的距离有关。实验证明，视力正常人的眼睛能分辨两物点的最小视角约为 1′，与之对应在明视距离处能分辨两物点之间的最短距离约为 0.1mm。“小数记录”法，以视角 α 的倒数表示眼睛的分辨本领，并称为视力（visual acuity）。即

$$视力=\frac{1}{\alpha}$$

式中最小视角以分（′）为单位。能分辨的最小视角愈小，视力值愈大，分辨本领就愈高。例如，最小视角为 10′、2′、0.5′时，相应的视力分别是 0.1、0.5 和 2.0，医学上的视力表就是根据这个原理制成的。1990 年起执行《标准对数视力表（GB 11533—2011》），其中，“5 分记录”是我国独创的视力记录方式（谬氏记录法），以 5 分减去视角的对数值表达视力，公式为

$$L=5-\lg\alpha$$

当最小视角为 10′、2′、0.5′时，相应的视力分别是 4.0、4.7 和 5.3。

四、眼睛的屈光不正及矫正

眼睛不调节时，若平行入射的光线进入眼内刚好在视网膜上形成一个清晰的像，这种屈光正常的眼睛称为正视眼（emmetropia），如图 11-17 所示，否则称为非正视眼或屈光不正。眼睛的屈光不正主要包括近视眼、远视眼和散光眼。

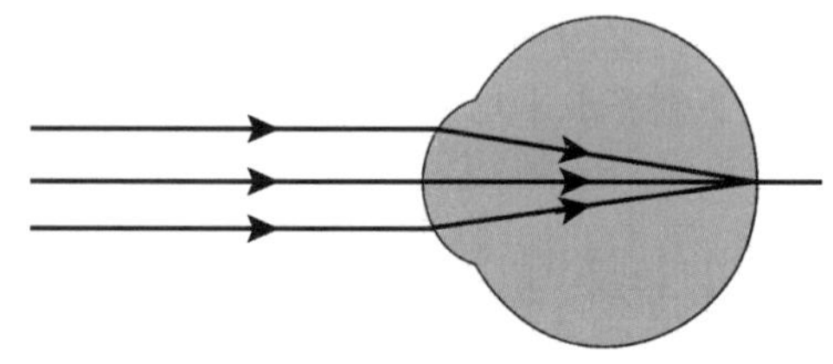
图11-17 正视眼

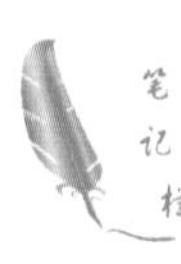

1. 近视眼 眼睛不调节时，平行光线进入眼内会聚于视网膜前面，而光线抵达视网膜时又散开成一模糊像，这种眼睛称为近视眼（near sight），如图 11-18（a）所示。近视眼看不清远处的物体，需将物体移近到眼前某一位置才能看清，可见，近视眼的近点较正视眼近些，远点小于无穷远。近视眼通常分为两种：一种为轴性近视，形成的原因是眼球前后直径较长，轴性近视与发育和遗传有关；另一种为屈光性近视，形成的原因是角膜或晶状体的曲率半径太小，焦度过大，对光线的偏折太强。屈光性近视大多由不良的视力卫生习惯引起，眼部疾病也会造成屈光性近视。

近视眼的矫正方法是配一副适当焦度的凹透镜眼镜佩戴，使光线先经凹透镜适当发散，再经眼睛折射后会聚于视网膜上，如图 11-18（b）所示。即近视眼所佩戴的凹透镜能使平行光线成虚像在近视眼患者的远点处，这样近视眼在眼睛不调节的情况下也能看清远物。

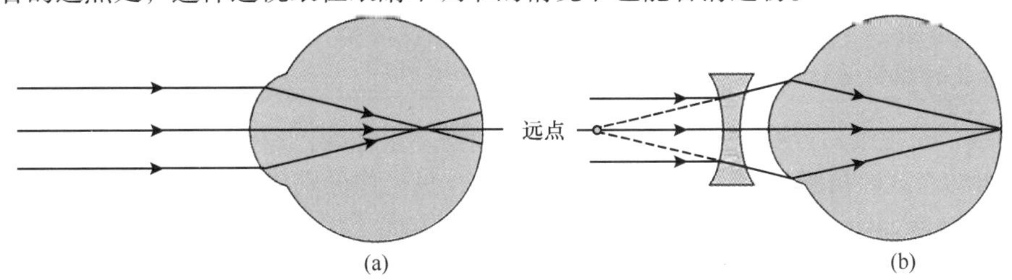

图11-18 近视眼及矫正方法

(a)近视眼；(b)矫正方法

例题 11-5 某近视眼患者的远点在眼前 40cm 处，要看清无穷远处的物体，患者应配多少度的什么样的眼镜佩戴。

解：佩戴眼镜的目的是使无穷远处的物体在远点处成一虚像。由题意知 $u=\infty$，$v=-40\text{cm}=-0.4\text{m}$，代入薄透镜的焦度公式，得

$$\Phi=\frac{1}{f}=\frac{1}{\infty}+\frac{1}{-0.4}=\frac{1}{-0.4}=-2.5(\text{D})=-250(\text{度})$$

负号表示凹透镜。近视眼患者应配焦度为 250 度的凹透镜眼镜佩戴。

2. 远视眼 眼睛不调节时，平行光线进入眼内会聚于视网膜之后，而光线抵达视网膜时还没会聚，这种眼睛称为远视眼（far sight），如图 11-19（a）所示。远视眼在眼睛不调节时既看不清远物也看不清较近物，但是经过调节可以看清远物，因而远视眼看近物时需要更高程度的调节，所以，远视眼的近点较正视眼要远些。远视眼通常也分为两种：一种为轴性远视，形成的原因是眼球前后直径较短，例如婴儿由于晶状体发育尚不完全，多为轴性远视；另一种为屈光性远视，形成的原因是角膜或晶状体曲率半径太大，焦度过小，对光线的偏折太弱。这些大都与遗传有关。

远视眼的矫正方法是配一副适当焦度的凸透镜眼镜佩戴，使光线先经凸透镜会聚，再经眼睛折射后会聚于视网膜上，如图 12-19（b）所示。由于远视眼的近点较正视眼远一些，因此，远视眼在看眼前较近（如明视距离）的物体时，凸透镜将使物体成一虚像在远视眼的近点处，使远视眼经过调节能看清近物。

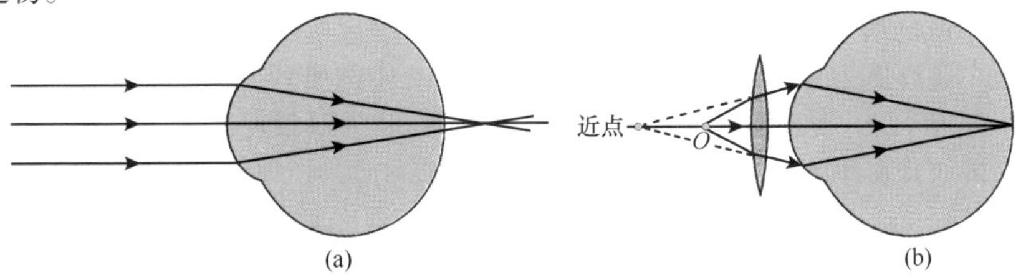

图11-19 远视眼及矫正方法

(a)远视眼；(b)矫正方法

例题 11-6 某远视眼患者的近点在眼前 0.5m 处，要看清眼前 0.25m 处的物体，患者应配多少度的什么样的眼镜佩戴。

解：佩戴的眼镜应使 0.25m 处的物体在眼前 0.5m 处成一虚像。由题意知 $u=0.25\text{m}$，$v=-0.5\text{m}$，代入薄透镜的焦度公式，得

$$\Phi=\frac{1}{f}=\frac{1}{0.25}+\frac{1}{-0.5}=2(\text{D})=200(\text{度})$$

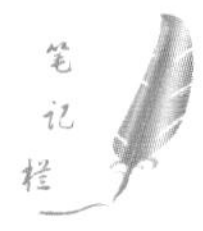

远视眼患者应配焦度为 200 度的凸透镜眼镜佩戴，人眼看到的是一个放大的虚像。

视力正常的人在进入老年期后，由于生理机能的退化，晶状体的调节能力减弱，其近点和明视距离都会远移，称为老花眼。老花眼的矫正方法是佩戴适当焦度的凸透镜眼镜以增加聚光能力，通常将近点矫正到明视距离处。

案例11-2

患者，女性，15岁，双眼视力渐进性下降就诊，诉看不清黑板上的小字并觉有重影，但能看清书本上的字。查双眼远视力4.5，近视力5.2。眼睑结膜正常，角膜透明，晶状体透明，玻璃体清晰，眼底未见异常。

问题：

1. 根据患者的病史和眼部检查属于哪种屈光不正？
2. 它形成的原因是什么？

3. 散光眼 正视眼、近视眼和远视眼的角膜表面都呈正球面，球面上各个方向的曲率半径都相等，点物发出的光线经角膜折射后能成一清晰的点像，只是像分别成在视网膜上、视网膜前和视网膜后。散光眼（astigmatic eyes）则不同，其角膜在各个方向子午线（通过点物和主光轴的截面称为子午面，轴上点物有无数个子午面；子午面与角膜表面之间的交线称为子午线）的曲率半径不相等，点物发出的光线经角膜折射后不能成一清晰的点像。图 11-20 所示散光眼的眼球纵向子午线半径最短，横向子午线半径最长，其他方向子午线半径介于两者之间。位于主光轴上的点物 O 发出的光线经角膜折射后，纵向子午面内的光线会聚于 I_x 处；横向子午面内的光线会聚于 I_y 处，其他方向子午面内的光线会聚于 I_x 和 I_y 之间。因此，点物 O 发出的光线经角膜表面各个方向入射眼后不能在视网膜上形成点像，造成视物不清或物像变形。

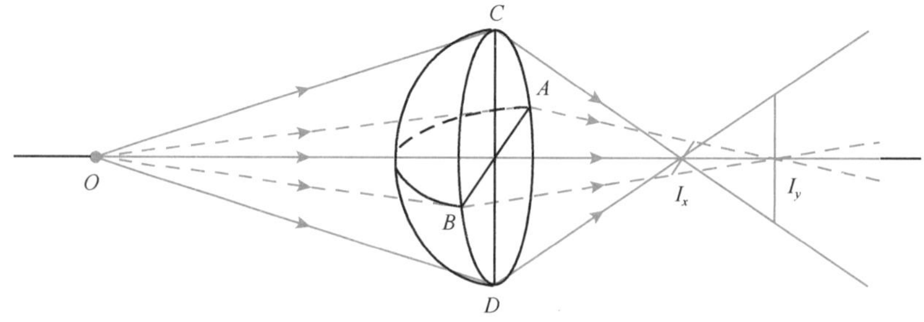

图11-20　散光眼成像

散光眼有多种类型。如果眼球具有最大焦度的子午面与具有最小焦度的子午面相互垂直，这种散光眼称为正规散光眼，否则为非正规散光眼。对于正规散光眼，角膜的一个方向的子午面曲率正常，而与其垂直的另一方向的子午面曲率较大（或较小），平行光线会聚于视网膜上和前面（或后面），即单纯近视散光（或单纯远视散光），矫正方法是佩戴一副适当焦度的凹（或凸）圆柱透镜。复性散光，即为散光加近视（或远视），两正交子午面曲率都较正常眼大（或小），但不相等，平行光线会聚于视网膜之前（或之后）且不重合，矫正方法是佩戴一副适当焦度的凹（或凸）柱面透镜和球面透镜的组合配镜。还有更为复杂的混合散光等。案例 11-2 中的患者，双眼远视力降低，而近视力正常，应考虑双眼屈光不正。经进一步做散瞳验光检查，诊断为双眼复性近视散光，即角膜表面各子午线的曲率半径都较正常眼的小。

第四节　几种医用光学仪器的原理及应用

一、放　大　镜

眼睛看到物体的大小是由物体在视网膜上所成像的大小决定的，而成像的大小又是由物体对眼睛所张视角的大小决定的。因此，为了看清微小物体的细节，当物体的大小一定时，就要把物体移近眼睛，以增大物体对眼睛的视角，使物体在视网膜上成一个较大的像。但眼睛的调节能力有限，不能使距离小于近点的物体成像于视网膜上，因此，常借助于会聚透镜来增加视角，用于这一目的的会聚透镜称为放大镜（magnifier）。

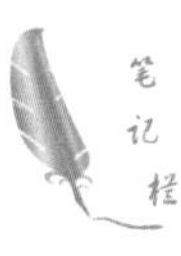

由薄透镜成像原理可知，当物体放在凸透镜焦点以内时，成一位于物体同侧的放大、正立的虚像，这就是放大镜的成像原理。把物体放在明视距离处，用眼睛直接观察物体时的视角为β，利用放大镜观察同一物体时，通常把物体放在焦点以内并靠近焦点处，使光线经放大镜折射后虚像成在明视距离处，视角增大到γ，物体在视网膜上得到放大清晰的像。如图 11-21 所示，通常用这两个视角的比值γ / β来衡量放大镜放大视角的能力，称为角放大率（angular magnification），用α表示，即

$$\alpha = \frac{\gamma}{\beta} \tag{11-13}$$

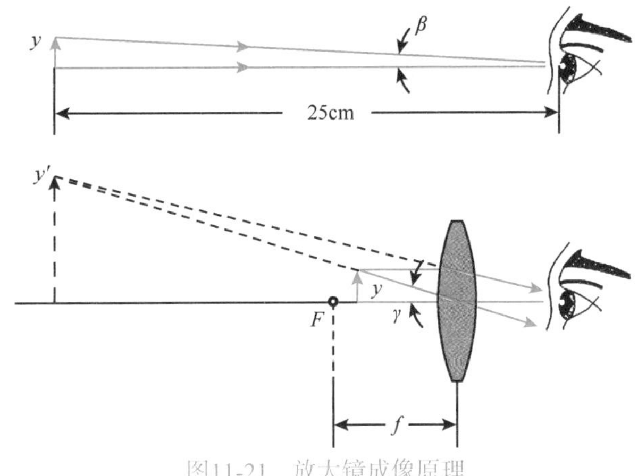

图11-21 放大镜成像原理

一般利用放大镜所观察物体的线度y都很小，故γ、β视角均很小，因此

$$\gamma \approx \tan\gamma \approx \frac{y}{f}, \qquad \beta \approx \tan\beta = \frac{y}{25}$$

代入式（11-13），得

$$\alpha = \frac{y/f}{y/25} = \frac{25}{f} \tag{11-14}$$

式中，f是放大镜的焦距，单位为 cm。上式表明，放大镜的角放大率与它的焦距成反比，焦距越短，角放大率就越大。但不能无限地缩短透镜的焦距来提高放大镜的放大倍数。如果焦距很短，透镜的曲率半径也很小，近轴光线下也会出现像差使图像失真。所以，单一凸透镜的放大镜放大倍数约为几倍，由透镜组构成的放大镜，其角放大率也只有几十倍。

二、光学显微镜

案例11-3

患者，女性，46岁，右侧乳房发现无痛性肿块，已半年余，来医院就诊。临床表现：乳房出现无痛，单发的小肿块，无意中触及肿块，质硬、边界不光滑，肿块表面皮肤凹陷，右侧乳头回缩。经外科手术切除肿物，制成病理切片，在光学显微镜下检查，病理诊断为：右乳腺浸润性导管癌。

问题：

1. 光学显微镜的成像原理？
2. 光学显微镜在医学检查中的优势？

显微镜分为光学显微镜与电子显微镜，它们的基本结构特征相似，只是所用光源不同。光学显微镜简称光镜，用于观察细小的物体（如细胞、血球等），其放大倍数为10^2～10^3。它是生物学和医学中必不可少的光学仪器。

1. 光学显微镜的放大率 光学显微镜最简单的形式是由两个会聚透镜组成的，如图 11-22 所示，左边靠近物体的透镜 L_1 称为物镜（objective），焦距 f_1 较短；右边靠近眼睛的透镜 L_2 称为目镜（eyepiece），焦距f_2较长。被观察的物体y（物体的长度）倒置于物镜焦点以外靠近焦点处，使物体通过物镜折射后成一个放大、正立的实像y'（实像的长度），调节目镜与物镜间的距离，使y'位于目

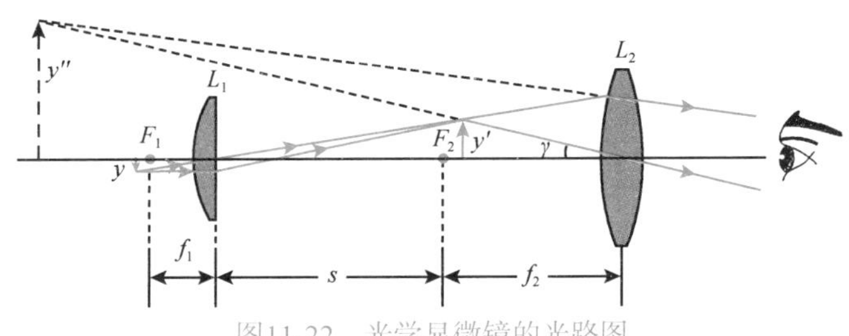

图11-22 光学显微镜的光路图

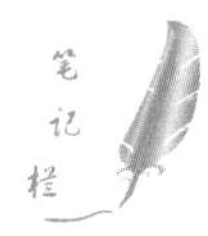

镜焦点以内并靠近焦点处，经目镜折射再次放大成正立的虚像 y''（虚像的长度）于明视距离处。可见，光学显微镜是经物镜、目镜两次放大，增加了更大的视角，所以其放大倍数比放大镜大得多。实际使用的目镜和物镜都是由数个透镜组合而成的，目的是减小各种像差，使成像清晰，更便于观察。

依据角放大率的定义，若使用光学显微镜后所成虚像的视角为 γ，明视距离处裸眼的视角为 β，则光学显微镜的放大率为

$$M=\frac{\gamma}{\beta}\approx\frac{\tan\gamma}{\tan\beta}$$

由图 11-22 可知，$\tan\gamma\approx\frac{y'}{f_2}$，$f_2$ 为目镜的焦距；$\tan\beta=\frac{y}{25}$，代入上式，得

$$M=\frac{y'}{f_2}\cdot\frac{25}{y}=\frac{y'}{y}\cdot\frac{25}{f_2}=m\alpha \tag{11-15}$$

式中，$m=y'/y$ 是物镜的线放大率；$\alpha=25/f_2$ 是目镜的角放大率（放大镜的角放大率），即光学显微镜的放大率等于物镜的线放大率与目镜的角放大率的乘积。一般光学显微镜常附有几个可供选择的物镜和目镜，适当配合可获得不同的放大率。

由于物体是放在靠近物镜的第一焦点处，利用相似三角形，物镜的线放大率 y'/y 近似地等于 s/f_1，s 是像 y' 到物镜的距离，即物镜的像距，于是式（11-15）又可写成

$$M\approx\frac{s}{f_1}\cdot\frac{25}{f_2}=\frac{25s}{f_1f_2} \tag{11-16}$$

通常光学显微镜的物镜焦距 f_1 和目镜焦距 f_2 与镜筒的长度相比都很小，所以 s 可以近似地看成是光学显微镜镜筒的长度。因此，在一定条件下，光学显微镜的镜筒越长，物镜与目镜焦距越短，它的放大率就越大。

2. 光学显微镜的分辨本领 使用光学显微镜的目的是更好地观察物体的细节，如果不能看清物体的细节，那么只提高光学显微镜的放大率是没有意义的。在光学显微镜中所观察到的细节是否清晰首先取决于物镜成像的细节是否清晰，而物镜的成像则由于提高光学显微镜放大率的需要，其焦距一般都较小，因此物镜的透光面积就很小，相当于一个小圆孔，根据光的衍射理论，物点通过物镜孔时产生圆孔衍射，形成一个有一定大小的衍射亮斑，即艾里斑。如果被观察的物体较为复杂，可以看成是由许多不同亮度、不同位置的物点组成，每个物点都在物镜的像平面上产生一定大小的衍射亮斑，如果物点靠得很近，它们的衍射亮斑彼此部分重叠，物体的细节就会变得模糊不清，因此，衍射现象限制了光学系统分辨物体细节的能力。使用光学显微镜观察物体时，只有在所观察的标本细节能分辨清楚的前提下放大才有意义。

瑞利（L.Rayleigh）给出了分辨物体细节的判据，他认为，当一个物点衍射亮斑的第一暗环与另一个衍射亮斑的中央点重合时，这两点恰好处于可以分辨的极限位置，这个条件称为瑞利分辨判据（Rayleigh resolution criterion）。理论表明，满足瑞利分辨判据时，两个衍射亮斑重叠区中心的光强约为每个衍射亮斑中心最亮处光强的 80%，一般人的眼睛刚好能够分辨光强的这种差别。图 11-23 表示两个衍射亮斑的分辨条件。图 11-23（a）表示两个点的衍射亮斑很容易分辨。图 11-23（b）表示两个点刚好被分辨的极限位置，即满足瑞利分辨判据。图 11-23（c）表示两个点的衍射亮斑重叠部分增多，看起来像是一个大亮斑，因此眼睛已无法分辨出这是两个点的像，在这种情况下，目镜的放大倍数再高，也无济于事。

我们把光学显微镜能分辨清楚的两个物点之间的最短距离称为显微镜的最小分辨距离，用 Z 表示，它的倒数 $1/Z$ 称为光学显微镜的分辨本领（resolving power）。它表示光学显微镜能分辨物体细节的本领。我们是通过光学显微镜的目镜观察物体的细节，实际上是来自物镜所成的像，因此只有物镜决定光学显微镜的分辨本领。

阿贝（E.Abbe）根据瑞利分辨判据，得出物镜所能分辨物体两点之间的最小距离为

$$Z=\frac{1.22\lambda}{2n\sin u} \tag{11-17}$$

式中，λ 是光波的波长；n 是物体与物镜之间介质的折射率；u 是物点发出的通过透镜边缘的光线与主光轴的夹角，如图 11-24 所示；$n\sin u$ 为物镜的数值孔径（numerical aperture），用 $N\cdot A$ 表示，因此，式（11-17）可写成

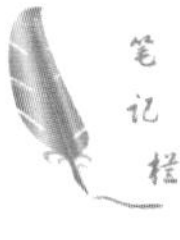

$$Z=\frac{0.61\lambda}{N\cdot A} \tag{11-18}$$

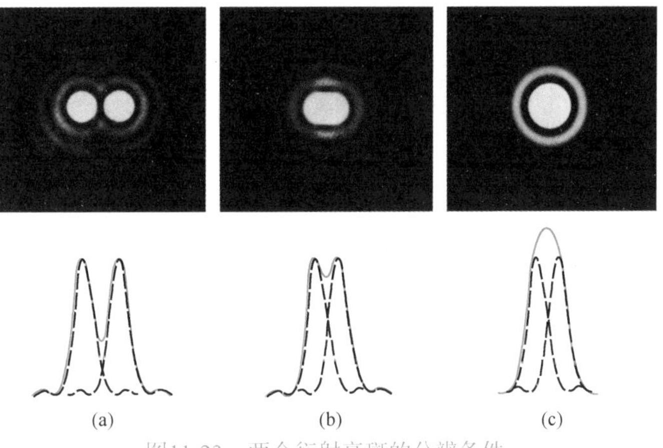

图11-23 两个衍射亮斑的分辨条件
(a)很容易分辨；(b)极限位置；(c)无法分辨

可见，光波的波长越短，物镜的数值孔径越大，光学显微镜能够分辨两点之间的距离就越近，越能看清物体的细节，光学显微镜的分辨本领就越高。

提高光学显微镜的分辨本领，一是利用波长短的光波来照射标本，但在可见光范围内波长 λ 的变化是有限的。若用紫外线（ $\lambda=275\text{nm}$ ）来代替可见光（ $\lambda_{平均}=550\text{nm}$ ），就能把分辨本领提高一倍。如叶绿素等被检物体受紫外线照射激发出荧光后，可在显微镜下观察其形状及所在位置。另有一些物质本身虽不能发荧光，但如果用荧光染料或荧光抗体染色后，经紫外线照射亦可发荧光实现镜下观察。近代电子显微镜是利用电子束的波动性成像，而电子波的波长可达可见光的数万分之一，从而大大地提高了电子显微镜的分辨本领。另一种途径是增加数值孔径 $N\cdot A$，在数值孔径 $n\sin u$ 中，$\sin u$ 的最大值是 1.0，通常标本与物镜间的介质为空气（称为干物镜），因此 $N\cdot A$ 的最大理论值是 1，实际上只能达到 0.95。如果把标本和物镜之间的介质换成折射率和玻璃差不多的液体，如香柏油（n=1.515），则 $N\cdot A$ 可增大到 1.5，这种方法称为油浸物镜（oil immersion objective）。油浸物镜避免了全反射，使得物点进入物镜光束的锥角增大，同时也增强了像的亮度，从而提高了光学显微镜的分辨本领。图 11-25 表示干物镜和油浸物镜对光线的折射情况。

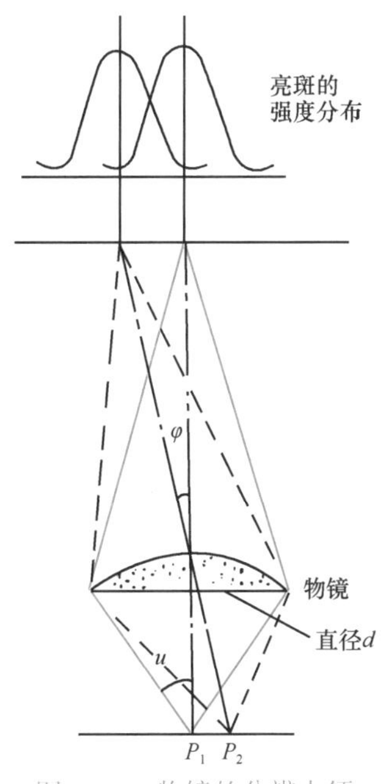

图11-24 物镜的分辨本领

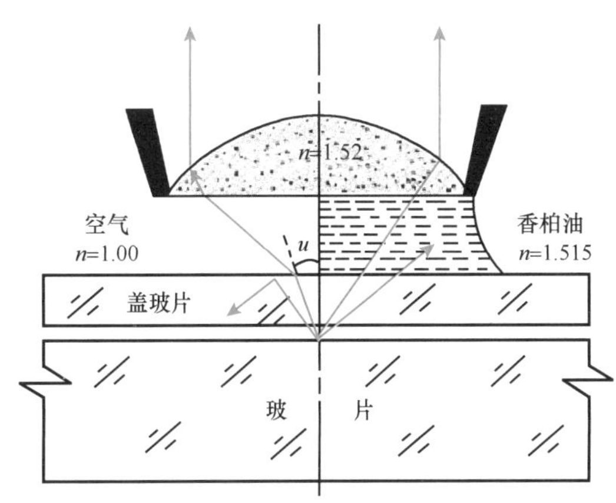

图11-25 干物镜和油浸物镜

光学显微镜的放大率和分辨本领是两个不同的概念，放大率是指物体成像后放大的倍数，与物镜的线放大率和目镜的角放大率有关，而分辨本领则是分辨物体细节的能力，只决定于物镜，因此只使用高倍目镜来提高光学显微镜的放大率，但对提高分辨本领是没有帮助的。例如，用一个 40×

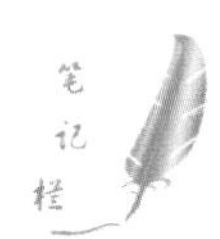

（$N \cdot A$ 0.65）的物镜配一个 20×的目镜和用一个 100×（$N \cdot A$ 1.30）的物镜配一个 8×的目镜，虽然放大率都是 800 倍，但后者的分辨本领却较前者高一倍，从而能够看清物体更微小的细节。案例 11-3 是在医学检查中利用了光学显微镜的光学原理，把人眼所不能分辨的微小物体（如细胞）放大成像，以供医生提取微细结构信息作为诊断疾病的依据。

三、光导纤维内窥镜

案例11-4

患者，男性，73岁，上腹部持续性疼痛1个月，乏力、食欲不振、消瘦、黑便、无呕血。行胃镜检查示：胃体后壁可见巨大不规则溃疡，上覆污秽苔，周边黏膜不规则隆起，质硬、触之易出血。病理示（胃体）：低分化腺癌。

问题：

1. 胃镜检查的物理成像原理。
2. 纤镜作为体内病例检查，其优势是什么？

医用内窥镜是一种光学装置，利用光导纤维导光和传像的内窥镜称为光导纤维内窥镜（fiber optic endoscope），简称纤镜。用它可直接观察内脏器官腔壁的病况。

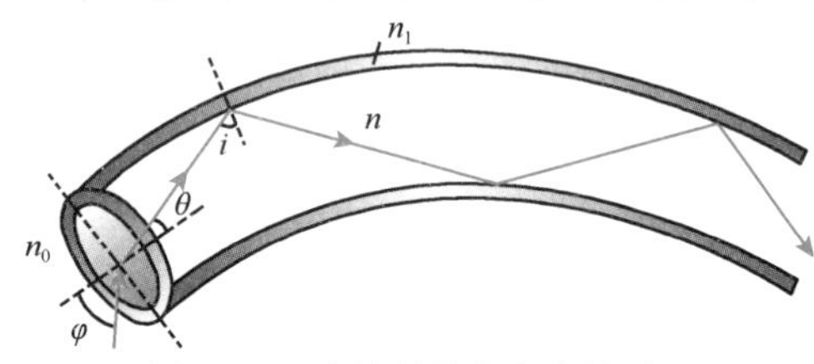

图11-26　光导纤维光束传导原理

纤镜是由透明度很好的玻璃或其他透明材料拉制成很细的纤维，并在其外表面涂上一层折射率较低的物质而制成，由于它可以导光，所以称为光导纤维，简称光纤。当光束以入射角大于临界角的方向入射到光纤的侧壁时，光束在侧壁处产生全反射，这种连续不断地全反射使得光束沿着光纤前进，而不发生透射，也不向外泄漏，如图 11-26 所示。要使光束在光纤侧壁上发生全反射，就要求光束投射到端面上的入射角不大于某个数值，设 n_0 为光纤外介质的折射率，n 为光纤的折射率，n_1 为涂层物质的折射率，当光束以 φ 角从外界入射到光纤端面，以折射角 θ 进入光纤内，又以入射角 i 射到光纤内壁上，由于涂层物质的折射率 n_1 比光纤的折射率 n 小，当 i 为临界角时，光线在内壁上将发生全反射，当光纤的弯曲面不大时应有 $\theta + i \approx \frac{\pi}{2}$，根据折射定律 $n\sin i = n_1 \sin 90°$，即 $n\sin\left(\frac{\pi}{2} - \theta\right) = n_1$，所以

$$n\cos\theta = n_1$$

当光束从外界射入光纤内部时，在光纤端面上也应满足折射定律

$$n_0 \sin\varphi = n\sin\theta$$

将上面两式各自左右乘方后再相加可得

$$n_0 \sin\varphi = \sqrt{n^2 - n_1^2} \tag{11-19}$$

式中，$n_0 \sin\varphi$ 为光导纤维的数值孔径（$N \cdot A$），其值由光纤芯线 n 和涂层的折射率 n_1 决定；φ 为光束沿光纤传播而不向外泄漏的条件下，光束向光纤端面的最大临界入射角。一般情况下，光束是由空气射入光纤的，n_0=1，上式变为

$$\sin\varphi = \sqrt{n^2 - n_1^2} \tag{11-20}$$

纤镜一般是由数万根柔软可弯曲且具有一定机械强度的光纤组成的光纤束，每根光纤都有良好的光学绝缘，能独立传光，光纤束两端每根光纤的排列顺序要完全对应并加以粘结固定，使所有光纤传输的像点在输出端重新集合成像，便实现了整幅图像的传输。光纤束有两个作用：一是利用它将外部的强光源发出的光导入器官内，照亮要观察的部位；二是通过它把器官内被观察部位的像导出体外，以便医生观察和摄影。利用纤镜不仅可以从人体外直接观察体内器官的组织形态，而且还可以在直视下看到表面黏膜的病变，直接进行活体组织取样，摘除结石、息肉等，利用纤镜获得的图像可以直接观察，也可以进行电视摄像和记录。案例 11-4 中的胃镜就是利用了光纤导光、导像的物理成像原理，使病变组织被放大，医生在视野非常清晰的情况下，对胃内疾病做出明确诊断。在纤镜使用中，每个光纤是一个像点，像点越小，像的细节分辨力就越高。为提

笔记栏

高像的细节分辨力，应减小光纤的内径。当光纤内径小到能和光波波长相比时，易发生光的衍射现象，所以光纤直径的大小直接影响像空间的细节分辨力。如果用可见光中波长最短的紫光作光源，可减小光纤的直径，提高像空间的细节分辨力。目前纤镜已朝着微型化、高清晰度、失真小、图像的高速实时处理等方向发展。因此，纤镜已成为临床诊断和治疗的有力工具。

习题十一

11-1 单球面折射公式的适用条件是什么？在什么条件下起会聚作用？在什么条件下起发散作用？

11-2 为什么人眼在水中时，角膜将失去其大部分聚焦本领？

11-3 圆柱形玻璃棒（n=1.50）的一端是半径为 2cm 的凸球面，求在棒的轴线上离棒凸球面端 8cm 处的点物所成像的位置；若将此棒放入水中（n=4/3），像又成在何处？ [12cm；−18cm]

11-4 某种液体（n=4/3）和玻璃（n=1.50）的分界面是球面的一部分。在液体中有一物体放在球面的轴线上，离球面 40cm 处，并在球面前 30cm 处成一虚像。求球面的曲率半径，并指出哪一种介质处于球面的凸侧。 [−10cm；玻璃]

11-5 一个焦距为 15cm 的凸透镜与一个焦距为 10cm 的凹透镜相隔 5cm。物体发出的光线先通过凸透镜，再通过凹透镜，最后成像于凸透镜前 15cm 处。问该物体位于凸透镜前多远？ [37.5cm]

11-6 某透镜用折射率为 1.50 的玻璃制成，它在空气中的焦距为 10.0cm，在水中的焦距为多少？（水的折射率为 4/3） [40cm]

11-7 一极地探险者用冰（折射率为 1.31）做透镜聚焦太阳光来点燃树枝，若他做的是曲率半径为 20cm 的平凸透镜，问冰透镜应离树枝多远？ [64.52cm]

11-8 一张照亮的幻灯片离屏幕的距离为 44cm。一个焦距为 11cm 的透镜必须放在离幻灯片多远处才能在屏幕上形成幻灯片的像？ [22cm]

11-9 一薄透镜的折射率为 1.50，焦度为 5.00D，将它浸入某液体中，焦度变为−1.00D。求此液体的折射率。 [1.67]

11-10 使焦距为 20cm 的凸透镜与焦距为 40cm 的凹透镜密接，求密接后的焦度。 [2.5D]

11-11 一近视眼患者的远点在眼前 2m 处，今欲使其能看清无穷远处物体，应配多少度何种眼镜佩戴？ [−50 度；凹透镜]

11-12 一远视眼的人戴 2D 的眼镜看书时，把书拿到眼前 40cm 处，此人应配多少度何种眼镜佩戴才能和正常人一样读书、看报？ [350 度；凸透镜]

11-13 查视力时，应站在视力表前 5m 处，才能看清最上面一行的“E”字，视力为 0.1。有一受检者站在 3m 处才能看清最上面一行的“E”字，问此人的视力为多少？ [0.06]

11-14 一放大镜的焦距为 10cm，所成的像在眼前 25cm 处，问：（1）物应放在镜前何处？（2）放大镜的角放大率为多少？ [7.14cm；2.5]

11-15 显微镜目镜的焦距为 2.5cm，物镜的焦距为 16mm，物镜与目镜相距 22.1cm，把两镜作为薄透镜处理，像最后成于无穷远处。问：（1）标本应放在物镜前什么地方？（2）物镜的线放大率是多少？（3）显微镜的总放大率是多少？ [1.74cm；11；110]

11-16 显微镜的数值孔径 $N \cdot A$ 为 1.5，用波长为 250nm 的紫外光照明时，可分辨的最短距离是多少？如果改用波长为 546nm 的光源，可分辨的最短距离又是多少？用此物镜去观察 2.5×10^{-4}mm 的细节（光源波长仍用 250nm 的紫外光），能否看清？ [101.7nm；222.0nm；能看清]

11-17 明视距离处人眼可分辨的最短距离为 0.1mm，欲观察 0.25μm 的细节，对显微镜有什么要求？（所用光波的波长为 600nm） [$N \cdot A$：1.46；400 倍]

11-18 显微镜的放大倍数越大，其分辨本领是否越高，为什么？

（仇　惠）

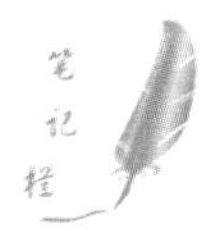

第十二章　量子力学基础

本章电子资源

教学要求：

1. 记忆黑体辐射规律、普朗克量子假设、爱因斯坦光子理论、光电效应、氢原子玻尔理论、德布罗意物质波假设及不确定关系。
2. 理解波函数及其统计解释、薛定谔方程。
3. 运用薛定谔方程分析一维定态问题。

案例12-1

19世纪末与20世纪初，经典物理学本来十分晴朗的天空出现了几朵“乌云”。正是对这几朵“乌云”的深入研究，使得从19世纪末开始，在爱因斯坦（A. Einstein）提出相对论的同时，物理学在其他一些重要的领域也取得了重大进展，创立了新的理论——量子论，建立了量子力学的理论体系，使得人类对微观世界的认识产生了重大突破。

问题：

1. 经典物理学在解释微观世界的相关实验结果时遇到了哪些困难？
2. 这里的“乌云”是什么意思？

量子论的创建开始于对黑体辐射和光电效应现象的研究，量子论为我们提供了新的关于自然界的表述方法和思考方法。我们在讨论、学习这些重要现象的原理及其医学应用的同时，应该特别留意物理学家们的创新思维方式，领略其独特的研究方法。

第一节　黑 体 辐 射

一、基尔霍夫定律

1. 热辐射　在任何温度下物体都会向外发射出各种不同波长的电磁波，其辐射总能量随波长的分布与该物体的温度密切相关，这种现象就是热辐射（thermal radiation）。物体辐射出的能量称为辐射能。单位时间内的辐射能量即为辐射功率。

设在单位时间内，从物体单位表面积所发射的波长在 λ 和 $\lambda+\mathrm{d}\lambda$ 范围内的辐射能为 $\mathrm{d}M$，则 $\mathrm{d}M$ 和 $\mathrm{d}\lambda$ 之比称为该物体的单色辐射出射度，简称单色辐出度，用 $M_\lambda(T)$ 表示，即

$$M_\lambda(T)=\frac{\mathrm{d}M}{\mathrm{d}\lambda} \tag{12-1}$$

$M_\lambda(T)$ 是温度 T 和波长 λ 的函数，反映了在某一温度下辐射能随波长的分布情况。$M_\lambda(T)$ 的单位为瓦 · 米$^{-3}$（$\mathrm{W\cdot m^{-3}}$）。

从物体单位表面积上发射的各种波长的辐射功率，称为物体的辐出度（radiant exitance），用 $M(T)$ 表示。$M(T)$ 等于式（12-1）在全部波长范围内求积分。

$$M(T)=\int_0^\infty M_\lambda(T)\mathrm{d}\lambda \tag{12-2}$$

因此，$M(T)$ 只是温度 T 的函数。对于不同的物体和不同的表面情况，即使温度相同，它们的辐出度 $M(T)$ 和单色辐出度 $M_\lambda(T)$ 也不相同。某一温度下的物体的单色辐出度 $M_\lambda(T)$ 随 λ 的变化关系曲线即为能量分布曲线。

在任一温度下，物体在辐射能量的同时，也在吸收周围物体发射来的辐射能。当外界的辐射能射到物体的表面时，一部分被吸收，另一部分被反射。吸收的能量和入射的能量之比称为该物体的吸收率（absorptivity），它也是温度 T 和波长 λ 的函数，通常用 $\alpha_\lambda(T)$ 表示温度为 T，波长在 $\lambda\sim\lambda+\mathrm{d}\lambda$ 范围内的物体的单色吸收率。一般物体的 $\alpha_\lambda(T)$ 值都小于 1，表明它只能部分地吸收入射到其表面上的辐射能，而其余部分被表面反射或穿透物体。

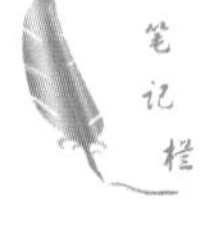

2. 黑体模型　所谓黑体（black body）就是吸收率等于 1 的物体。黑体在任何温度下，都能完全吸收任何波长的能量。真正的黑体并不存在，它和质点、刚体、理想气体一样，是一种理想化的模

型。图 12-1 是一个用不透明材料做成的空腔容器，在空腔上开一个很小的孔。从小孔进入空腔的辐射能在腔内经腔壁多次反射，几乎被空腔内壁完全吸收，由于带小孔的空腔和黑体的作用相同，就可将其看成是一个黑体模型。当然空腔内壁也要向腔内发出辐射能，其中一部分从小孔射出，可以通过研究小孔向外辐射的能量分布来研究对应温度下黑体的能量分布，得到热辐射的一般规律。

3. 基尔霍夫定律　物体的单色辐出度 $M_\lambda(T)$ 与单色吸收率 $\alpha_\lambda(T)$ 之间存在一定的关系。如图 12-2 所示，设在一个温度为 T 的真空恒温器 L 中，有若干个温度不同的物体 B_1，B_2，…，B_0，其中 B_0 为黑体。由于恒温器 L 中为真空，所以各物体之间以及它们与容器之间只能通过热辐射来交换能量。

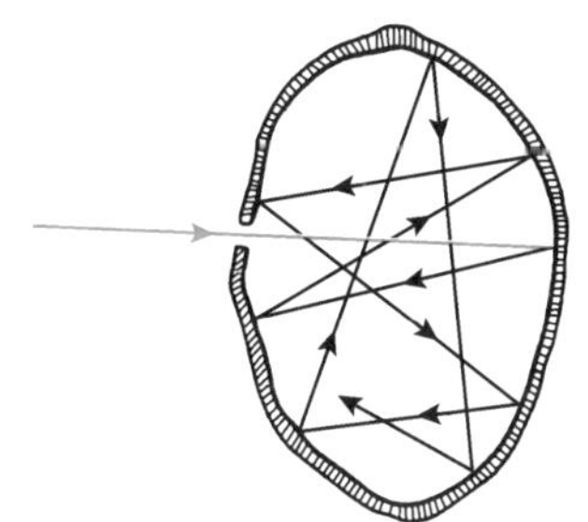

图12-1　黑体模型

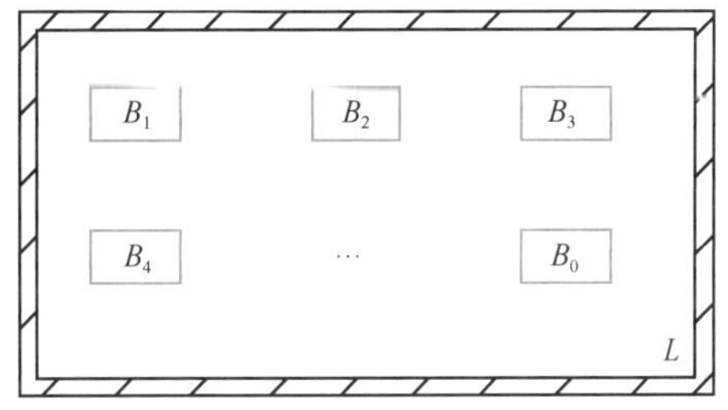

图12-2　恒温器中的物体

实验表明，经过足够长的时间后，容器 L 和其中所有物体都将达到同一温度，从而达到热平衡。这时，在同一时间内各个物体发射和吸收的辐射能量相等。因此单色辐出度较大的物体其单色吸收率也较大；单色辐出度较小的物体其单色吸收率亦较小。基尔霍夫经过理论上分析得出 $M_\lambda(T)$ 与 $\alpha_\lambda(T)$ 的比值为一恒量，仅由温度 T 和波长 λ 决定，与物体的性质无关，可表示为

$$\frac{M_{\lambda1}(T)}{\alpha_{\lambda1}(T)}=\frac{M_{\lambda2}(T)}{\alpha_{\lambda2}(T)}=\cdots=\frac{M_{\lambda0}(T)}{\alpha_{\lambda0}(T)}=\text{恒量} \tag{12-3}$$

式中，$M_{\lambda1}(T)$，$M_{\lambda2}(T)$，…和 $\alpha_{\lambda1}(T)$，$\alpha_{\lambda2}(T)$，…分别为物体 B_1，B_2，…的单色辐出度和单色吸收率。式（12-3）称为基尔霍夫定律。

由于黑体 B_0 的单色吸收率 $\alpha_{\lambda0}(T)=1$，所以基尔霍夫定律中的恒量就等于相同温度时黑体的单色辐出度 $M_{\lambda0}(T)$。因此，任何物体的单色辐出度和单色吸收率的比值在数值上都等于相同温度下黑体的单色辐出度。如果能够测得黑体的 $M_{\lambda0}(T)$，又知道某一物体的 $\alpha_\lambda(T)$ 值，就可以求出该物体的单色辐出度 $M_\lambda(T)$。

二、黑体辐射定律

案例12-2

测量太阳的表面温度的常用方法是测量出太阳的辐射能量随波长分布的曲线，由此可以计算出太阳的温度。例如，测得太阳光谱中的峰值波长 λ_m 约为500nm，可求得太阳的表面温度约为5800K，可求得太阳的辐出度约为 $6.42\times10^7\,\mathrm{W\cdot m^{-2}}$。

问题：

1. 红外测温原理是什么。
2. 如何计算太阳的表面温度？如何计算太阳的辐出度？

由小孔发出辐射能的过程可以等效地看成是黑体辐射。若给带小孔的空腔加热，并使其保持一定温度，对小孔的辐射进行测量，可得到黑体辐射的能量分布曲线，即不同波长的辐出度 $M_{\lambda0}(T)$。改变温度，可得出不同温度下 $M_{\lambda0}(T)$ 按波长的分布曲线。图 12-3 给出了在四种不同温度下的四条黑体辐射能量分布的实验曲线。这些曲线对于任何黑体，不论其腔壁材料或空腔形状如何，都有相同的结果。从实验曲线可以得到黑体辐射的两个定律。

1. 斯特藩-玻尔兹曼定律　图 12-3 中的每条曲线都反映了在一定温度 T 下黑体的单色辐出度按波长的分布。曲线下的面积即为黑体在该温度下的辐出度 $M_0(T)$，因此

$$M_0(T)=\int_0^\infty M_{\lambda0}(T)\mathrm{d}\lambda$$

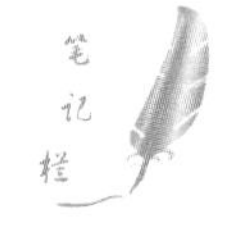

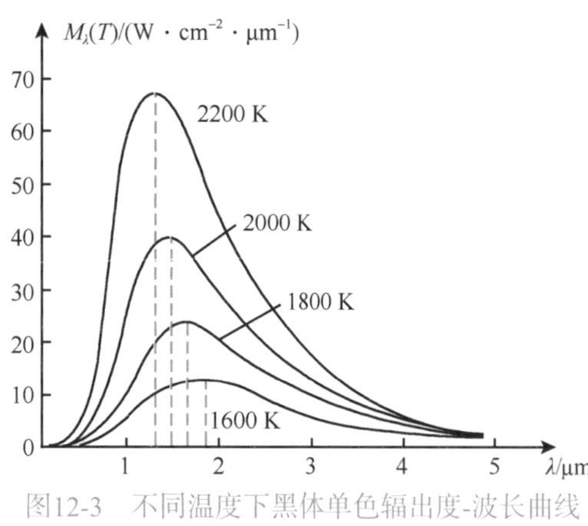

图12-3 不同温度下黑体单色辐出度-波长曲线

当温度升高时，曲线下的面积，即黑体辐出度随温度的变化非常明显。斯特藩（J. Stefan）根据实验结果得出黑体的辐出度正比于绝对温度 T 的四次方，即

$$M_0(T) = \sigma T^4 \tag{12-4}$$

其后，玻尔兹曼（Boltzmann）根据热力学理论证明了该公式，因此式（12-4）称为斯特藩-玻尔兹曼定律（Stefan-Boltzmann's law）。其中 $\sigma = 5.67 \times 10^{-8}\,\mathrm{W \cdot m^{-2} \cdot K^{-4}}$，称为斯特藩-玻尔兹曼常数。

2. 维恩位移定律 由图 12-3 的曲线还可以看出，对于每一温度 T，$M_\lambda(T)$ 都有一最大值。与其对应的波长用 λ_m 表示。随着 T 的升高，λ_m 的值趋于减小，表明 λ_m 与 T 成反比，即

$$T\lambda_m = b \tag{12-5}$$

式中，常数 $b = 2.898 \times 10^{-3}\,\mathrm{m \cdot K}$。式（12-5）是维恩（W.Wien）于 1884 年通过理论分析得出的，称为维恩位移定律（Wien's displacement law）。它表明，当黑体温度升高时，其峰值波长 λ_m 减小，即向短波方向移动。可以根据维恩位移定律来测量远处高温物体的表面温度，即红外测温原理。用红外辐射测温仪测出太阳光谱中的峰值波长，利用式（12-5）就可计算出太阳表面的温度。这很好地解释了案例 12-2 提出的问题。

例题 12-1 在红外线范围内，人类皮肤的吸收率为 0.98 ± 0.01，若某人体的表面面积为 $1.75\mathrm{m}^2$，表面温度为 33℃，周围环境温度为 18℃，求此人辐射的总功率。

解：由于在红外线范围内，人类皮肤的吸收率 $\alpha = 0.98 \pm 0.01$，表面温度 T_1=33℃=306K，周围环境温度为 T_2=18℃=291K，因此对人体辐射红外线来说，可以把人体近似看成是一个黑体。根据式（12-4），人体单位面积的辐射功率为 $M_1 = \sigma T_1^4$。由于周围环境也要向人体辐射能量，所以人体单位表面积接收的辐射功率为 $M_2 = \sigma T_2^4$，人体表面积用 S 表示，则人体辐射的总功率为

$$M = S\sigma(T_1^4 - T_2^4)$$

将已知量代入上式，计算可得

$$M = 1.75 \times 5.67 \times 10^{-8} \times (306^4 - 291^4) = 158(\mathrm{W})$$

三、普朗克能量量子化假设与普朗克辐射公式

图 12-4 所表示的黑体单色辐出度 M_λ 与波长 λ 及温度 T 的关系曲线是通过实验得出的结果。如何从理论上导出与实验结果完全符合的黑体辐射公式，引起了物理学家们的浓厚兴趣。19 世纪末，不少物理学家曾试图用经典物理学理论来推导这个公式，但都没有取得成功。

1890 年，瑞利和金斯（Rayleigh and Jeans）根据经典电磁学理论和能量均分定律导出了黑体辐出度的表达式

$$M_\lambda(T) = C\lambda^{-4}T \tag{12-6}$$

式中，C 为常数。此公式在波长相当长的长波范围内与实验结果符合得很好（图 12-4），但在波长较短的短波范围就和实验结果相差甚远，到紫外区域，辐射能量甚至趋于无穷大，与实验结果完全不符，这就是物理学发展史上著名的“紫外灾难”。

1896 年，维恩根据经典热力学和麦克斯韦分布律，导出了黑体辐出度的表达式：

$$M_\lambda(T) = C'\lambda^{-5}\mathrm{e}^{-\frac{C''}{\lambda T}} \tag{12-7}$$

其中，C'、C''为常数。维恩公式在短波范围内与实验结果符合得很好，但在长波范围有较大的偏差，如图 12-4 所示。

上述两个公式虽然出发点不尽相同，但都是基于经典物理学的普遍规律。上述两种理论均不能很好地与实验结果相符合，清楚地暴露出经典物理学的缺陷。因此，1900 年，英国皇家学会主席、著名物理学家开尔文把黑体辐射研究中出现的“紫外灾难”称为经典物理学晴朗天空上出现的一朵“乌云”。

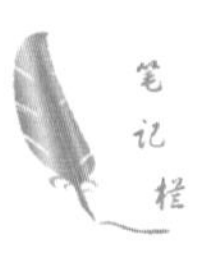

1900 年，德国物理学家普朗克（M. Planck）提出一个全新的黑体辐射公式，能够在所有波长范围内与实验结果相吻合（图 12-4）。普朗克利用内插法将适合于短波的维恩公式和适用于长波的瑞利-金斯公式衔接起来，得到普朗克公式

$$M_{\lambda}(T)=\frac{2\pi hc^{2}\lambda^{-5}}{e^{\frac{hc}{\lambda kT}}-1} \tag{12-8}$$

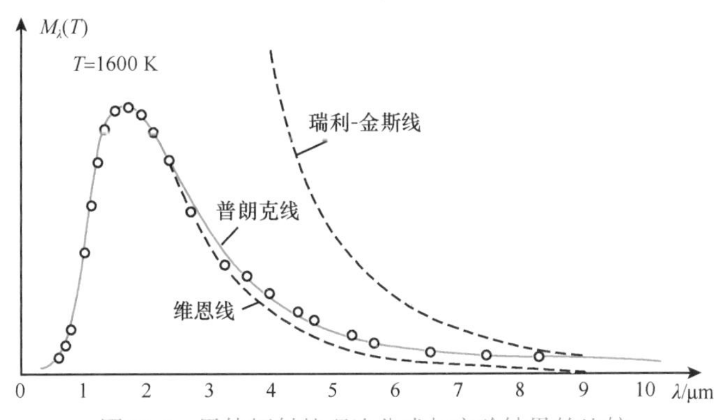

图12-4 黑体辐射的理论公式与实验结果的比较

为了从理论上推导出这个公式，普朗克不得不做出与经典物理格格不入的能量量子化假设。

普朗克将黑体腔壁的原子和分子的振动看成是带电的线性谐振子，它们能够与周围电磁场交换能量。这些频率为 ν 的谐振子只可能处于某些特定的状态，在这些状态上谐振子的能量 E 是最小能量 $h\nu$ 的整数倍，即

$$E=nh\nu\,,\qquad n=1,2,3,\cdots \tag{12-9}$$

式中，h 是一个普适常数，称为普朗克常数（Planck constant），其值为 $6.626\times10^{-34}\mathrm{J\cdot s}$；$n$ 为正整数，称为量子数（quantum number）。能量的最小单元 $h\nu$ 称为量子。这种能量的不连续变化称为能量量子化。

按照普朗克的量子假说，谐振子的能量不能连续变化，存在着能量的最小单元；振子和电磁场交换能量的过程也是不连续的，即振子发射和吸收能量必须是最小单元 $h\nu$ 的整数倍。这与经典物理学的观点有着本质的不同。在经典的热力学和电磁场理论中，振子的能量变化是连续的，因此物体发射和吸收的能量可以是任意值。

普朗克所提出的能量量子化的假设，其重要意义在于它第一次指出经典物理学理论不能应用于原子现象，标志着人类对自然规律的认识从宏观领域进入到了微观领域。在普朗克假设的推动下，多种微观现象逐步得到正确解释，并建立起量子力学的理论体系。

第二节 光电效应

案例12-3

19世纪前后，研究发现光电效应的实验结果并不能用经典物理学原理加以解释，爱因斯坦提出光量子概念，成功地解释了光电效应。

问题：

1. 运用经典物理学解释光电效应时遇到了哪些困难？
2. 爱因斯坦光量子概念、光电效应方程的意义。

一、光电效应

用适当频率的光照射金属，可使金属中的自由电子吸收光能而逸出金属表面，这种现象称为光电效应（photoelectric effect）。研究光电效应的实验装置如图 12-5 所示。

在真空的玻璃容器中封有两个电极，即阴极 K 和阳极 A。当光通过石英小窗照射到金属板 K 上时，即有电子从金属板上逸出，这些电子称为光电子（photoelectron）。光电子在电场力的作用下飞向阳极，形成光电流，其大小可以从电流计 G 读出。如果两极间所加电压足够大，在单位时间内逸

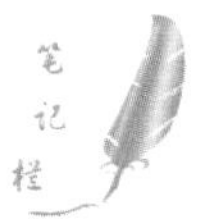

出的光电子能全部到达阳极，此时的光电流达到最大值，称为饱和电流。当光的强度或频率改变时，发现光电效应遵从以下实验规律：

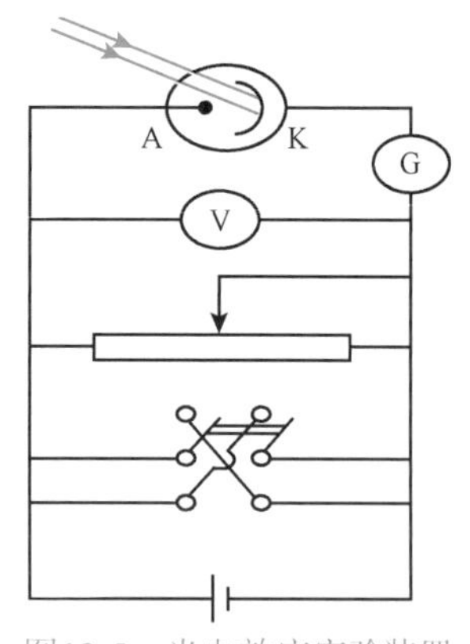

图12-5 光电效应实验装置

（1）入射光频率不变时，饱和电流的大小与入射光的强度成正比，即单位时间内被击出的光电子数与入射光的强度成正比。

（2）光电子的最大初动能与入射光的频率呈线性关系，而与光强度无关。频率越高，光电子的初动能越大。光强度只影响到光电流的强度，即单位时间从金属电极单位面积上逸出的电子数目。

（3）对于一定的金属做成的电极，有一个确定的临界频率ν_0，当照射光频率$\nu<\nu_0$时，无论光的强度多大，照射时间多长，都不会产生光电效应，即光电效应存在着截止频率ν_0。

（4）光电效应具有瞬时性。只要照射光的频率$\nu>\nu_0$，不论光的强度如何微弱，一旦光照射到金属板，就立即有光电子溢出，延迟时间一般小于10^{-9}s，这就是光电效应的瞬时性。

以上四个特点，（1）和（2）是定量上的问题，而（3）与（4）在原则上无法用经典物理学来解释。按照经典电磁理论，光电效应的产生是由于金属中的自由电子在入射光波的作用下做受迫振动。当其振动能量达到一定数值时，就可以克服金属对它的束缚而逸出金属表面成为光电子。入射光波的振幅由入射光的强度所决定，而与光的频率无关，因此逸出的光电子的初动能应随入射光强度的增大而增大，和光的频率无关。而且只要入射光的强度足够大，任何频率的光照射到金属上都可以产生光电效应。如果入射光的强度很弱，电子能量的积累需要一定时间，因此从光照射到金属表面到产生光电子逸出，应有一定的时间间隔。由经典电磁理论得出的这些结论都和光电效应的实验规律相矛盾，表明用经典电磁理论无法解释光电效应的实验结果。

二、爱因斯坦的量子解释

尽管普朗克的量子化假设可以解释在黑体辐射中与实验符合得很好的公式，但由于他所提出的吸收或发射电磁辐射能量的不连续概念在经典力学中是无法理解的，因此普朗克的假设并未引起很多人的注意。

首先注意到量子假设有可能解决经典物理学所遇到的其他困难的是爱因斯坦。他在 1905 年用普朗克的量子假设去解决光电效应问题，进一步提出了光量子概念。

爱因斯坦认为，不仅光的辐射和吸收是以量子的形式进行的，而且光在传播过程中也是量子化的，即光是以光速 c 运动的粒子流，这些粒子称为光量子（light quantum）或光子（photon）。每一个光子都具有一定的能量，频率为ν的光子所具有的能量为

$$E=h\nu \tag{12-10}$$

爱因斯坦把光子学说应用于光电效应，得出方程

$$h\nu=\frac{1}{2}mv^2+A \tag{12-11}$$

式（12-11）称为爱因斯坦光电效应方程（Einstein's photoelectric equation）。物理意义是：当一个能量为$h\nu$的光子照射到金属表面时，在与电子的一次作用中将它的能量全部传递给电子，电子把这能量的一部分用来克服金属的逸出功A，其余的能量则转化为电子的初动能$mv^2/2$。

应用光子学说和上述方程，可以完满地解释光电效应的实验规律。

（1）当入射光的强度增加时，即光子的数目多，在单位时间内逸出的电子数目也增加，因此饱和电流与入射光强度成正比。

（2）由式（12-11）可知，光电子的初动能$mv^2/2$与入射光的频率ν呈线性关系。由于同一种金属的逸出功A为常数，所以光的频率ν越高，光电子的初动能$mv^2/2$越大。

（3）只有当入射光的频率$\nu\geqslant\nu_0=A/h$时，才有可能产生光电效应。由式（12-11）可知，如果光子的能量$h\nu$小于逸出功A，或者入射光频率小于ν_0，电子就不可能从金属表面逸出。这就说明了为什么会存在截止频率ν_0。表 12-1 给出了几种金属的逸出功和截止频率。

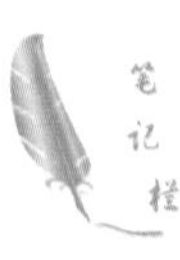
笔记栏

（4）在电子与光子的一次作用中，只要照射光的频率大于截止频率，一个光子的全部能量立即

被一个电子所吸收而产生光电效应。这说明了光电效应的瞬时性，即它并不需要积累能量的时间。

表12-1　几种金属的逸出功和截止频率

金属	铯（Cs）	钾（K）	钠（Na）	钨（W）	锌（Zn）	钙（Ca）	金（Au）
截止频率/（$\times10^{14}$Hz）	4.60	5.44	5.56	10.95	8.06	7.73	11.3
逸出功/eV	1.90	2.25	2.30	4.54	3.38	3.20	4.67

爱因斯坦因由于提出光电效应方程和光量子的概念获得了1921年诺贝尔物理学奖。1916年，密立根（R.A.Millikan）通过实验方法证明了爱因斯坦光子假设的正确性，获得了1923年的诺贝尔物理学奖。

利用X射线检查人体时，将产生光电效应，光电效应有利的方面是能产生质量好的影像，其原因是：①不产生散射线，大大减少了照片的灰雾；②可增加人体不同组织和造影剂对射线的吸收差别，产生高对比度的X射线照片，对提高诊断的准确性有好处。钼靶乳腺X射线摄影，就是利用低能X射线在软组织中因光电效应吸收的明显差别产生高对比度照片的。有害的方面是，入射X射线通过光电效应可全部被人体吸收，增加了受检者的剂量。从全面质量管理观点讲，应尽量减少每次X射线检查的剂量。

第三节　康普顿效应

案例12-4

1923年，康普顿在研究X射线被物质散射后的光谱成分时发现散射X射线的波长发生了变化。这种散射现象称为康普顿效应。

问题：

1. 康普顿效应为什么能证明光量子假设的正确性？
2. 如何理解光具有波粒二象性。

一、康普顿效应

1923年，康普顿（A.H.Compton）研究了X射线被金属、石墨等物质散射后的光谱成分，发现了一个重要的现象，即散射线的波长发生了变化。

图12-6是康普顿实验装置示意图。波长为λ_0的X射线通过光阑后，变成一窄的射线束投射到石墨上，发生散射。由摄谱仪测定不同方向散射线的波长λ发现：①散射线中除了有波长和入射线波长λ_0相同的X射线外，还有$\lambda>\lambda_0$的X射线；②波长差$\Delta\lambda=\lambda-\lambda_0$随散射角的增大而增大。这种散射现象称为康普顿效应（Compton effect）。康普顿效应的发现进一步证实了光量子假设的正确性。

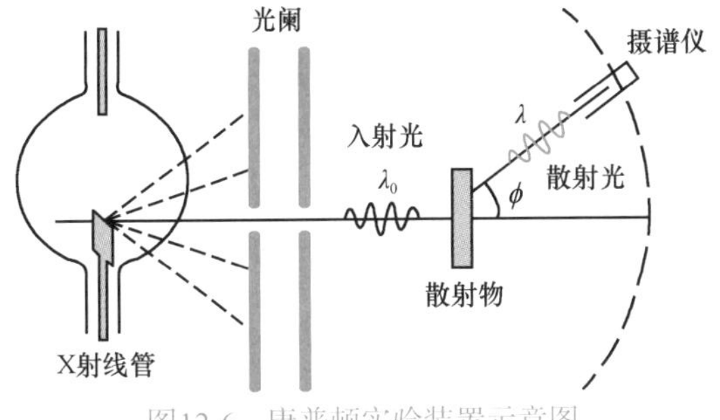

图12-6　康普顿实验装置示意图

光的波动理论无法解释康普顿实验中所观察到的比入射X射线波长更长的X射线的现象。按照经典理论，X射线的本质是电磁波，当电磁波通过物体时，将引起物体内带电粒子的受迫振动，而每个振动着的带电粒子又将向四周发射电磁波，这种电磁波就是散射光。根据波动理论，受迫振动的频率应等于入射光的频率，而振动着的带电粒子所发射的光的频率又等于它的振动频率，于是散射光的频率应该与入射光的频率相同，因此它们的波长也相同。由此可见，经典理论只能说明频率或波长不变的散射，而不能解释康普顿效应。

二、光子理论对康普顿效应的说明

利用光子理论可以成功地解释康普顿效应。康普顿假设入射的X射线是频率为ν的光子流，每个光子不但具有能量$E=h\nu$，而且还具有动量。按相对论质能关系式，每个光子的质量为$m=\dfrac{E}{c^2}=\dfrac{h\nu}{c^2}$，光子的动量$p$等于其质量$m$和光速$c$的乘积，即

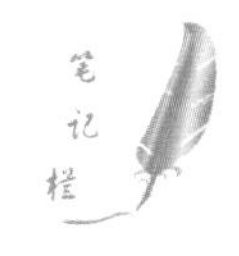

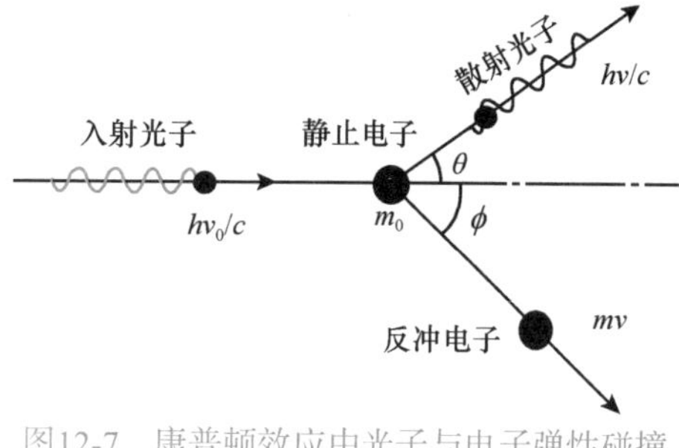

图12-7　康普顿效应中光子与电子弹性碰撞示意图

$$p = mc = \frac{h\nu}{c} = \frac{h}{\lambda} \quad (12\text{-}12)$$

式中，λ 为光的波长。

康普顿效应是光子与散射体原子中外层电子弹性碰撞的结果，如图 12-7 所示。

由于电子的动能可能很大，应该使用相对论公式进行计算。由能量守恒定律可得

$$h\nu_0 + m_0c^2 = h\nu + mc^2 \quad (12\text{-}13)$$

即

$$mc^2 = h(\nu_0 - \nu) + m_0c^2 \quad (12\text{-}14)$$

式中，m_0 是自由电子静止时的质量，对应的静止能量为 m_0c^2；$\frac{1}{2}mv^2$ 是碰撞后反冲电子的能量；$h\nu_0$ 是入射光子的能量，而 $h\nu$ 则是散射光子的能量。由于反冲电子的能量是其静能与动能之和，所以 $mc^2 > m_0c^2$，从式（12-13）中可知 $h\nu < h\nu_0$。因此，散射光子的频率小于入射光子的频率，则散射光子的波长大于入射光子的波长。

入射光子的动量为 $h\nu_0/c$，散射光子的动量是 $h\nu/c$，碰撞后反冲电子的动量为 mv，根据三者间的矢量关系可得

$$(mv)^2 = \left(\frac{h\nu_0}{c}\right)^2 + \left(\frac{h\nu}{c}\right)^2 - 2\frac{h^2\nu_0\nu}{c^2}\cos\theta \quad (12\text{-}15)$$

即

$$m^2v^2c^2 = h^2\nu_0{}^2 + h^2\nu^2 - 2h^2\nu_0\nu\cos\theta \quad (12\text{-}16)$$

将式（12-14）两边平方，可得

$$m^2c^4 = h^2\nu_0{}^2 + h^2\nu^2 - 2h^2\nu_0\nu + m_0^2c^4 + 2hm_0c^2(\nu_0 - \nu) \quad (12\text{-}17)$$

将式（12-17）和式（12-16）相减，可得

$$m^2c^2(c^2 - v^2) = m_0^2c^4 - 2h^2\nu_0\nu(1-\cos\theta) + 2hm_0c^2(\nu_0 - \nu) \quad (12\text{-}18)$$

由于 $m = \frac{m_0}{\sqrt{1 - v^2/c^2}}$，化简得 $m_0{}^2c^4 = m^2c^2(c^2 - v^4)$，代入上式，可得

$$\frac{hc^2}{\lambda_0\lambda}(1-\cos\theta) = m_0c^2\frac{c(\lambda - \lambda_0)}{\lambda_0\lambda}$$

即

$$\lambda - \lambda_0 = \frac{h}{m_0c}(1-\cos\theta) = \frac{2h}{m_0c}\sin^2\frac{\theta}{2}$$

于是，波长的增量

$$\Delta\lambda = \lambda - \lambda_0 = 2\lambda_c\sin^2\frac{\theta}{2} \quad (12\text{-}19)$$

式中，$\lambda_c = \frac{h}{m_0c} = \frac{6.626\times10^{-34}}{9.11\times10^{-31}\times3\times10^8} = 2.424\times10^{-12}\,\text{m}$ 为一常数，称为电子的康普顿波长。式（12-19）就是康普顿效应散射光波长改变的公式。散射光波长的改变量 $\Delta\lambda$ 与散射角 θ 有关，而与入射光的波长 λ 无关。当 $\theta = 0$ 时，波长不变，随着 θ 的增大，$\Delta\lambda$ 也相应增大；当 $\theta = \pi$ 时，波长的改变量达到最大，即

$$\Delta\lambda = \frac{2h}{m_0c} = 4.849\times10^{-12}\,\text{m}$$

这时，电子的动能也达到最大。

上述结论与实验结果完全一致，不仅有力地证实了光量子假说的正确性，并且证实了微观粒子的相互作用过程中也严格遵守能量守恒定律和动量守恒定律。光电效应和康普顿效应的发现和成功

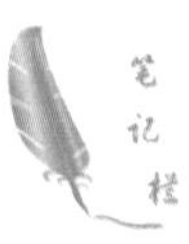

解释，其重要意义在于它们确认了光具有波粒二象性，这种二象性在光子的能量和动量表达式 $E=h\nu$，$p=h/\lambda$ 中表现得非常明显。其中能量 E 和动量 p 表明光具有粒子的性质，而频率 ν 和波长 λ 则表明光具有波动的性质，光的粒子性质和波动性质通过普朗克常数定量地联系起来。

第四节　氢原子光谱　玻尔的氢原子理论

案例12-5

氢原子光谱由一些分立的谱线组成，其波长服从一个简单公式，实验结果与经典电磁场理论结果相矛盾。玻尔提出了氢原子结构的三个基本假设，成功地解释了氢原子光谱。

问题：

1. 玻尔的三个基本假设和对氢原子能级、轨道的计算结果。
2. 玻尔理论的意义和局限性。

一、氢原子光谱

19 世纪末，人们对原子光谱进行了很多研究，积累了大量观测资料，其中最简单的是氢原子光谱。图 12-8 表示氢原子光谱中的一组谱线。其中 H_α 是明亮的红线（$\lambda=656.3\text{nm}$），H_β 是明亮的青蓝色线（$\lambda=486.1\text{nm}$），H_γ 是蓝线（$\lambda=434.1\text{nm}$），H_δ 是紫线（$\lambda=410.2\text{nm}$），其余的线位于光谱的紫外部分。

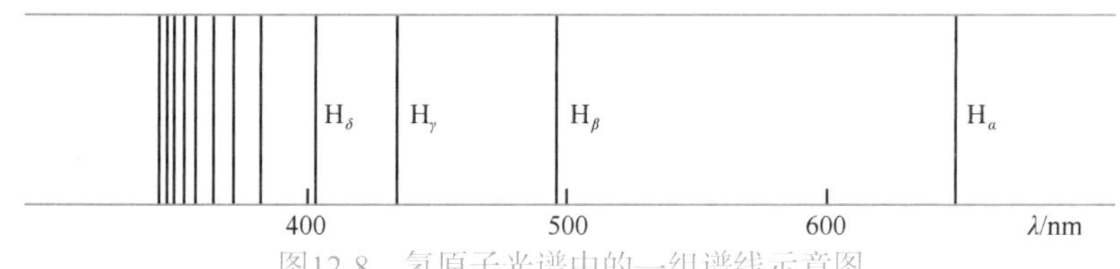

图12-8　氢原子光谱中的一组谱线示意图

1885 年，巴耳末（J.J.Balmer）根据实验结果，发现这一组谱线中所有光谱线的波长 λ 很准确地服从一个简单经验公式

$$\frac{1}{\lambda}=R_{\text{H}}\left(\frac{1}{2^2}-\frac{1}{n^2}\right),\qquad n=3,4,5,\cdots \tag{12-20}$$

其中，$R_{\text{H}}=1.0973731\times10^7\,\text{m}^{-1}$，称为里德伯常量。随着对氢原子光谱研究的不断深入，氢原子光谱的其他谱线系也先后被发现，一个在紫外，由莱曼（T. Lyman）发现，还有三个在红外，分别由帕邢（F. Paschen）、布拉开（F. Brackett）、普丰德（H. A. Pfund）发现。这些谱线系也像巴耳末系一样，可用一个相似的公式计算光谱线的波长。可以将这些公式综合为一个广义巴耳末公式，即

$$\frac{1}{\lambda}=R_{\text{H}}\left(\frac{1}{m^2}-\frac{1}{n^2}\right),\qquad m=1,2,3,\cdots,\quad n=m+1,m+2,m+3,\cdots \tag{12-21}$$

m 取不同的值时，就对应不同的线系。如果令 $T(m)=R_{\text{H}}/m^2$，则

$$\frac{1}{\lambda}=T(m)-T(n) \tag{12-22}$$

称 $T(m)$ 及 $T(n)$ 为光谱项（spectroscopic term）。该式就是广义巴耳末公式，适用于氢原子光谱的所有线系，表明了氢原子光谱的实验规律。

二、玻尔的氢原子理论

氢原子由一个带正电荷的原子核和一个沿着圆形轨道绕核做匀速运动的带负电荷的电子所组成。电子做圆周运动时具有加速度。按照经典电磁理论，带电粒子做加速运动时，不断向外发射电磁波。因此，原子的能量将逐渐减少，电子的轨道半径将逐渐缩小，最终落入原子核中。电子发射电磁波的频率应等于其圆周运动的频率，电子轨道半径逐渐缩小，频率应逐渐增加，电子发射电磁波形成的光谱应该是连续的。但实验证明，氢原子是一个稳定的系统，氢原子光谱是由一些频率确定的分立谱线所组成。氢原子光谱的实验结果无法用经典电磁理论解释。为了解决这些矛盾，1913 年，丹麦物理学家玻尔在普朗克的量子概念基础上，提出了氢原子结构三个基本假设。

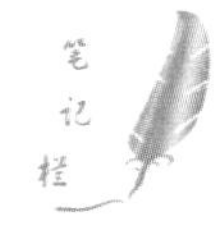

（1）原子只能处于一系列能量不连续的状态。在这些状态中，电子沿某些特定轨道绕核做加速运动但并不辐射能量。这些状态就是原子的稳定状态（stable state），简称定态。

（2）在电子绕核做圆周运动的所有可能的轨道中，只有电子的角动量等于 $h/2\pi$ 的整数倍的轨道才是实际存在的，即满足

$$L = mvr = n\frac{h}{2\pi}, \qquad n = 1, 2, 3, \cdots \tag{12-23}$$

上式称为量子条件（quantum condition）。其中，h 是普朗克常数，n 为量子数。

（3）原子可以通过发射或吸收一定频率的光子由一个定态过渡到另一个定态，光子的能量由这两个定态的能量差决定，即

$$h\nu = E_{\mathrm{n}} - E_{\mathrm{k}} \tag{12-24}$$

其中，$h\nu$ 为光子的能量。上式称为频率条件（frequency condition）。

根据上述假设，可以进一步讨论玻尔的氢原子模型特征。电子沿圆形轨道绕核做匀速运动时，其向心力由核与电子间的库仑力提供，即

$$\frac{mv^2}{r} = \frac{e^2}{4\pi\varepsilon_0 r^2} \tag{12-25}$$

由式（12-23）和式（12-25）解得

$$r = \frac{\varepsilon_0 n^2 h^2}{\pi m e^2} \tag{12-26}$$

由此可见轨道半径 r 正比于量子数 n 的平方，最靠近核的轨道半径为 r_1，此时 n=1。由式（12-26）计算可得 $r_1 = 0.529\times10^{-10}\,\mathrm{m}$，与通过实验方法求得的氢原子半径相同。

氢原子的能量就是电子绕核运动所具有的总能量。如果电子是在量子数为 n 的轨道上运动，它的总能量 E_n 应等于动能 E_{k} 与势能 E_{p} 之和，即

$$E_n = E_{\mathrm{k}} + E_{\mathrm{p}} = \frac{1}{2}mv^2 - \frac{e^2}{4\pi\varepsilon_0 r} = -\frac{me^2}{8\varepsilon_0^2 n^2 h^2}, \qquad n = 1, 2, 3, \cdots \tag{12-27}$$

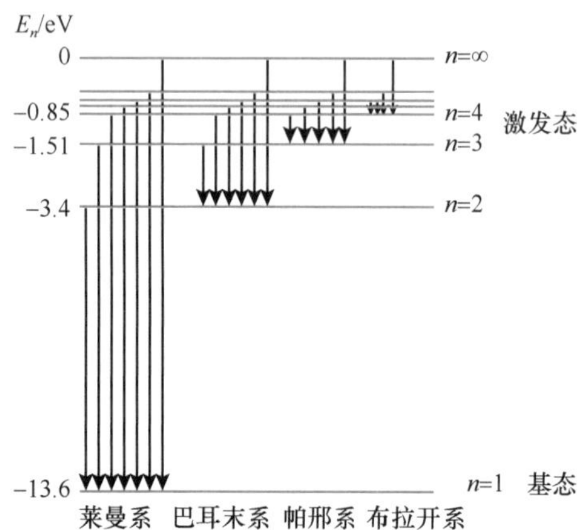

图12-9 氢原子的能级分布和光谱系示意图

其中负号表明，当 n 增大时，氢原子的能量相应增大；当 n=1 时，氢原子的能量为最小值 E_1，计算可得 E_1= −13.6eV。当电子在不同的轨道上运动时，氢原子就具有不同的能量状态，可以形象地用“能级”来表示氢原子的能量状态。图 12-9 是氢原子的能级分布和光谱系示意图。

利用玻尔理论可以解释氢原子光谱的特征：在通常情况下，氢原子中唯一的电子总是在最靠近核（n=1）的轨道上运动。氢原子处于最低能级，显然这是氢原子最稳定的状态，称为基态（ground state）。当电子从外界吸收能量，例如与其他粒子碰撞或吸收光子，而跃迁到离核较远的状态（n>1）时，原子就处于较高能级，这种状态称为激发态（excited state）。处于激发态的原子不稳定，总是有跃迁到能量较低状态的趋势。电子在极短的时间内会自发地向量子数较低的轨道跃迁，并相应地发射出光子，直至跃迁回到基态为止。当电子由不同初态跃迁到同一个末态时，所发出的光子组成一个线系。当电子由量子数为 n 的初态跃迁到量子数为 k 的末态（n>k）时，原子能量的改变为

$$\Delta E = E_n - E_k = \frac{me^4}{8\varepsilon_0^2 h^2}\left(\frac{1}{k^2} - \frac{1}{n^2}\right)$$

多余的能量就会以光子的形式发射出来，发出光子的频率为

$$\nu = \frac{me^4}{8\varepsilon_0^2 h^3}\left(\frac{1}{k^2} - \frac{1}{n^2}\right)$$

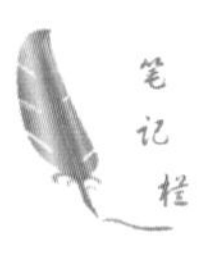

或

$$\frac{1}{\lambda}=\frac{me^4}{8\varepsilon_0^2ch^3}\left(\frac{1}{k^2}-\frac{1}{n^2}\right) \tag{12-28}$$

与广义巴耳末公式相比，里德伯常量为

$$R_{\mathrm{H}}=\frac{me^4}{8\varepsilon_0^2ch^3} \tag{12-29}$$

将各已知量代入上式，计算出 $R_{\mathrm{H}}=1.0973730\times10^7\,\mathrm{m}^{-1}$，与实验所得的 R_{H} 符合得很好，即根据玻尔理论导出的公式与经验公式一致。在图 12-9 中，每一条竖直的矢线表示电子跃迁时发出的一条谱线。由于能级越高时能级间距越小，同一线系中的谱线在短波方向越来越密集，最后，当 $n\to\infty$ 时，得到一个极限频率。一个氢原子在一次跃迁中只能发射 个光子，当大量电子从高能级向低能级跃迁时，就会发射出各种不同频率的谱线。通常在实验中观察的是大量受激原子发射的光子，所以可以同时观察到全部谱线。

玻尔理论提出了一个动态的原子结构模型，第一次把原子光谱的实验结果用一个理论体系来处理，指出了微观体系特有的量子规律。但玻尔理论很难应用于复杂的原子。例如，对于氦原子，玻尔理论就不能算出它的能级和光谱频率，表明玻尔理论本身仍然存在着局限性。因为它是由经典理论与量子假设拼凑而成的。实践证明，经典理论并不适用于描述微观粒子的运动，玻尔所提出的量子假设缺乏理论根据。要想更准确地描述微观粒子内部的运动规律，就必须突破经典理论的“框架”。玻尔理论的局限性促使人们进一步研究适用于微观世界的理论体系，最终导致了量子力学的诞生。

第五节　物质的波动性质

案例12-6

1924年，德布罗意（Louis Victor Duc de Broglie）提出了物质波理论。物质粒子的波动性得到了实验证明，获得了广泛应用。

问题：

1. 既然实物粒子都具有波粒二象性，为何日常生活中不易观察到宏观物体的波动性？
2. 对微观粒子，为什么必须考虑其波动特性？
3. 物质粒子的波动性在现代科学实验与生产技术中的应用有哪些？

一、德布罗意波

1924 年，法国物理学家德布罗意把爱因斯坦的光量子理论推广到一切实物粒子，特别是电子，从而提出了物质波理论。他指出，爱因斯坦的光量子理论，不仅适用于光，也适用于像电子这样的实物粒子，这些实物粒子和光一样，同样具有波粒二象粒。一个能量为 E、动量为 p 的实物粒子，其波动频率 ν 由能量 E 确定，波长 λ 则由动量 p 确定。其关系为

$$\nu=\frac{E}{h} \tag{12-30}$$

$$\lambda=\frac{h}{p} \tag{12-31}$$

这种把波长与实物粒子动量联系的波，称为德布罗意波（de Broglie wave）或物质波（matter wave）。

例题 12-2　试求能量为 10^4eV 的电子的德布罗意波长。

解：在非相对论情况下，电子的能量 $E=\frac{1}{2}m_0v^2=\frac{p^2}{2m_0}$，$m_0$ 为电子的静止质量，此时电子的德布罗意波长为

$$\lambda=\frac{h}{p}=\frac{h}{\sqrt{2m_0E}}=\frac{6.226\times10^{-34}}{\sqrt{2\times9.11\times10^{-31}\times10^4\times1.602\times10^{-19}}}=1.14\times10^{-2}(\mathrm{nm})$$

此能量下的电子波长与 X 射线的波长很相近。

例题 12-3　核反应堆中发生的反应能产生出许多热中子。试求温度为 300K 时中子的波长。

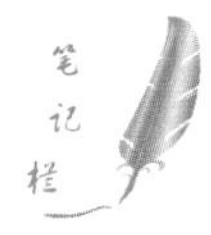

解：中子的质量 $m=1.675\times10^{-27}$ kg，T=300K，中子的动能是 $E=\frac{1}{2}mv^2=\frac{3}{2}kT$，因此

$$p=mv=\sqrt{2mE}=\sqrt{3mkT}$$

则

$$\lambda=\frac{h}{p}=\frac{h}{\sqrt{3mkT}}=\frac{6.226\times10^{-34}}{\sqrt{3\times1.675\times10^{-27}\times1.38\times10^{-23}\times300}}=1.45\times10^{-1}(\text{nm})$$

其波长 λ 与原子或分子的尺度相当。

例题 12-4　子弹的质量为 20g，飞行速度为 300m · s^{-1}，试求其德布罗意波长。

解：

$$\lambda=\frac{h}{mv}=1.1\times10^{-34}(\text{m})$$

由此可见，对于宏观物体，其德布罗意波长极小，波动特性很难显示出来，但电子、中子等微观粒子的物质波长可以与 X 射线波长、原子大小相比拟，因此在原子范围内其波动特性将非常明显。德布罗意波揭示了实物粒子的波粒二象性。一般来说，当实物粒子是宏观粒子时，与其动量对应的波长很短，波动性可以忽略，其行为主要表现为粒子性，它们的运动规律可以用经典物理学理论描述。当实物粒子是微观粒子时，与其动量对应的波长较长，不能忽略其波动性，因此许多与微观粒子波动性相关的物理现象明显地表现出与经典力学所预期的结果不同。

二、德布罗意波的实验验证

德布罗意提出物质波的假设和公式，还预言电子能像光一样产生衍射现象。1927 年，戴维逊（C. J. Davisson）和革末（L. H. Germer）通过实验观测到了电子的衍射现象，证实了德布罗意波的正确性。他们将一束电子投射到晶体上，在晶体取向一定时观察到电子朝各个方向散射，从晶格上反射的电子所形成的图案与用 X 射线产生的衍射图案非常相似。与 X 射线衍射一样，电子束衍射极大值由布拉格公式 $2d\sin\theta=k\lambda$ 确定，戴维逊和革末用这个公式计算电子的德布罗意波长时，得到了与 $\lambda=h/p$ 符合得很好的结果。同年汤姆逊（G. P. Thomson）做了高速电子束穿过多晶薄膜的衍射实验，得到了和 X 射线通过多晶薄膜后产生的衍射图样非常相似的电子衍射图样，实验结果也证实电子衍射的波长完全符合德布罗意公式。

1928 年后，实验还证实了质子、中子、分子等也同样具有波动特性，并且其波长满足德布罗意公式。以上实验事实表明，微观粒子具有波粒二象性，反映其波动性的波长和反映其粒子性的动量之间存在着内在联系，而德布罗意公式就是对这种内在联系的客观描述。德布罗意物质波假设及其实验验证为量子力学的建立奠定了基础。

物质粒子的波动性在现代科学实验与生产技术中获得了广泛应用，例如电子显微镜、慢中子散射技术的应用等。

三、不确定关系

案例12-7

玻尔的氢原子理论预言了氢原子的最低能量状态——基态，其轨道能量为−13.6eV，半径为 0.053nm。显然，一个系统应该是趋向处于可能的最低能态。

问题：氢原子中的电子为什么不能进入一个能量更低的，更接近于甚至进入原子核的能级？

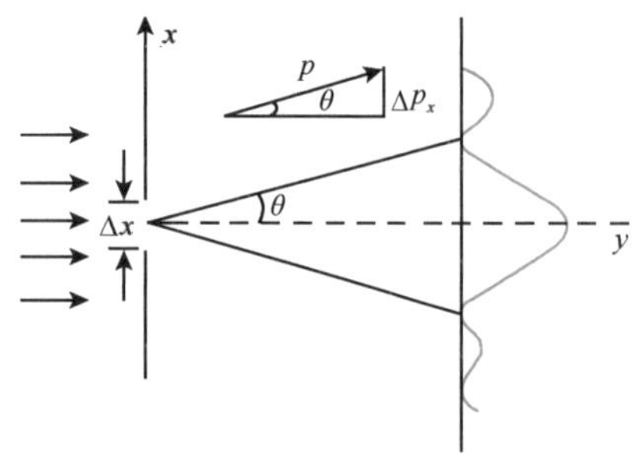

图12-10　微观粒子通过单缝时的衍射示意图

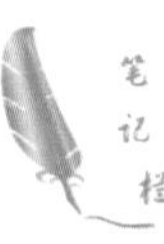

这个问题可以用不确定关系（uncertainly relation）来回答。

1. 坐标和动量的不确定关系　在经典物理学中，可以同时精确测定一个粒子的位置和动量，因此粒子的运动可以用确定的轨道来描述。对于微观粒子，情况则完全不同。

设一束具有确定动量的微观粒子沿平行于 y 轴的方向运动，它在 x 轴方向上的动量分量 p_x 等于零。如果在其运动方向上垂直放置一个缝宽为 d 的狭缝，如图 12-10 所示，则微观粒子通过狭缝时，其 x 坐标的不确定范围是

$$\Delta x = d \tag{12-32}$$

由于粒子穿过狭缝时所产生的衍射现象，x 和 p_x 不可能同时具有确定的值。在缝宽为 d 的狭缝中，位置的不确定量 $\Delta x = d$，根据衍射公式可以估算出动量的不确定量值。用 θ 表示衍射角，以 λ 表示粒子的德布罗意波长，则 θ，λ 和 d 之间满足 $\sin\theta = \frac{k\lambda}{d}$，可以求出 p_x 的不确定范围是

$$\Delta p_x = p\sin\theta = p\frac{k\lambda}{d} \tag{12-33}$$

由德布罗意公式，并考虑式（12-32）可得

$$\Delta p_x \cdot \Delta x = kh \tag{12-34}$$

由于 $k \geqslant 1$，所以上式可以写成

$$\Delta p_x \cdot \Delta x \geqslant h \tag{12-35}$$

在三维空间，海森伯（W. K. Heisenberg）根据数学方法得出

$$\begin{cases} \Delta p_x \cdot \Delta x \geqslant \dfrac{\hbar}{2} \\ \Delta p_y \cdot \Delta y \geqslant \dfrac{\hbar}{2} \\ \Delta p_z \cdot \Delta z \geqslant \dfrac{\hbar}{2} \end{cases} \tag{12-36}$$

其中，$\hbar = h/2\pi = 1.055\times10^{-34}\text{J}\cdot\text{s}$。式（12-36）就是著名的海森伯不确定关系的数学表达式。它清楚地表明，坐标与动量这一对物理量中，一个量的确定度只能靠牺牲另一个量的确定度来获得，坐标和动量不可能同时具有确定值。

例题 12-5 如果测量一个电子的速度和一粒质量为 0.03kg 的来复枪子弹的速度的不确定量都是 $\Delta v = 10^{-3}\text{m}\cdot\text{s}^{-1}$，它们的位置的最小不确定量各是多大？

解：利用 $\Delta p_x = m\Delta v_x$，最小的位置不确定量应满足 $\Delta x m\Delta v_x = \hbar$。对电子，$m = 9.11\times10^{-31}\text{kg}$，即

$$\Delta x = \frac{\hbar}{m\Delta v_x} = \frac{1.055\times10^{-34}}{9.11\times10^{-31}\times10^{-3}} = 0.116(\text{m})$$

对子弹

$$\Delta x = \frac{\hbar}{m\Delta v_x} = \frac{1.055\times10^{-34}}{0.03\times10^{-3}} = 3.52\times10^{-30}(\text{m})$$

由此可见，对普通的宏观物体，如子弹，不确定关系对实验测量并不加任何有效的限制，因为测量位置的误差总要比 10^{-30}m 大得多。然而，对小到像电子这样的物体，情况就不同了。例如，固体中原子之间距离大约是 10^{-9}m，所以测量位置时 0.1m 的不确定量就意味着电子可能处在几十亿个原子中间的任何地方！因此电子的运动规律不能用经典力学来描述，或者说不确定关系规定了用经典力学描述微观粒子运动的适用范围。

可以利用坐标和动量的不确定关系说明本节开始时提出的问题，电子处在原子核处的势能要比它处在第一玻尔轨道上时的势能低得多，为什么它不通过辐射能量而跳到原子核上去？设电子在离开原子核为 r 的这段范围之内，电子的位置的不确定量在 $\Delta x = r$ 以内。由不确定关系可知，电子的动量不可能等于零，它至少为 $p = \Delta p_x = \hbar/r$。于是，电子的总能量至少应为（对 Z=1）

$$E = \frac{1}{2}mv^2 - \frac{ke^2}{r} = \frac{p^2}{2m} - \frac{ke^2}{r} = \frac{\hbar^2}{2mr^2} - \frac{ke^2}{r}$$

其中，$k = 1/4\pi\varepsilon_0$，如果电子接近原子核，r 变小，则势能 $-ke^2/r$ 变得更负，但动能 $\hbar^2/2mr^2$ 增加，因此电子会处在平均半径为 r 的地方以使它的总能量最小，所以一个原子的最低能态并不是电子落在原子核中的状态。不确定关系表明，当位置的不确定性减小时，动能就要增大，而这种增大超过了势能的减小。由此可见，原子和物质的稳定性可以由不确定关系来决定。

2. 能量和时间的不确定关系 不确定关系不仅存在于坐标和动量之间，也存在于能量和时间之间，如果微观体系处于某一状态的时间为 Δt，则其能量必有一个不确定量 ΔE，用公式表示为

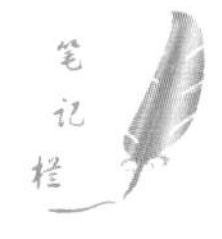

$$\Delta E \Delta t \geqslant \frac{\hbar}{2} \tag{12-37}$$

式（12-37）称为能量和时间的不确定关系。利用上式可以解释原子各激发态的能级宽度 ΔE 和它在该激发态的平均寿命 Δt 之间的关系。原子在激发态的平均寿命 $\Delta t \approx 10^{-8}\text{s}$。根据式（12-37）可以求出原子激发态的能量值的不确定量 $\Delta E \geqslant \frac{\hbar}{2\Delta t} \approx 10^{-8}\text{eV}$，这就是激发态的能级宽度。因此，原子的激发态平均寿命越长，能级宽度越小。

不确定关系是微观物体具有波粒二象性的反映，是物理学中一个重要的基本规律。海森伯由于提出了不确定关系、创立了量子力学，获得了 1932 年的诺贝尔物理学奖。

第六节　波函数　薛定谔方程

一、波函数及其统计解释

1925 年奥地利物理学家薛定谔首先提出用物质波波函数来描述微观粒子的运动状态，物质波的波函数 $\psi(x,y,z,t)$ 是时间和空间坐标的函数。

对于一个不受外力作用、沿 x 轴正向运动的自由粒子，由于其能量 E 和动量 p 都是恒量，由德布罗意关系式可知，其物质波的频率 ν 和波长 λ 也都不随时间变化，因此自由粒子的物质波是单色平面波。一般地，单色平面波的波函数 $y(x,t)$ 可表示为

$$y(x,t) = A\cos 2\pi\left(\nu t - \frac{x}{\lambda}\right)$$

写成复数形式，可得

$$y(x,t) = A\mathrm{e}^{-i2\pi\left(\nu t - \frac{x}{\lambda}\right)}$$

而只取其实数部分。将关系式 $\nu = E/h$ 和 $\lambda = h/p$ 代入上式，并将 $y(x,t)$ 改写为 $\psi(x,t)$，可得能量为 E、动量为 p 的自由粒子的物质波的波函数为

$$\psi(x,t) = \psi_0 \mathrm{e}^{-\frac{i}{\hbar}(Et - px)} \tag{12-38}$$

式中，ψ_0 是一个待定常数，代表波函数的振幅。

当粒子在各种外力场中运动时，它们的波函数是下面要讲到的，可以通过求解薛定谔方程得到其波函数。物质波波函数是复函数，它本身并不代表任何可观测的物理量，那么，波函数是怎样描述微观粒子运动状态的呢？微观粒子的波动性和粒子性究竟是怎样统一起来的呢？1926 年，德国物理学家玻恩提出了物质波波函数的统计解释，回答了上述问题。玻恩指出，实物粒子的物质波是一种概率波；t 时刻粒子在空间 (x,y,z) 处附近的体积元 $\mathrm{d}V$ 中出现的概率 $\mathrm{d}\rho$ 与该处波函数绝对值的平方成正比，可写成

$$\mathrm{d}\rho = |\psi(x,y,z,t)|^2\,\mathrm{d}V = \psi(x,y,z,t)\psi^*(x,y,z,t)\,\mathrm{d}V \tag{12-39}$$

式中，$\psi^*(x,y,z,t)$ 是波函数 $\psi(x,y,z,t)$ 的共轭复数。由式（12-39）可以得出波函数的物理意义：波函数绝对值的平方 $|\psi(x,y,z,t)|^2$ 代表 t 时刻粒子在空间 (x,y,z) 处的单位体积中出现的概率（概率密度）。

20 世纪 80 年代末期，实验物理学家用类似于显示光波动性的双缝干涉实验装置来做电子束的双缝干涉实验。图 12-11（a）～（d）分别是入射电子数约为 6、100、3000、70000 个在检测屏上的分布情况。从图中明确地看到干涉条纹，从而证明了电子具有波动性。从图中还可看出电子波干涉条纹的形成过程，表明单个电子在屏上何处出现是随机的，但在屏上某处出现的概率具有确定的分布。电子数在屏上的分布是单个电子分布概率的积累效应，结果出现干涉条纹。

由于一定时刻粒子在空间某点出现的概率应是唯一且有限的，同时在空间不同点，概率的分布应该连续变化，不能出现跃变，所以要求描述粒子的波函数 $\psi(x,y,z,t)$ 必须满足连续性、单值性、有限性，此即为波函数的标准化条件。又因为任意时刻粒子在空间各点出现的概率总和等于 1，故

$$\int |\psi(x,y,z,t)|^2 \mathrm{d}x\mathrm{d}y\mathrm{d}z = 1 \tag{12-40}$$

笔记栏

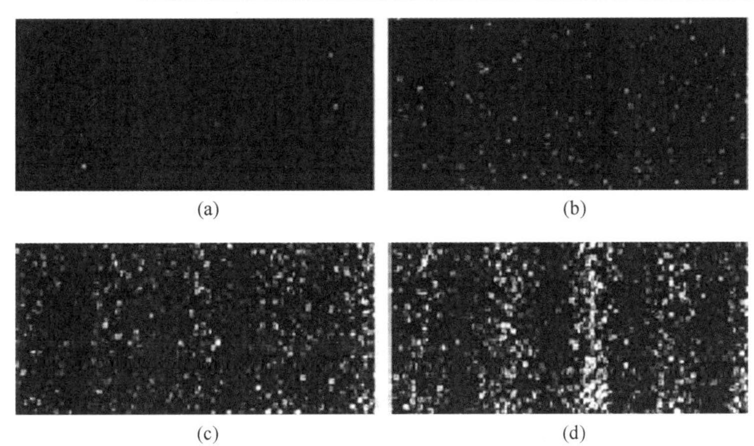

图12-11　电子双缝干涉实验结果

(a) 6个入射电子；(b) 100个入射电子；(c) 3000个入射电子；(d) 70000个入射电子

上式称为波函数的归一化条件。满足式（12-40）的波函数，称为归一化波函数。

二、薛定谔方程

1926 年，在德布罗意物质波假说的基础上，薛定谔提出一个适用于低速情况下、描述微观粒子在外力场中运动的微分方程，也就是物质波波函数 $\psi(x,y,z,t)$ 所满足的方程，后人称之为薛定谔方程。它在量子力学中的地位和作用与牛顿定律在经典力学、麦克斯韦方程组在电磁学中的地位和作用相当。

质量为 m 的粒子在外力场中运动时，一般情况下，其势能 U 可能是空间和时间的函数，即 $U=U(x,y,z,t)$，薛定谔方程为

$$-\frac{\hbar^2}{2m}\nabla^2\psi(x,y,z,t)+U(x,y,z,t)\psi(x,y,z,t)=\mathrm{i}\hbar\frac{\partial\psi(x,y,z,t)}{\partial t} \tag{12-41}$$

式中，$\nabla^2=\frac{\partial^2}{\partial x^2}+\frac{\partial^2}{\partial y^2}+\frac{\partial^2}{\partial z^2}$ 为拉普拉斯算符。显然，式（12-41）是一个关于 x,y,z 和 t 的线性二阶偏微分方程，具有波动方程的形式。薛定谔方程是量子力学的基本方程，它不能由更基本的原理经过逻辑推理得到。但将这个方程应用于分子、原子等微观体系所得到的大量结果都和实验符合，这就说明了它的正确性。

量子力学中处理微观粒子运动问题的基本方法时：根据粒子的质量和它在外力场中的势能函数 U 的具体形式，写出薛定谔方程；再根据给定的初始条件和边界条件求解，就可以得出描述粒子运动状态的波函数，其绝对值平方就给出粒子在不同时刻不同位置处出现的概率密度。

若外力场不随时间变化，则势能函数 $U=U(x,y,z)$，粒子能量 E［动能 $p^2/2m$ 与势能 $U(x,y,z)$ 之和］是一个不随时间变化的恒量，此时粒子处于定态。粒子的定态波函数 $\psi(x,y,z,t)$ 可以写成空间坐标函数 $\varphi(x,y,z)$ 与时间函数 $\mathrm{e}^{-\frac{i}{\hbar}Et}$ 的乘积，即

$$\psi(x,y,z,t)=\varphi(x,y,z)\mathrm{e}^{-\frac{i}{\hbar}Et} \tag{12-42}$$

当粒子处于定态时，它在空间各点出现的概率密度 $|\psi(x,y,z,t)|^2=|\varphi(x,y,z)|^2$ 与时间无关，即概率密度在空间形成稳定分布。将式（12-42）代回薛定谔方程（12-41），可得波函数 $\varphi(x,y,z)$ 所满足的方程为

$$\nabla^2\varphi+\frac{2m}{\hbar^2}(E-U)\varphi=0 \tag{12-43}$$

式（12-43）称为定态薛定谔方程。

在关于微观粒子的各种定态问题中，把势能函数 U 的具体形式代入定态薛定谔方程（12-43），通过求解即可得到描述粒子运动状态的定态波函数，同时也就确定了概率密度的分布及能量 E 等。

薛定谔创立了非相对论量子力学，狄拉克创立了相对论量子力学。

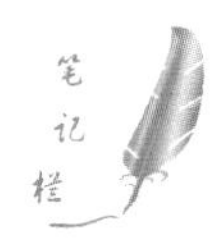

三、一维无限深势阱中的粒子

可以把金属中的电子看成是在一维无限深势阱中运动的粒子，即质量为 m 的粒子，只能在 $0<x<a$ 的区域内自由运动。粒子的势能函数为

$$U(x)=\begin{cases}0, & 0<x<a \\ \infty, & x\leqslant 0,\ \ x\geqslant a\end{cases}$$

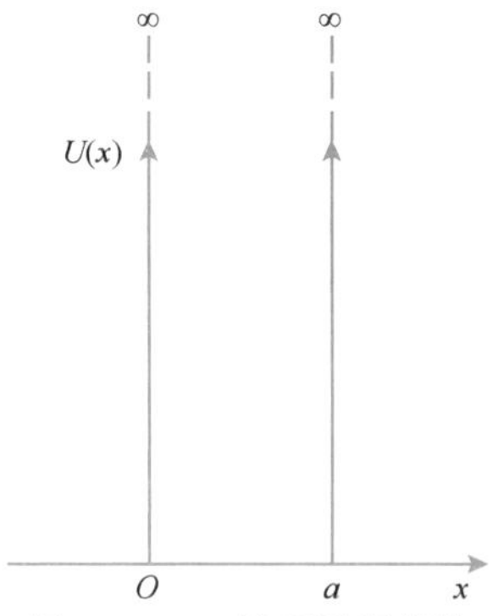

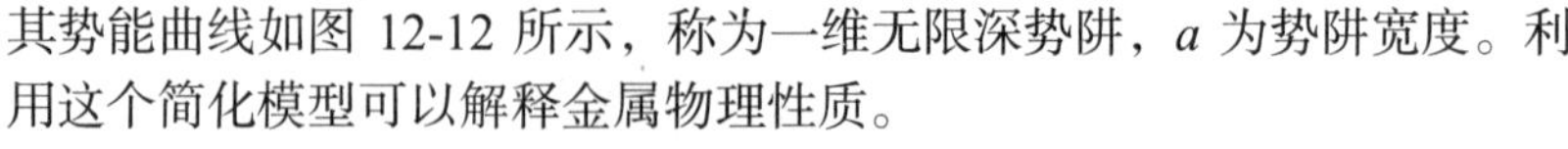

其势能曲线如图 12-12 所示，称为一维无限深势阱，a 为势阱宽度。利用这个简化模型可以解释金属物理性质。

图12-12　一维无限深势阱

对于势能函数 $U(x)$ 与时间无关这样一个定态问题，在势阱内 $U(x)=0$，粒子的定态薛定谔方程为

$$\frac{\mathrm{d}^2\varphi(x)}{\mathrm{d}x^2}+\frac{2mE}{\hbar^2}\varphi(x)=0$$

令

$$k^2=2mE/\hbar^2 \tag{12-44}$$

原方程变为 $\dfrac{\mathrm{d}^2\varphi(x)}{\mathrm{d}x^2}+k^2\varphi(x)=0$，其通解是

$$\varphi(x)=A\sin kx+B\cos kx \tag{12-45}$$

式中，常数 A、B 和 k 可用边界条件及归一化条件来确定。由于当 $x\leqslant 0$ 和 $x\geqslant a$ 时，$\varphi(x)=0$。考虑到波函数在势阱边界上必须连续，应有 $\varphi(0)=\varphi(a)=0$。将 $x=0$，$\varphi(0)=0$ 代入式（12-45）可得 $B=0$；由 $x=a$，$\varphi(a)=0$ 可得

$$k=\frac{n\pi}{a},\qquad n=1,2,3,\cdots \tag{12-46}$$

由式（12-44）和式（12-46）可以得到粒子的能量为

$$E_n=n^2\left(\frac{\pi^2\hbar^2}{2ma^2}\right),\qquad n=1,2,3,\cdots \tag{12-47}$$

表明一维无限深势阱中粒子能量是量子化的。式中，n 为量子数，当 n=1 时，粒子能量为 $E_1=\pi^2\hbar^2/2ma^2$。E_1 是势阱中粒子的最低能量（基态能级），也称为零点能。其余各能级的能量可表示为 $E_n=n^2E_1$。能级图如图 12-13 所示，零点能 $E_1\neq 0$ 表明束缚在势阱中的粒子不可能静止，这是微观粒子波动性的一种表现。许多实验证实了微观领域中能量量子化的分布规律，并证实了零点能的存在。

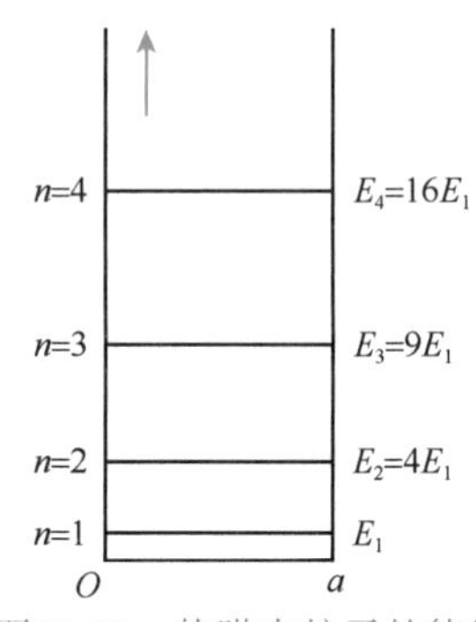

图12-13　势阱中粒子的能级

由于 B=0，量子数为 n 的波函数为

$$\varphi_n(x)=A\sin\frac{n\pi}{a}x,\qquad n=1,2,3,\cdots$$

由归一化条件 $\int_{-\infty}^{+\infty}|\varphi_n(x)|^2\mathrm{d}x=1$ 可确定系数 A，即

$$\int_0^a|\varphi_n(x)|^2\mathrm{d}x=\int_0^a A^2\sin^2\left(\frac{n\pi}{a}x\right)\mathrm{d}x=1$$

求得

$$A=\sqrt{\frac{2}{a}}$$

量子数为 n 的波函数为

$$\varphi_n(x)=\sqrt{\frac{2}{a}}\sin\frac{n\pi}{a}x,\qquad 0<x<a \tag{12-48}$$

进一步可以求出粒子在势阱中的概率密度为

$$|\varphi_n(x)|^2=\frac{2}{a}\sin^2\frac{n\pi}{a}x \tag{12-49}$$

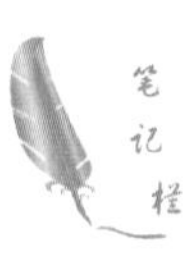

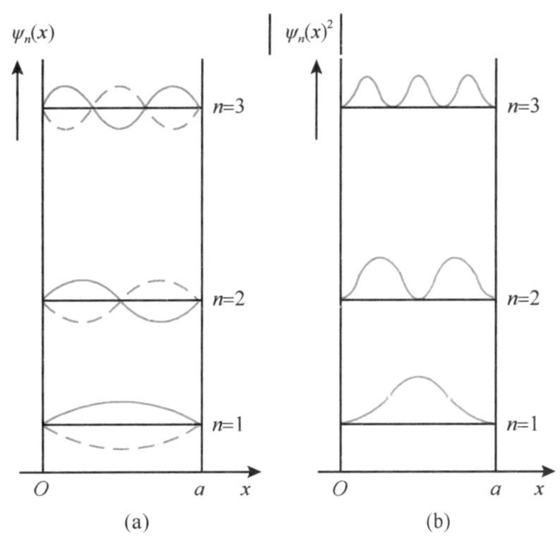

图12-14　势阱中波函数和概率密度
(a)波函数；(b)概率密度

图 12-14 给出了几种波函数 $\varphi_n(x)$ 和粒子的概率密度 $|\varphi_n(x)|^2$ 的分布曲线，不难看出，束缚在无限深势阱中的粒子的定态波函数具有驻波特性，即粒子的物质波在阱中形成驻波。可以认为势阱内波函数是由两个沿相反方向传播的平面波叠加而成。n 越小，节点越少，波长越长，从而动能越小，能量就越低。此外，粒子在不同能级上出现的概率密度是不同的，在基态，粒子出现的概率在势阱部位为最大；在激发态，粒子在势阱中出现的概率分布有起伏，而且 n 越大，起伏的次数越多；在阱壁处（$x=0$，$x=a$），不同能量的粒子对应的波均为波节，粒子出现的概率为零。上述结果和经典概念很不相同，若是经典粒子，因为在势阱内不受力，粒子在两阱壁间做匀速直线运动，所以粒子在阱中各处的概率是相等的；对于微观粒子，根据薛定谔方程的求解结果，只有当量子数 n 很大时，粒子在阱中各处的概率才趋于均匀。

四、一维谐振子

分子的振动、晶格振动、原子核的振动等都可以近似看成是由大量谐振子组成的系统，谐振子是量子力学中一个十分重要的物理模型。

一维谐振子是指在一维空间中运动的粒子，其势能为

$$U=\frac{1}{2}kx^2=\frac{1}{2}m\omega^2x^2$$

其中，$\omega=\sqrt{\frac{k}{m}}$ 是一常量，x 是振子离开平衡位置的位移，其定态薛定谔方程可表示为

$$\frac{\mathrm{d}^2\varphi}{\mathrm{d}x^2}+\frac{2m}{\hbar^2}\left(E-\frac{1}{2}m\omega^2x^2\right)\varphi=0$$

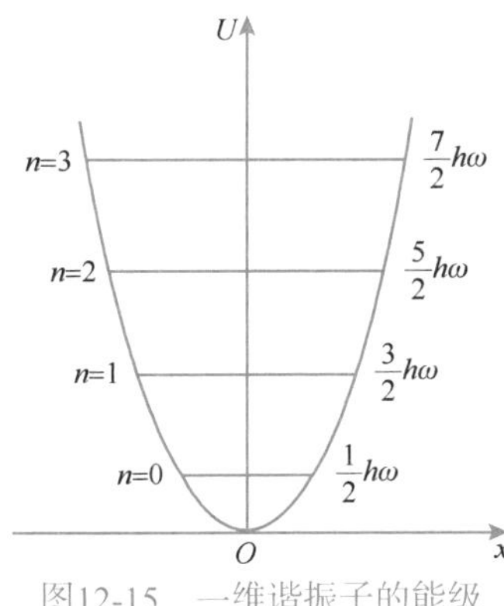

图12-15　一维谐振子的能级

求解此方程，其结果为，只有当式中的能量 E 满足时，相应的波函数才满足单值、连续和有限等条件。式中，n 称量子数。由此可见，从量子力学的观点来看，线性谐振子的能量并不像经典力学中那样可以取任意的、连续变化的数值，它只能取一些分立的、不连续的量值，表明线性谐振子的能量是量子化的，形成能级。两相邻能级间的间隔均为 $\hbar\omega$，即能级是均匀分布的，如图 12-15 所示。

$$E_n=\left(n+\frac{1}{2}\right)\hbar\omega, \quad n=0,1,2,\cdots \tag{12-50}$$

普朗克在推导黑体辐射公式时，假定辐射黑体分子、原子的振动可以看成是谐振动，频率为 ν 的谐振子只能处于最小能量为 $h\nu$ 的整数倍 $nh\nu$（$n=1,2,\cdots$）的状态。而由量子力学得到谐振子的最小能量是 $\frac{1}{2}\hbar\omega=\frac{1}{2}h\nu$，并不为零，此最小能量即为谐振子的零点能量。由量子力学得到的谐振子的最小能量并不为零理论与早期量子理论的结论不同，实际上是由于微观粒子波动性的本质表现。光的散射实验证实了零点能量的存在。

五、势垒　隧道效应

考虑一粒子在图 12-16 所示的力场中沿 x 方向运动，其势能分布为

$$U(x)=\begin{cases}U_0, & 0<x<a\\ 0, & x<0,x>a\end{cases} \tag{12-51}$$

这种势能分布称为一维方势垒。当总能量 $E<U_0$ 的粒子从左向右射向势垒时，按照经典力学，由于

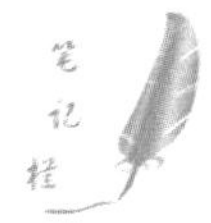

粒子的动能必须为正值，故粒子不能进入势垒，将全部被弹回。然而，量子力学却给出全然不同的结论。通过求解定态薛定谔方程，可以得到粒子在各区域中的波函数，如图 12-17 所示。由图可见，即使在粒子的能量低于势垒高度（$E<U_0$）的情况下，粒子在区域Ⅱ和区域Ⅲ的波函数也都不为零，这就是说，原在区域Ⅰ的粒子有一定的概率穿透势垒，通过区域Ⅱ进入区域Ⅲ。粒子能够穿透比其动能高的势垒的现象，称为势垒穿透或隧道效应。这是微观粒子的量子力学行为。

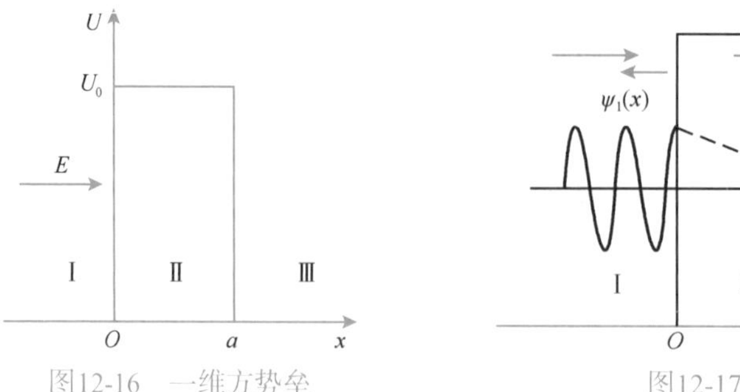

图12-16　一维方势垒

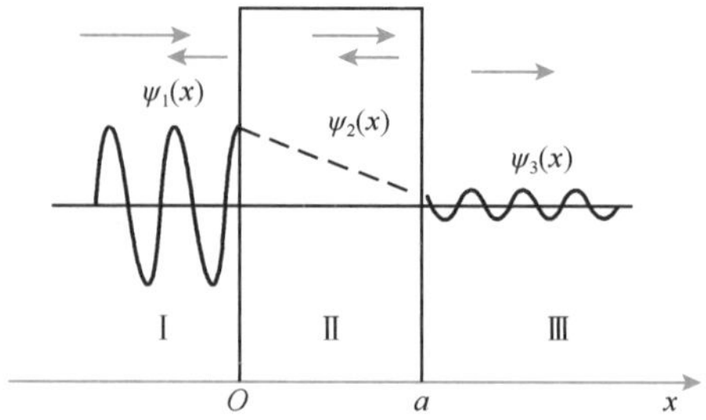

图12-17　隧道效应

进一步可以计算出粒子从Ⅰ区到Ⅲ区的穿透概率（称为投射系数）为

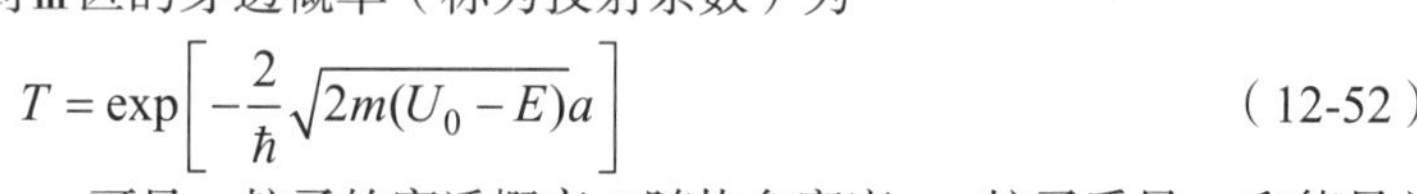

$$T=\exp\left[-\frac{2}{\hbar}\sqrt{2m(U_0-E)}a\right] \tag{12-52}$$

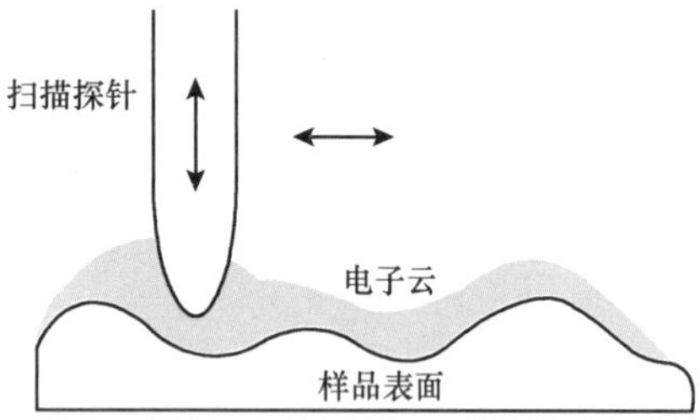

可见，粒子的穿透概率 T 随势垒宽度 a、粒子质量 m 和能量差 (U_0-E) 的变化十分敏感，当势垒加宽（a 变大）或变高（U_0 变大）时，粒子穿透概率变小。在势垒很宽和能量差很大的情况下，穿透势垒的概率几乎等于零，在这种情况下，由量子力学得出的结论与从经典力学得出的结论相符合。

图12-18　扫描隧道显微镜原理示意图

扫描隧道显微镜（scanning tunneling microscope，STM）是利用电子的隧道效应原理制成的研究材料表面结构的重要工具。原理如图 12-18 所示，金属表面存在着势垒，阻止内部电子向外逸出，由于隧道效应，电子仍有一定概率穿透势垒到达金属表面，并形成电子云。电子云的密度随着与表面距离的增大呈指数规律衰减。因此，只要将原子线度的极细探针和被研究的样品表面作为两个电极，当样品与针尖的距离非常接近时，它们的表面电子云就可能重叠。若在样品和探针之间加微小电压，电子就会穿过两个电极之间的势垒，流向另一个电极，形成隧道电流。该隧道电流 I 的大小与针尖和样品表面之间的距离以及样品表面平均势垒高度有关，可作为电子波函数重叠程度的量度。

隧道电流对针尖与表面间的距离极其敏感，当间距在原子尺寸范围内改变一个原子距离时，隧道电流可以有上千倍的变化。如果设法控制隧道电流保持恒定，并控制针尖在样品上的扫描，则探针在垂直于样品方向上的高低变化就能反映出样品表面的起伏情况。利用 STM 可直接绘出样品表面高分辨率的三维形貌图像，其放大率可达 1 亿倍。

STM 作为新型的显微工具，与以往的各种显微镜和分析仪器相比有着其明显的优势：①STM 具有极高的分辨率，可以轻易“看到”原子，这是一般显微镜甚至电子显微镜所难以达到的；②STM 得到的是实时的、真实的样品表面的高分辨率图像，STM 真正看到了原子；③STM 的使用环境宽松，既可以在真空中工作，又可以在大气中、低温、常温、高温，甚至在溶液中使用；④STM 的价格相对较低，有利于推广应用；⑤STM 的应用领域广泛。

扫描隧道显微镜的出现，使人类第一次能够实时地观察单个原子在物质表面上的排列状态以及表面电子行为有关性质，在表面科学、材料科学和生命科学等领域的研究中有着重大的意义。

习 题 十 二

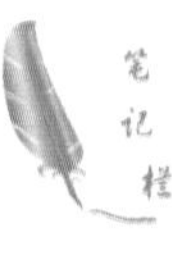

12-1　试讨论夏天在室内和室外应该分别穿什么颜色的衣服。

12-2　一个直径为 2cm 的黑体小球被加热到 827℃，问它每分钟辐射多少热量？　[6.26×10^3J]

12-3　设黑体的温度分别为：（1）600K，（2）6000K；求辐射光谱最大能量的波长。

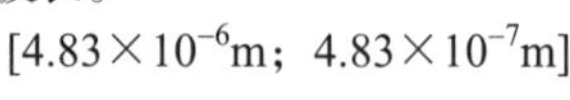

[4.83×10^{-6}m；4.83×10^{-7}m]

12-4　一黑体经加热，其最大单色辐出度的波长由 0.800μm 变化到 0.500μm，此时的辐出度是原来的多少倍？ [6.55 倍]

12-5　黑体在某一温度时的辐出度为 $9.072\times10^{5}W\cdot m^{-1}$，试求这时单色辐出度的最大值所对应的波长。 [$1.449\times10^{-6}m$]

12-6　已知铯的逸出功为 $3.04\times10^{-19}J$，问入射光的波长为多大时，才能使铯产生光电效应？ [$6.539\times10^{-7}nm$]

12-7　已知光子的波长 λ 为 $5.89\times10^{-7}m$，试求此光子的能量、质量、动量。

[$3.37\times10^{-19}J$；$3.75\times10^{-36}kg$；$1.12\times10^{-27}kg\cdot m\cdot s^{-1}$]

12-8　按照玻尔理论，当氢原子处于 n=3 的激发态时，电子绕核运动的轨道半径、角动量和总能量各是多少？ [$4.76\times10^{-10}m$；$3.17\times10^{-34}J\cdot s$；$-1.51eV$]

12-9　试计算氢原子的巴耳末系谱线的最长波长和最短波长。 [656nm；365nm]

12-10　一个光子从氢原子的第二轨道打出一个电子，使其脱离原子并具有 4eV 的动能，问该光子具有的能量是多少？相应的光波波长是多少？ [7.4eV；168nm]

12-11　在一个放电管中，氢原子中的一个电子从 n=1 的能级被激发到 n=4 的能级。（1）电子吸收了多少能量？（2）画一张能级图表示电子回到 n=1 能级时所有可能发生的跃迁。（3）可能发射的能量最大的光子的波长是多长？ [12.75eV；$9.744\times10^{-8}m$]

12-12　设一个电子和一个光子都有 0.1nm 的波长，问它们的动量分别是多大？

[$6.626\times10^{-24}kg\cdot m\cdot s^{-1}$；$6.626\times10^{-24}kg\cdot m\cdot s^{-1}$]

12-13　有一块 0.1kg 的石头，如果它的速度的不确定量为 $0.03m\cdot s^{-1}$，那么它的位置的不确定量是多少？

[$3.52\times10^{-32}m$]

12-14　设想一电子在无限深势阱中运动，如果势阱宽度分别为 $1.0\times10^{-2}m$ 和 $1.0\times10^{-10}m$。试讨论这两种情况下相邻能级的能量差。 $(2n+1)\times0.53\times10^{-33}J$；$(2n+1)\times0.53\times10^{-17}J$

12-15　设粒子处于范围在（0，α）的一维无限深势阱中，状态用 $\psi(x)=\frac{4}{\sqrt{a}}\sin\frac{\pi x}{a}\cos^{2}\frac{\pi x}{a}$ 描述，求粒子能量的可能测量值及相应的概率。

[能量 $E_1=\frac{\pi^2\hbar^2}{2ma^2}$，概率 1/2；能量 $E_2=\frac{9\pi^2\hbar^2}{2ma^2}$，概率 1/2]

（石继飞）

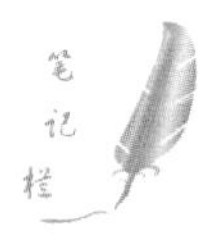

第十三章 激　光

本章电子资源

教学要求：

1. 记忆激光产生的基本原理与特性。
2. 理解激光的生物作用。
3. 运用激光的特性和生物作用了解激光在基础医学研究与临床中的应用、医用激光器及激光的安全等知识。

激光（laser）是受激辐射光放大（light amplification by stimulated emission of radiation）的简称。激光学是 20 世纪 60 年代发展起来的一门新兴学科，是继原子能、计算机和半导体技术之后的重大科技成果之一。爱因斯坦于 1917 年在光量子论的基础上发展了自发辐射和受激辐射理论，预言了原子产生受激辐射（stimulated radiation）和实现光放大的可能性。经过人们的艰苦探索，直到 50 年代初才知道通过粒子数反转状态的原子、分子系统产生受激辐射光放大的原理。汤斯于 1954 年研制成微波受激辐射放大器，梅曼于 1960 年制成世界上第一台激光器——红宝石激光器。从此人们对光的利用及其相应的科学技术进入了一个崭新的阶段。1961 年 9 月，中国第一台红宝石激光器在中国科学院长春光学精密机械研究所诞生，1964 年钱学森提议将此光源命名为激光。激光以其特殊的发光机制与激光器结构而具有普通光源发出的光所不可比拟的优点受到广泛重视，并得到迅速发展。激光技术已经渗透到工业、通信、生物、医学等各个领域，形成激光生物学、激光医学等许多新的边缘学科，在医学领域的应用尤其广泛。

激光输出的波长范围从远红外线到紫外线甚至到 X 光波段（图 13-1），波长可以是单一的，也可以是多种可调的；输出方式可以是连续的，也可以是多种形式的脉冲。功率为 1mW～10^5W，脉冲峰值可达 10^{13}W。目前激光器的品种已达数百种之多。

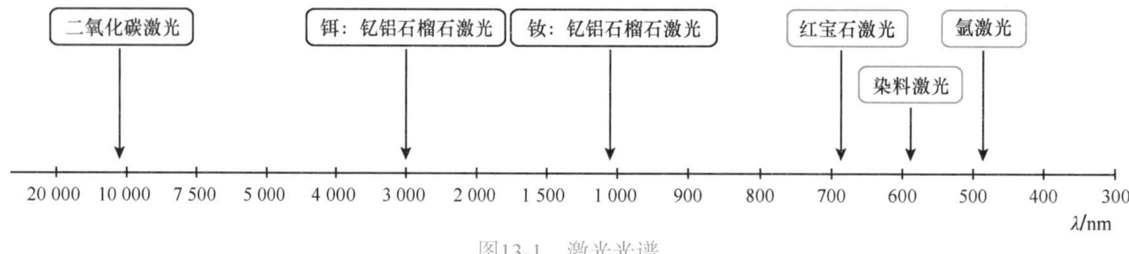

图13-1　激光光谱

第一节　激光的发射原理

一、原子能级　粒子辐射跃迁

1. 原子的能级与平均寿命　物质由原子（或分子、离子）组成，原子具有一系列分立的不连续的能量值，这些原子的能量值称为原子的能级。其中最低能级状态称为基态（ground state），其他能级状态称为激发态（excited state）。原子处于基态时最稳定，处于激发态则不稳定，处于激发态的原子可通过释放光子回到较低能级。由于原子在激发态停留时间短暂又互不一致，为此我们定义大量原子在某一激发态停留时间的平均值为该激发态的平均寿命，一般在 10^{-9}～10^{-7}s。若某一激发态能级与较低能级之间没有或只有微弱的辐射跃迁，则原子在该激发态的平均寿命较长（≥ 10^{-3}s），此能级被称为亚稳态能级，相应的能量状态称为亚稳态（metastable state）。

2. 粒子辐射跃迁　处于较高能级的原子是不稳定的，它会自动地跃迁到较低能级，并释放一定的能量。释放能量的方式有两种：一种是转变为热运动的能量称为无辐射跃迁；另一种是辐射出光子的能量称为辐射跃迁。下面讨论辐射跃迁的几种情况。

1）自发辐射

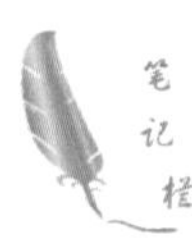

原子从较高能级 E_2 自动地跃迁到较低能级 E_1，并释放出一定的能量，这个过程称为自发辐射（spontaneous emission），如图 13-2 所示，辐射光子的频率满足以下条件

$$\nu_{21} = \frac{E_2 - E_1}{h} \tag{13-1}$$

这种跃迁的特点是，每一个粒子的跃迁都是自发地、独立地进行的。它们所辐射的光的相位、传播方向和偏振方向都是彼此无关的，这种光是非相干光。

2）受激吸收

如果原子处于低能级 E_1，当频率为 ν_{21} 的外来光子趋近它时，原子就可能吸收这个光子的能量，从低能级 E_1 激发跃迁到高能级 E_2，这个过程称为受激吸收（stimulated absorption），如图 13-3 所示。显然，这个过程不是自发的，而是经过外来光子的作用才产生的。这种外来光子的频率（或能量）必须满足 $h\nu_{21} = E_2 - E_1$，对于外来光子的方向、相位等都没有限制。

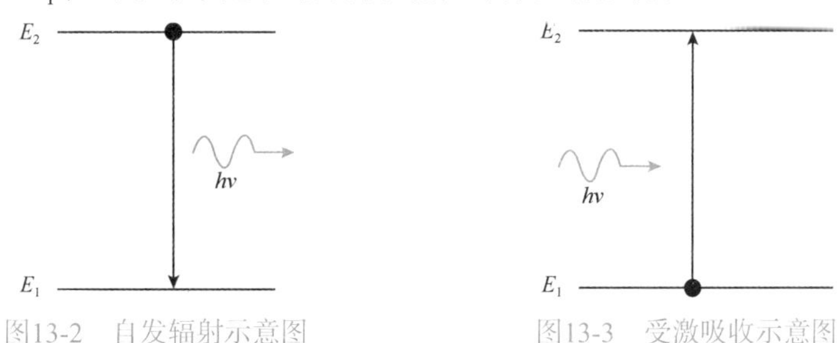

图13-2 自发辐射示意图　　图13-3 受激吸收示意图

3）受激辐射

如果原子处于高能级 E_2 上，当频率为 ν_{21} 的外来光子趋近它时，原子就可能受外来光子的作用从高能级 E_2 跃迁到低能级 E_1，同时发出一个与外来光子相同的光子，这个过程称为受激辐射，这种辐射不同于自发辐射，如图 13-4 所示。其特点是：出射光子和入射光子具有完全相同的特征，即它们的频率、相位、振动方向和传播方向均相同。在受激辐射中，通过一个光子的作用，得到了两个特征完全相同的光子。

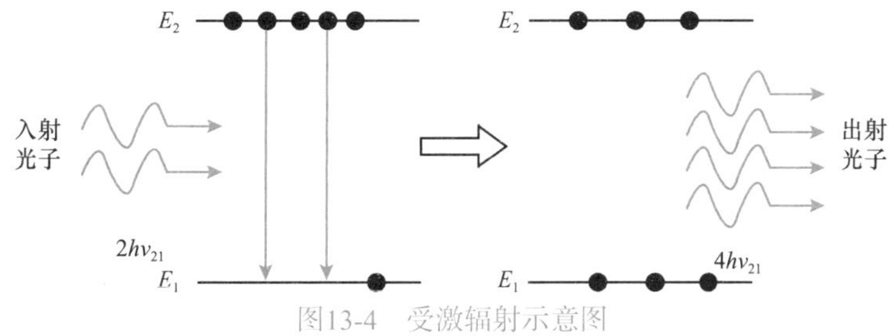

图13-4 受激辐射示意图

3. 粒子数按能级分布

1）玻尔兹曼分布

由于热作用，一些处于低能级的原子吸收热辐射后跃迁到高能级而处于激发态。由于激发态的不稳定性，这些原子又将辐射出能量回到低能级。当达到热平衡时，单位体积中的同类原子在各个能级上是按照一定的统计规律分布的，这个规律称为玻尔兹曼定律，如图 13-5 所示，即

$$N_n = N_0 \mathrm{e}^{\frac{-E_n}{kT}} \tag{13-2}$$

式中，N_n 为处于能级 E_n 的原子数；N_0 为总原子数；$k = 1.381 \times 10^{-23}\,\mathrm{J \cdot K^{-1}}$ 为玻尔兹曼常量；T 为热力学温度。若 E_n 为高能级，E_1 为低能级，即 $E_n - E_1 > 0$，则

$$\frac{N_n}{N_1} = \mathrm{e}^{\frac{-E_n + E_1}{kT}} < 1$$

说明在热平衡条件下，处于低能级 E_1 上的原子数 N_1 比处于高能级 E_n 上的原子数 N_n 多。能级越高，粒子数越少，这是系统粒子数按原子能级的正常分布。

2）粒子数反转分布

在热平衡状态时，由于物质中处于低能级的原子数总是比处于高能级的原子数要多，不利于产生受激辐射。要想使受激辐射占优势，就必须使处于高能级上的原子数超过低能级上的原子数。由于这种状态与热平衡时原子的正常分布情况相反，所以称为粒子数反转（population inversion）分布，

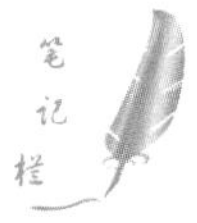

如图 13-6 所示。实现粒子数反转分布是产生激光的首要条件。

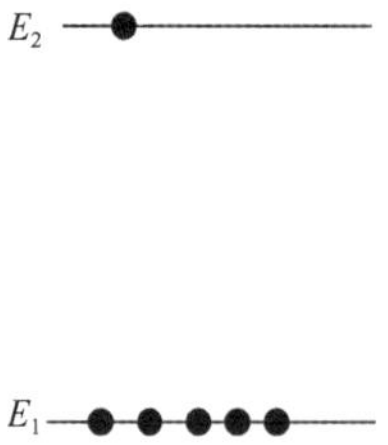

图13-5　玻尔兹曼分布图 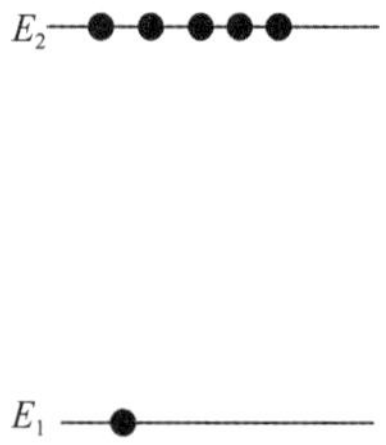　　　　图13-6　粒子数反转分布图

能够形成粒子数反转分布的物质，称为激光工作物质或激光介质。为了使工作物质实现粒子数反转分布，可以从外界输入能量（如光照、放电等），把处于低能级的原子激发到高能级，这个过程称为激励。但是，仅仅从外界进行激励是不够的，还必须选取能实现粒子数反转分布的工作物质。工作物质可以是气体、固体或液体。原子可以长时间处于基态，而处于激发态的时间通常较短。亚稳态虽不如基态稳定，但比激发态要稳定得多，有些物质具有亚稳态，如红宝石中的铬离子（Cr^{3+}），它的亚稳态寿命有几毫秒。在氦原子、氖原子、氩原子、钕离子、二氧化碳等粒子中都存在亚稳态，具有亚稳态的工作物质就能实现粒子数反转分布。综上所述，实现粒子数反转分布必须在激活介质内有亚稳态，在激活介质外有激励能源。

3）介质中光的受激辐射放大

处于粒子数反转分布的工作物质，如果有一个能量等于这两个能级之差的光子通过它，这时受激辐射就占主导地位，即输入一个外来光子，将输出两个完全相同的光子。如果这两个光子再引起其他原子受激辐射，就可以得到完全相同的 4 个光子，如此反复，便会得到 8、16、32…个特征完全相同的光子。在一个入射光子的作用下，可以引起大量原子产生受激辐射，从而产生大量特征完全相同的光子，这就实现了光放大。

二、产生激光的条件和物质基础

1. 产生激光的条件

1）实现激活介质的粒子数反转分布是产生激光的必要条件

大量处于低能级的原子吸收了来自激励能源的激发光子后，产生受激吸收而跃迁到高能级，实现了粒子数反转分布。其中一些原子仍要向低能级跃迁，产生自发辐射。这些自发辐射的光子一旦射中亚稳态上的其他原子，就会诱发受激辐射。在受激辐射过程中产生并被放大了的光便是激光。

2）具备光学谐振腔是产生激光的充分条件

要产生激光，不仅要有合适的工作物质和实现粒子数反转分布的激励能源，还必须实现光放大。因为最初的受激辐射是由自发辐射光子诱发的，受激辐射产生的光具有不同的传播方向，并且极微弱。为了达到光放大的目的，人们设计了光学谐振腔。

2. 光学谐振腔

1）光学谐振腔的组成

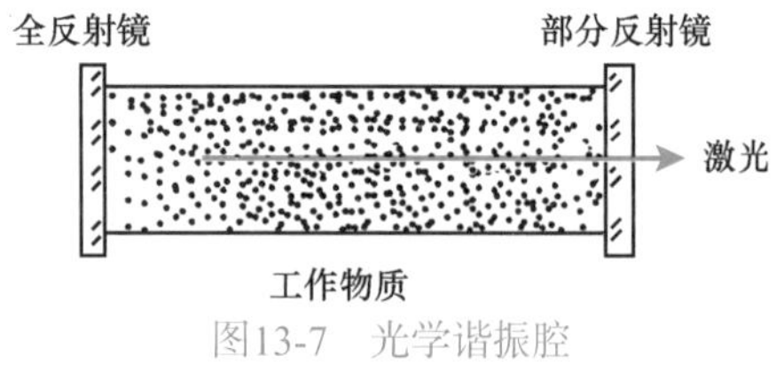

图13-7　光学谐振腔

如图 13-7 所示，采用两个放置在工作物质两端且严格平行的反射面来实现光的放大，这种装置称为光学谐振腔。其中一个是全反射镜（100%反射），另一个是部分反射镜（97%～99%反射）。由反射面反射回到激光工作物质内，再经过放大后，被另一侧反射面反射回来。与轴线平行的光如此反复多次被不断放大，如图 13-8 所示。

2）光学谐振腔的作用

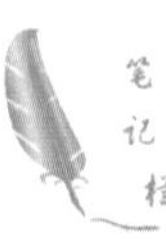

光学谐振腔是产生激光的必备条件，其作用表现在三方面。①产生和维持光振荡。最初的受激辐射的光子中，凡是与光学谐振腔轴线方向不平行的光子，经多次反射后，最终将从开放的侧面逸出，如图 13-8（a）所示。那些与轴线方向一致的光子，则在光学谐振腔内沿轴线方向来回“振荡”，光子数不断增多，从而获得很强的光，这种现象称为“光振荡”，如图 13-8（b）所示。当光增加到足以补偿腔内各种损耗和部分透射时，就可以在光学谐振腔内形成持续振荡，同时从部分反射镜的窗口射出一束稳定的激光。②使激光有很好的方向性。最终在光学谐振腔中产生光振荡的光子都沿

轴向方向，这使激光的方向被唯一确定。③使激光有很好的单色性。激光是在具有粒子数反转分布的物质中由自发辐射的光子诱导受激而产生的，具有一定的波长宽度。光学谐振腔能起到选频作用，从而使得输出的激光波长具有单一性。

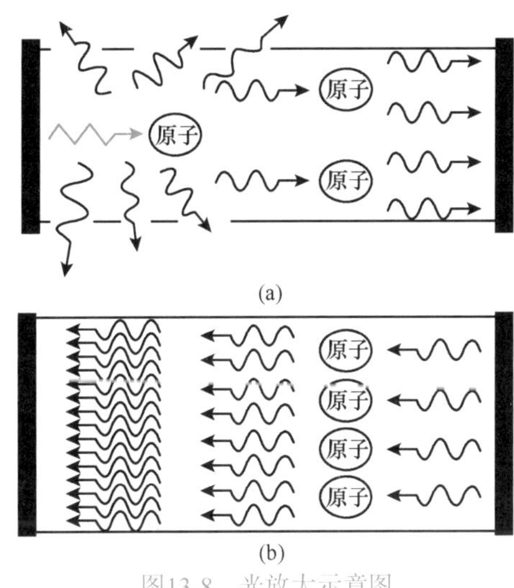

图13-8　光放大示意图
(a)任意方向光子；(b)光振荡

光学谐振腔的优劣对激光的性质影响很大，它是决定激光装置性能的主要因素。品质因数 Q（也称 Q 值）是描述激光器的光学谐振腔中光学损耗大小的量，光学损耗低的腔，其 Q 值高，反之 Q 值低。品质因数的表达式为

$$Q = 2\pi\nu \frac{\text{储存在光学谐振腔的能量}}{\text{每秒钟损耗的能量}}$$

式中，ν 是激光的频率。Q 值越大，愈容易形成激光振荡。

在光学谐振腔的各种损耗中，也包括了我们所需要的输出部分，而光学谐振腔的输出是和反射镜的透过率有关的。光学透过率太小，反射率太高，虽然容易产生振荡，但是大量的激光能量被限制在光学谐振腔中不能输出而最终消耗在腔内。因此必须合理地选择光学谐振腔输出反射镜的透过率。

三、激光的产生过程

没有受到激励的工作物质，绝大多数原子处于低能级。当激励能源提供的能量使工作物质受到激励时，最终在亚稳态上积聚了大量的原子，实现了粒子数反转分布。

亚稳态上的部分原子产生自发辐射，发出不同方向的自发辐射光子。其中与光学谐振腔轴线方向不一致的自发辐射光子及由其诱发的受激辐射光子，最终将从工作物质的侧面逸出，而与轴线方向一致的光子将在光学谐振腔中被两个镜面来回反射，不断放大，形成光振荡。当与轴线方向一致的光子数量足够多时，便能从部分反射镜一端输出连续、稳定的激光。

第二节　激光的特性

激光和普通光源同属于电磁波。激光除具有普通光源所具有的性质外，由于激光与普通光源发光机制不同，还具备一些独特的性质。

一、单色性好

谱线宽度（line width）是将强光度下降到最大值一半时的频率范围（或波长范围）。谱线宽度是衡量光的单色性好坏的标志，谱线宽度越窄，颜色越纯，则单色性越好。单色性表明光能量在频谱分布上的集中性。普通光源发出的光子频率不同，包含各种颜色。激光则由于受激辐射的光子频率（或波长）相同及光学谐振腔的选频作用而具有很好的单色性。例如，普通光源中单色性最好的氪（Kr^{86}）灯（605.7nm），谱线宽度为 4.7×10^{-4}nm，而 He-Ne 激光器发出的红光（632.8nm）谱线宽度则小于 10^{-8}nm，两者相差数万倍。故激光器是目前世界上最好的单色光源。

由于光的生物效应强烈地依赖于光的波长，激光极好的单色性在临床治疗、光谱技术、全息技术、激光信息处理及光学测量中得到广泛应用，已成为基础医学研究与临床诊断的重要手段。

二、方向性好

光束发散角的大小标志着光束方向性的好坏。普通光源发出光的辐射范围是沿着 4π 立体角进行传播的，普通光源的强度与距离的平方成反比。随着传播距离的延伸，发散范围将越来越大。虽然可以采用光学系统让普通光源产生平行性较好的光束，如探照灯、汽车前灯，然而此光束的发散角仍然很大。激光器不同，它产生的光束是沿一定方向发射的一束很细的光束，其发散角极小，光束在数千米以外扩展的范围仅为几厘米，称得上是高度平行的光束，因此激光可以用于测距、通信和雷达等方面。

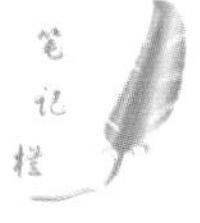

因为激光的方向性好，与相同光功率的普通光源相比，激光能照亮很远的物体。例如，1962 年

人类第一次从地球发射到月球表面的激光光斑只有几米到几十米，用普通光源是根本办不到的，即使是很强的平行普通光源，射到月球上散开的光斑也要比月球还大。

三、亮 度 高

亮度是衡量光源发光强弱程度的标志，表明光源发射的光能量在时间与空间方向上的分布特性。激光器由于其输出端发光面积小，光束发散角小，输出功率大，而使其亮度高，尤其是超短脉冲激光的亮度比普通光源高出 10^{12}～10^{19} 倍。因此，激光器是目前世界上最亮的光源。一台功率较大的红宝石激光器输出激光的亮度比太阳表面光亮度高 100 亿倍。

对同一光束，光的强度与光的亮度成正比。激光极高的亮度加之方向性好而能被聚焦成很小的光斑，故激光的强度比普通光源大得惊人。目前激光的输出功率可达 10^{13}W，可聚焦到 10^{-3}～10^{-2}mm^2 之内，强度可达 10^{17}W · cm^{-2}，而氧炔焰的强度不超过 10^3W · cm^{-2}。所以激光器可在工业上用于打孔、切割、焊接等。利用高强脉冲激光加热氘和氚的混合物可使温度达到 0.5～2 亿摄氏度，有望用于实现受控热核聚变。在临床治疗中，激光这一特性可以进行体内碎石，还可以被用作手术刀。

四、相 干 性 好

前面学习过，相干光的条件是同频率、同振动方向、具有恒定相位差的两列或两列以上的光，其叠加即形成干涉现象。

在普通光源中，各发光中心彼此独立，相互之间基本没有相位的联系，因此，很难有恒定的相位差，也就不容易形成相干现象，或者说相干性很差。相反，对于激光器来说，各发光中心是相互联系的，具有恒定的相位差，再加之单色性很高，所以激光的相干性好。

五、偏 振 性 好

受激辐射的特点表明激光束各个光子的偏振状态相同。利用谐振腔输出端的布儒斯特窗在临界角时只允许与入射面平行的光振动通过，就可输出偏振光，并可以对其进行调整。因此，激光具有良好的偏振性。

激光在上述五个方面的特性彼此是相互关联的，可以概括为两大方面。第一，与普通光源相比，激光器所输出的光能量的特别之处在于分布特性，即光能量在空间、时间以及频谱分布上的高度集中，使激光成为极强的光。第二，激光是单色的相干光，而普通光源是非相干光。显然，这些特点的产生都是源于激光特殊的发射机制与光学谐振腔的作用。这些特征正在不断地得到应用。

第三节 常用激光器

一、激光器的基本组成

实现激活介质的粒子数反转分布与能实现光放大的光学谐振腔是产生激光的条件。产生激光的装置称为激光器，对于任何激光器，都必须满足上述两个条件。因此激光器一般应由三部分组成，即工作物质、激励装置与光学谐振腔，如图 13-9 所示。

1. 工作物质 工作物质包括激活介质与一些辅助物质。在激活介质内，激活粒子的能级中参与受激辐射，即与出现粒子数反转分布有关的能级称为工作能级。一般按照工作能级的多少将激活介质分为“三能级”与“四能级”系统。图 13-10 所示四能级系统中，E_1 为基态，E_4 为抽运高能级，激发态 E_3 和 E_2 是上、下工作能级。其工作过程为：在激励能源激励下的粒子从基态 E_1 跃迁到激发态 E_4，激发态 E_4 上的粒子再通过无辐射跃迁迅速转移到亚稳态 E_3 上并累积，E_2 上粒子寿命很短，该能级一般都是空着的，因此实现了激发态 E_3 与 E_2 之间的粒子数反转分布。在亚稳态 E_3 上的粒子可受激辐射能量为 $h\nu=E_3-E_2$ 的光子而产生激光。四能级系统很容易实现粒子数反转分布。相比之下，图 13-12（a）的三能级系统中，基态 E_1 为下工作能级，这也是三能级系统与四能级系统的主要区别。

2. 激励装置（泵浦源） 激励装置的作用就是向工作物质提供能量，使激活介质中的粒子被抽运到高能级上实现粒子数反转分布。由于供能形式不同，激励装置可分为光泵、电泵、化学泵、核泵，以及用一种激光器去泵浦另一种激光器等。

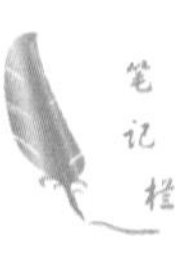

3. 光学谐振腔 前文已叙述，此处不再重复。

二、常用激光器

1. 红宝石激光器 1960 年问世的红宝石激光器，次年就在医学上应用于视网膜凝固，1963 年开始用于肿瘤的治疗。我国从 1965 年开始红宝石激光的生物效应和眼科应用的研究，临床应用也相当成功。

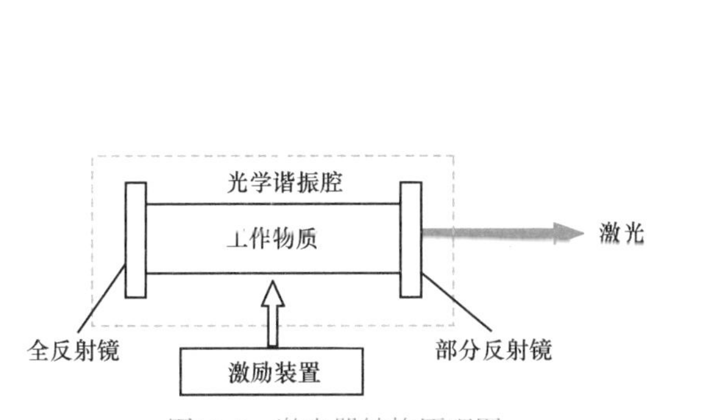

图13-9 激光器结构原理图

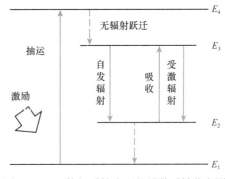

图13-10 四能级系统实现粒子数反转分布图

红宝石激光器以红宝石棒作为工作物质，其两端的反射镜平行度极高。一端镀银成全反射镜，另一端成部分反射镜，激光由此端输出，如图 13-11 所示。红宝石是一种 Al_2O_3 中掺入少量（0.05%～1%）Cr_2O_3 的晶体，在光照下呈淡红色。Cr^{3+}均匀分布在晶体中，红宝石激光器的有关工作能级和光谱性质都来源于铬离子。红宝石激光器是三能级系统。图 13-12（a）是三能级系统示意图，E_1 为基态能级，E_3 为激发态能级，E_2 为亚稳态能级。激励能源激励下的粒子从基态 E_1 跃迁到激发态 E_3，通过碰撞将能量转移给晶格而无辐射地跃迁到 E_2，E_2 为亚稳态，原子可长时间在此停留。随着 E_2 能级上原子数的不断增加，E_1 能级上的原子数不断减少，最终在 E_2 和 E_1 之间形成了粒子数反转分布。当有频率满足 $h\nu=E_2-E_1$ 的外来光子射入时，就会使受激辐射占优势而产生光放大。图 13-12（b）是铬离子的主要能级结构示意图。处于基态 E_1 的铬离子，被氙灯激发到激发态 E_3 后很快就自发、无辐射地跃迁到亚稳态 E_2。如果激励光源足够强，可在一次脉冲激发过程中使亚稳态 E_2 上的粒子数急剧增加，基态 E_1 上的粒子数急剧减少，进而实现 E_2 和 E_1 之间粒子数的反转分布。红宝石激光器的激励能源的波长为 550.0nm，输出的脉冲激光波长为 694.3nm。由于受激辐射的下工作能级是基态，实现粒子数反转分布很难，为此激励能源必须很强，转换效率也很低。这是三能级系统的显著缺点，不宜作连续输出。但由于红宝石激光器是目前唯一实用的能发射可见光的固体激光器，材料的性能也很稳定，故仍有很高的实用价值。

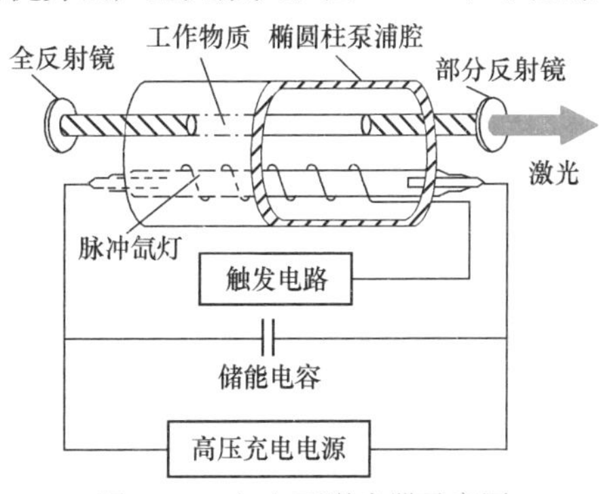

图13-11 红宝石激光器示意图

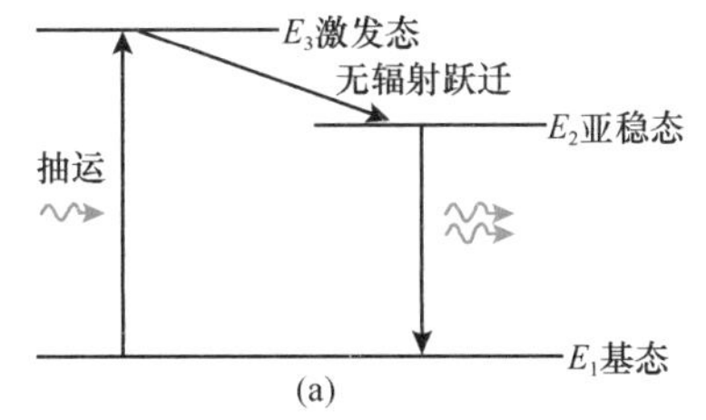

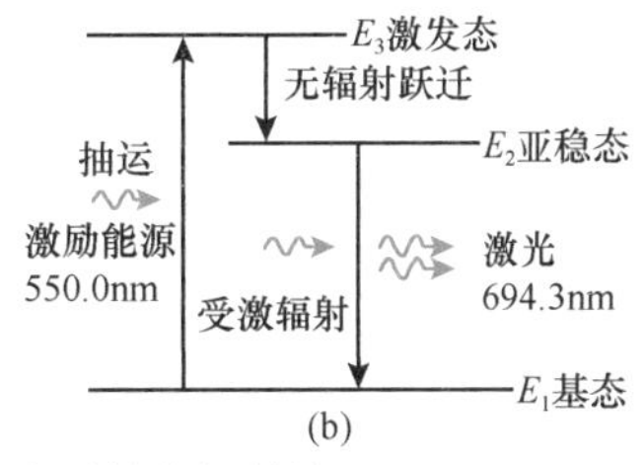

图13-12 三能级系统与铬离子的能级结构

(a)三能级系统；(b)铬离子的能级结构

2. 氦-氖（He-Ne）激光器 氦-氖激光器是最早研制成功的气体激光器，其结构简单，使用方便，性能可靠且耗电量小，被广泛应用于医学上的临床治疗。图 13-13 为内腔式氦-氖激光器示意图。放电管内充有按一定比例混合的氦气和氖气，两反射镜之间形成光学谐振腔。在混合气体中，产生受激辐射的是氖原子，氦原子只起传递能量的作用。气体激光器通常用电激励，在阴极和阳极之间加有几千伏的直流高压，由气体放电产生的离子和自由电子被电场加速，获得很大的动能，因而能通过碰撞激发氖原子到达亚稳态，与某一低能级之间形成粒子数反转分布，发射波长为 632.8nm 的红色激光。

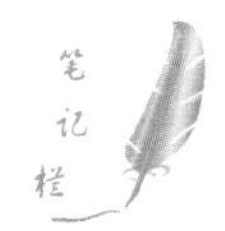

3. 二氧化碳激光器 二氧化碳激光器以二氧化碳气体为工作物质，是一种分子激光器。它是气体分子激光器中的典型代表。由于它的转换效率高达 30%以上（氦-氖激光器仅为万分之几），因此它的输出功率很高。二氧化碳激光器输出波长为 10.6μm 的远红外光，这种激光几乎被大部分生物组织表面层（约 200μm）所吸收，可以用作激光刀容易控制其切割组织的深度。此外，二氧化碳激光器有容易连续运行、结构简单和造价低等优点。

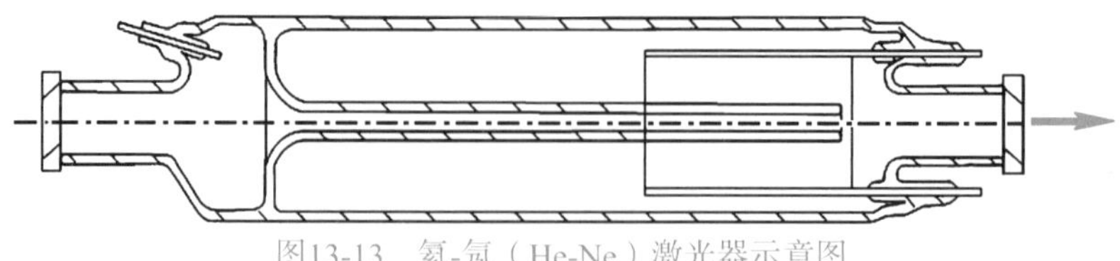

图13-13 氦-氖（He-Ne）激光器示意图

4. 医用激光器 应用于医学领域的激光器一般可按工作物质形态（固体、液体、气体、半导体等）、发光粒子（原子、分子、离子、准分子等）、输出方式（连续、脉冲）等进行分类。表 13-1 列出了几种常用的医用激光器，并给出了输出功率和波长范围等技术指标。

表13-1 常用的医用激光器

类别	发光物质	输出方式	输出波长/nm	主要用途
固体	红宝石	脉冲	694.3	眼科，皮肤科，基础研究
固体	Nd：YAG	脉冲、连续	1064	各科手术，内镜手术
固体	Ho：YAG	脉冲	2120	胸外科，耳科，内镜手术，口腔科
固体	Er：YAG	脉冲	2080；2940	耳科，眼科，口腔科，皮肤科
气体	He-Ne	连续	632.8	各科弱激光治疗，PDT，全息照相，基础研究
气体	CO_2	脉冲、连续	10600	体表与浅表体腔各科手术，理疗
气体	Ar	连续	488；514.5	眼科，皮肤科，内镜手术，针灸，全息照相，微光束手术，扫描共焦显微镜
气体	N_2	脉冲	337.1	肿瘤科，理疗，基础研究
气体	He-Cd	连续	441.6	肿瘤荧光诊断，理疗，针灸
气体	XeCl	脉冲	308	血管成形术
气体	Cu	脉冲	510.5；578	ODT，皮肤科
液体	Dye_2	脉冲、连续	300～1300	眼科，PDT，皮肤科，内镜治疗，细胞融合术
半导体	半导体	脉冲、连续	300～34000	各科手术，内镜治疗，基础研究，弱激光治疗

第四节 激光的医学应用及防护

案例13-1

患者，女性，22岁。左脸颊颧骨处长有一绿豆大小的黑痣（黑色素斑）。多次敷用药物治疗，无明显好转，进而有恶化的趋势，严重影响了生活和工作。医生建议用激光根除术。

问题：

1. 外用药物为什么不能根除黑色素斑？
2. 激光根除术为何是更好的治疗方案？

医学是激光的首批应用领域。1961 年世界上第一台医用激光器——红宝石视网膜凝固机在美国问世，至 20 世纪 80 年代末已建立起较为系统、完整的理论体系；初步形成教学、科研与临床应用的专业队伍；建立健全了专业学术机构与学术交流。于是，一门新的交叉学科——激光医学（laser medicine）便逐渐形成了，目前主要涉及激光的生物效应及其机制研究，以及激光在临床检测诊断和治疗方面的应用研究。

一、激光的生物作用

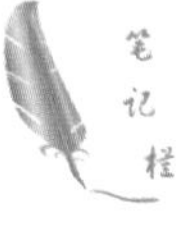

激光的生物作用是指激光作用于生物体后产生的物理、化学或生物学的反应。激光的生物作用是激光医学的理论基础。其微观机制比较复杂，既取决于激光参量，又取决于生物体的性质。激光的强弱不同，生物作用也不同。激光的生物作用一般分为热作用、机械作用、光化作用、电磁场作

用、生物刺激作用。

1. 热作用 激光的热作用主要是可见光与红外线波段的激光辐射引起的效应。激光的热作用主要包括吸收生热和碰撞生热两种。红外线波段的激光照射生物组织时，光子能量转变为生物分子的动能，称为吸收生热；可见光波段的激光和紫外线波段的激光照射生物组织时，光子能量被生物分子吸收后，使分子由基态跃迁到激发态，激发态的分子通过与周围分子的碰撞，将多余的能量转换为周围分子的动能，称为碰撞生热。红外激光的生热效率比可见光波段的激光和紫外线波段的激光都高。

激光治疗中的多数病例的治疗原理都是基于热作用。组织对热的反应程度，根据温度的不同依次有热致温热、热致红斑、热致水泡、热致凝固、热致炭化、热致燃烧、热致气化。例如，N_d：YAG 激光治疗黏膜血管瘤；CO_2 激光去除面部色素斑等，都是利用激光的热作用。

2. 机械作用 激光照射生物组织，可直接或间接产生对组织的压强称为激光的机械作用，也称为激光的压强作用。它是光子将其动量传递给被照射组织的结果，可分为气流反冲压强、内部汽化压强、体膨胀超声压强、电致伸缩压强等形式。

利用激光的机械作用制成的“光镊”是非常精细的“夹具”，可对活的生物粒子施加作用力，其作用力均匀、柔和，局部压力远比机械显微操作小，因而对生物粒子的损伤也很小；其光束的强度、空间位置和方向的控制精度高，容易实现自动化。当前，光镊与微束激光刀结合已成为分子遗传学研究的有力工具。用这种技术对染色体的切割精度可达数百纳米，即可将染色体中的 DNA 分子切割成 10～20Mb（肌红蛋白）的片断，然后用“光镊”进行收集，制备成 DNA 数据库。目前已可用这种方法进行原生质的融合，并已开始用于对生物分子的操纵，将来有可能实现对生物分子的整形和改造手术。

激光的机械作用对临床治疗有利也有弊。例如，在眼科利用二次压强打孔，可降低眼压，治疗青光眼、白内障；在外科手术中用于切开组织等。二次压强也可使被照射的肿瘤组织被压向深部或反向飞溅而造成转移等。

3. 光化作用 生物大分子吸收激光光子的能量受激活而引起生物组织内一系列的化学反应称为光化反应。激光照射直接引起机体发生光化反应的作用称为光化作用。光化反应有光致分解、光致氧化、光致聚合、光致异构以及光致敏化等类型。其中光致敏化对肿瘤的治疗具有重要意义。光化作用还可引起红斑效应、色素沉着、维生素 D 合成等生物效应；由于激光有高度的单色性和足够的光强，其光化作用还被应用于杀菌、同位素分离、物质提纯、分子剪裁等方面。

4. 电磁场作用 激光是电磁波，激光对生物组织的作用就是电磁场对生物组织的作用。一般认为这一作用主要是电场所致。强激光可在组织内形成 10^6～$10^9 V \cdot cm^{-1}$ 的高强电场，从而使组织中产生光学谐波、电致伸缩、受激拉曼散射、受激布里渊散射、逆轫致辐射、等离子体等，并能导致生物组织电系统的重新分布，即可使无序的生物分子发生电离、极化，趋于有序。这又将进一步在组织内引起高温、高压，从而使组织受到破坏或损伤。

5. 生物刺激作用 上述四种生物作用属于强激光的作用，生物刺激作用主要是弱激光的作用。弱激光对生物过程（如血红蛋白的合成，糜蛋白酶的活性，细菌的生长，白细胞的噬菌作用，肠绒毛的运动，毛发的生长，皮肤、黏膜的再生，创伤、溃疡的愈合，烧伤皮片的长合，骨折再生，消炎等）、对神经、通过体液或神经-体液反射而对全身、对机体免疫功能等都有刺激作用。

目前研究较多的是弱 He-Ne 激光的刺激作用，研究发现它对分子、细胞、细菌与微生物都有作用，其定量规律为：①剂量小时起兴奋作用，剂量大时起抑制作用，这是相对受照射的生物过程而言的；②刺激作用有累积效应，最终效果取决于总剂量；③刺激作用强弱与刺激次数（等间隔、等剂量）的关系呈现出抛物线特征。

对于以上激光的五种生物作用，在临床应用上，强激光主要表现为机械作用、电磁场作用与光化作用；弱激光主要表现为生物刺激作用与光化作用；而热作用则在各类激光中普遍被利用。目前研究较成熟的是热作用和机械作用。激光的性能参量和生物组织的性质都会对激光的生物作用产生影响。案例 13-1 黑色素沉积于表皮层和真皮层之间的区域，外用药物无法到达这一区域，可以通过激光的热作用进行治疗。

二、激光在基础医学研究中的应用

1. 激光对生物分子、细胞、组织的作用与效应 ①对生物分子的作用与效应。激光作为刺激源

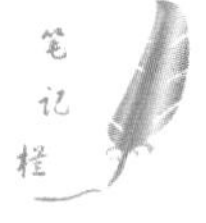

可在分子水平上调整蛋白质与核酸的合成与活性；影响 DNA 的复制、各种酶的活性与功能、氨基酸的变化等。②对细胞的作用与效应。激光为细胞生物学的研究提供了全新的手段与技术，各类激光的照射对细胞器、细胞质、细胞核、线粒体等及细胞性质与功能具有一定的影响，以此为基础的研究已逐渐形成一门新的学科——激光细胞生物学（laser cellular biology）。激光通过对细胞的作用而影响细胞的增殖、分化、遗传、发育、凋亡、代谢以及免疫等过程或功能。对于肿瘤细胞，激光有热凝、气化、光致敏化三种作用，这三种作用为临床治疗癌症提供了三种激光疗法。③对组织的作用与效应。激光照射组织，当剂量足够大时将造成对组织的损伤直至完全破坏。这种损伤分为热损伤与非热损伤两大类。激光照射靶组织一般有两种情况：开放性损伤和封闭性损伤。激光对组织还有修复作用，使得受损伤的组织在一定剂量范围内的激光照射下能加快修复与再生。激光对组织的损伤与修复作用是激光用于临床治疗的依据与基础。

2. 用于基础医学研究的激光技术 ①激光微光束技术。激光经光学系统聚焦后可形成强度很高而光斑直径在微米数量级的微光束。利用此微光束可进行细胞水平的研究，形成激光的光镊术、显微照射术、细胞打孔术、细胞融合术等，以实现对细胞进行俘获、转移、穿孔、移植、融合及切断等微操作；除此以外，还可以利用激光微探针分析术进行微量和痕量元素的定性或定量分析。②激光流式细胞计（laser flow cytometry）。这是激光、电子检测与计算机等多种技术与流式计数方法结合而形成的一种新型生物医学仪器。此仪器可对细胞逐个进行定量分析与分选，其特点是分析速度快、灵敏度高、分选纯度高、可对一个细胞同时定量测定多种参数（如 DNA、RNA 含量，细胞体积等）等。这一新技术在细胞生物学、免疫学、遗传学、肿瘤学以及药学等方面有广泛的应用前景。③激光拉曼光谱技术。若有高强度、高单色性以及谱线范围宽广的激光作激发光源，则可用拉曼光谱对生物分子进行结构分析。此项技术已在核酸与蛋白质的高级结构、生物膜的结构和功能、酶的催化动力学、药理学（特别是抗癌药物与癌细胞的作用机制）等研究中得到应用。④激光多普勒技术。这是利用激光照射运动物体所发生的光的多普勒效应进行检测的技术。它可用于激光多普勒血流计、激光多普勒电泳，还可用于对巨细胞质流、精子活力、眼球运动、耳听力等的测定。此项技术具有极高的空间分辨率、快速、灵敏、连续、非侵入性等特点，被应用于微循环、血液流变学、病理生理学、免疫学等方面的研究。⑤激光全息显微技术。全息术（holography）是利用光的干涉在底片上记录被摄物体反射光的频率、强弱与相位信息，再利用光的衍射重现被摄物体的三维空间图像的技术。由于激光具有高度的时间与空间相干性，以它作光源才使全息术得以实现。此项技术具有分辨率高、像差小、景深大、能对活标本进行动态观察等优点，被用于对细胞的观测分析。

除上述外，还有激光扫描共聚焦显微镜、激光荧光显微技术、激光漂白荧光恢复测量技术、激光扫描细胞计等用于基础医学研究。

三、激光的临床应用

案例13-2

患者，男性，54岁，15年癫痫病史。服用药物疗效不佳，需要手术切除癫痫病灶区。手术中需打开头盖骨或者将放射性同位素注入血液，但这两种方法均会对患者造成伤害而不被接受，于是诊断过程中采用了激光新技术，成功地探测出大脑癫痫病灶区。

问题： 诊断检查中采用了何种激光新技术？此方法有何特点？

1. 激光诊断方法 激光由于具有极好的单色性、相干性与方向性而为临床诊断提供了方法。以光学分析分类，激光诊断一般可有如下方法：激光光谱分析法、激光干涉分析法、激光散射分析法、激光衍射分析法、激光透射分析法、激光偏振分析法以及其他激光分析法（流式细胞计、扫描检眼镜等）。激光诊断技术为诊断学向非侵入性、微量化、自动化及实时快速方向发展开辟了新途径。案例 13-2 中的患者，需要手术切除癫痫病灶区。以往癫痫手术治疗的效果一直不佳，主要原因在于对癫痫病灶很难准确定位。近年来，世界上第一台探测大脑癫痫病灶区的激光仪器研制成功，使临床上探测癫痫症的大脑病灶更加简易、快捷、准确。其原理是用近红外光照射患者的头部，近红外光透过头皮和头盖骨，在大脑皮质反射后被探测，形成大脑皮质的二维图像；同时由于癫痫病期大脑血流增加，血红蛋白对光的吸收发生变化，可提供大脑血流量变化的实时信息。通过分析图像和血流量的变化，可以判断癫痫病期大脑的活动类型和病灶区在大脑中的位置。

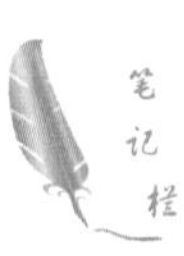

> **案例13-3**
>
> 某汽车司机，男性，35岁。在一次交通事故中双眼严重受损，住院接受治疗一段时间后，伤情有所好转，但眼底仍有出血现象，需采用先进的医疗设备和医疗手段做针对性治疗。
>
> **问题**：该司机需采用何种医疗设备做什么样的治疗？

2. 激光治疗方法 激光作为一种手段应用于临床，已遍及眼科、外科、妇科、皮肤科、肿瘤科等各科近300种疾病的治疗，且兼有中、西医的疗法。其基本方法有以下四大类。①激光手术治疗。这种治疗方法以激光束代替金属的常规手术器械，对组织进行分离、切割、切除、凝固、焊接、打孔、截骨等，以去除病灶以及吻合组织、血管、淋巴管、神经等。手术用激光治疗机统称光刀，按其作用机制分为热光刀与冷光刀两大类。激光手术有多功能、止血效果好、感染少、质量高、可选择性破坏特定组织等优点，还可用于进行各种精细的显微手术。②弱激光治疗。弱激光以其特有的生物作用被用于治疗几十种疾病。其可分为三种：激光理疗、激光针灸与弱激光血管内照射疗法。③激光光动力学疗法（LPDT）。这是利用光动力学作用治疗恶性肿瘤的方法，有体表、组织间、腔内照射及综合治疗四种方式。④激光内镜术治疗。这是通过内镜对内腔疾病进行激光治疗的方法，用于腔内的手术、理疗与光动力学治疗。由于不需开胸、剖腹、开颅，且可用光纤方便地导入激光，这种疗法具有很大的发展优势。案例13-3中的患者，需要采用光学层析干涉仪（optical coherence tomography，OCT）进行检查后有针对性地进行治疗。OCT是近年来发展起来的一种新型光学成像技术。它利用弱相干光干涉仪的基本原理，检测生物组织不同深度层面对入射弱相干光的背向散射信号，通过扫描得到生物组织的二维或三维结构图像。它是一种非接触、无损伤成像技术，具有较高的分辨率，比传统的超声波分辨率高（例如，应用OCT对眼底结构观察的清晰程度远大于其他方法）能清晰显示视网膜不同层次的结构，并对视网膜的细微结构进行客观、定量的测量和分析，有协助诊断、发现各种微小病变、确定病变位置、测量病变的厚度、发病机制探讨等作用。

四、激光的危害和防护

激光对人体可能造成的危害分为两类。一类是直接危害，即超过安全阈值的激光对眼睛、皮肤、神经系统以及内脏造成的损伤；另一类是高压电、噪声、低温制冷剂及电源等因素造成的间接危害。

应从两个方面采取安全措施。一方面是对激光系统及其工作环境的监控管理。例如，不同类别的激光器应有明显的专用标志；应有自动显示、报警、停车装置；激光气化形成的含碳及组织分解产物的烟雾，可以吸入人体而沉积于肺泡中，故需有吸尘装置，所以手术室应有良好的抽气设备；激光会引起麻醉剂的起火甚至爆炸，也可会引起物品着火，室内禁止有易燃易爆的物品，并应配备紧急起火时的报警设备。另一方面是个人防护。工作人员要接受培训，避免直接或间接的激光照射，佩戴与激光输出波长相匹配的防护眼镜，尽量减少身体暴露部分，使人体接触的激光剂量在国家的安全标准范围之内。

习 题 十 三

13-1 什么是自发辐射与受激辐射？各有何特点？

13-2 什么是粒子数反转分布？实现粒子数反转分布的条件是什么？

13-3 激光器由哪几个主要部件构成？试述光学谐振腔的工作原理。

13-4 试述激光产生的基本原理。

13-5 激光有哪些特性？

13-6 激光有何生物作用与效应？影响因素有哪些？

13-7 激光在医学领域有哪些主要应用？对激光的安全防护应注意哪些方面？

（梁金玲）

笔记栏

第十四章　X　射　线

本章电子资源

教学要求：

1. 记忆X射线的产生原理、X射线的强度和硬度的概念、X射线谱、短波极限公式。
2. 理解X射线的衍射、X-CT的成像原理。
3. 运用X射线的基本性质、X射线在物质中的衰减规律，分析X射线在医学中的应用。

X 射线（X-ray）是德国物理学家伦琴（W.C.Röntgen）发现的，故又称伦琴射线。伦琴因此而获得 1901 年的诺贝尔物理学奖。X 射线被发现后的 100 多年里，它不仅在医学诊断和治疗上得到了广泛的应用，为临床医学发展做出了极为重要的贡献，成为现代医学不可缺少的工具，而且在其他科学领域，如在物质的化学结构及生物分子结构分析、工业的无损探测、天文学、考古学等方面也发挥了巨大作用。特别是 1972 年第一台 X 射线 CT 的问世，为医学诊断学开辟了更加广阔的天地。本章主要介绍 X 射线的产生、X 射线谱、X 射线的性质及其在物质中的衰减规律、X 射线在医学上的应用等内容。

第一节　X射线的产生

案例14-1

1895年10月，伦琴在做阴极射线管的放电现象的实验时，意外地发现用黑纸包着的照相底片感光了，最初他认为可能是阴极射线（即电子射线）导致的。为了避免再次感光，11月8日晚，他用厚厚的黑纸把阴极射线管包严，在房间一片漆黑的情况下，当接通阴极射线管的电源时，完全看不到阴极射线管的亮光了。但是，他却发现了更加奇怪的现象，在距离阴极射线管2m以外的一块涂有铂氰化钡的纸屏上发出了荧光，关闭电源，荧光消失。接着，他用衣服、书本、厚的木板分别放在阴极射线管与纸屏之间，继续进行实验，发现纸屏的荧光变暗却依然可见，但用较厚的铅片来做，纸屏的荧光消失了。而当他把手伸在阴极射线管与纸屏之间，在纸屏上惊讶地看到了自己手部的影像，还显示出清楚的骨骼影子。随后在阴极射线管与纸屏之间，加上电场或磁场来做实验，纸屏的荧光丝毫不受影响。

问题：为什么会出现上述现象？而该现象又是怎样产生的呢？

一、X射线的产生装置

伦琴根据上述实验现象推测，一定是从阴极射线管发出的一种人眼看不见的新射线穿过阻挡物，使黑纸包着的照相底片感光和使涂有铂氰化钡的纸屏发出荧光的。由于无法解释它的原理和不清楚该射线的性质，他就把该未知的射线命名为“X 射线”。

理论和实验证明，凡是高速运动的电子受到物体阻止时，都能产生 X 射线。因此 X 射线的产生必须具备两个基本条件：①有高速运动的电子流；②有适当的障碍物（即靶）来阻止电子的运动，将电子的动能转变为 X 射线的能量。

1. X 射线产生装置的组成　图 14-1 是 X 射线产生装置的原理图，主要包括 X 射线管、低压电源和高压电源三部分。

（1）X 射线管：是 X 射线产生装置核心部分。其结构是将硬质玻璃管内部抽成高度真空，管内封入阴、阳两个电极。阴极（cathode）由钨丝制成螺旋状，单独由低压电源供电，使钨丝炽热而发射电子。与阴极正对着的是阳极（anode），一般是铜制的圆柱体，在柱端斜面上嵌有一块小钨板，作为高速电子撞击的阳极靶。阴极和阳极之间加上几万伏至几十万伏的直流电压，称为管电压，单位为 kV（千伏）。从阴极发射出来的电子在强电场的作用下高速奔向阳极而形成的电流，称为管电流，单位为 mA（毫安）。当这些高速电子撞击阳极靶时突然受阻而动能减少，损失的能量有部分转变为 X 射线，而向四周辐射出来。

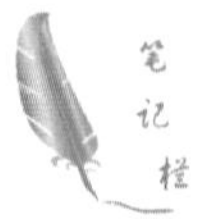

（2）低压电源：通过灯丝变压器，把 220V 的交流电压降到 5～10V，供给灯丝使其发热产生电

子。变阻器 R 用来调节灯丝的电流以改变阴极发射电子的数量，达到控制管电流的目的。

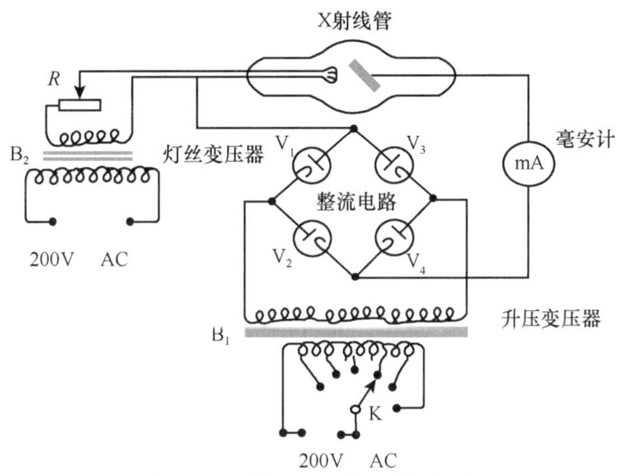

图14-1 X射线产生装置的原理图

（3）高压电源：通过升压变压器，把 220V 的交流电压升到几万伏～几十万伏后，再由全波整流电路把交流高压改变为直流高压，作为供给 X 射线管所需的管电压。旋转 K，可改变升压变压器原、副线圈的匝数比，调节副线圈的输出电压，从而控制管电压。

2. 阳极靶 当大量高速的电子撞击阳极靶时，只有不到 1%的电子动能转变为 X 射线的能量，而其余 99%都转变为热能，使得阳极的温度很高。为此，阳极上受电子轰击区的材料熔点要高，阳极导热性能要好。理论和实验表明，在速度和数目一样的电子轰击下，不同的原子序数 Z 的各种物质制成的靶，产生 X 射线的效率近似与 Z 成正比。也就是说，原子序数 Z 越大，则产生 X 射线的效率越高。因此，在兼顾熔点高、原子序数大和导热性能好的情况下，一般选用导热性能好的铜作为阳极体，以便于散热，用钨（Z=74）或它的合金作为电子轰击的靶面嵌在阳极体上。在临床应用中有时需要用波长较长的 X 射线，采用的管电压较低，这时可用钼（Z=42）作为靶面。此外，为了避免阳极温度过高而损坏，对功率不同的 X 射线管，还要采用不同的冷却措施，如用水或油冷却，或用散热片通风冷却。大功率的 X 射线管多采用旋转阳极，如图 14-2 所示，电子轰击一个旋转的环形靶面，热量分散到较大的面积上，达到散热的效果。

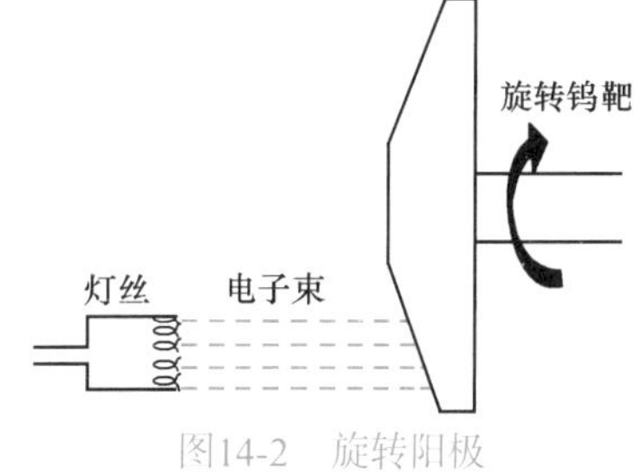

图14-2 旋转阳极

3. X 射线管的焦点 高速电子流在靶面上撞击的面积称为实际焦点。它的大小和灯丝的形状有关。短灯丝所形成的焦点称为小焦点，长灯丝形成的焦点称为大焦点。如图 14-3 所示，X 射线管的实际焦点一般为矩形斜面，实际焦点的投影面积称为有效焦点。有效焦点的大小由实际焦点的面积和阳极靶面的倾斜角 θ 决定。令实际焦点的面积为 A，则有效焦点的面积为 $A\sin\theta$，显然倾斜角 θ 越小，有效焦点越小。而有效焦点的大小影响着 X 射线摄影或透视的图像质量，焦点越小，则所成的图像越清晰。通常诊断用的 X 射线管采用小焦点，而治疗用的 X 射线管采用大焦点。

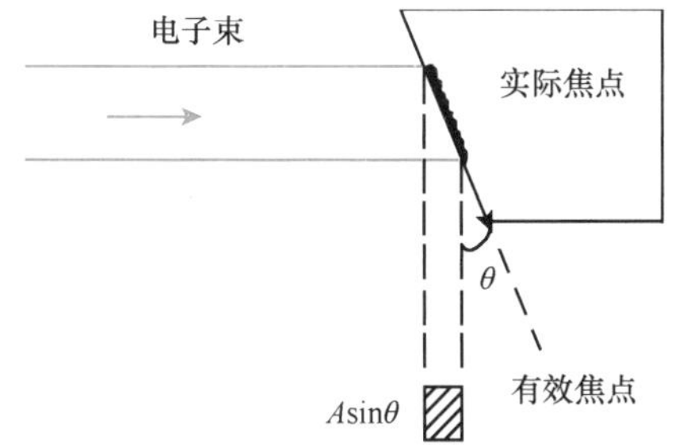

图14-3 焦点面积示意图

二、X射线的强度和硬度

X 射线应用于临床的诊断和治疗时，需要选择适当的 X 射线的强度和硬度，不足或过量都不能达到满意的效果。因此，X 射线的强度和硬度这两个物理量就显得很重要了。

1. X 射线的强度 X 射线的强度（X-ray intensity）是指单位时间内通过与 X 射线方向垂直的单位面积的辐射能量，通常用 I 表示，这与光的强度概念相一致。因为一般的 X 射线束是由各种频率的 X 射线光子组成的，所以 X 射线的强度 I 可用下式表示：

$$I = N_1 \cdot h\nu_1 + N_2 \cdot h\nu_2 + \cdots + N_n \cdot h\nu_n = \sum_{i=1}^{n} N_i \cdot h\nu_i \qquad (14\text{-}1)$$

式中，N_1、N_2、⋯ N_n 分别表示单位时间内垂直通过单位面积上具有能量为 $h\nu_1$、$h\nu_2$、⋯ $h\nu_n$ 的光子

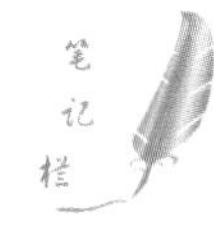

数目。由式（14-1）可知，有两种方法可以调节 X 射线的强度：①调节管电流，控制轰击阳极靶的高速电子数目，从而控制阳极靶所产生的 X 射线光子的数目；②调节管电压，控制轰击阳极靶的电子的动能，以达到控制产生的每个 X 射线光子的能量。在医学的实际应用中，通常是在管电压保持一定的条件下，通过调节管电流来控制 X 射线的强度，因此间接用管电流的毫安数（mA）来表示 X 射线的强度。

2. X 射线的硬度 X 射线的硬度（X-ray hardness）是指 X 射线对物质的贯穿本领。贯穿本领弱则硬度小，贯穿本领强则硬度大。对于一定的吸收物质，贯穿本领只决定于 X 射线的光子能量（即 X 射线的波长），与光子的数目无关。而 X 射线的光子能量又取决于 X 射线管的管电压，管电压愈高，轰击阳极靶的电子的动能愈大，产生的光子能量愈大（即 X 射线的波长愈短），对物质的贯穿本领就愈强，则 X 射线的硬度也就愈大。因此，通过调节管电压就能控制 X 射线的硬度。在医学上通常用管电压的千伏数（kV）来间接表示 X 射线的硬度，并且根据实际用途将 X 射线按硬度分为极软、软、硬和极硬四大类，它们相应的管电压、波长及主要用途列于表 14-1 中。

表14-1 X射线按硬度的分类

名称	管电压/kV	最短波长/nm	主要用途
极软X射线	5～20	0.25～0.062	软组织摄影，表皮治疗
软X射线	20～100	0.062～0.012	透视和摄影
硬X射线	100～250	0.012～0.005	较深组织治疗
极硬X射线	250以上	0.005以下	深部组织治疗

第二节 X 射线谱

一、X射线的衍射

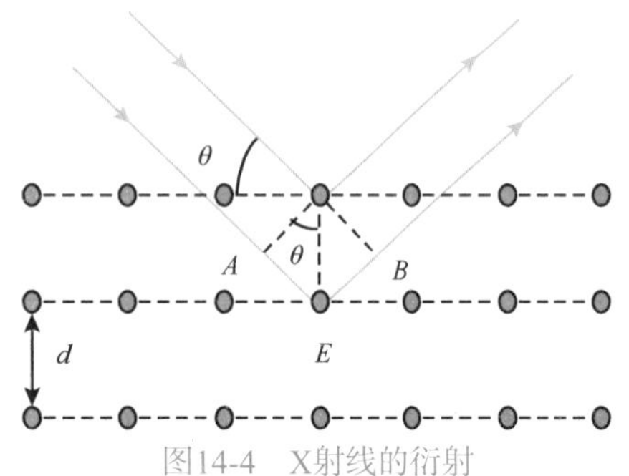

图14-4 X射线的衍射

1912 年德国物理学家劳厄用天然晶体作为空间三维衍射光栅，首次通过实验获得 X 射线的衍射图像，从而证明了 X 射线具有波动性。图 14-4 是 X 射线在晶体上衍射实验的原理图。晶体中的原子、分子或离子组成有规则整齐排列的空间点阵。图中圆点表示晶体中的粒子（原子、分子或离子），它们一层层地按等距离 d 整齐排列，粒子之间的距离 d 称为晶格常数。当 X 射线束照射到晶体上时，由于 X 射线穿透能力强，可以穿过很多粒子层，并在各层发生反射。当这些反射波满足相干加强条件时，能够产生较强的干涉图形。设入射 X 射线的波长为 λ，θ 是入射线与粒子层面的夹角，称为掠射角（glancing angle）。由图可得，相邻两粒子层反射波的波程差为：$AE+EB=2AE=2d\sin\theta$，如果波程差等于入射 X 射线的波长的整数倍，则反射波就相干加强，即

$$2d\sin\theta=k\lambda,\quad k=1,2,3,\cdots \tag{14-2}$$

式（14-2）称为布拉格方程。

由上述可知，用已知晶格常数的晶体作为光栅，利用布拉格方程可以测出入射 X 射线的波长；反之，用已知波长的 X 射线照射晶体，则可以测定晶体的晶格常数。因此，利用 X 射线的衍射，可以进行晶体微观结构的研究。目前这种研究已发展成为一门独立的学科，称为 X 射线结构分析。在生物医学上，也可以利用 X 射线的衍射来研究有机体（如细胞、蛋白质、胰岛素和抗体等）的精细结构。例如，DNA 的双螺旋结构也是部分借助 X 射线的衍射方法而被发现的。图 14-5 是 DNA 的 X 射线衍射照片。

X 射线管产生的 X 射线，通常包含各种不同的波长成分，按照波长的顺序，将其强度排列出来的图谱，称为 X 射线谱（X-ray spectrum）。图 14-6 是钨靶 X 射线管所发射的 X 射线谱，上部是谱线相对强度与波长关系的曲线，下部是照在感光底片上的射线谱。由图可知，X 射线谱包含两个部分：曲线下画斜线的部分对应于感光底片上的背景，它包含各种不同波长的射线，称为连续 X 射线（continuous X-ray）；另一部分是曲线上的尖峰，具有较大的强度，对应于感光底片上的线状谱线，称为特征 X 射线（characteristic X-ray）。

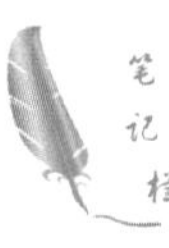

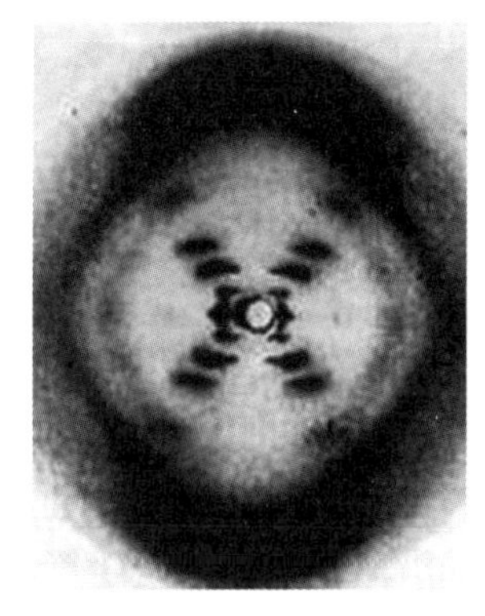
图14-5　DNA的X射线衍射照片

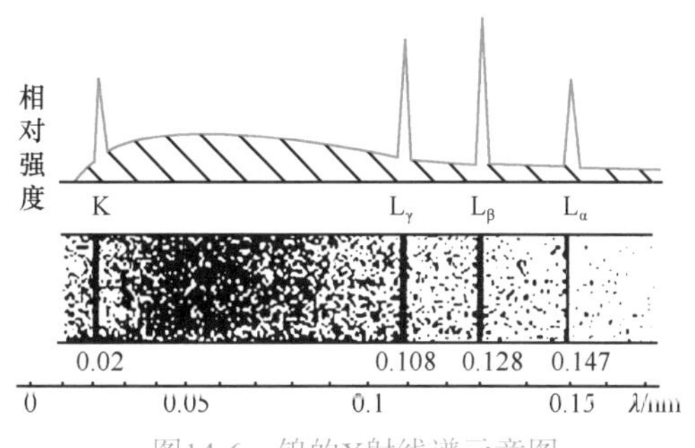

图14-6　钨的X射线谱示意图

二、连续X射线谱

1. 连续 X 射线的产生原理　连续 X 射线是怎样产生的呢？当大量的高速电子轰击阳极靶时，有些电子在靶原子核的电场作用下，其速度的大小和方向都发生了急剧变化，造成电子的动能损失，电子的部分动能转化为光子的能量 $h\nu$ 而辐射出去，这种辐射称为韧致辐射（bremsstrahlung）。由于各个电子运动的径迹与原子核的距离不一样，速度变化情况不同，因而电子损失的能量也各不相同，辐射出来的光子能量也就不一样，因此就产生了各种波长成分的连续 X 射线谱。

2. 连续 X 射线的特性　实验表明，当 X 射线管的管电压较低时只发射连续 X 射线谱。图 14-7 是钨靶 X 射线管在四种较低管电压下的连续 X 射线谱。它有如下特点：每一个管电压下谱线都是连续变化的，谱线的强度从长波开始逐渐增大，达到最大值后很快下降为零。对应强度为零的波长是连续 X 射线谱中的最短波长，称为短波极限。当管电压增大时，各波长相应的强度都增大，而强度最大值所相应的波长和短波极限都向短波方向移动。

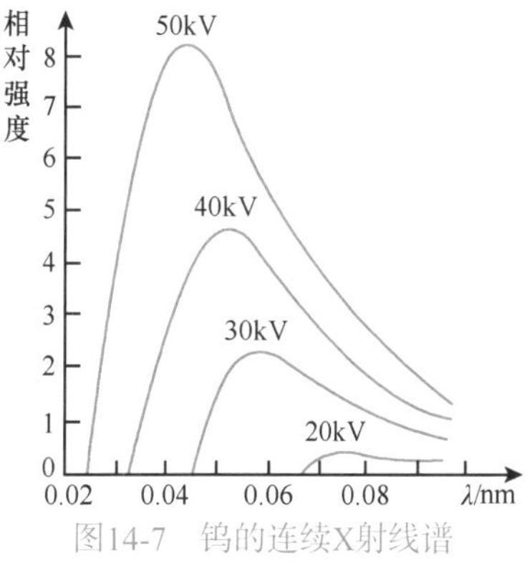

图14-7　钨的连续X射线谱

如果个别电子在与核电场一次作用中，把全部的动能都转化为一个光子的能量，则这时的光子能量为最大值，其对应于连续 X 射线谱的短波极限。设管电压为 U，电子的质量和电量分别为 m 和 e，它到达阳极时的速度为 v。在管电压的作用下，电子从阴极到达阳极时，电子获得的动能 $\frac{1}{2}mv^2$ 等于电场力对它所做的功 eU。假如电子与靶原子核在一次作用中，把全部的动能都转化为一个光子的能量，则该光子具有最高的频率 $\nu_{\max}$，其对应于连续 X 射线谱的短波极限 $\lambda_{\min}$。由此可得

$$h\nu_{\max}=\frac{1}{2}mv^2=eU \qquad (14\text{-}3)$$

$$\frac{hc}{\lambda_{\min}}=eU$$

$$\lambda_{\min}=\frac{hc}{e}\cdot\frac{1}{U} \qquad (14\text{-}4)$$

上式表明，连续 X 射线谱的短波极限与管电压成反比，管电压越高，则 $\lambda_{\min}$ 越短。此结论与图 14-7 的实验结果完全相符。把 h、c、e 的值代入式（14-4），并取电压单位为 kV，波长单位为 nm，可得

$$\lambda_{\min}=\frac{1.242}{U(\text{kV})}\ (\text{nm}) \qquad (14\text{-}5)$$

例题 14-1　X 射线机的管电压为 2×10^5V，求：（1）从阴极射线管发射的电子到达阳极靶面时的速度；（2）连续 X 射线谱的短波极限。

解：（1）设电子到达阳极靶面时的速度为 v，若速度引起的质量变化忽略不计，则电子的质量 m=9.11×10^{-31}kg。而已知 e=1.6×10^{-19}C，U=2×10^5V=200kV，则由式（14-3）可得

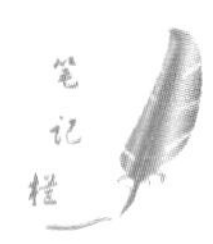

$$v=\sqrt{\frac{2eU}{m}}=\sqrt{\frac{2\times1.6\times10^{-19}\times2\times10^{5}}{9.11\times10^{-31}}}=2.65\times10^{8}(\mathrm{m\cdot s^{-1}})$$

（2）由式（14-5）可得到短波极限为

$$\lambda_{\min}=\frac{1.242}{200}=6.21\times10^{-3}(\mathrm{nm})$$

三、特征X射线谱

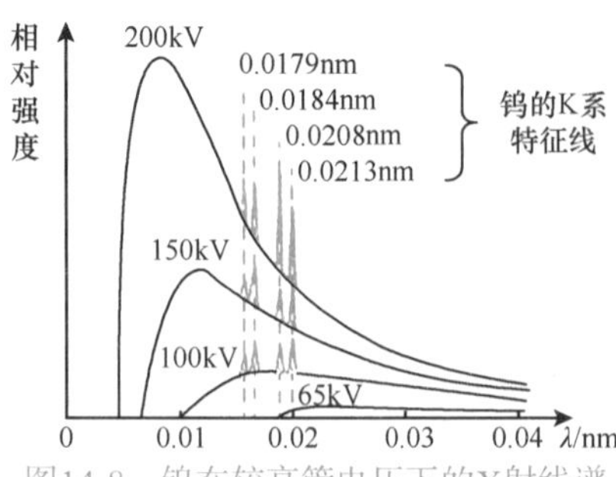

图14-8 钨在较高管电压下的X射线谱

1. 特征（标识）X 射线的产生原理 上面讨论的是钨靶 X 射线管在 50kV 以下只产生连续 X 射线谱的情况。当管电压增加到 70kV 以上时，在连续谱波长为 0.02nm 附近叠加了四条尖锐的谱线，即相对强度曲线上出现了四个尖峰，每条曲线上的四个尖峰位置是固定不变的，这就是线状的特征 X 射线谱，如图 14-8 所示。

这些特征 X 射线是怎样产生的呢？在较高的管电压下，轰击阳极靶的高速电子具有较大的动能。当它进入阳极靶内时，如果它与某个原子的内层电子发生强烈相互作用，就有可能将一部分动能传递给这个电子，使该电子从原子内脱出（或激发到其他较高电子壳层），则在原子的内层出现一个空位，原子处于激发态。这样具有较高能级的电子将会跃迁到这个空位而辐射出特征 X 射线，其射线的能量等于相应跃迁的两个轨道能级差。

如果被轰出的是 K 层电子，则空出的来的位置就会被 L、M 壳层或更外层上的电子填补，这样发出的几条谱线就构成了 K 线系，这些谱线分别用 K_α、K_β、K_γ…表示。如果在 L 壳层出现空位，该空位就可能由 M、N 或 O 壳层的电子填补，这时辐射出的特征 X 射线就是 L 线系，这些谱线分别用 L_α、L_β、L_γ…表示。由于壳层离核越远，轨道能级差越小，因此 L 线系各谱线的波长都比 K 线系的大一些。同理，M 线系的波长又比 L 线系的更大一些。图 14-6 画出了钨的 K 和 L 线系，但图中 K 线系的 4 条谱线因波长很接近而没能分开。图 14-8 只画出钨的 K 线系，而 L、M 等线系在图中没有出现，是由于它们的波长已超出了图中的波长范围。图 14-9 是在原子壳层图上画出的这种跃迁的示意图，但应注意，这些跃迁并不是同时发生在同一个原子中的。

2. 特征 X 射线的特性 由以上分析可见，特征 X 射线的产生是靶原子内层轨道电子跃迁的结果，其射线的能量等于相应跃迁的两个轨道能级差。也就是说，辐射出的特征 X 射线的波长是由相应跃迁的两个轨道来决定的，而与管电压无关。因此，对于固定材料的靶，当管电压增加时，虽然连续谱发生了很大变化，但特征 X 射线的谱线相应的波长位置始终不变，即它们的波长是确定的，也就是特征 X 射线波长只决定于阳极靶材料。不同元素制成的靶，由于原子的轨道情况不同，而具有不同的线状 X 射线谱，因此，这些谱线可以作为相应元素的标识，因此特征 X 射线又称为“标识 X 射线”。另外，原子中各个内层轨道之间的能级差是随着原子序数增加而增大的，因此原子序数越高的元素，其各个特征 X 射线系的波长越短。但对于一定的元素来说，要激发出某些特征 X 射线系，需要有足够高的管电压。

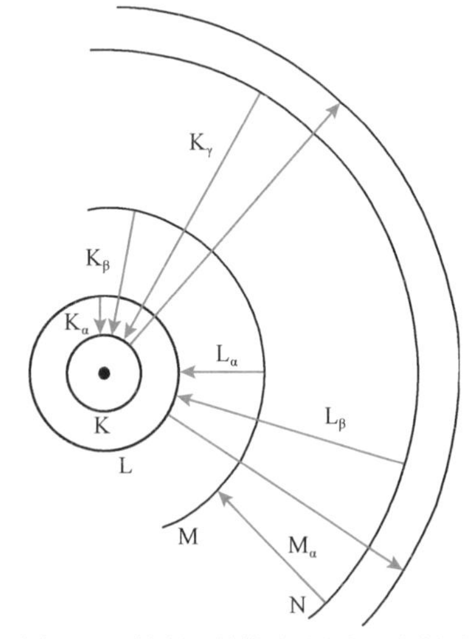

图14-9 特征X射线产生原理示意图

需要指出，医用 X 射线管发出的 X 射线，主要是连续 X 射线，而特征 X 射线在全部 X 射线中所占的比例很少。然而，特征 X 射线对于研究原子的结构、物质的性质和化学元素的分析是很有意义的。目前，微区分析就是用很细的电子束打在样品上，通过样品发出的特征 X 射线来鉴定微区中的元素成分，此技术在医学研究中已得到应用。

第三节 X射线的基本性质

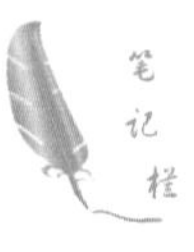

X 射线是波长在 10^{-3}～10nm 范围内的电磁波，和普通光一样，具有反射、折射、干涉、衍射和

偏振等电磁波的一般性质。此外，由于它的波长短、光子的能量大，还具有以下特性。

一、物 理 效 应

1. 电离作用 X 射线照射物质时，会使物质的原子或分子中的电子脱离出来而产生电离作用。在 X 射线的照射下，气体分子由于电离而产生正、负离子，从原来不导电变为导电，其电离电流与 X 射线强度有关，利用此性质可测量 X 射线的强度。电离作用也是 X 射线损伤和治疗的基础。

2. 荧光作用 X 射线照射到某些物质（如磷、铂氰化钡、硫化锌镉、钨酸钙等）时，由于电离或激发，原子或分子处于激发状态，原子回到基态过程中会发出可见的荧光，荧光强弱与 X 射线强度有关。医学上的 X 射线透视，就是利用它的荧光作用来显示 X 射线透过人体后所成的影像。

3. 贯穿本领 X 射线对各种物质都具有一定程度的穿透能力，这种穿透物质的能力与 X 射线光子的能量（或波长）有关，也与物质的原子序数、密度有关。X 射线的波长愈短，光子的能量愈大，穿透能力愈强，即它的贯穿本领就愈大。一定波长的 X 射线，对原子序数或密度大的物质穿透能力差；对原子序数或密度小的物质穿透能力强。医学上利用 X 射线的贯穿本领和对不同物质穿透能力有差别的性质，进行 X 射线透视、摄影和防护。

二、化 学 效 应

X 射线能使多种物质产生光化学反应，如使照相底片感光，感光强弱与 X 射线强度有关。医学上的 X 射线摄影，就是利用此性质对人体某部位拍摄 X 射线照片，使组织影像显示在照相底片上。

三、生 物 效 应

X 射线照射生物机体时，便会产生电离或激发作用，而使生物机体产生各种生物效应，如使组织细胞受到损害、生长受到抑制甚至坏死等。这一效应是医学上放射治疗的基础，也是 X 射线防护中要特别注意的。

第四节 物质对X射线的衰减规律

一、X射线的衰减规律

当 X 射线通过物质时，由于光子与物质中的原子可发生多种相互作用，一部分光子被吸收，其能量转化为其他形式的能量，另一部分光子被物质散射而改变了行进方向，同时也损失一部分能量。因此，X 射线在原来入射方向上的强度衰减了，这种现象称为 X 射线的衰减。

实验表明，单色平行 X 射线束通过物质时，在原来入射方向上的强度衰减服从朗伯定律，即

$$I = I_0 e^{-\mu x} \tag{14-6}$$

式中，I_0 是入射 X 射线的强度；I 是通过厚度为 x 的物质层后射线强度；μ 为线性衰减系数（linear attenuation coefficient）。若厚度 x 的单位为 cm，则 μ 的单位为 cm^{-1}。从上式可知，μ 值愈大，则射线强度在物质中衰减愈快；μ 值愈小，则衰减愈慢。

对于同一种物质而言，密度越大，则单位体积中的原子数越多，与 X 射线光子的相互作用的概率就越大。因此，线性衰减系数 μ 与物质的密度 ρ 成正比，这个比值称为质量衰减系数（mass attenuation coefficient），记为 μ_m，即

$$\mu_m = \frac{\mu}{\rho} \tag{14-7}$$

μ_m 的单位为 $cm^2 \cdot g^{-1}$。由于 μ_m 与物质的密度无关，故对于同一种吸收物质，由固态或液态转变为气态时，尽管它的密度变化很大，但 μ_m 值都相同，这样使用起来比较方便，同时 μ_m 值更便于用来比较各种物质对 X 射线的吸收本领。引进质量衰减系数后，式（14-6）可写为

$$I = I_0 e^{-\mu_m x_m} \tag{14-8}$$

式中，$x_m = x\rho$，为质量厚度（mass thickness），它等于单位面积中厚度为 x 的物质层的质量，单位为 $g \cdot cm^{-2}$。式（14-8）是用质量衰减系数和质量厚度表示 X 射线在物质中的衰减规律。

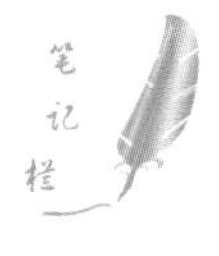

为了描述X射线对物质的贯穿本领，常引用半价层这一物理量。X射线在物质中强度被衰减一半时相应的物质厚度（或质量厚度），称为该种物质的线性半价层（或质量半价层）。如果用 $x_{1/2}$ 和 $x_{m1/2}$ 分别表示线性半价层和质量半价层，则由式（14-6）和式（14-8）可得半价层与衰减系数之间的关系式：

$$x_{1/2} = \frac{\ln 2}{\mu} = \frac{0.693}{\mu} \tag{14-9}$$

$$x_{m1/2} = \frac{\ln 2}{\mu_m} = \frac{0.693}{\mu_m} \tag{14-10}$$

需要指出的是，由于各种物质的衰减系数都与X射线的波长有关，因此以上各式只适用于单色X射线束。含有各种波长成分的连续X射线通过物质时，因为各波长成分的衰减系数不同，它们各自的强度衰减快慢不一样，所以其射线的总强度并不严格地按照单一的指数规律衰减。但在实际的应用中，常常近似地运用指数规律来处理，这样衰减系数应当用各种波长的衰减系数的适当的平均值来代替。

X射线通过物质时强度以指数规律衰减，其微观机制是X射线与物质发生多种相互作用，结果使X射线的强度不断减少。X射线与物质相互作用的方式主要有三种：光电效应、康普顿效应和电子对效应。

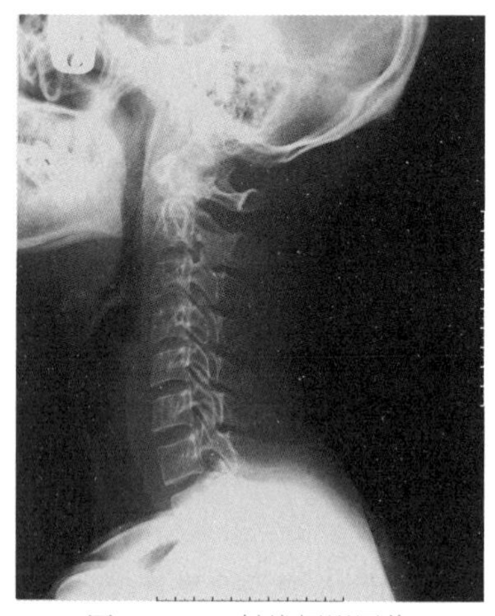

图14-10 X射线摄影图像

案例14-2

图14-10是一幅颈椎的X射线摄影图像，显然，不需要动手术也能清楚地看到受检者的颈椎骨骼分布情况。

问题：这幅图像是怎样形成的？

二、质量衰减系数与波长、原子序数的关系

实验证明，对于医学上常用的低能X射线（光子能量在几十到几百keV之间），各种元素的质量衰减系数可近似地用下式表示：

$$\mu_m = KZ^{\alpha}\lambda^3 \tag{14-11}$$

式中，K 是一个常数；Z 是吸收物质的原子序数；λ 是X射线的波长。指数 α 与吸收物质和X射线的波长有关，其值一般在3～4。对于医学上常用的低能X射线，吸收物质为水、空气和人体组织时，α 可取3.5。若吸收物质由多种元素组成，则其质量衰减系数大约等于其中各元素的质量衰减系数按物质中所含质量比例计算的平均值。由式（14-11）可以得出在医学上有指导意义的两个结论：

1. 原子序数越大的物质，吸收本领越大 这是在医学上利用X射线成像和选取防护材料的物理基础。例如，人体肌肉组织的主要成分是H、O、C等，而骨骼的主要成分是磷酸钙［$Ca_3(PO_4)_2$］。因为Ca和P的原子序数比肌肉组织中任何主要成分的原子序数都高，所以骨骼的质量衰减系数比肌肉组织的大。在X射线摄影或透视时，让强度均匀的X射线穿过肌肉组织和骨骼后，骨骼吸收X射线多，透出的X射线弱，而肌肉组织吸收X射线少，透出的X射线强，这样在底片或荧光屏上就会出现明暗不同的影像，如案例14-2中图14-10所示。在胃肠拍片或透视时，让受检者吞服钡盐，这是因为钡的原子序数较高（钡 Z=56），质量衰减系数较大，吸收本领也较强，可以显示出胃肠影像。铅的原子序数较高（Z=82），质量衰减系数很大，对X射线的吸收本领很强，因此常用铅板和铅制品作为防护X射线的材料。

2. 波长越长的X射线，越容易被吸收 也就是波长越短的X射线，被吸收越少，贯穿本领越大，硬度越大。在临床中应根据实际情况选用合适硬度的X射线，如在X射线诊断中，选用X射线波长较长的软X射线对原子序数或密度差异较小的软组织进行摄影或透视，其影像对比度比用波长较短的硬X射线的效果好。在放射治疗中，在浅部治疗时应选用硬度小的软X射线，而相应使用较低的管电压；在深部治疗时则选用硬度大的硬X射线，而相应使用较高的管电压。

笔记栏

当 X 射线管发出的含有各种波长成分的连续 X 射线进入吸收物体后，长波成分比短波成分衰减得快，从而随着射线进入物体的深度增加，短波成分所占的比例越来越大，平均衰减系数则越来越小，射线谱的范围也变窄了，而射线就越来越硬了，这种现象称为 X 射线的硬化。在用 X 射线进行深部组织诊断或治疗时，那些波长较长的成分容易被皮肤和浅表组织吸收，对诊断或治疗没有帮助，但却增加了副作用，故需要滤除。因此我们常常让 X 射线通过滤线板（用一定均匀厚度的金属片制成），使波长较长的成分被吸收掉，剩下硬度较高、射线谱范围较窄的成分，从而满足实际的需要。临床上通常都选用铝和铜作滤线板，但铜不能单独作滤线板，实际的滤线板一般由铜板和铝板合并组成，在使用时铝板应当放在靠近人体的一侧。这是因为光电效应作用在铜板内能伴随产生光子能量约为 8keV 的特征 X 射线，该射线能增加皮肤的照射量，可用铝板把它吸收掉，而铝板的特征 X 射线的光子能量约在 1.5keV 以下，很容易被空气吸收。

第五节　X射线的医学应用

案例14-3

临床上通常采用钼靶X射线管，在低的管电压下产生的X射线对乳腺进行摄影，获得影像的对比度和清晰度都较好，能为乳腺的良性病变和乳腺癌早期诊断及普查提供有力手段。

问题：

1. 对乳腺进行摄影，为什么通常用钼靶X射线管而不用钨靶？
2. 为什么采用低的管电压下产生的X射线对乳腺进行摄影的效果比较好？

X 射线在医学上的应用，主要有诊断和治疗两个方面。

一、X射线诊断

X 射线在医学诊断学中占据着重要的地位，是医学上不可缺少的主要诊断工具之一。X 射线透视、摄影、X-CT 和数字减影血管造影技术是医学影像诊断中应用最广泛的检查手段。

1. X 射线透视和摄影　由于人体各组织、器官对 X 射线的衰减不同，因此强度均匀的 X 射线穿过人体不同部位后，其透出射线的强度是不一样的。透过人体后强度不同的 X 射线投射到荧光屏上产生明暗不同的影像，这种技术称为 X 射线透视术。如果让透过人体后的 X 射线投射到照相底片上，显像后可观察到不同部位明暗不同的影像，该技术称为 X 射线摄影术。通过 X 射线透视和摄影，可以观察到人体各组织器官的形态、位置及与周围组织的关系，能够分辨出各组织器官中的病灶区位置和大小，从而能诊断人体各部分组织器官是否正常。

X 射线透视可以在现场直接观察，透视时间长些时，还可以观察器官的运动状况，如心脏冠状动脉的搏动、膈肌的运动和胃肠的蠕动等。这种器官的功能性观察对疾病的诊断是很有帮助的。X 射线透视时还可以适当地转动患者，进行多方位的观察，更便于了解病变的空间关系。但 X 射线透视使被检者受到的照射量较大，而显示的影像亮度、对比度和细节分辨能力都较低，为此人们研制出了配有影像增强器的 X 射线透视装置来克服这些缺点，从而大大提高了影像的质量。同时影像增强器输出的图像，可以用小片摄影机、电影摄影机和电视摄像机来记录图像，这样既使 X 射线透视影像可以存储，又可以使 X 射线电影、X 射线电视和遥控得以实现。

X 射线摄影所需 X 射线剂量较 X 射线透视的少，而它的位置分辨能力、对比度和细节分辨能力都较高，照相底片可以永久保存。但 X 射线摄影不如 X 射线透视那样可以在现场直接观察，而需对已感光的照相底片进行显影、定影处理后，才能得到人眼可观察的影像。X 射线摄影与 X 射线透视的成像原理不同，因此在照相底片上影像的黑白与荧光屏上影像的明暗正好相反。例如，吸收 X 射线多的骨骼，在荧光屏上同周围组织相比显示较暗的阴影，而在照相底片上的影像却是白色的。在 X 射线摄影时，因为 X 射线的穿透本领强，故很大部分的射线穿过照相底片而不起感光作用，效率不高。如果在照相底片前后各放置一个紧贴着的荧光屏，就能够使照相底片的感光量大幅度提高，而感光效果更好，这个屏称为增感屏（intensifying screen）。利用增感屏摄影时可以降低 X 射线的强度或缩短摄影时间，而被检者受到的照射量却大大减少。

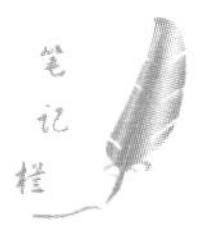

2. 人工造影　人体内某些器官或病灶与周围组织间对 X 射线的衰减本领差别很小，在荧光屏或照相底片上获得的影像都不易分辨，这时需要用人工造影法。人工造影法是给这些器官或组织注

入衰减系数较大或较小的物质，以增大它和周围组织衰减本领的差别，从而获得能够分辨的清晰影像。注入的物质称为造影剂（contrast medium）。造影剂的选用要根据造影部位而定，例如，在胃肠检查时让被检者口服“钡餐”（即硫酸钡），显示动脉造影可向血管注射有机碘，气管造影可将含碘油雾喷入肺内，做关节检查时把空气注入关节腔内等，然后再用 X 射线透视或摄影，从而显示出各器官或组织的影像。

3. 软 X 射线摄影 对密度差异较小的软组织显像，除利用人工造影外，还常用软 X 射线摄影。这是因为物质对 X 射线的衰减系数与 X 射线波长的三次方成正比关系，所以软组织对软 X 射线的吸收量随波长的增大而显著增加。这样对波长较长的软 X 射线来说，软组织各部分的衰减系数差异还是明显的。因此，用软 X 射线对软组织进行摄影，是可以获得明暗对比度明显的影像的。临床上常采用钼靶产生的软 X 射线对女性乳房的疾病进行检查，对乳房的腺体组织、结缔组织、脂肪、血管等细微组织结构，以及乳腺的其他疾病甚至肿瘤的边缘，都有较清晰的显示。

4. 数字减影血管造影技术 要显示人体某一部位的血管影像，也可以利用人工造影法，向受检血管内注入合适的造影剂，就可获得血管的 X 射线影像。但是 X 射线造影所获得的影像中，因血管与骨骼和软组织影像重叠问题，血管影像还是不够清晰。为此，人们研究出了一种数字减影血管造影（digital subtraction angiography，DSA）技术，可以消除骨骼和软组织对影像的影响。DSA 是 X 射线、影像增强、电视摄像、数字电子和计算机等技术相结合的综合系统，它的基本原理是，把透过人体的 X 射线影像先通过影像增强器转变为高亮度的荧光像，然后经电视摄像管处理变成电视信号，再把电视信号进行放大和 A/D 转换后，变成数字化图像，存入图像存储器里。把被检血管注入造影剂之前所获得的图像称为原像，而注入造影剂后所获得的图像称为造影像，这两种图像都是以数字化形式分别存在两个图像存储器里。然后通过计算机把代表造影像和原像的数字量相减，即造影像的数字值减去对应位置的原像的数字值，也就是从造影像中减去原像，使充盈造影剂的血管影像保留下来，而骨骼、软组织等无关组织的影像则被减影除去。这样保留下来的血管数字图像再经过提高对比度和 D/A 转换后，恢复为电视信号，输入显示器显示，就可得到清晰的实时血管影像。DSA 是新一代血管造影的成像技术，现在已广泛地应用于临床。它主要应用于心脏、大血管的检查，对全身各部位血管畸形、血管瘤、血管狭窄、闭塞或发育异常以及肿瘤的血供和染色情况的诊断有独特的作用。同时，DSA 还被广泛应用于介入放射领域，并为介入放射学的飞快发展提供了广阔的前景。

5. X 射线计算机断层成像 X 射线计算机断层成像（X-ray computer tomography，X-CT）简称 CT。1972 年英国的电子工程师亨斯菲尔德（G.N.Hounsfield），在美国物理学家柯马克（A.M.Cormack）1963 年发表的数据重建图像数学方法的基础上，发明了 X-CT，这是继伦琴发现 X 射线以后医学诊断学领域的又一次重大突破，有力地促进了医学影像技术的飞跃发展。亨斯菲尔德和柯马克两人也因此共同获得 1979 年诺贝尔医学或生理学奖。目前，X-CT 在全世界都得到广泛应用。

普通 X 射线透视和摄影的成像，是将人体组织或器官的三维立体结构投影在二维的平面上，这样图像信息相互重叠，分辨率差，尤其是对衰减系数差异不大的组织更难以分辨。然而，X-CT 的成像不同于普通的 X 射线透视和摄影的成像，它是用 X 射线束围绕人体组织或器官的某一层面进行扫描，应用灵敏度极高的探测器测得从各个方向穿过该层面而衰减后的射线强度值，再由电子计算机进行数据处理而得到该层面上各微小区域的 X 射线衰减系数值，然后运用图像重建原理，把不同的衰减系数值转换成不同的灰度而成像，这样就获得了该层面的解剖结构图像。由此可知，X-CT 所获得的图像是由不同的器官、不同密度的各种组织对 X 射线衰减系数的差异而形成的。因为层面可以取得很薄，所以从根本上能够解决图像信息相互重叠的问题，使分辨率大大提高。

1）X-CT 的成像原理

一束单色平行 X 射线通过均匀物质时，其衰减规律为

$$I = I_0 e^{-\mu x}$$

人体不是均匀的物质，它是由许多种不同衰减系数的物质所组成的，因此当 X 射线射到人体内某一部位时，实际上 X 射线已穿过了若干个不同衰减系数的物质层。下面来讨论 X 射线连续穿过不同物质层的衰减情况。为了便于分析，如图 14-11 所示，可以把 X 射线穿过的物质分成许多个足够小的体积元，它们的厚度都为 d，这样各个体积元的物质可看成均匀的（即体积元中各处的 μ 值一样），该体积元称为体素（voxel）。各个体积元的衰减系数分别设为 μ_1、μ_2、… μ_n。入射线强度为 I_0 的单色 X 射线穿过第一个体素后的强度为

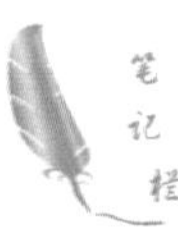

$$I_1 = I_0 e^{-\mu_1 d}$$

而 I_1 又是第二个体素的入射线的强度，则穿过第二个体素后的强度为

$$I_2 = I_1 e^{-\mu_2 d}$$

把 I_1 的表达式代入上式得

$$I_2 = I_0 e^{-\mu_1 d} e^{-\mu_2 d} = I_0 e^{-(\mu_1 + \mu_2)d}$$

以此类推，穿过第 n 个体素后的强度 I_n，也就是穿过图 14-11 中所有体素后的强度 I 为

$$I = I_n = I_0 e^{-(\mu_1 + \mu_2 + \cdots + \mu_n)d}$$

对上式移项后再取对数，可得

$$\mu_1 + \mu_2 + \cdots + \mu_n = \sum_{i=1}^{n} \mu_i = \frac{1}{d} \ln \frac{I_0}{I} \tag{14-12}$$

其中，I_0 和 d 值为已知，I 值可以用探测器测量得到，因此可由上式求出线性衰减系数之和。这就是 X-CT 技术中成像的主要依据。通常把某个方向各个体素衰减系数的总和称为投影值，用 p 表示，则

$$\mu_1 + \mu_2 + \cdots + \mu_n = \sum_{i=1}^{n} \mu_i = \frac{1}{d} \ln \frac{I_0}{I} = p \tag{14-13}$$

由式（14-13）可知，X 射线穿过人体组织后的透射强度与该射线行进方向上各个体素衰减系数的总和有关。不同的透射强度可以反映不同的组织特性，也就是 μ 值不同，这样可以把 μ 值作为一种成像参数。所以，一幅 X-CT 图像实际上是反映某一断层面衰减系数 μ 值的二维分布图像。可见，如何求出层面中每一个体素的 μ 值，是重建 X-CT 断层图像的关键所在。

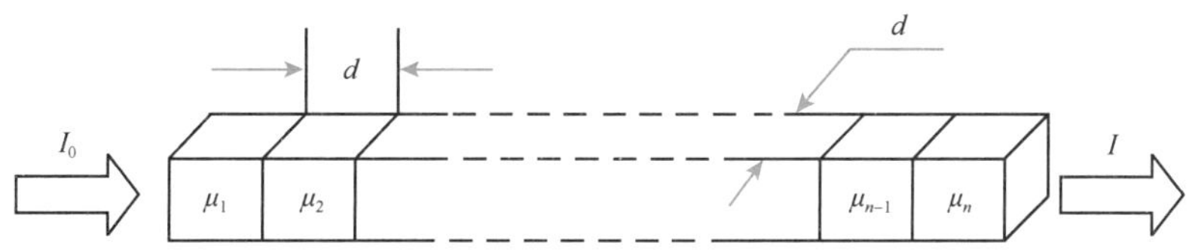

图14-11 X射线穿过n个体素的衰减

如图 14-12 所示，把要观测的层面分成 $k \times n$ 个体素的矩阵阵列，则 μ 的未知数有 $k \times n$ 个，至少需要建立 $k \times n$ 个方程联立求解。在图 14-12（a）中，当 X 射线束平行于水平方向穿过第 1 排体素时，探测器可测出透射的 X 射线强度为 I_1，则由式（14-13）可得到 I_1 与第一排各体素衰减系数的总和有关的一个方程。假如这些体素的 μ 值各不一样，那么只有一个方程，显然是不可能求出各个体素的 μ 值的。同样，当 X 射线束按顺序穿过第 2、3、⋯ n 排体素时，从所测得的 I_2、I_3、⋯ I_n 也不可能求出各排中每个体素的 μ 值。不过，根据 I_1、I_2、I_3、⋯ I_n 的这组数据可得到该特定方向的强度分布值或相应的投影值。为了解决求各体素 μ 值的问题，X-CT 则采用多方向的投射方法来处理。如果把 X 射线源和探测器旋转一小角度（如 1°），再直线同步扫描，则可获得第二个特定方向的投影值。如图 14-12（b）所示，继续旋转，每改变一个角度就记录下该方向的投影值，直到记录足够多的投影值，使建立的方程个数多于或等于体素的数目时，就可以求出各体素的 μ 值，进而达到重建断层图像的要求。

2）X-CT 的图像重建方法

图像重建的数学计算方法主要有：联立方程法、反投影法、滤波反投影法、卷积反投影法、二维傅里叶变换法和迭代法等。

3）X-CT 扫描机

X-CT 扫描机是由 X 射线管、探测器和扫描架等组成的扫描系统。X 射线管和探测器固定在扫描架上，它们可围绕受检者进行同步扫描运动，这种扫描运动形式称为扫描方式。X-CT 机由于使用 X 射线束的不同和探测器数量的不同，因此采用的同步扫描方式也不同，按照其扫描方式可分为六种，或者说可分为六代。螺旋 CT 的出现使医学 CT 技术进入了一个崭新的阶段。

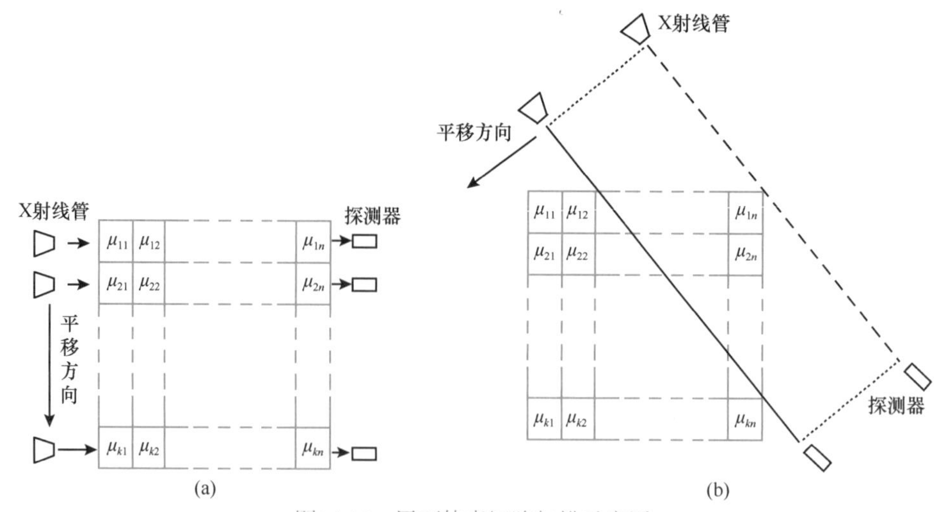

图14-12　层面体素矩阵扫描示意图

(a) $k\times n$ 体素矩阵；(b) X射线源和探测器旋转一小角度再直线扫描

4）*CT* 值和窗口技术

（1）*CT* 值：X-CT 图像是由一定数量自黑到白的不同灰度小面积元构成的，这些小面积元称为像素（pixel）。每个像素的灰度与受检层面相对应体素的衰减系数大小有关。在实际的 CT 图像重建过程中，并不是直接采用衰减系数的大小来进行图像处理的，而是将其转换为一个适当的图像像素值，这种像素值称为 *CT* 值。它是以水的衰减系数$\mu_{水}$作为参考标准来定义的，如果某个组织体素的衰减系数为μ，则与其对应的 *CT* 值由下式给出：

$$CT值=K\frac{\mu-\mu_{水}}{\mu_{水}} \tag{14-14}$$

式中，K 在多数 X-CT 机中规定为 1000；*CT* 值的单位为 HU（hounsfield unit）。规定 $\mu_{水}$ 是能量为 73keV 的 X 射线在水中的衰减系数，$\mu_{水}=19.5\text{m}^{-1}$。这样由上式可得，水的 *CT* 值为 0HU，空气的 *CT* 值接近于−1000HU，致密骨的 *CT* 值接近于 1000HU，而其他人体物质的 *CT* 值在−1000～1000HU，人体组织 *CT* 值可分成 2000 个等级。因此，可以把重建的 CT 图像看成一个 *CT* 值的矩阵，每一个 *CT* 值代表一个像素。

（2）窗口技术：在 X-CT 机中，是把数字（*CT* 值）图像转换成视频图像（即灰度级图像）来进行观测和记录的。把人体组织 *CT* 值的 2000 个等级以不同的灰度级在显示器上都显示出来是没必要的，这是因为人眼能分辨的灰度级范围在 64 个灰度级以内。若在 CT 图像上用 64 个灰度级来反映 2000 个 *CT* 值，则每个灰度级要包含 31HU。这样，假如两种组织的 *CT* 值之差小于 31HU，人眼将不能分辨。为此可以采用窗口技术来解决图像分辨率的问题。所谓窗口技术就是在 2000HU 的范围内，把需要细微观测的区域的 *CT* 值提取出来，由显示器的全部灰度级来显示。这样就可获得高对比度的图像，使 *CT* 值差别小的组织能被分辨。在 CT 成像中，常用窗位（window level）表示显示器所显示的中心 *CT* 值位置；用窗宽（window width）表示显示器所显示的 *CT* 值范围；用窗口（window）表示窗宽的上限和下限的范围。调节窗位和窗宽，可以把任一段 *CT* 值扩展到整个灰度级范围。例如，肝脏的某部位的 *CT* 值为+48HU，若要观测其细微结构，可把窗位选在+48HU，窗宽选为 100HU。这时显示器上即把+48HU 上下自−2HU 到 98HU 范围内的 100 个 *CT* 值用 64 个灰度级显示出来，因此每个灰度级相应于 1.5HU。显然，只要两个组织的 *CT* 值相差大于 1.5HU，就能够被分辨。由此可知，利用窗口技术，可以大大提高图像分辨率。

5）X-CT 的医学应用

X-CT 为医学诊断疑难疾病提供了一种无创伤、无痛苦、快速、方便、安全的诊断手段。它能鉴别人体组织器官的密度微小差异，可显示人体每个部位断层图像，能够从根本上克服传统 X 射线透视摄影中图像重叠的缺点。若利用各个层面的图像数据及三维成像软件，还可以显示器官的立体影像。CT 图像具有很高的空间分辨率和密度分辨率，能清晰地显示病变部位的解剖学结构，并能对病变做定性和定量的分析。现在利用 X-CT 对人体各个部位都可以进行检查，特别是对于辨别良性或恶

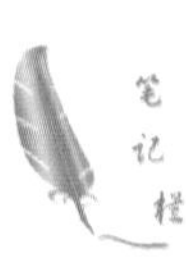

性肿瘤，具有较高的诊断价值。因此，X-CT 在医学领域上发挥着相当重要的作用，它是医学影像诊断的重要工具之一。图 14-13 为肝脏 X-CT 影像。

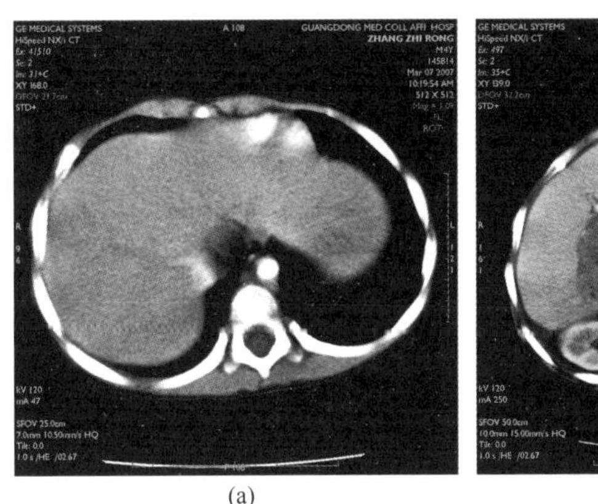

(a)

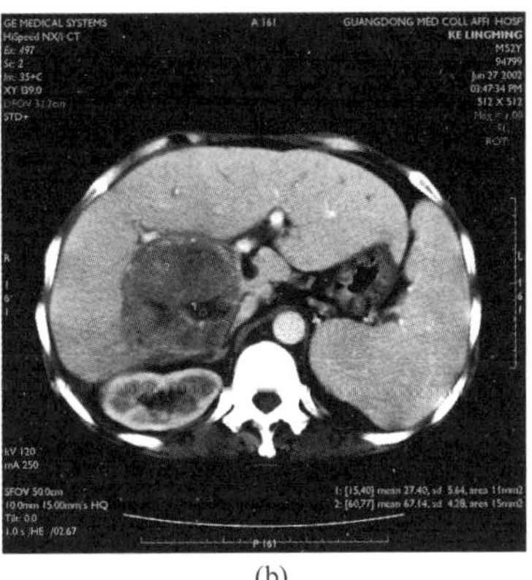

(b)

图14-13　肝脏X-CT影像

(a)正常肝脏；(b)肝癌

二、X射线治疗

X 射线应用于治疗，主要依据其生物效应。当人体组织细胞受 X 射线照射时，它的一些分子或原子会电离和激发，引起某些生物化学的变化，从而诱发出一系列的生物效应，使人体组织细胞受到损伤和破坏。研究指出，X 射线对分裂活动旺盛的组织或正在分裂的细胞破坏作用更大。癌细胞的特点是分裂很旺盛，因此用 X 射线照射能够抑制它的生长或使它坏死，进而达到治疗癌症的目的。目前，X 射线在临床治疗中主要用于治疗恶性肿瘤，但不同的恶性肿瘤对 X 射线的敏感性差异很大，一般可分为三类：①对 X 射线敏感性高的肿瘤，如恶性淋巴瘤、白血病、胚胎性癌和精原细胞瘤等；②对 X 射线中度敏感性的肿瘤，如皮肤和黏膜的鳞状细胞瘤、恶性腺瘤和鼻咽癌等；③对 X 射线不敏感的肿瘤，如肉瘤、神经胶质瘤等。对敏感度高的肿瘤，放射治疗效果较好，至少可以抑制它生长。敏感度低或对 X 射线不敏感的肿瘤，一般不宜用 X 射线治疗。但要注意，肿瘤对 X 射线的敏感度与治愈程度并不完全一致，X 射线治愈率高的是对 X 射线中度敏感性的肿瘤。

X 射线治疗方案的设计是一个很重要而又复杂的问题，不但要根据肿瘤的性质、深度和大小来精确地计算给予患者肿瘤和正常组织的照射量，还要及时准确地测定和调节治疗机输出的射线量等。这是因为照射量过少不能达到治疗目的，而过多又会给人体造成很大的伤害，甚至引起某些致命的疾病。研究表明，只要照射量有 5%～10%的误差，就会对治疗效果产生不可忽视的影响。

在治疗上，常用的 X 射线设备有普通 X 射线治疗机和“X-刀”。普通 X 射线治疗机与常规摄影 X 射线机的结构基本一样，只是采用了大焦点的 X 射线管，利用 X 射线对癌细胞有更大破坏作用的特性进行照射治疗，常用于治疗皮肤和较表浅部位的肿瘤。“X-刀”并不是真正的手术刀，而是一种立体定向适形放射治疗设备。它是利用直线加速器产生的高能 X 射线替代手术刀，通过高精度的立体定位和立体定向的方法，采用半圆弧等中心聚焦技术原理，在计算机精确控制下，通过不在一个平面上的多个弧形旋转照射，使射线聚集在中心点（肿瘤病灶区）实施高剂量单次或较高剂量分次的立体照射治疗，其照射的形状在三维立体的多个面与肿瘤形状吻合，聚集照射的病灶区剂量很高，而肿瘤周边的正常组织剂量急剧降低，剂量曲线从内向外陡然下降，病灶区与正常组织的剂量界线分明，像刀切的一样，将正常组织排除在高剂量照射区之外。这样“X-刀”在最大限度地摧毁肿瘤细胞的同时，肿瘤周围正常组织得到了保护，从而减少了放疗并发症，图 14-14 是“X-刀”的照射治疗示意图。“X-刀”改变了传统放疗靶区定位不够精确、剂量计算误差大的历史，达到了精确定位、精确计划、精确照射、剂量分布与肿瘤形状一致、疗效好、副作用小、疗程短、不开刀、不出血、方便患者、减少痛苦的综合目标，是放射治疗肿瘤技术上的高科技革命。它可应用于各器官、组织肿瘤的放射治疗。

笔记栏

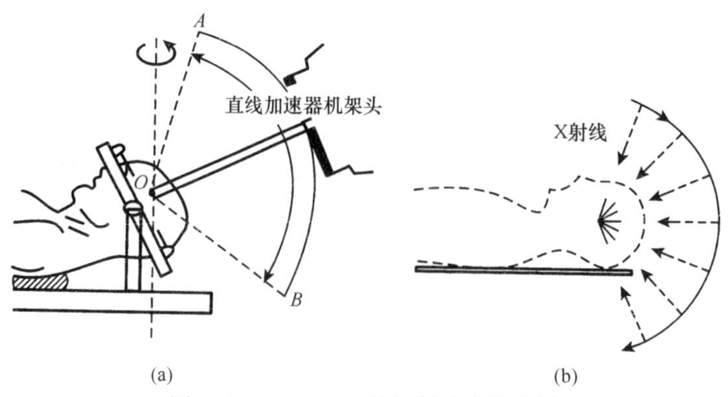

图14-14 “X-刀”的照射治疗示意图

(a)病灶固定于等中心点；(b)直线加速器输出X射线照射病灶

习题十四

14-1 X 射线的产生需具备什么必要条件？

14-2 X 射线产生装置主要包括哪些部分？它们各起什么作用？

14-3 X 射线管工作电压为 250kV，电流为 40mA，产生 X 射线的效率为 0.7%。如果该 X 射线管连续工作，问靶上每分钟会产生多少热量？ [595.8kJ]

14-4 什么是实际焦点？什么是有效焦点？什么情况下用小焦点？什么情况下用大焦点？

14-5 什么是 X 射线的强度和硬度？如何调节？

14-6 连续 X 射线和短波极限是怎样产生的？

14-7 特征 X 射线是怎样产生的？它的波长由什么决定？

14-8 设 X 射线管的管电压为 100kV，求 X 射线的短波极限和它的最大光子频率、能量。

[1.242×10^{-11}m；2.42×10^{19}Hz；1.6×10^{-14}J]

14-9 X 射线的本质是什么？它具有哪些特性？

14-10 波长为 0.157nm 的 X 射线在氯化钾晶体上产生二级像的掠射角为 30°，试求晶格常数值。

[0.314nm]

14-11 X 射线穿过某种介质后，它的强度衰减为原来的 5%，则介质的厚度相当于多少个半价层？

[4.32 个]

14-12 设密度为 $2\text{g}\cdot\text{cm}^{-3}$ 的物质对某 X 射线的质量衰减系数为 $0.04\text{cm}^2\cdot\text{g}^{-1}$，求该 X 射线束穿过 0.1cm、1cm、10cm 的吸收层后的强度为原入射强度的百分数。 [99.2%；92.3%；44.9%]

14-13 对波长为 0.154nm 的 X 射线，铝的衰减系数为 132cm^{-1}，铅的衰减系数为 2610cm^{-1}。要和 1mm 厚的铅层得到相同的防护效果，铝板的厚度应为多大？ [19.8mm]

14-14 滤线板对 X 射线起什么作用？为什么铜不能单独作滤线板？当同时使用铝和铜作滤线板时，应按什么顺序放置，为什么？

14-15 X-CT 与普通 X 射线透视的成像方法有何不同？X-CT 具有哪些显著的优点？

14-16 设有一个 2×2 的图像矩阵，其中像素的 *CT* 值为 8、5、6、9，试用反投影法重建该图像矩阵。

14-17 已知某病灶与周围正常组织的 *CT* 值相差 550HU，试问这两种组织的μ值相差多少？以水的衰减系数作为参考标准（$\mu_水=19.5\text{m}^{-1}$）。 [10.73]

14-18 如果窗宽为 600HU，窗口上限为 500HU，则窗位为多少？可观测的 *CT* 值范围为多少？

[200HU；−100～500HU]

（吉 强）

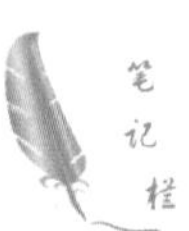

第十五章　原子核和放射性

本章电子资源

教学要求：

1. 记忆放射性核素的衰变类型、衰变规律、半衰期、放射性活度。
2. 理解原子核的基本性质、射线与物质的相互作用。
3. 运用放射性核素的特点与衰变规律了解辐射剂量与防护、放射性核素在医学上的应用。

原子核物理学是研究原子核的性质、结构和变化规律的科学，它的发展和应用涉及工业、农业、医药等许多领域。医学领域中的核医学、核素显像、磁共振成像等都涉及原子核物理学的知识。

本章从原子核的基本性质出发讨论原子核的衰变规律、射线与物质的相互作用、辐射剂量与防护及放射性核素的医学应用。

第一节　原子核的基本性质

一、原子核的组成

1. 中子-质子模型　原子核（nucleus）由质子（proton）和中子（neutron）组成。质子和中子统称为核子（nucleon）。质子带正电，其所带电量与核外电子所带电量大小相等。中子不带电。通常用 A 表示原子核中的核子数，也称原子核的质量数（mass number），用 Z 表示质子数，用 N 表示中子数，即 $A=Z+N$。由于原子是电中性的，所以质子数 Z 等于核外电子数，也等于该原子的原子序数。原子核常用符号 ${}_{Z}^{A}\mathrm{X}$ 表示，其中 X 表示原子核的元素符号。例如，氦核里有 2 个质子和 2 个中子，符号表示为 ${}_{2}^{4}\mathrm{He}$。由于各元素的原子序数 Z 是一定的，所以通常可以不写。例如，原子核里有 6 个质子和 6 个中子的碳，符号表示为 ${}^{12}\mathrm{C}$。

2. 核素　一类具有确定质子数、核子数和能量状态的中性原子称为核素（nuclide）。目前为止，自然界发现了 109 种元素，而人们已经得到的核素有 2000 多种。原子核里有 6 个质子和 7 个中子的碳原子，称为碳-13 核素，符号表示为 ${}^{13}\mathrm{C}$。${}^{16}\mathrm{O}$、${}^{17}\mathrm{O}$、${}^{18}\mathrm{O}$ 是三种独立的核素。质子数相同而中子数不同的核素称为同位素（isotope）。如 ${}^{12}\mathrm{C}$ 与 ${}^{13}\mathrm{C}$ 是碳的同位素；${}^{16}\mathrm{O}$，${}^{17}\mathrm{O}$ 与 ${}^{18}\mathrm{O}$ 是氧的同位素等。同位是指各核素在元素周期表中处于同一位置，即相同的原子序数。同位素的化学性质基本相同，但物理性质却有很大不同。原子核与原子一样具有分立的能级，原子核可以处在不同的能量状态，在一定条件下，可以产生能级跃迁。质子数和中子数都相同，但能量状态不同的核素称为同核异能素（isomer），如处于激发态的核素 ${}_{54}^{131m}\mathrm{I}$（m 表示处于激发态）和处于基态的核素 ${}_{54}^{131}\mathrm{I}$。质子数不同而质量数相同的核素称为同量异位素（isobar），如 ${}_{6}^{14}\mathrm{C}$ 和 ${}_{7}^{14}\mathrm{N}$。

3. 核力　核中质子间的距离非常小，它们之间的库仑斥力很大，中子又不带电，因而必然存在一种很强的引力把所有核子结合在极小的空间里，这种力不是电磁力，也不是万有引力，而是一种新的力。这种核子之间存在的特殊引力称为核力（nuclear force）。核力使核子结合成原子核。核力具有下列重要性质：它是强相互作用力，比电磁力和万有引力大得多；它是短程力，作用距离为 10^{-15}m 的数量级；它具有饱和性，即每个核子只跟它相邻近的核子间才有核力作用，且与核子是否带电无关。

二、原子核的质量与密度

核子的质量很小，为了表示方便，国际上常用 ${}_{6}^{12}\mathrm{C}$ 原子质量的 1/12 为度量单位，称为原子质量单位，记做 u，即

$$1\mathrm{u}=\frac{1}{12}m({}_{6}^{12}\mathrm{C})=1.660566\times10^{-27}\,\mathrm{kg}$$

质子和中子的质量分别是 $m_{\mathrm{p}}=1.007276\mathrm{u}$，$m_{\mathrm{n}}=1.008665\mathrm{u}$，它们相差很小。用原子质量单位度量原子或原子核质量时，其数值接近于核子数 A，所以整数 A 也称为原子核的质量数。

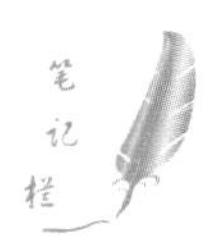

原子核的大小可由实验测定。原子核接近于球形，通常用核半径表示原子核的大小。核半径是

指核力的作用范围或核内电荷分布的范围，而不是几何半径。实验证明原子核的半径 R 与核质量数 A 的近似关系可表示为

$$R = R_0 A^{\frac{1}{3}} \tag{15-1}$$

式中，R_0 为一常数，通常取 $R_0 = 1.2\times10^{-15}\text{m}$ 。

在一些近似计算中，可以用 Au 代替原子核的质量 m_N，原子核的体积为 $V = 4\pi R^3/3$ ，那么原子核的平均密度 ρ 为

$$\rho = \frac{m}{V} \approx \frac{m_\text{N}}{\frac{4}{3}\pi R_0^3 A} \approx \frac{1.660566\times10^{-27}A}{\frac{4}{3}\pi(1.2\times10^{-15})^3 A} \approx 2.3\times10^{17}\text{kg}\cdot\text{m}^{-3} \tag{15-2}$$

由式（15-2）可知，原子核是高密度物质。各种原子核的密度是大致相同的。

三、原子核的质量亏损与结合能

原子核是由核子组成的，它的质量应等于全部核子质量之和。但精确计算表明，构成原子核的核子质量之和大于原子核的质量，两者的差称为质量亏损（mass defect）。用 m_N 表示核的质量则质量亏损为

$$\Delta m = [Zm_\text{p} + (A-Z)m_\text{n}] - m_\text{N} \tag{15-3}$$

由爱因斯坦的相对论可知，一个系统的质量变化 Δm 时对应有能量变化 ΔE 。核子结合成原子核时有质量亏损，所以在结合过程中有能量释放。自由核子结合成原子核时放出的能量称为原子核的结合能（binding energy），用 ΔE 表示，即

$$\Delta E = [Zm_\text{p} + (A-Z)m_\text{n} - m_\text{N}]c^2 = \Delta mc^2 \tag{15-4}$$

核子结合成原子核时放出的能量越多，结合能越大。

1u 的质量相当的能量为

$$E = 1\text{u}c^2 = 931.5\text{MeV} \tag{15-5}$$

四、原子核的稳定性

从原子核的结合能大小判定原子核的稳定性并不充分，核子越多的原子核结合能越大，但并不是越稳定。原子核的稳定性通常用比结合能来描述。比结合能（specific binding energy）就是每个核子的平均结合能，用 ε 表示，即

$$\varepsilon = \frac{\Delta E}{A} \tag{15-6}$$

式（15-6）中，ΔE 和 A 分别表示原子核的结合能和核子数。比结合能越大的原子核越稳定。

图 15-1 给出了某些核素的比结合能与核子数的关系。由图可知，轻核和重核的比结合能较小；轻核的比结合能还随核子数有周期性变化，凡是 A 等于 4 的整数倍的核，比结合能有极大值；中等质量数的核，比结合能较大，最稳定。当 ε 较小的原子核变为 ε 较大的原子核时，有结合能释放出来。因此，轻核聚变和重核裂变时都释放出能量。

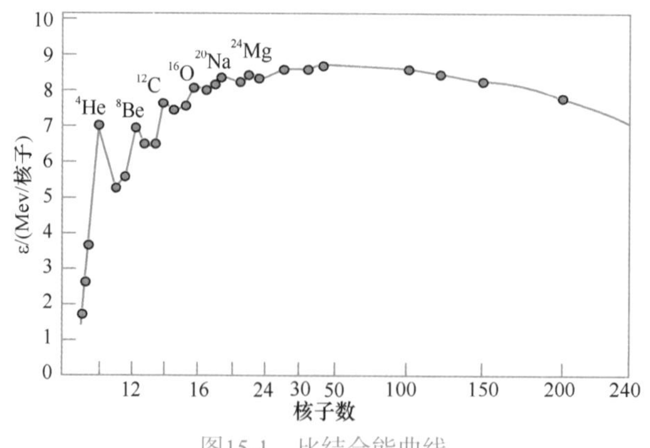

图15-1 比结合能曲线

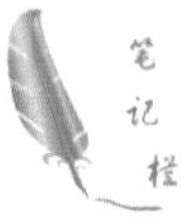

实验表明，原子核的稳定性还与核内质子和中子之间的比例有着密切的关系。中子数过多或过

少都是不稳定的。当核子数多于 209 时，无论 Z 与 N 是什么比值，都不能组成稳定的核。另外，原子核的稳定性会随着核内质子数和中子数的增加而出现周期性的变化。当质子数或中子数为 2、8、20、28、50、82、126 等数值时核特别稳定，这些数被称为幻数。这是因为这些核的核外电子分布刚好填满一个壳层，此时它们彼此结合得就比较紧密，核就比较稳定。

原子核的稳定性还与核内质子数和中子数的奇偶性有关，偶偶核最稳定，其次是奇偶核和偶奇核，奇奇核最不稳定。

第二节　原子核的衰变类型

不稳定的原子核将通过某种方式向相对稳定的核转变，放出 γ 光子和 α 、β 等粒子，同时向外释放能量，这种释放粒子和能量的性质称为放射性（radioactivity）。具有放射性的核素称为放射性核素（radioactive nuclide）。放射性核素通过放出某种粒子（射线）变成另一种核素，这种现象称为原子核的放射性衰变（radioactive decay），简称核衰变（nuclear decay）。

根据衰变时放射出粒子的种类不同，核衰变主要分为三种类型，即 α 衰变、β 衰变和 γ 衰变。无论何种衰变类型，在衰变过程中质量、电荷、动量、核子数和能量等物理量守恒。

一、α 衰 变

放射性核素放射出 α 粒子而衰变成另外一种核素的过程称为 α 衰变。α 粒子即氦核，由 2 个质子和 2 个中子组成。

通常把衰变前的原子核称为母核，用 X 表示，衰变后的原子核称为子核，用 Y 表示。衰变过程中所释放出的能量称为衰变能，用 Q 表示，不同核素 Q 值不同。α 衰变的过程可表示为

$$^{A}_{Z}\mathrm{X} \longrightarrow {}^{A-4}_{Z-2}\mathrm{Y} + {}^{4}_{2}\mathrm{He} + Q \tag{15-7}$$

可见 α 衰变后形成的子核较母核原子序数减少 2，质量数减少 4。例如，$^{226}_{88}\mathrm{Ra}$（镭）的 α 衰变过程可表示为

$$^{226}_{88}\mathrm{Ra} \longrightarrow {}^{222}_{86}\mathrm{Rn} + {}^{4}_{2}\mathrm{He} + Q$$

用图表示衰变过程，称为衰变纲图。图 15-2 给出了 $^{226}_{88}\mathrm{Ra}$ 的 α 衰变纲图。

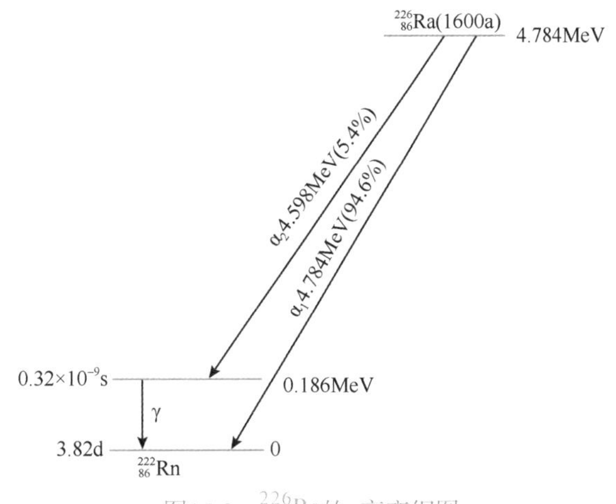

图15-2　$^{226}_{88}\mathrm{Ra}$的α衰变纲图

实验表明，大部分核素放出的 α 粒子能量不是单一的，而是有几组不同的分立值，说明原子核内也存在能级，且能量是量子化的。母核发生 α 衰变时可以直接衰变到子核的基态，也可以先衰变到子核的激发态，处于激发态的子核再向基态跃迁，放出 γ 射线。γ 射线是光子，不带电，无静止质量，它的发出不改变原子核的电荷，对质量的影响亦极微小。$^{226}_{88}\mathrm{Ra}$ 衰变过程中放出三种不同能量的 α 粒子，同时伴随有 γ 射线产生。

二、β 衰 变

β 衰变是放射性核素放射出 β 粒子或俘获轨道电子而衰变成另外一种核素的过程。它主要包括

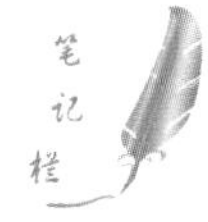

β^-衰变、β^+衰变和电子俘获（electron capture，EC）三种形式。

1. β^-衰变 β^-衰变是母核自发地放出一个 β^-粒子和一个反中微子$\overline{\nu}$，衰变成原子序数加 1 而质量数不变的子核。β^-衰变的过程可表示为

$$ {}_{Z}^{A}X \longrightarrow {}_{Z+1}^{A}Y + {}_{-1}^{0}e + \overline{\nu} + Q \tag{15-8} $$

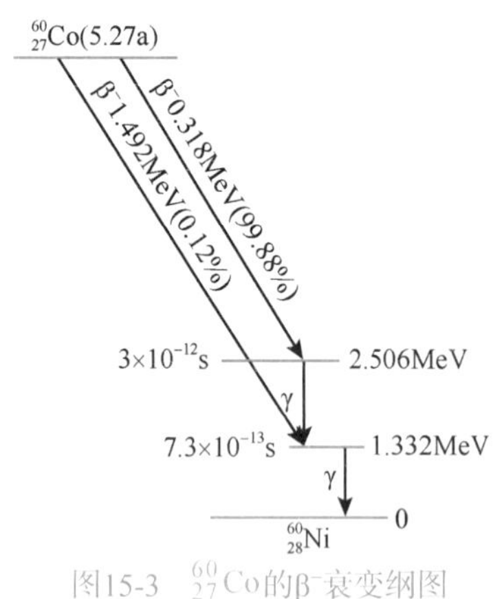

图15-3 ${}^{60}_{27}$Co的β^-衰变纲图

式中，${}_{-1}^{0}e$是β^-粒子，即通常所指的电子；$\overline{\nu}$是反中微子，它是中微子ν的反粒子，不带电，静止质量几乎为零。医学上常用放射源${}^{60}_{27}Co$治疗肿瘤，它发生的就是 β^-衰变，同时伴随有γ射线产生，如图 15-3 所示。

原子核中并不存在电子，衰变后却放出电子流，这是核内的中子转变为质子（留在核内）同时放出一个电子和一个反中微子而形成。中子转变成质子的过程可表示为

$$ n \longrightarrow p + {}_{-1}^{0}e + \overline{\nu} + Q \tag{15-9} $$

2. β^+衰变 β^+衰变是母核自发地放出一个 β^+粒子和一个中微子ν，而衰变成原子序数减 1 而质量数不变的子核。β^+衰变过程可表示为

$$ {}_{Z}^{A}X \longrightarrow {}_{Z-1}^{A}Y + {}_{+1}^{0}e + \nu + Q \tag{15-10} $$

式中，${}_{+1}^{0}e$是β^+粒子，即正电子；ν是中微子，不带电，静止质量几乎为零。

原子核中并不存在正电子，衰变后却放出正电子，这是因为核内的质子转变为中子（留在核内）同时放出一个正电子和一个中微子而形成。质子转变成中子的过程可表示为

$$ p \longrightarrow n + {}_{+1}^{0}e + \nu + Q \tag{15-11} $$

3. 电子俘获 原子核俘获了与它最接近的内层电子，使核内的一个质子转变为一个中子，同时放出一个中微子。电子俘获的过程可表示为

$$ {}_{Z}^{A}X + {}_{-1}^{0}e \longrightarrow {}_{Z-1}^{A}Y + \nu + Q \tag{15-12} $$

若母核俘获电子是 K 层电子称为 K 俘获，俘获的电子是 L 层的称为 L 俘获。由于 K 层电子最靠近原子核，所以 K 俘获最容易发生。当 K 层电子被俘获后，就留下一个空位，外层高能级电子很容易来填充这个空位，产生能级跃迁，能量以特征 X 射线形式释放出来，也可能把能量直接传递给同一能级的电子，使它脱离原子核的束缚，成为自由电子，这种现象称为俄歇效应。这些被放出来的电子称为俄歇电子（Auger electron）。

三、γ衰变和内转换

各种类型的核衰变所形成的子核及吸收光子或者受快速粒子轰击的原子核往往处于激发态，原子核从激发态向较低能态或基态跃迁时发射γ光子的过程，称为γ衰变。由上述可知，原子核发生α衰变、β衰变时通常放出γ光子，即伴随γ衰变。γ衰变的过程可表示为

$$ {}_{Z}^{Am}X \longrightarrow {}_{Z}^{A}X + \gamma + Q \tag{15-13} $$

其中，${}_{Z}^{Am}X$表示处于激发态原子核；${}_{Z}^{A}X$表示处于基态原子核。

处于激发态的原子核还有另外一种释放能量的方式，即原子核由激发态向基态跃迁时并不发出γ射线，而是把全部能量都传递给核外电子，使其脱离原子核的束缚而成为自由电子，这一过程称为内转换（internal conversion）。释放的电子称为内转换电子（internal conversion electron）。内转换过程由于释放电子而在原子的内壳层出现空位，外层电子将会填充这个空位，因此会同电子俘获一样发射特征 X 射线或俄歇电子。

第三节　原子核的衰变规律

一、衰 变 规 律

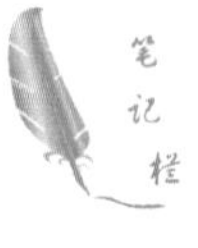

实验表明，放射性核素在发生衰变时，并不是同时发生，而是有先有后。由于放射性核素的不断衰变，母核的数量会不断减少。衰变速率与它们所处的物理和化学环境有关，而且遵守统计性规

律。设 t 时刻存在的原子核数目为 N，在 $\mathrm{d}t$ 时间内发生衰变的母核数目为 $-\mathrm{d}N$，负号表明原子核的减少。实验证明，衰变速率 $-\mathrm{d}N/\mathrm{d}t$ 与 t 时刻存在的原子核数目 N 成正比，即

$$-\frac{\mathrm{d}N}{\mathrm{d}t}=\lambda N \tag{15-14}$$

式中，λ 为衰变常数（decay constant），是反映核衰变快慢的物理量，其物理意义是每个放射性原子核在单位时间内发生衰变的概率。对式（15-14）分离变量并进行积分，得

$$\int\frac{\mathrm{d}N}{N}=-\lambda\int\mathrm{d}t$$

$$\ln N=-\lambda t+C \tag{15-15}$$

设 $t=0$ 时刻放射性原子核的数目为 N_0，代入上式得 $C=\ln N_0$，将 C 代入式（15-15）得

$$N=N_0\mathrm{e}^{-\lambda t} \tag{15-16}$$

式（15-16）表明，放射性原子核的数目随时间的增长按指数规律衰减。

二、半　衰　期

1. 半衰期　放射性核素衰变的快慢常用半衰期来表示。放射性核素衰变至其原有核数的一半所需的时间，称为半衰期（half life period），亦称为物理半衰期，用 T 表示。相应的衰变常数称为物理衰变常数。根据式（15-16）可得

$$N=\frac{N_0}{2}=N_0\mathrm{e}^{-\lambda T}$$

整理上式得

$$T=\frac{\ln 2}{\lambda}=\frac{0.693}{\lambda} \tag{15-17}$$

T 与外界因素无关，只决定于放射性核素自身的性质。式（15-16）衰变定律亦可用半衰期表示为

$$N=N_0\left(\frac{1}{2}\right)^{t/T} \tag{15-18}$$

在核医学中，放射性原子核引入人体或生物体内时，放射性原子核的数目除按物理衰变规律减少外，还会由于生物体的代谢使原子核的数目不断减少。因此，生物机体内放射性核素数目的减少比单纯的核衰变要快。我们定义单位时间内由人体代谢而产生的原子核减少的概率为生物衰变常数（biological decay constant），用 λ_b 表示。由于生物体的代谢而产生的放射性原子核数目减少一半所需的时间称为生物半衰期（biological half life），用 T_b 表示。

$$\lambda_b=\frac{\ln 2}{T_b} \tag{15-19}$$

在生物机体内的放射性原子核由于本身衰变和被人体代谢排出体外使实际数目减少一半所需的时间，称为有效半衰期（effective half life），用 T_e 表示。对应的衰变常数称为有效衰变常数（effective decay constant），用 λ_e 表示。

$$\lambda_e=\lambda+\lambda_b \tag{15-20}$$

$$\frac{1}{T_e}=\frac{1}{T}+\frac{1}{T_b} \tag{15-21}$$

则衰变定律可写为

$$N=N_0\mathrm{e}^{-(\lambda+\lambda_b)t}=N_0\mathrm{e}^{-\lambda_e t} \tag{15-22}$$

或

$$N=N_0\left(\frac{1}{2}\right)^{t/T_e} \tag{15-23}$$

例题 15-1　给患者服用 $^{59}_{26}\mathrm{Fe}$ 标记的化合物来检查血液的病理状况。已知 $^{59}_{26}\mathrm{Fe}$ 的半衰期为 46.3d，9d 后测得人体内放射性原子核数量的相对残留量为 79%，求 $^{59}_{26}\mathrm{Fe}$ 的有效半衰期和生物半衰期。

解：根据式（15-23）得

$$\frac{N}{N_0}=\left(\frac{1}{2}\right)^{t/T_e}=\left(\frac{1}{2}\right)^{9/T_e}=79\%$$

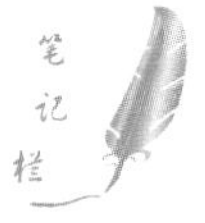

得 ${}^{59}_{26}$Fe 有效半衰期

$$T_e \approx 27(\mathrm{d})$$

由式（15-21）得

$$\frac{1}{T_b}=\frac{1}{T_e}-\frac{1}{T}=\frac{1}{27}-\frac{1}{46.3}=0.0154(\mathrm{d}^{-1})$$

得 ${}^{59}_{26}$Fe 的生物半衰期

$$T_b = 65(\mathrm{d})$$

2. 平均寿命 放射性原子核发生衰变早晚不一，寿命不同，所以常用平均寿命（mean life）来表征放射性核衰变的快慢，它是指放射性核平均存在的时间值，用 τ 表示。设 t=0 时有放射性核素 N_0 个，t 时刻还有 N 个原子核没有发生核衰变，在 $t\sim t+\mathrm{d}t$ 时间内发生衰变的核的寿命都为 t，则平均寿命

$$\tau=\frac{1}{N_0}\int_0^{\infty}-\mathrm{d}Nt=\frac{1}{N_0}\int_0^{\infty}\lambda Nt\mathrm{d}t=\frac{1}{N_0}\int_0^{\infty}N_0\mathrm{e}^{-\lambda t}\lambda t\mathrm{d}t=\frac{1}{\lambda}\int_0^{\infty}\mathrm{e}^{-\lambda t}(-\lambda t)\mathrm{d}(-\lambda t)$$

对上式积分得

$$\tau=\frac{1}{\lambda}=\frac{T}{\ln 2} \tag{15-24}$$

由式（15-24）可知，平均寿命是衰变常数的倒数，衰变常数越大，衰变越快，平均寿命也越短。

三、放射性活度

在原子核物理中，除了有反映核衰变快慢的物理量外，还有反映核放射性强弱的物理量，就是放射性活度（radioactivity），它定义为放射性原子核在单位时间内发生衰变的核数，用 A 表示。

$$A=-\frac{\mathrm{d}N}{\mathrm{d}t}=\lambda N=\lambda N_0\mathrm{e}^{-\lambda t}=A_0\mathrm{e}^{-\lambda t} \tag{15-25}$$

式中，A_0 是 t=0 时刻的放射性活度。放射性活度随时间变化的规律也是指数衰减规律。将 $\lambda=\ln 2/T$ 代入上式，可得放射性活度的另一表示式

$$A=A_0\left(\frac{1}{2}\right)^{t/T} \tag{15-26}$$

在 SI 单位制中，放射性活度的单位是贝可（Becquerel，Bq），1Bq=1s^{-1}，表示每秒内有 1 次核衰变。

在理解和应用放射性活度时应注意：①由 $A=\lambda N=N/\tau$ 知，当 N 一定时，短寿命的核素放射性活度大；当 A 一定时，即满足体外测量的活度一定时，短寿命的核素引入体内的核的数量少。所以在临床上应用核技术时尽量用短寿命核素，可以减少放射性核素在人体的残留量，进而减少辐射对人体的伤害。②当核素一定时，即 λ 一定，$A\propto N$，放射性活度正比于核素的数量，即在体外测得的放射性活度值正比于体内对应投影位置上的放射性核素数目，这是核素显像的基本原理之一。③在放射性治疗中也会用到质量活度（比活度）的概念，即单位质量放射源的放射性活度称为质量活度，单位为 Bq · kg^{-1}。

例题 15-2 某一放射源在 t=0 时的放射性活度为 8000Bq，10min 后放射性活度为 1000Bq，求：（1）该放射源的衰变常数和半衰期；（2）1min 后的放射性活度。

解：（1）由 $A=\lambda N$，得 t=0 时，

$$A_0=\lambda N_0=8000(\mathrm{Bq})$$

t=10min 时，$A=\lambda N=\lambda N_0\left(\frac{1}{2}\right)^{\frac{10}{T}}=8000\left(\frac{1}{2}\right)^{\frac{10}{T}}=1000(\mathrm{Bq})$

后式比前式得

$$\frac{A}{A_0}=\left(\frac{1}{2}\right)^{\frac{10}{T}}=\frac{1}{8}=\left(\frac{1}{2}\right)^3$$

得该放射源的半衰期为

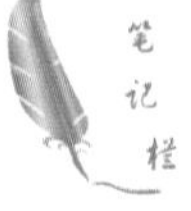

$$T=\frac{10}{3}\min=200(\mathrm{s})$$

衰变常数为

$$\lambda = \frac{\ln 2}{T} = 3.47 \times 10^{-3}(\text{s}^{-1})$$

（2）1min 后即 60s 的放射性活度为

$$A = A_0\left(\frac{1}{2}\right)^{\frac{t}{T}} = 8000 \times \left(\frac{1}{2}\right)^{\frac{60}{200}} = 6498(\text{Bq})$$

四、放射平衡

某些放射性核素并不是发生一次衰变就稳定下来，由于它们的子体仍然具有放射性，因此将发生一系列连续衰变，直到衰变成稳定的核素为止，这种衰变现象称为递次衰变。某一放射性核素由于发生递次衰变而产生一系列放射性核素，这样就形成了一个放射系（或称放射族）。目前已经发现天然存在的放射系有铀系、钍系和锕系。

在递次衰变过程中，当满足一定条件时，各代子核的数量比会出现与时间无关的现象，称之为放射平衡（radioactive equilibrium）。

1. 长期平衡　母核核素的数量决定于自身衰变的快慢，而子核除按指数规律衰减外，还不断从母核的衰变中获得补充，因此，子核的数量变化不仅与自身的衰变常数有关，还与母核的衰变常数有关。如果母核的半衰期相当长，子核的半衰期又相当短，母核的放射性活度在某一测量时间内可视为常数。在这种情况下，子核的数量将逐渐增加，新生成的子核将按照自己的规律进行衰变，由于每秒衰变数与现有核数成正比，随着时间的积累，子核每秒衰变的核数等于从母核衰变而得到补充的核数，子核的核数就不再增加，达到了动态平衡。此时子核的放射性活度与母核的放射性活度相等，此现象称为长期平衡（secular equilibrium）。长期平衡的条件是母核半衰期远大于子核半衰期，且时间足够长。

2. 暂时平衡　如果母核的半衰期只比子核的半衰期大几倍，在这种情况下，子核将按照母核的衰变常数进行衰减，虽然母核和子核的原子核数量都在不断减少，但经过足够长的时间后，母核和子核的核数目之比将保持一个固定的常数，这种现象称为暂时平衡（transient equilibrium）。

3. 不成平衡　若母核半衰期远小于各代子核，经过一定时间后，母核将几乎全部衰变为子核，之后，子核将按自己的方式衰变，这就是不成平衡。

由上述三种分析可知，在任何递次衰变中，不论各代衰变常数之间的关系如何，必有半衰期最长者，经过足够长的时间，系统将剩下半衰期最长者及其后代，它们将近似按照最长半衰期的指数规律衰减。

放射平衡在放射性核素的应用中具有十分重要的意义，半衰期短的核素在核医学中应用优势更加明显。许多半衰期短的核素是通过半衰期长的核素衰变而得到的，当子核与母核达到动态平衡时，子核数目最多，通过物理或化学方法把子核从母核中分离出来，经过一定时间后，子核与母核重新达到放射性平衡，这种通过半衰期长的核素获得半衰期短的核素的发生器称为核同位素发生器（isotope generator），俗称“母牛”。一条“母牛”可以在较长时间内供应短半衰期的核素，适合在远离同位素生产中心或交通不便的地方开展短寿命核素的应用工作。

第四节　射线与物质的相互作用

原子核在衰变过程中放出 α、β 和 γ 等各种射线，利用加速器或反应堆也能产生各种射线。这些射线通过物质时，都要与物质发生相互作用，研究其作用过程可以了解原子核的结构、射线的性质等。另外，射线与物质的相互作用以及射线对生物机体的影响，也是医学诊断、治疗和防护等应用的重要依据和理论基础。

一、带电粒子与物质的相互作用

1. 电离和激发　α、β 等射线都是由带电粒子组成的，它们通过物质时，由于与物质原子的核外电子发生非弹性碰撞，电子获得能量后脱离原子形成一个带负电荷的自由电子，失去核外电子的原子带有正电荷，与自由电子形成一离子对，这一过程称为电离（ionization），也称为初级电离。若脱离出来的自由电子能量足够大，它又可以使其他原子电离，称为次级电离。如果电子所获得的能量

笔记栏

不足以使其脱离原子，它将从低能级跃迁到高能级，使原子处于激发态，这一过程称为激发（excitation）。处于激发态的原子会自发地回到基态，此过程称为原子的退激。退激时释放出的能量，可以以光子的形式发射出来，这就是受激原子的发光现象。带电粒子对物质的电离、激发作用是放射性核素治疗与放射性探测的基础。

由于带电粒子的电离作用，它在通过物质的路径上将留下许多离子对，每厘米路径上产生的离子对称为比电离（specific ionization）或电离比值。它表示带电粒子电离本领的大小，在生物体内表示对机体的损害程度。比电离与带电粒子速度的平方成反比。此外，它还与带电粒子的电量和物质密度有关。带电粒子所带电量越多，它与原子壳层电子的作用力就越大，比电离也越大；物质的密度越大，单位体积的电子数就越多，与带电粒子作用的机会就越多，比电离也就越大。

2. 散射和轫致辐射 带电粒子通过物质时，因受到原子核电场的作用而改变运动方向，这种现象称为散射（scattering）。如果带电粒子散射前后能量不变，仅改变运动方向，这种散射称为弹性散射。如果带电粒子不仅改变运动方向而且损失一部分能量，则这种散射称为非弹性散射。由于 α 粒子质量较大，散射不太明显，它的路径基本上是一条直线，而 β 粒子质量较小，散射较明显，因多次散射不断改变运动方向，所以路径是曲折的。散射作用对测量和防护都有一定影响。

带电粒子通过物质时，因受到原子核电场的作用，其速度突然减小，损失的动能以光子的形式辐射出来，这种辐射称为轫致辐射。α 粒子和质子在原子核库仑场中得到的加速度要远小于电子得到的加速度，所以它们由轫致辐射产生的能量损失可以忽略不计。在 β 射线的安全防护中，必须考虑轫致辐射的影响。为了阻挡高能电子，一般认为应采用铅等重物质，但由于重物质易产生轫致辐射而发射 X 射线，所以对 β 射线的防护应采用复合屏蔽的方法。

3. 吸收与射程 带电粒子通过物质时，由于发生电离、激发、散射、轫致辐射等作用，其能量将随着前进路程的增加而不断减小，最后因能量消耗殆尽而停止下来，这种现象称为粒子的吸收（absorption）。粒子在物质中所通过的最大距离称为射程（range）。带电粒子的射程与粒子的动能和吸收体的性质有关，它反映了带电粒子对特定物质的贯穿能力。α 粒子的贯穿本领很弱，在空气中射程仅为几厘米，一张纸或生物组织的表皮足可阻挡。由于 α 粒子的电离本领特别大，它一旦进入体内，将引发大量的电离而危害机体。β 粒子的速度很高，贯穿本领比 α 粒子强，一般能量的 β 粒子在空气中的射程为几米到几十米，但在铝中的射程仅为毫米数量级，所以 β 粒子很容易被铝所吸收。β 射线易被人体表浅组织所吸收而造成危害，因此应注意防护。

二、光子与物质的相互作用

光子（X 射线和 γ 射线）不带电，本质是电磁波。它与物质相互作用的机制与带电粒子不同。光子与物质中的原子只要发生一次碰撞就会损失相当大的一部分能量，有时甚至损失全部能量，光子在穿透物质时也可能不损失能量。光子与物质的相互作用主要有三种方式：光电效应、康普顿效应、电子对效应。

1. 光电效应 当光子和物质中的原子发生碰撞时，将其全部能量交给原子中的一个壳层（主要是内壳层）电子，光子被吸收，获得能量的电子脱离原子核的束缚而成为自由电子，这一过程称为光电效应（photo electric effect）。释放出来的电子称为光电子。光电子吸收了光子的能量，一部分用于克服电离能，剩余部分成为光电子的动能。光电子大部分来自内层电子，当外层电子填充空位时，将有特征 X 射线或俄歇电子发出。光电子与其他带电粒子一样，与物质间有相互作用，可以引起物质中其他原子电离。

2. 康普顿效应 入射光子与原子的核外电子发生碰撞时，光子只把部分能量传给电子，使其脱离原子核的束缚而成为自由电子，光子则改变了运动方向且能量降低，这种散射称为康普顿效应（Compton effect）。散射过程中所释放出的电子称为康普顿电子，也称为反冲电子。反冲电子具有一定的动能，可以引起次级电离。康普顿效应中，光子本身并不消失，只是转移给电子部分能量。康普顿效应是核医学中的一种不利效应，由于光子运动方向的改变，显示组织与病灶错位，并使影像模糊，图像质量降低。

3. 电子对效应 当入射光子的能量大于 1.022MeV（两个电子静止质量所对应的能量）时，光子在原子核电场的作用下，其能量可能被全部吸收而转化为一对正、负电子，这一过程称为电子对效应（electron pairing effect）。在电子对效应中，入射光子的能量一部分转化为正、负电子对的静止质量，

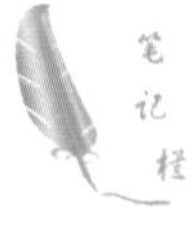

其余转化为正、负电子的动能。正、负电子对由于与物质的相互作用而消耗能量，最后正电子将与物质中的一个负电子相互作用产生能量相同（0.511MeV）、飞行方向相反的两个光子，这一过程称为电子对湮没（electron pair annihilation）。在核医学中一般不发生电子对效应，因为诊断用γ射线能量较低。

光子与物质的相互作用发生以上三种作用方式的概率与光子的入射能量和吸收物质的原子序数有关。图15-4给出了三种作用占优势的区域。

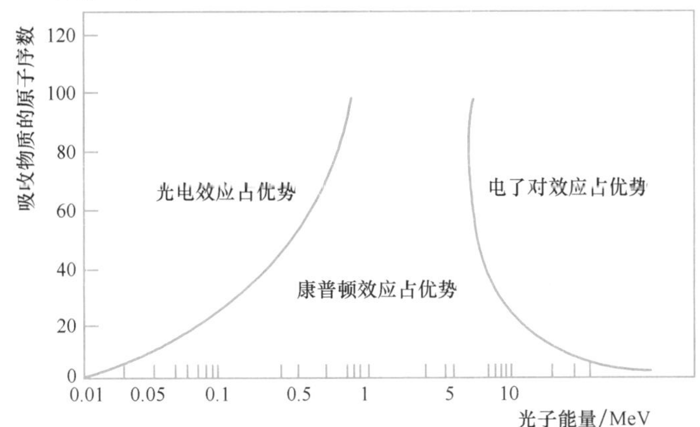

图15-4　光子与物质作用的三种主要方式与光子能量和吸收物质的原子序数的关系

三、中子与物质的相互作用

中子是不带电的中性粒子，不像带电粒子那样直接引起电离而损失能量，所以中子在物质中能穿行很长的距离。不同速度的中子能量不同，通常按能量大小把中子分成三类：①快中子，能量 E>0.1MeV；②中能中子，能量1eV<E<0.1MeV；③慢中子，能量 E<1eV。中子与物质的相互作用一般分为散射和核反应两大类。

1. 散射　散射分为弹性散射和非弹性散射。中子与原子核发生弹性碰撞时，将部分能量传递给原子核，改变自身的运动方向和速度，同时引起原子核发生反冲，这种作用称为中子的弹性散射。弹性散射是中子与原子核作用的一种最简单形式，无论中子具有何种能量，无论是轻核还是重核，都可以发生弹性散射。能量低的中子与轻核的相互作用主要是弹性散射。根据弹性碰撞理论，反冲核愈轻，中子的能量损失愈大，所以常用含氢多的水、石墨等作为中子的防护剂。

高能中子穿过原子核并与其相互作用，使原子核处于激发态，然后立即放出γ射线而回到基态。在这一过程中，出射中子和原子核的总动量不再守恒，这种现象称为非弹性散射。因为入射中子的能量必须大于原子核的最低激发态能量，所以非弹性散射主要是由能量大的中子引起的。比如，重核的最低激发态能量较低，约0.1MeV，能量低于0.1MeV的中子作用于重核物质不会发生非弹性散射。

2. 核反应　中子同原子核相互作用引起的核反应称为中子核反应。目前，临床用的放射性核素主要是利用中子核反应获得的。反应堆生产的放射性核素大多是本中子核素，主要通过（n、f），（n、v），（n、p），（n、a），（n、$2n$）等中子核反应得到。

第五节　射线的辐射剂量与防护

案例15-1

日本广岛及长崎原子弹爆炸的幸存者111.7万人中，发现白血病117例。在接受较高辐射剂量4Gy的幸存者中，发病率为正常人的40倍。

问题：

1. 被辐射的机体有哪些常见变化？
2. 辐射的防护方法有哪些？

一、射线的生物效应

α、β、γ射线和中子等各种射线通过物质时，能直接或间接对物质产生电离作用，称为电离辐射（ionizing radiation）。电离辐射将使物质发生变化，称为辐射效应。人体组织吸收电离辐射能量后，会产生物理、化学或生物学的变化，导致生物组织的损伤，称为放射生物效应。

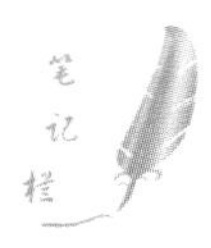

生物体对电离辐射极为敏感，当人体被射线均匀辐射时，如果平均每 1kg 物质吸收 10J 的辐射能，将导致人的死亡，尽管吸收的能量仅使人体的体温升高 0.01℃。电离辐射对生殖细胞或正处于增殖、分裂期的细胞尤为敏感。

电离辐射的剂量有累积性，电离辐射对生物体所造成的伤害大小与各次辐射的总和成正比。中等剂量的电离辐射所造成的损伤不会立即表现出来，要经过若干天后才会有临床表现。接受剂量越小，“潜伏期”越长，有的可达几年到十几年，称为放射性损伤的“远期效应”。

小剂量的电离辐射所造成的损伤是以一定的概率出现的，称之为随机效应。随机效应的损伤往往表现为遗传性疾病。随机效应的另一个特点是，它不存在剂量限值，累积量越大，出现遗传性疾病的概率越大。大剂量的电离辐射会严重损伤人的机体，产生烧伤、白内障、生殖机能损坏、组织纤维化、器官功能丧失，直至生命终止。

二、射线的辐射剂量

辐射效应与射线的照射量有密切关系。在射线应用中，常用“剂量”来表示人体接受电离辐射的量。这里首先介绍照射量的概念，然后介绍吸收剂量、当量剂量的概念。这些物理量对核医学中的临床诊断、治疗及防护有十分重要意义。

1. 照射量 照射量是用于表示进入被照射物质辐射总量的物理量，它可以根据射线对空气的电离本领来度量。即 X 射线或 γ 射线的光子在单位质量的空气中产生出来的所有次级电子完全被空气阻止时，在空气中所形成的任何同种符号离子总电荷量的绝对值，称为照射量（exposure），即

$$E=\frac{\mathrm{d}Q}{\mathrm{d}m} \tag{15-27}$$

式中，dQ 表示 X 射线或 γ 射线的光子在质量为 dm 的空气中产生的所有次级电子均被阻止于空气中时所形成的任何同种符号离子总电荷量的绝对值。在 SI 单位制中，照射量 E 的单位为库仑每千克（$\mathrm{C\cdot kg^{-1}}$），曾用单位为伦琴（R），$1\mathrm{R}=2.58\times10^{-4}\mathrm{C\cdot kg^{-1}}$。根据定义，d$Q$ 中不包括次级电子发生轫致辐射被吸收后产生的电离电量。

照射量 E 是从射线对空气电离本领的角度说明 X 射线或 γ 射线在空气辐射场中的性质的物理量，它不能用于其他类型的辐射。

照射量率是指单位时间内的照射量的增量，SI 单位为库仑每千克秒（$\mathrm{C\cdot kg^{-1}\cdot s^{-1}}$）。

2. 吸收剂量 单位质量的被照射物质所吸收的电离辐射能量称为吸收剂量，即

$$D=\frac{\mathrm{d}E}{\mathrm{d}m} \tag{15-28}$$

在 SI 单位制中吸收剂量 D 的单位为戈瑞（Gy），$1\mathrm{Gy}=1\mathrm{J\cdot kg^{-1}}$。曾用单位为拉德（rad），1Gy=100rad。电离辐射在人体中产生的效应程度取决于人体吸收辐射能的多少。

吸收剂量适用于任何类型和任何能量的电离辐射，以及受照射的任何物质。由于在同样照射条件下，不同物质（如骨和软组织等）吸收辐射能量的本领有差异，所以在涉及吸收剂量时，应该说明辐射类型、是什么物质和照射位置。

单位时间内的吸收剂量称为吸收剂量率，SI 单位为戈瑞每秒（$\mathrm{Gy\cdot s^{-1}}$）。

3. 当量剂量 从各种射线中吸收同样能量的单位质量的生物体内组织所产生的生物效应有很大差别，这是因为当辐射类型与其他条件发生变化时，某一生物辐射效应与吸收剂量之间的关系也随之改变。所以，必须对吸收剂量进行加权，使修正后的吸收剂量比单纯的吸收剂量能更好地与辐射所致有害效应的概率或严重程度相联系。

在辐射防护学中，对生物体所接受的吸收剂量根据生物效应加权，经加权修正后的吸收剂量在放射防护中称为当量剂量（equivalent dose）。对于某种辐射 R 在某个组织或器官 T 中的当量剂量 H_{T} 可以由数学公式表示为

$$H_{\mathrm{T}}=w_{\mathrm{R}}\cdot D_{\mathrm{T\cdot R}} \tag{15-29}$$

式中，w_{R} 为某种辐射 R 在某个组织或器官 T 中的吸收剂量修正因子，又称为辐射权重因子（radiation weighting factor）；$D_{\mathrm{T\cdot R}}$ 为辐射 R 在组织或器官 T 中产生的平均吸收剂量。当量剂量的 SI 单位是希沃特（Sv），$1\mathrm{Sv}=1\mathrm{J\cdot kg^{-1}}$。曾用单位是雷姆（rem），它们之间的关系是，1Sv=100rem。

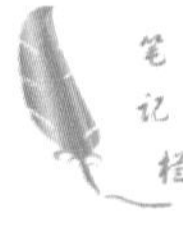
笔记栏

注意，剂量当量与吸收剂量的量纲相同，但物理意义截然不同。吸收剂量是单位质量的物质对辐射

所吸收的平均能量，对任何物质都相同；而当量剂量只适用于人和生物体，是反映辐射对人体损伤程度的物理量。表 15-1 给出几种射线的辐射权重因子值，所给出的数值是以 X（γ）射线作为比较标准的。

表15-1　射线种类与辐射权重因子

射线种类	能量范围	辐射权重因子 w_R
X射线、γ射线	所有能量	1
β^+、β^-	所有能量	1
α粒子，重核	所有能量	20
中子	＜10keV	5
	10～100keV	10
	100keV～2MeV	20
	2～20MeV	10
	＞20MeV	5
质子	＞2MeV	5

三、射线的防护

随着放射性核素在医学等领域的广泛应用，接触放射性核素的人日益增多，因此在使用、保存和清除放射性废料时，都要采取相应的防护措施，以达到安全使用的目的。

1. 最大容许剂量　人在自然条件下会受到各种射线的照射，这些射线来自宇宙和地球上的放射性物质，这种天然照射称为本底辐射（background radiation）。人体受到一定剂量射线照射并不影响健康。国际上规定经过一次性照射或长期积累后，对机体本身既无损害又不发生遗传危害的最大剂量，称为最大容许剂量（maximum permissible dose，MPD）。

2. 外照射防护　放射源在体外对人体进行的照射称为外照射。人体接受外照射的剂量与离放射源的距离及停留在放射源附近的时间有关。因此，接触放射性核素的工作人员应尽可能远距离操作，并减少在放射源附近停留的时间。此外，还应在放射源与工作人员之间设置屏蔽，以减弱放射性对人体的损害。对于 α 射线，因其贯穿本领低，射程短，工作时只要戴上手套就能有效进行防护；对于 β 射线，除利用距离防护和时间防护外，屏蔽物质不宜用高原子序数的材料，一般采用有机玻璃、铝等中等原子序数的物质防护，以避免产生韧致辐射；对于 X 射线或 γ 射线，因其穿透能力强，应采用高原子序数的物质，如铅、混凝土等作为屏蔽材料。

3. 内照射防护　放射性核素引入体内进行的照射称为内照射。内照射的伤害常比外照射大得多。由于 α 射线在体内具有的比电离高，其造成的损害比 β、γ 射线都要严重。除介入疗法或诊断需要必须向体内引入放射性核素外，其他内照射都应尽量避免。内照射防护包括围封隔离、去污保洁、个人卫生防护、妥善处理放射性“三废”、建立内照射监测系统、加速排出体内的放射性核素等措施。

第六节　放射性核素在医学上的应用

一、示踪原理

任何一种元素的同位素都有相同的化学性质，它们在机体内的分布、转移和代谢都是相同的。如果要研究某一种元素在体内的分布、转移和代谢情况，可在这种元素中掺入少量该元素的放射性核素，这些放射性核素在体内参与各种过程，借助它们放出的射线，在体外探测该元素的踪迹，这就是示踪原子法。引入的放射性核素，称为示踪原子（tracer atom）。利用放射性核素标记的特定化合物称为示踪剂。放射性核素或示踪剂用于示踪的两个基本依据是：①同一元素的同位素具有相同的化学性质；②放射性核素在衰变时产生射线，利用高灵敏度的测量仪器可对它所标记的物质进行定性、定量及定位测量。

二、放射诊断

案例15-2

李某，七天前骑自行车被一货车撞翻在地，头部受重创，经积极抢救一直处于深度昏迷状态，自主呼吸消失。依靠药物和呼吸机辅助呼吸，升压药维持血压。头部CT显示严重脑挫裂伤，脑出

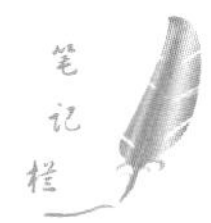

血、脑水肿，脑电图检查显示脑电波为平坦曲线。静脉“弹丸”式注射放射性显像剂$^{99m}TcO_4^-$，能快速地经过颈内动脉、大脑前动脉和中动脉，然后回流到脑静脉内。用γ照相机或SPECT连续采集显像剂在脑血管内的充盈、灌注和流动情况及血流动力学改变。放射性核素脑血管显像和脑灌注测定有助于脑死亡的诊断，由于脑死亡时脑部血流灌注中断。

问题：

1. 放射性核素脑血管显像如何判断脑死亡？
2. 简述γ照相机和SPECT的工作原理。

由于人体内不同组织和器官对某些化合物具有选择吸收的特点，因此选择不同的放射性核素所制成的标记化合物注入人体后，根据不同部位放射性核素的密度不同，在体外对放射性核素发射的射线进行跟踪，就可以探测到反映放射性核素在体内的浓度分布及随时间变化的图像，这就是放射性核素显像（radionclide imaging），是四大医学影像之一，是核医学诊断中的重要技术手段。目前临床上常用的 RNI 主要技术有 γ 照相机、发射型计算机断层成像（emission computerized tomography，ECT）。

1. γ 照相机 它是一种快速显像装置，可以将人体内的放射性核素分布快速、一次性显像，主要用于肿瘤和循环系统疾病的诊断。γ 照相机不仅能提供人体组织和器官形态的静态图像，还可以提供动态图像，便于进行形态和功能两方面的分析。γ 照相机一般由探头（包括准直器、散烁晶体、光电倍增管等），位置通道，能量通道及显示器组成。

2. 发射型计算机断层成像 ECT 分为单光子发射型计算机断层（single-photon emission computerized tomography，SPECT）和正电子发射型计算机断层（positron emission computerized tomography，PET）。ECT 是通过计算机图像重建来显示已进入体内的放射性核素在断层上的分布。ECT 与 X-CT 有所不同。X-CT 是利用人体不同组织对 X 射线的吸收不同而得到以衰减系数为成像参数的三维图像，即解剖结构；ECT 所提供的是放射性药物分布的三维图像，反映了患者代谢和生理状况的功能性显像。ECT 的本质是在体外测量发自体内的 γ 射线来确定体内的放射性核素的活度。

1）SPECT

SPECT 的放射性制剂都是发生 γ 衰变的同位素，在体外进行单个光子数量的探测，采用滤波反投影法重建二维的放射性活度分布，可提供任意方位的断层图像及三维立体图像的成像数据，提供功能性测量的量化信息。SPECT 较 γ 照相机大大提高了肿瘤及器官的功能性诊断效率。它的缺点是测量灵敏度低，量化精度较差，图像空间分辨率低，引入的放射性制剂的量较大。

案例15-3

PET显像使用的放射性核素是发射正电子的核素，常用的有^{11}C、^{13}N、^{15}O和^{18}F等。在头部肿瘤的研究中，静脉注射^{18}F-FDG后用PET扫描仪进行图像采集，可以准确地定量分析和显示脑葡萄糖代谢、血流灌注及受体分布的变化。

问题：PET的显像原理及技术优势是什么。

2）PET

发生正电子发射的同位素（^{11}C、^{13}N、^{15}O 和 ^{18}F）等药物注入人体之后，正电子在体内被电子俘获产生湮灭反应，此时辐射两个方向相反、能量均为 0.511MeV 的光子，同时入射至互成180° 环绕人体的多个探测器而被接收，把这些光子对按不同的角度进行分组，就可得到放射性核素分布在各个角度的投影值。将投影值转换成空间位置和能量信号，经计算机处理就可重建出这些标记化合物在体内的断层影像。一次断层采集可以获得几个甚至几十个断层图像，可以高精度地显示活体内代谢及生化活动，且能提供功能代谢影像和各种定量生理参数，灵敏度较高，可以用于精确的定量分析。PET 探测的特点是位于扫描断层两侧的一对探头同时工作，只有当两个探头都分别接收到淹没光子时，才有信号发生，即采用具有自准直符合计数方法。

目前 PET 应用与研究较多的领域有肿瘤学、精神病学、心血管系统和药理学等。以 PET 在肿瘤的临床诊断应用如案例 15-3 为例：PET 的肿瘤显像药物是 ^{18}F 脱氧葡萄糖（^{18}F-FDG）。^{18}F 由回旋加速器生产，其半衰期为 109.8min，适合 PET 进行正电子显像。葡萄糖是细胞能量代谢的主要来源，恶性肿瘤的异常增殖造成对葡萄糖的过度利用。^{18}F-FDG 是葡萄糖的同分异构体，在细胞内的多少

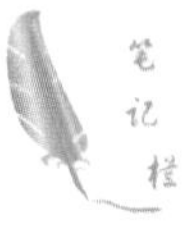

与葡萄糖的代谢水平呈正相关。体外显像可定位诊断肿瘤组织异常浓聚 ^{18}F-FDG 。通过 ^{18}F-FDG 测定可以判断肿瘤的恶性程度及手术后创口处肿瘤复发的可能性等。

近年来，PET 与 CT 结合，称为 PET/CT。它以 PET 特性应用为主，同时将 PET 影像叠加在 CT 图像上，使得 PET 影像更加直观，解剖定位更准确。

三、放射治疗

肿瘤放射治疗，简称放疗，是治疗肿瘤的一种有效物理疗法。它是利用高度选择性聚集在病变部位的放射性核素或其标记的化合物衰变发射的 β、γ 等射线通过机体时会对机体组织产生破坏作用来达到治疗肿瘤的目的。

1. ^{60}Co 治疗　肿瘤细胞较正常细胞生长迅速，对射线的敏感性高。利用癌细胞与正常细胞对射线的敏感性差别，可以杀死癌细胞或抑制其发展。^{60}Co 治疗机俗称钴炮，是我国目前放射治疗的主要设备。^{60}Co 治疗机的核心部分是机头，其内部装有钴源、准直器、移动装置以及屏蔽结构。平时钴源置于屏蔽良好的储藏位，治疗时由传动装置移出并置于治疗位，γ 射线将通过准直过滤机构，以一定的照射野对治疗部位进行照射。用 ^{60}Co 作为放射源，它发出的 γ 射线的半衰期为 5.27a（年），射线的平均能量为 1.25MeV。根据放射源到皮肤间的距离，即源皮距（SSD）的大小，可分为远距离治疗机（SSD>75cm），用于深部肿瘤的治疗；近距离治疗机（SSD<30cm），用于表浅部位肿瘤的治疗。^{60}Co 发出的 γ 射线的最大能量吸收发生在皮下 4～5mm 处，皮肤吸收剂量相对较小，对于同样的肿瘤剂量比 X 射线引起的皮肤反应轻得多。

案例15-4

在临床上用γ刀治疗脑血管畸形（AVM）和颅内肿瘤。

问题：γ刀治疗颅内肿瘤原理的是什么？

2. γ 刀　γ 刀分为头部 γ 刀和体部 γ 刀。头部 γ 刀可无创治疗三叉神经痛、胶质瘤、脑膜瘤、听神经瘤、垂体瘤、颅咽管瘤等。利用 γ 射线定向照射可实现颅内肿瘤非手术治疗。它根据半圆弧等中心聚焦技术原理，在一个半球形的容器中有 201 个 ^{60}Co 小源，借助高精度的立体定向仪，在 CT、MRI、DSA 等影像技术参与下，对颅内病灶（也称治疗靶点）进行准确定位，并将其三维坐标参数转换到照射装置的坐标中，然后使用大量 γ 射线，通过 201 个小孔产生缝隙状射线切割病变，一次、多方向、限制性地聚焦在颅内靶点上，使病灶受到不可逆性摧毁，发生放射性坏死，同时又能保证靶区边缘及其周围正常脑组织所接受的放射剂量呈锐减分布，不产生任何不可逆性损伤。由于治疗靶区的边缘犹如刀割，故称为 γ 刀。体部 γ 刀主要用于治疗全身各种肿瘤。

案例15-5

患者，因发现左颊后部有一约豌豆大小的肿物，后逐渐增大，局部按压有轻度疼痛，面部有时伴有麻木症状，医院予以抗感染治疗。局部活检病理为“小涎腺瘤样增生”，会诊结果为“左颊部涎腺上皮性肿瘤，倾向多形性腺瘤肿瘤无包膜，有局部浸润”。建议完整切除术，行“左颊肿物扩大切除术”，术后给予抗炎消肿对症处理。术后有轻度张口困难，左侧舌体麻木感症状。再复查时发现双肺转移，后进行质子放射治疗，于两个月后病情好转出院。

问题：质子治疗的基本原理及优点。

3. 质子治疗　质子治疗系统主要的设备是射线源发生器，有回旋加速器（cyclotron）和同步加速器（synchrotron）两种。质子放射治疗技术治疗恶性肿瘤是一种新兴的放射治疗方法。由于质子治疗具有穿透性能强、剂量分布好、局部剂量高、旁散射少、半影小等特征，尤其对于治疗有重要组织器官包绕的肿瘤，显示出较大的优越性。质子是带正电荷的粒子，由于其以极高的速度进入人体，在体内与正常组织或细胞发生作用的机会极低，当到达癌细胞的特定部位时，速度突然降低并停止，释放最大能量，产生布拉格峰（Bragg peak），将癌细胞杀死，同时有效地保护正常组织。质子治疗的适应证比较广泛，对于脑部良恶性肿瘤、脊索瘤、脑血管疾病、头颈部肿瘤、眼部病变、胸腹部肿瘤、软骨肉瘤及其他疾病等均有较好的疗效。国外临床治疗数据表明，质子治疗肿瘤有效率达到 95%以上，五年存活率高达 80%，被高能物理界和医学界评估为疗效最好、副作用最少的治疗方法。

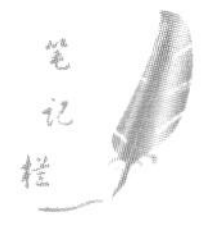

案例15-6

患者，女性，37岁。甲状腺乳头状癌术后3个月给予^{131}I治疗，量为3.7GBq。治疗后7天全身显像，可见颈部、上纵隔、右肺叶有明显放射性摄取，胸片未见异常。临床诊断为甲状腺乳头状癌术后全身转移。治疗方案为继续给予^{131}I治疗，量为3.7GBq。

问题：

1. ^{131}I发生了哪类核衰变？体外探测的是何种射线？
2. ^{131}I如何在治疗中起杀伤病变细胞的作用？

4. ^{131}I 治疗 碘是合成甲状腺激素的原料，食入的碘吸收入血后，很快被甲状腺吸取。同位素标记的碘 ^{131}I 同样可被甲状腺吸取，通过测定颈部甲状腺部位放射性计数可以计算出甲状腺吸碘的速率和强度。甲状腺吸碘的速率和强度可以反映甲状腺的功能状态。将放射源 ^{131}I 引入体内，通过血液循环，^{131}I 会很快地集中在甲状腺中。^{131}I 能发射 β 射线和 γ 射线，其中 β 射线能杀伤部分甲状腺组织，所以被用来治疗甲状腺功能亢进和部分甲状腺癌，而 γ 射线则基本上逸出体外。

习题十五

15-1 试计算 $^{4}_{2}$He 的结合能和平均结合能（以 MeV 计）。 [28.28MeV，7.07MeV]

15-2 在 α 和 β 衰变中所产生的子核的原子序数和质量数是怎样变化的？在元素周期表中的位置有何变化？

15-3 40g 纯净的 ^{40}K 放射源发生 β^-衰变，开始时每秒发射 10^5 个 β^-粒子，求此核素的衰变常数和半衰期。 [$1.66\times10^{-19}s^{-1}$；$1.32\times10^{11}a$]

15-4 某种放射性核素的平均寿命为 100d，问：10d 后已经衰变的核数为总核数的百分之几？第 10d 发生衰变的核数为总核数的百分之几？ [9.5%；0.9%]

15-5 已知 $^{226}_{88}$Ra 的半衰期为1.6×10^3a，原子质量为 226.025u，求质量为 1g 的 $^{226}_{88}$Ra 发生 α 衰变时的放射性活度。 [3.66×10^{10}Bq]

15-6 ^{32}P 的半衰期为 14.3d，求：（1）^{32}P 的衰变常数和平均寿命。（2）质量为 1μg 纯粹的 ^{32}P 的放射性活度。 [$5.6\times10^{-7}s^{-1}$；20.6 天；1.054×10^{10}Bq]

15-7 某种核素的物理半衰期为 2d，生物半衰期为 0.25d，若进入人体内的初始放射性活度为5×10^6Bq，求滞留 4d 后保留在体内的活度。 [19Bq]

15-8 ^{131}I 是核素成像的一种显像剂，若刚出厂时满足显像要求的注射量为 0.5ml，问：（1）如果试剂存放了 11d，满足成像要求的注射量应为多少？（2）如果最大注射量不得超过 8ml，则该显像剂的最长存放时间是多少？ [1.3ml；32d]

15-9 临床上为什么愿意用短寿命的核素？

15-10 外照射时如何防护 α 射线、β 射线和 γ 射线？

15-11 简述放射性核素示踪原理。

（陈艳霞）

笔记栏

第十六章　磁共振成像

本章电子资源

教学要求：

1. 记忆原子核的磁矩、磁共振、弛豫过程、弛豫时间等磁共振的基本概念。
2. 理解磁共振波谱的原理及磁共振成像的基本原理和方法。
3. 运用人体的磁共振成像了解磁共振参数的范围和磁共振成像的优点及局限性。

核磁共振（nuclear magnetic resonance，NMR）是物质原子核磁矩在外磁场的作用下能级发生分裂并在外加射频场的作用下产生能级跃迁的现象，又称为磁共振（magnetic resonance）。之所以省去"核"字，是为了突出这一检查技术不存在对人体有害的电离辐射的优点，从而区别于使用X射线检查以及使用放射性核素的核医学检查。1945年12月，哈佛大学的Purcell和他的小组，在石蜡样品中观察到质子的核磁共振吸收信号，1946年1月，斯坦福大学的Bloch和他的小组在水样品中观察到质子的核感应信号。他们两人用的方法稍有不同，几乎同时在凝聚态物质中发现了磁共振现象。两人因此获得了1952年诺贝尔物理学奖。磁共振技术很快成为一种探索、研究物质微观结构和性质的高新技术。目前，磁共振技术已在物理学、化学、材料科学，特别是在生命科学和医学等领域中得到了广泛的应用。

磁共振成像（magnetic resonance imaging，MRI）的全名是核磁共振成像（nuclear magnetic resonance imaging，NMRI）。磁共振成像是以磁共振这一物理现象为基础，利用射频（radio frequency，RF）电磁波对置于磁场中的含有自旋不为零的原子核的物质进行激励，发生磁共振，用感应线圈采集共振信号，经过处理，按照一定的数学方法，建立数字图像。

本章重点介绍磁共振的物理学原理及磁共振成像在医学中的应用。

第一节　磁共振的基本概念

一、原子核的磁矩

1. 角动量与磁矩　物质的磁性来源于带电粒子的运动，带电粒子的运动就形成电流。电流圈所包围面积S与电流强度I的乘积称为磁矩（magnetic moment），用$\boldsymbol{\mu}$表示，即

$$\boldsymbol{\mu} = SI\boldsymbol{n} \tag{16-1}$$

它是矢量，其方向由右手螺旋定则判定，即弯曲四指方向代表I方向，拇指方向代表$\boldsymbol{\mu}$方向，$\boldsymbol{n}$为$\boldsymbol{\mu}$方向的单位矢量。

对于微观粒子而言，其磁性可能来源于两个方面，即带电粒子的轨道运动和自旋运动，而任何微观粒子的某一角动量$\boldsymbol{L}$与其相应的磁矩$\boldsymbol{\mu}$之间都存在线性关系，其比例系数为其相应的磁旋比γ，即

$$\boldsymbol{\mu} = \gamma \boldsymbol{L} \tag{16-2}$$

2. 原子核的自旋磁矩　原子核作为一个整体带电粒子，具有磁矩，来源于核内的核子，具有固有的角动量和轨道角动量，它们的矢量和就是核的自旋角动量（spin angular momentum），用L_I表示。按量子力学理论，L_I是量子化的，只能取一系列不连续值，即

$$L_I = \frac{h}{2\pi}\sqrt{I(I+1)} = \hbar\sqrt{I(I+1)} \tag{16-3}$$

式中，h为普朗克常量；$\hbar$为约化普朗克常量；I为自旋量子数（spin quantum number），它只能取整数或半整数，其值由构成原子核的质子和中子数目决定，不同的核有不同的I值。如^{12}C、^{16}O等核中质子数和中子数相等，且均为偶数，I=0；而质子数和中子数中一个为奇数、一个为偶数的核，如^{15}C、^{15}N等，I=n/2（$n=1,3,5,\cdots$）；质子数和中子数都为奇数的核，如^{6}Li，^{14}N等，I=n（$n=1,2,3,\cdots$）。

目前应用于医学成像的核大多是^{1}H，它的自旋量子数I=1/2。

核有自旋，也有磁效应，与其他带电微观粒子一样，也存在如下关系

$$\boldsymbol{\mu}_I = \gamma_I \boldsymbol{L}_I$$

$$\gamma_I = g_I \frac{e}{2m_{\rm p}} \tag{16-4}$$

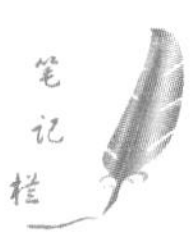

式中，γ_I 是核自旋磁旋比，核不同其值不同，对 ^{1}H，γ_I 为 $42.58\mathrm{MHz\cdot T^{-1}}$；$g_I$ 是核的 g 因子，$g_I>0$；m_p 是质子质量。

核自旋角动量具有空间量子化的性质，即 $\boldsymbol{L}_I$ 在外磁场方向（z 轴方向）的分量 L_{Iz} 取一系列不连续值

$$L_{Iz} = \hbar m_I \tag{16-5}$$

m_I 为核自旋磁量子数，$m_I = I$，$I-1$，$I-2$，$\cdots -I$，共有 $2I+1$ 个可能取值，这对应核自旋在外磁场中有 $2I+1$ 个可能取向，即

$$\mu_{Iz} = g_I m_I \mu_\mathrm{N} \tag{16-6}$$

式中，$\mu_\mathrm{N} = \dfrac{\mathrm{e}}{2m_\mathrm{p}}\hbar = 5.05095\times10^{-27}\,\mathrm{J\cdot T^{-1}}$，为核磁子，一般作为核磁矩单位使用。

对于 ^{1}H，I=1/2，故 m_I=1/2，−1/2，μ_{Iz} 的取值为 $g_I\mu_\mathrm{N}/2$，$-g_I\mu_\mathrm{N}/2$，$g_I = 5.5855$。

3. 水分子的磁矩 目前多数 MRI 使用的核都是氢核，但是人体内的多数氢核包含在水分子之中，也就是参与成像的应是水分子的磁矩。水分子是由 10 个核外电子，2 个氢核，1 个氧核构成的。从理论上讲，水分子的分子磁矩应是这些粒子的轨道磁矩、自旋磁矩的矢量和，但是 10 个核外电子正好构成 1 个满壳层，满壳层电子的总的轨道角动量为零，总的磁矩也就为零；10 个电子也构成 5 个电子对（配对电子），1 对电子的自旋角动量为零，5 对配对电子的总自旋也就为零；氧的自旋为零。这样算下来，从磁矩方面考察，水分子就相当于两个“裸露”的氢核。实际上在 MRI 中，共振频率的计算就是按氢核计算的，组织、器官内水的多少也就表示了氢核的多少。应该指出，如果 MRI 的成像核是脂肪中的氢核，那么它的共振频率与“裸露”的氢核是有差别的。

二、磁 共 振

1. 自旋核磁矩在外磁场中的旋进 自旋量子数不为零的原子核置于外磁场 $\boldsymbol{B}$ 中，由于受到外磁场所施加的作用力矩的影响，核在自身旋转的同时，又以 $\boldsymbol{B}$ 为轴旋进（也称为进动），就如同陀螺在旋转的时候一样，当其旋转轴偏离垂直方向时，就会一边自旋，一边又绕垂直方向转动。旋进的圆频率、频率分别为

$$\begin{aligned} \omega_I &= \gamma_I B \\ \nu_I &= \frac{\gamma_I}{2\pi} B \end{aligned} \tag{16-7}$$

这就是著名的拉莫尔方程（Larmor equation）。进动圆频率 ω_I 又称为拉莫尔频率（Larmor frequency），它正比于外磁场强度。

2. 自旋核在外磁场中的能级 自旋核磁矩 $\boldsymbol{\mu}_I$ 在外磁场 $\boldsymbol{B}$ 的作用下，一方面绕 $\boldsymbol{B}$ 旋进，另一方面产生附加能量

$$\Delta E = -\boldsymbol{\mu}_I \cdot \boldsymbol{B} \tag{16-8}$$

造成核能级的劈裂。当外磁场为几个特斯拉时，能级劈裂的间距，即裂距相当于 10～100Hz 射频电磁波的能量。用 RF 电磁波对样品照射，当其能量刚好等于原子核能级劈裂的间距时，就会出现样品中的原子核强烈吸收电磁波能量，从劈裂后的低能级向相邻的高能级跃迁的现象，这就是磁共振现象中的共振吸收。

设核磁矩 $\boldsymbol{\mu}_I$ 与外磁场 $\boldsymbol{B}$ 的正方向成 θ 角，根据式（16-8），有

$$\Delta E = -\boldsymbol{\mu}_I \cdot \boldsymbol{B} = -\mu_I B\cos\theta = -\mu_{Iz} B = -g_I m_I \mu_\mathrm{N} B \tag{16-9}$$

因 m_I 有 $2I+1$ 个可能取值，所以附加能量有 $2I+1$ 个量子化的数值，即无外场时的一个核能级在外磁场作用下劈裂为 $2I+1$ 个能级层。考虑到跃迁定则 $\Delta m_I = \pm1$，由式（16-9）可知，相邻核能级间对应的跃迁能量只能为 $g_I\mu_N B$，即为裂距 A，也就是能级劈裂的间距。当它等于外加 RF 电磁波能量为 $h\nu_\mathrm{RF}$ 时，将会出现原子核对 RF 的强烈吸收，从劈裂后的低能级跃迁到相邻的高能级的现象，此为磁共振现象中的共振吸收跃迁。相应的，RF 电磁波的频率为

$$\nu_\mathrm{RF} = \frac{g_I\mu_\mathrm{N}B}{h} = \frac{1}{2\pi}\gamma_I B \tag{16-10}$$

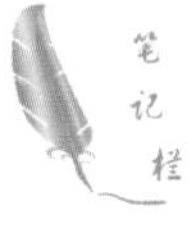

不同的原子核有不同的 g_I、γ_I 值，由式（16-9）和式（16-10）可知，在同样强度的磁场中发生

能级劈裂的裂距A、共振吸收的RF电磁波的频率是各自确定的、唯一的。

对于氢核而言，I=1/2，$g_I = 5.5885$，$\gamma_I = 42.58\text{MHz}\cdot\text{T}^{-1}$，$m_\text{H} = 1/2$ 和−1/2，在外磁场中的进动、能级劈裂如图16-1所示。

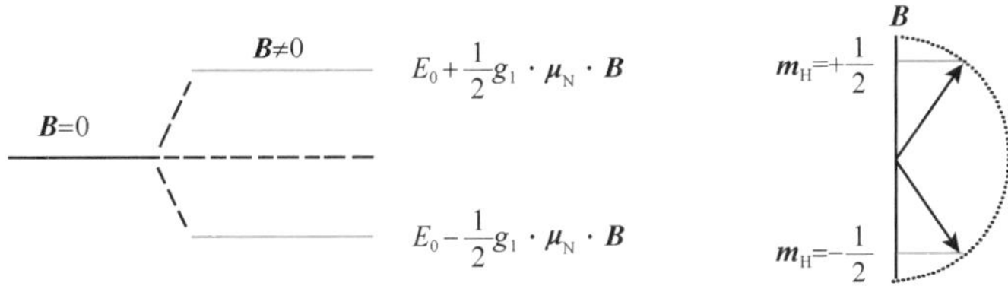

图16-1　¹H能级在磁场中的劈裂

三、弛豫过程与弛豫时间

1. 样品的磁化强度　单个原子核的行为是观测不到的，而样品中大量原子核的集体表现——宏观量却能观测到。样品中自旋核磁矩的总矢量和为样品的磁化强度矢量（magnetization vector），用$\boldsymbol{M}$表示，有

$$\boldsymbol{M} = \sum_{i=1}^{N} \boldsymbol{\mu}_i \tag{16-11}$$

当无外磁场时，由于样品中大量粒子的无序热运动，$\boldsymbol{M}$=0；有外磁场$\boldsymbol{B}_0$（设沿z轴正方向）时，原子核的排列将有序化，考虑到微观粒子的玻尔兹曼分布定律，在高能级上的粒子数比低能级上的少，$\boldsymbol{M} \neq 0$，沿外磁场$\boldsymbol{B}_0$方向，即$M_z = M$，$M_{xy} = 0$，它与样品内自旋核的数目、外磁场的大小以及环境的温度有关。$\boldsymbol{B}_0$越大，高低能级的能量差越大，$\boldsymbol{M}$越大；温度越高，粒子运动越剧烈，$\boldsymbol{M}$越小。

2. RF激励　当射频信号RF由x轴加入时，该磁场$\boldsymbol{B}_x$将促使$\boldsymbol{M}$偏离z轴绕$\boldsymbol{B}_x$进动。$\boldsymbol{M}$一旦偏离z轴，它将处于$\boldsymbol{B}_x$和$\boldsymbol{B}_0$的共同作用下，其矢端运动轨迹为从球面顶点开始的逐渐展开的球面螺旋线，如图16-2所示。

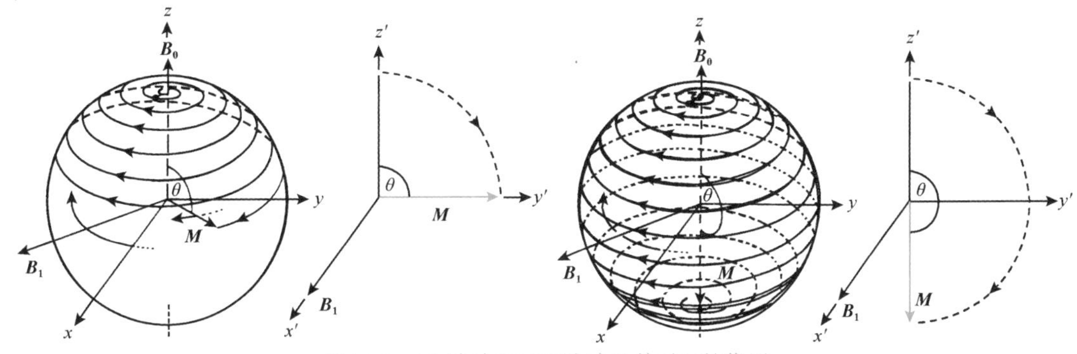

图16-2　90°脉冲和180°脉冲及其对$\boldsymbol{M}$的作用

从宏观上，RF的作用是使$\boldsymbol{M}$偏离$\boldsymbol{B}_0$方向θ角，θ角越大，表示样品从RF中获得的能量越多，此时

$$M_z = M_0 \cos\theta$$
$$M_{xy} = M_0 \sin\theta$$

常用的有90°、180°脉冲射频。对90°的RF脉冲而言，纵向M_z由M_0降为0，横向M_{xy}由0升为M_0。在施加RF过程中，M_{xy}将绕z轴在xy平面内旋转，这将在该平面内的检测线圈内感生出电动势，此即MR信号，它所反映的生物组织信息不多。

3. 弛豫过程　射频脉冲结束后，$\boldsymbol{M}$将只受到$\boldsymbol{B}_0$的作用，由θ角处开始绕z轴进动，沿球面螺旋线收缩到z轴，这一过程称为弛豫过程（relaxation process），其中对应z轴的纵向过程称为纵向弛豫过程。M_z由$M_0\cos\theta$逐渐上升为M_0，所需时间T_1称为纵向弛豫时间（longitudinal relaxation time），它表示M_z随时间变化的快慢。对于xy平面的横向过程，称为横向弛豫过程，M_{xy}由$M_0\sin\theta$渐变为0，所需时间T_2称为横向弛豫时间（transverse relaxation time），它表示M_{xy}随时间变化的快慢。对于90°的RF脉冲而言，有弛豫过程：

笔记栏

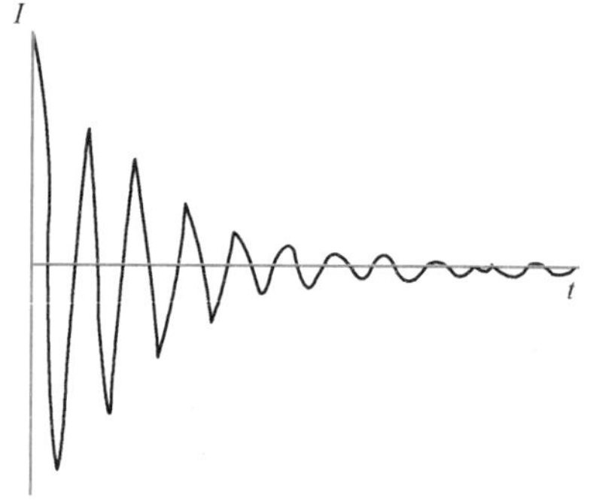
图16-3　自由感应衰减信号

$$M_z = M_0\left(1-e^{-\frac{t}{T_1}}\right)$$

$$M_{xy} = M_0 e^{-\frac{t}{T_2}}$$

在弛豫过程中，M_{xy} 的逐渐衰减在 xy 平面内的检测线圈感生的电动势也是逐渐衰减的，由于它是在自由旋进过程中产生的，故称为自由感应衰减（free induction decay，FID）信号，如图 16-3 所示。不同的组织有不同的弛豫时间，从而有不同的 FID 信号，它包含的生物组织信息较多，今后所说 MR 信号即为 FID 信号。FID 信号的衰减速度受 T_2 和磁场均匀性的影响，T_2 越小，磁场越不均匀，则 FID 信号衰减越快。

4. 弛豫时间（relaxation time） 纵向弛豫过程是处于高能态的自旋核向低能态过渡，高能态的自旋核向外释放热能，由 T_1 表示的弛豫过程也称热弛豫。环境温度越低，组织液的黏度越高，样品内发生的受激辐射的概率增加，使 T_1 缩短。当磁场 $\boldsymbol{B}_0$ 增强时，$\boldsymbol{M}_0$ 增大，参与弛豫过程的粒子数增多，T_1 增加。

横向弛豫的本质是自旋核的磁矩方向由相对有序状态向相对无序状态过渡的过程，不存在能量向外的释放，T_2 与环境温度、黏度无关，与主磁场强度的相关性不大。由于磁场的不均匀性会大大加剧自旋核磁矩方向分散，T_2 明显缩短，所以 T_2 与主磁场的均匀性关系特别大。

对于不同组织器官，甚至相同组织器官的不同病理阶段，弛豫时间有明显不同，这使 MRI 对软组织及器官有特殊的分辨力，并使病理分析成为可能。

第二节　磁共振波谱

在 MR 信号中不但包含了质子数密度、弛豫时间 T_1、T_2 及血流速度的信息，还体现了原子核性质和所处环境的特点。磁共振波谱（magnetic resonance spectroscopy，MRS）就是据此发展起来的医学诊断新技术。它是一种可以快捷、定量地观察载体的非损伤检测技术，对疾病的早期诊断、鉴别性的诊断、病理分析等有重要作用。

一、化学位移

由于同种核具有相同的 γ_I，由拉莫尔方程可知，不同分子中的同种核处于相同的外磁场中也应有相同的共振频率，但是实际情况却不然。这是因为原子核不是孤立的，它所处的电子环境不同，使得外磁场不能直接作用于核上，而是被电子云磁场所屏蔽，核所在位置的磁场大小为

$$B = B_0(1-\sigma) \tag{16-12}$$

式中，σ 为屏蔽系数，可正可负，它的大小取决于外磁场和核与电子的空间位置，在 ppm 数量级。同种核处于不同分子之中时，会有不同的 σ 值，从而有不同的共振频率。

我们定义同种自旋核在相同的外磁场情况下发生共振吸收时样品和标准物质的共振频率改变的相对量或磁场改变的相对量为化学位移（chemical shift），即

$$\delta = \frac{B-B_S}{B_S} = \frac{\nu-\nu_S}{\nu_S} \tag{16-13}$$

其中，B、B_S、ν、ν_S 分别表示样品和标准物质发生共振吸收时的外加磁场和共振频率。由于化学位移体现了核的电子环境，所以它可以反映样品的分子结构，进行物质鉴定。

二、磁共振波谱

MRS 是近十几年来发展起来的新的医学诊断技术，是医学诊断领域中唯一可以用来观察载体而不是离体细胞代谢变化的非损伤检测技术。这一技术的深入研究对疾病的早期诊断、鉴别性诊断、病理分期及治疗效果将起重大作用。

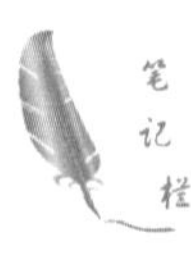

以发生共振吸收的强度为纵坐标，共振的频率（或发生共振的磁感应强度）为横坐标，可以绘出一条共振吸收强度与发生共振的频率变化的曲线，称为磁共振波谱。图 16-4 是乙基苯的质子谱线。乙基苯有 C_6H_6、CH_2、CH_3 三个原子团，属于这三个原子团中的氢核，由于它们的结合状态不同，

其谱线位移的程度也不相同，结果产生了与这三种氢核相对应的三组吸收谱线。

^{1}H 谱常用四甲基硅烷 $(CH_3)_4Si$（tetramethylsilane，TMS）作为参考物质，它只有一个峰，屏蔽作用高，而且一般化合物的峰大都出现在它的左边。

C_6H_6—CH_2—CH_3

7.18　2.63　1.22　δ/ppm

图16-4　乙基苯的质子谱线

三、磁共振波谱分析

MRS 的理论基础与波谱学基本理论相同，即

（1）化合物有自己特有特征峰的频率位置。

（2）共振峰的面积正比于化合物中自旋核的数量。

（3）共振峰的形状反映化合物的分子结构。

据此，MRS 可进行有机化合物的定性、定量及化学结构的分析和对于自旋核数目的了解。目前应用临床开展较多的核种为 ^{1}H 和 ^{31}P，表示为 ^{1}H-MRS，^{31}P-MRS。

从病理、生理发展进程上看，细胞能量代谢的变化在组织学结构改变之前发生，使得 MRS 出现异常要早于 MRI 的图像上的异常表现，所以目前 MRS 分析大部分集中在对细胞的能量代谢的观测上。

通过 ^{31}P-MRS 可分析心肌高能磷酸盐代谢及判定细胞内的 pH 值。分析心脏 ^{31}P 波谱，有助于对正常心脏、缺血心脏和梗死心脏的认识。因此，MRI 与 MRS 的组合将进一步显示出“生化显微镜”的功能。

获取 MRS 的仪器就是磁共振波谱仪，它是先用 MRI 取断层图像，从中选出欲作 MRI 分析的部位，用特制小线圈对检测部位作 RF 激励，按连续波扫频和扫场的程序，使处于不同化学环境的原子核分别发生能级跃迁，来获得原子核对射频的共振吸收图。在作 MRS 分析时，一般要采用抑制技术，例如，对 ^{1}H-MRS 分析时，要对 H_2O 峰进行抑制；作 ^{31}P-MRS 分析时，要对 ^{1}H 峰抑制。

第三节　磁共振成像的基本原理和方法

案例16-1

1971年9月，劳特伯在快餐店用餐时，一种全新的磁共振成像方案突然出现在眼前，就是应用梯度磁场获取样品中磁性核的二维或三维分布信息。

问题：

1. 什么是梯度磁场？
2. 梯度磁场怎样标定空间核的位置？

一、磁共振成像的基本方法

磁共振成像的基本方法是，将置于磁场中原子核的密度、环境及位置等信息用一定的技术方法表达出来。通常采用的是在主磁场中叠加线性梯度场使得不同层片的共振频率相异，实现选层定片确定体素（voxel）；通过频率编码和相位编码的方式确定体素的位置，再根据各体素发出信号和空间位置编码与像素（pixel）一一对应实现图像重建。磁共振成像的基本实现过程如图 16-5 所示，下面具体介绍其成像过程。

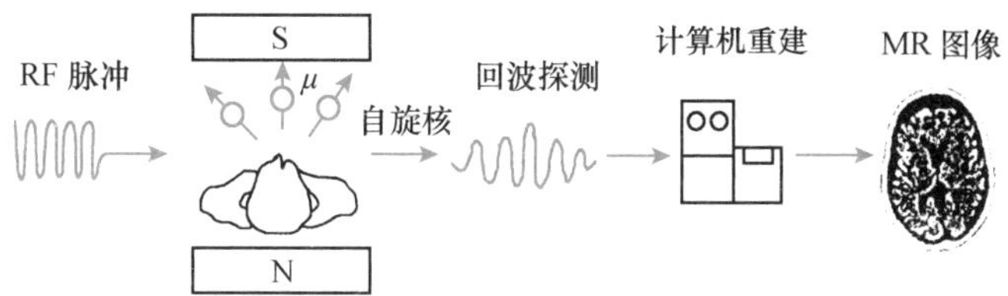

图16-5　磁共振成像原理图

1. 选层定片　如图 16-6 所示，将成像物体置于 z 轴方向的均匀磁场 B_0 中，同时叠加一个同方向的梯度磁场 G_z，磁感应强度沿 z 轴方向由小到大均匀改变，那么，z 轴方向上同一层面上的磁感应强度是相同的，而不同层面上的磁感应强度是不同的。根据拉莫尔方程，不同层面的同种原子核将具有不同的共振频率，为此，我们可以设计与相应层面频率相同的 RF 脉冲来实现该层面的磁共振发生，从而达到选层定片的目的。G_z 称为选层定片梯度场。

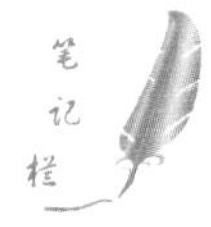

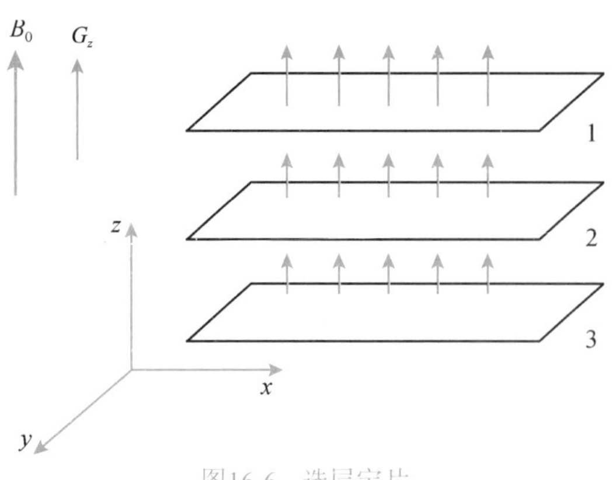

图16-6 选层定片

2. 位置编码 所谓编码就是把研究对象的某一层面分为若干个体素，将每个体素进行编号，如图 16-7 所示。由于整个层面处于相同的磁场中，故每个体素中磁矩的旋进频率和相位相同，此时沿 x 轴方向施加一个梯度很小的线性梯度场 G_x，沿 x 轴由小到大均匀变化。显然，层面中垂直于 x 轴方向同一条直线的磁场均相同，而不同直线磁场略有差异，那么磁矩旋进的频率也将不一致。在一定的时间后，去掉 G_x，此时各体素磁矩将回到相同的频率，但是在 x 轴方向上存在恒定的相位差，如图 16-8 所示，从而达到标识 x 轴方向体素的目的，这一过程称为相位编码。G_x 称为相位编码梯度场。在接收信号时，再沿 y 轴方向施加一个梯度较大的线性梯度场 G_y，这时层面中垂直于 y 轴方向同一条直线的磁场均相同，而不同直线磁场有差异，那么磁矩旋进的频率也有差异，如图 16-9 所示，从而达到标识 y 轴方向的体素的目的，这一过程称为频率编码，G_y 称为频率编码梯度场。至此，通过信号的频率编码和相位编码，我们可以标定体素的空间位置。

3. 图像重建 MR 成像是将带有组织器官的磁共振信号转换为解剖图像的过程，称为图像重建技术。通过选层定片和位置编码，线圈所接收到的感应信号是各体素所携带相位和频率特征的 MR 信号的总和。为取得各层面各体素 MR 信号的大小，需要利用信号所携带的相位编码和频率编码的特征，把各体素的信号分离出来，该过程称为解码（decoding）。从数学原理上来说，若体层中一层面体素为 $n\times n$，形成的成像信号矩阵为 $n\times n$ 阶，如果我们采集的总信号达 $n\times n$ 个，则可有 $n\times n$ 个方程，就能解出对应的信号强度实现图像重建，二维傅里叶变换重建把这个思想包含于变换之中。这一工作由计算机来完成，即计算机对探测到 FID 信号进行二维傅里叶变换（2-dimension Fourier transform，2DFT）处理，得到具有相位和频率特征的 MR 信号的大小，最后根据与层面各体素编码的对应关系，把体素的信号大小与对应的像素依次显示在荧光屏上，信号大小用灰度等级表示，信号大，像素亮度大；信号小，像素亮度小。这样就得到一幅反映层面各体素 MR 信号大小的图像。磁共振成像相应过程如图 16-10 所示。

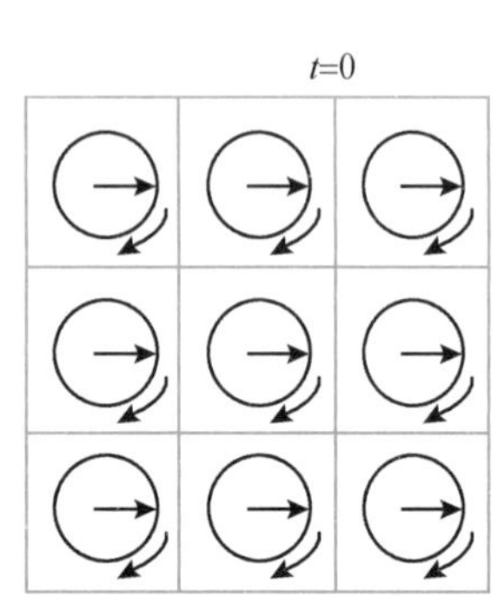

图16-7 选层后层面的体素

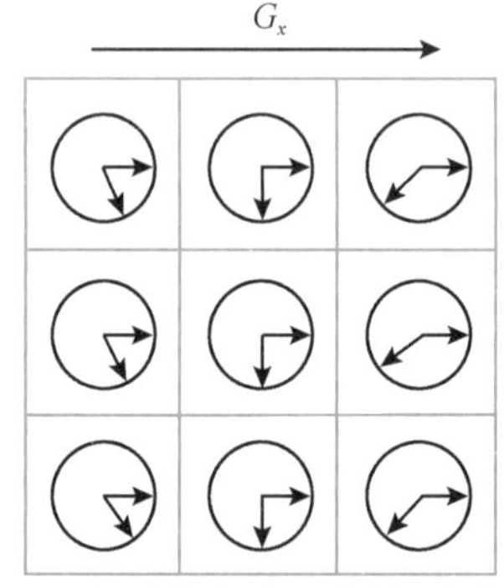

图16-8 磁矩旋进相位差异

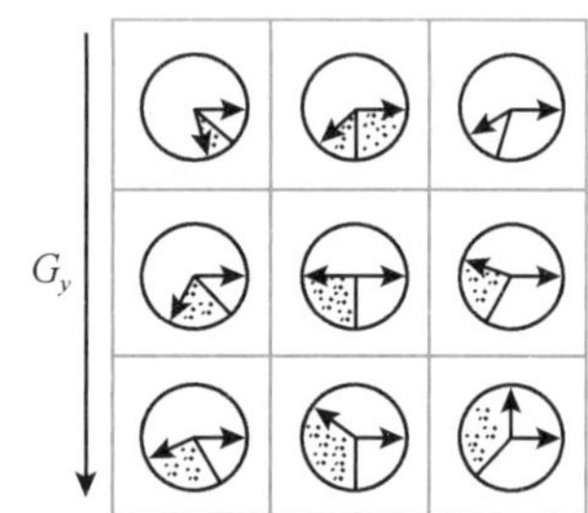

图16-9 磁矩旋进频率差异

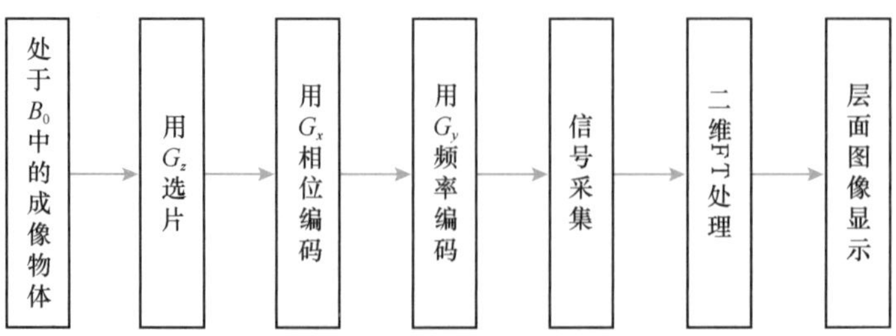

图16-10 磁共振成像过程方框图

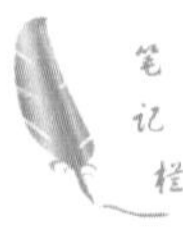

二、脉冲序列与加权像

案例16-2

图16-11为头部MRI横断面图像。

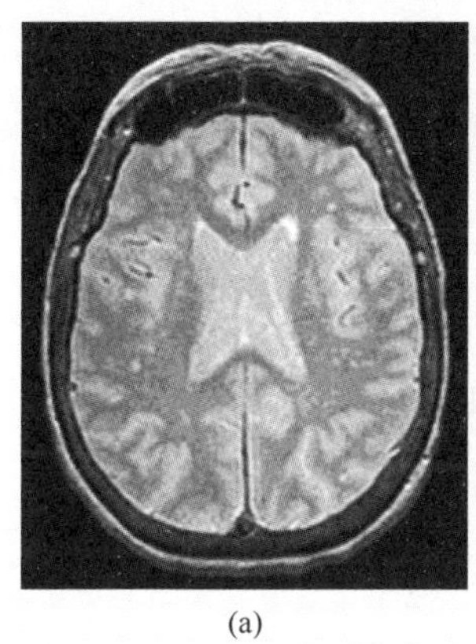
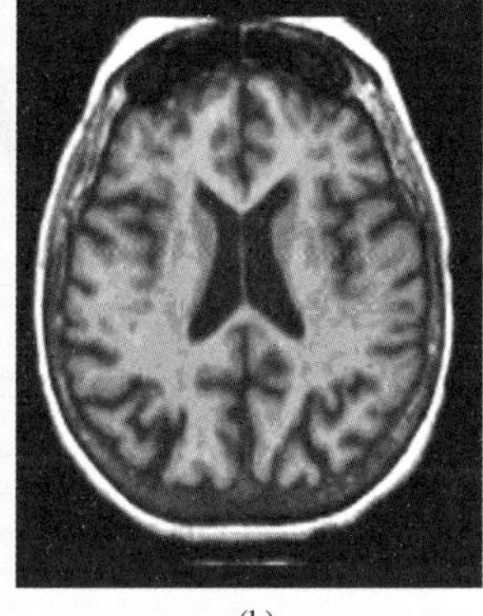
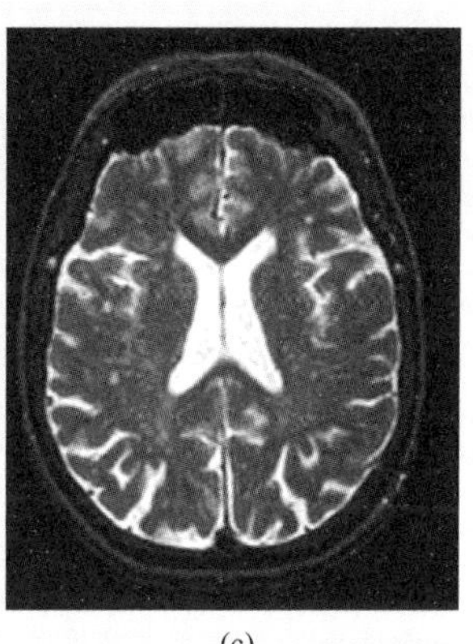

(a) (b) (c)

图16-11 头部MRI横断面图像

(a)质子密度加权像；(b) T_1加权像；(c) T_2加权像

问题：

1. 何为磁共振加权成像？
2. T_1加权像与T_2加权像在图像上有什么区别？

在人体中含有大量的水和碳氢化合物，氢核的共振灵敏度高、信号强，在临床上常用氢核作为MRI的成像元素。人体不同组织，甚至同一种组织的不同状态的含水量、T_1、T_2都不同，据此可进行病变诊断，判断病变的不同发展阶段。

为了得到携带成像部位信息的参数成像，常用脉冲序列对成像部位进行扫描。脉冲序列是一些90°和（或）180°脉冲的组合，MR 信号强度取决于这些脉冲的高度、宽度、时间间隔、组成方式，改变这些参数，就可以改变质子数密度ρ、T_1、T_2对图像灰度的影响程度。如果一幅MRI图像的灰度主要由一个特定参数决定，该图像就是该参数的加权像（weighted image，WI），如T_1加权像（T_1WI）、T_2加权像（T_2WI）、ρ加权像（ρWI）。

（一）自旋回波序列及其加权像

1. 自旋回波序列 自旋回波（spin echo，SE）序列在临床MR中是最基本、最常用的脉冲序列。如图16-12所示是单脉冲序列，T_I为90°脉冲和180°脉冲的间隔时间，T_E为回波时间（echo time），T_R为序列重复时间（repetition time），一般情况下$T_E=2T_I$。90°脉冲后$M_z=0$，$M_{xy}=M_0$，M_{xy}开始在xy平面上进行旋进和衰减，在接收线圈两端感应出FID信号。如果静磁场是均匀的，M_{xy}就以T_2为时间常数衰减，但静磁场总有一定程度的不均匀，这会使M_{xy}的衰减速度加快，衰减的时间常数就是T_2^*。为消除磁场不均匀性的影响，在经过T_I时间后施加180°脉冲，使原本散开的氢核磁矩又重聚集起来，于是M_{xy}由零开始增大，然后又逐渐降为零，这样在接收线圈中将出现一个幅值先增长后衰减的MR信号，即SE信号，它左边的信号逐渐上升，为自旋核重聚的过程；右边的信号逐渐下降，为自旋核逐渐散开的过程。CT信号在$t=T_E$处出现最大值，但这一最大值要小于FID信号幅度，而且回波时间T_E越长，回波幅度越小，FID信号与SE信号幅值之间以时间常数T_2衰减。

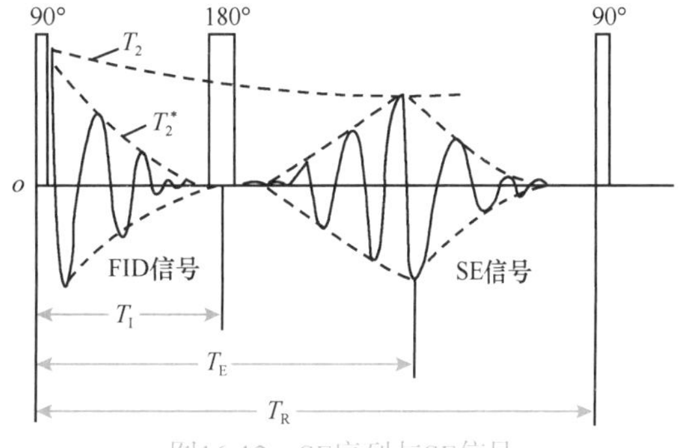

图16-12 SE序列与SE信号

2. 加权像 在T_R内磁场的纵向弛豫过程与横向弛豫过程同时进行，M_z由零恢复到M_0，可以证明，在SE序列作用下，MR信号的幅度满足

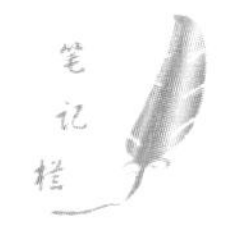

$$A = KB_0\rho\left(1-e^{-\frac{T_R}{T_1}}\right)e^{-\frac{T_E}{T_2}} \tag{16-14}$$

其中，K 是与主磁场、自旋核种类有关的常数。

（1）ρ 加权像：当 $T_R \gg T_1$，$T_E \ll T_2$ 时，式（16-14）变成

$$A = KB_0\rho$$

式中，K、B_0 均为常数，图像灰度仅由 ρ 决定，为 ρ 加权像。在 MRI 中，只要 ρ 存在差异，就可通过 ρ 加权像将其分辨出来。经验值取 T_E 为 20ms，T_R 为 2000ms。

（2）T_1 加权像：T_E 选取较小值，如 15～25ms，而 T_R 选取中等大小值，如 200～800ms，则式（16-14）变成

$$A = KB_0\rho\left(1-e^{-\frac{T_R}{T_1}}\right)$$

图像灰度主要由 ρ 、T_1 决定，称为 T_1 加权像。对于 ρ 相同的组织，图像信号灰度的强弱体现了 T_1 的不同。

（3）T_2 加权像：当 $T_R \gg T_1$ 时，有 $\left(1-e^{-\frac{T_R}{T_1}}\right) \to 1$，而 T_E 适当长，例如在 90～120ms 中选取，则式（16-14）变成

$$A = KB_0\rho e^{-\frac{T_E}{T_2}}$$

可见，图像灰度主要由 ρ 、T_2 决定，称为 T_2 加权像。对于 ρ 相同的组织，图像信号灰度的强弱体现了 T_2 的不同。

如果在单脉冲序列的一个 T_R 内有多个 180°脉冲，就是多回波 SE 序列，此时可产生多个 SE 信号，一次扫描可获得多幅不同 T_E 值的 ρWI 和 T_2WI。由于横向弛豫的作用，后续 SE 信号幅值以 T_2 作指数衰减，信噪比逐渐降低。

（二）反转恢复序列及其加权像

反转恢复序列（inversion recovery sequence）是先施加一个 180°脉冲，间隔时间 T_I 后再加 90°脉冲，如图 16-13 所示。

180°脉冲使 M_0 由 z 方向转到 $-z$ 方向，其后纵向弛豫过程开始，M_z 由 $-M_0$ 开始，经过转折点继续恢复到 M_0（图 16-14）。90°脉冲是将经过时间 T_I 后 M_z 在 z 轴上的恢复量转到 xy 平面上来检测，该 MR 信号就是反转恢复信号。可以证明，MR 信号的幅度为

$$A = KB_0\rho\left(1-2e^{-\frac{T_I}{T_1}}\right) \tag{16-15}$$

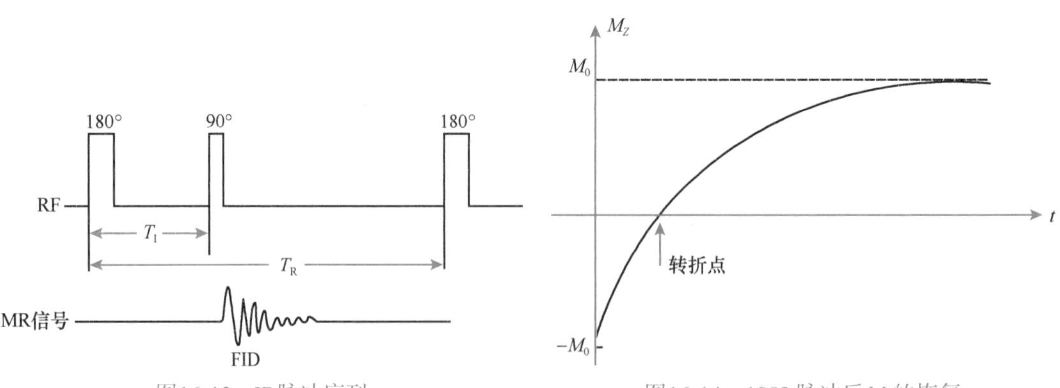

图16-13　IR脉冲序列　　图16-14　180° 脉冲后M_z的恢复

当 $T_I \gg T_1$ 时，所有组织的纵向弛豫均可完成，式（16-15）变为

$$A = KB_0\rho$$

可见图像灰度由质子数密度 ρ 决定，为 ρ 加权像。若 T_I 和 T_1 不存在上述关系，图像灰度由 ρ 、T_1 决定，为 T_1 加权像。ρ 相近或相同时，T_1 加权像可提高图像对比度，鉴别不同组织。

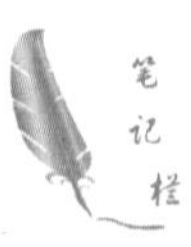

表 16-1 将脂肪与周围组织、正常肝、肝癌与肝脓肿，在 ρ 、T_1、T_2 特征量及其相对应的各自加权像中的明暗加以比较。

表16-1　不同组织、器官的特征量及加权像比较

比较对象	ρ	ρWI	T_1	T_1WI	T_2	T_2WI
周围组织	小	较暗	长	很暗	相同	亮
脂肪	大	较亮	短	很亮	相同	暗
正常肝	相同	相同	较短	明亮	相同	相同
肝癌	相同	相同	居中	居中	相同	相同
肝脓肿	相同	相同	很长	最暗	最长	明亮

（三）图像重建

利用梯度磁场实现了空间定位，改变不同的脉冲参数可获得体素不同的 ρ 、T_1、T_2 加权图，但是图上各处的灰度值是断层内所有自旋核共同作用总和的体现，所以需要将采集到的 MR 信号按不同的相位差 $\Delta\varphi$ 和频率 ω_x 进行分解，已获得断层内任意位置（x，y）或（ ω_x ，$\Delta\varphi$ ）自旋核所产生的信号强度，这就是二维傅里叶变换实现的图像重建。

傅里叶变换可以将时域信号 $s(t)$ 所含的各种频率成分分解出来，并计算出其强度。设 $s(t)$ 就是采集到的 MR 信号，它包含有 n 种频率成分，则其傅里叶变换为

$$s(\omega)=\int s(t)\mathrm{e}^{-\mathrm{j}\omega t}\mathrm{d}t \tag{16-16}$$

式中，$\omega=\gamma(B_0+xG_x)$；第 n 种频率成分的强度为 $s(\omega_j)$ $(j=1,2,\cdots n)$，代表坐标 y 不同而坐标 x 相同的自旋核所产生的信号的叠加。在此基础上，再施加 n 个幅度不同的磁场梯度 G_y 进行 n 次相位编码，或施加 n 个幅度相同但磁场梯度作用时间 $t_{ym}(m=1,2,\cdots n)$ 不同的 G_y 来进行 n 次相位编码，对 n 个不同 y 轴投影值分别进行傅里叶变换，就会得到各体素的 MR 信号 $s(\omega_x,t_{ym})$ 为未知量的 n 个方程，解联立方程组可得到 $s(\omega_x,t_{ym})$ 。对不同的 ω_j 进行同样操作，最终可以得到 xy 平面内任意一点的信号 $s(\omega_{xj},t_{ym})$，包括其幅度、频率和相位。

在 MR 成像中，常进行多次数据采集，进行数据平均，提高信噪比，耗时较长。为克服这个缺点，临床上采用多层面同时扫描，其耗时几乎等于一个层面的成像时间。

三、人体的磁共振成像

1. 氢核是人体成像的首选核种　人体各组织中含有大量的水和碳氢化合物，氢核的共振灵敏度高、信号强，这就是人们首选氢核作为人体成像元素的原因。在表 16-2 中列出了人体组织中氢核与其他元素的磁共振相对灵敏度，这里我们规定氢的相对值为 1，从表中可以看到其他元素的 MR 信号都比较弱，并且相差 1000 倍以上。

表16-2　人体组织中氢核与其他元素的MR信号相对灵敏度

元素	相对灵敏度	元素	相对灵敏度
H	1	Na	1.0×10^{-3}
C	2.5×10^{-4}	P	1.4×10^{-3}
N	3.1×10^{-4}	K	1.1×10^{-4}
O	4.9×10^{-4}	Ga	9.1×10^{-6}
F	6.3×10^{-5}	Fe	5.2×10^{-9}

2. 人体各种组织含水比例不同　表 16-3 中列出了人体几种组织和器官的含水比例。MR 信号强度与样品中氢核密度有关，人体中各种组织和器官含水比例不同，即含有氢核数的多少不同，MR 信号强度就会各有差异，利用这种差异作为特征量，我们就可以把各组织区分开来，这就是氢核密度的 MR 图像。

笔记栏

表16-3 人体几种组织、器官的含水比例

组织名称	含水比例/%	组织名称	含水比例/%
皮肤	69	肾	81
肌肉	79	心	80
脑灰质	83	脾	79
脑白质	72	肝	71
脂肪	80	骨	13

3. 人体不同组织的 T_1、T_2 值 表 16-4 中列出了几种正常组织在 0.5T 情况下 T_1、T_2 值范围。在磁共振成像中目前采用的都是氢核的共振信号，并且用 T_1、T_2 等参数来描述，无论是 T_1 还是 T_2 都与周围环境有关。在不同分子结构中，氢核所处的环境不同。即使在相同的分子结构中，如水中的氢核，它可以在细胞外，也可以在细胞内，可以在血液、体液中，可以在不同的组织器官中，也可以在同一组织器官的不同病理过程中，水质子密度及周围环境都会有所不同。

表16-4 几种正常组织在0.5T情况下 T_1、T_2 值范围

组织名称	T_1/ms	T_2/ms	组织名称	T_1/ms	T_2/ms
脂肪	240±20	60±10	主动脉	860±510	90±50
肌肉	400±40	50±20	脊髓（脊柱）	380±50	70±20
肝	380±20	40±20	胆道	890±140	80±20
胰	398±20	60±40	膀胱（满尿）	2200±610	570±230
肾	670±60	80±10			

从物理上看，已知任何一个截面的信号强度分布，原则上都可以转化成用灰度表示的图像分布。从前面的讨论可知，T_1 和 T_2 带有人体组织状况的信息，如果我们得到组织或器官某一个层面上的 T_1 和 T_2 分布信息，就可以转化成对应的灰度分布的层面图像。因此，人体不同组织之间、正常组织与该组织中的病变组织之间的氢核密度和 T_1、T_2 三个参数的差异，就是 MRI 用于临床诊断最主要的物理学基础。

第四节 磁共振在医学应用中的优点及局限性

MRI 适合于中枢神经系统、心脏大血管系统、头颈部、肌肉关节系统检查，也适于纵隔、腹腔、盆腔实质器官及乳腺的检查。MRI 具有其独特的成像优势及局限性。

一、磁共振成像的优点

1. 无电离辐射危害 MRI 设备的激励源为短波或超短波段的电磁波，无电离辐射损伤。从成像所用的 RF 功率看，尽管 MRI 设备的峰值功率可达数千瓦，但平均功率仅为数瓦。经计算，其 RF 容积功耗低于推荐的非电离辐射的安全标准。在一定的场强及场强变化率范围之内，静磁场和线性梯度磁场也不会引起机体的异常反应。可见 MRI 是一种安全的检查方法。

2. 多参数成像 MRI 是一种多参数的成像方法。目前使用的 MRI 设备主要是用来观测活体组织中氢质子密度的空间分布及其弛豫时间的新型成像工具，用于成像的组织参数有氢核（质子）密度 $\rho(\mathrm{H})$、纵向弛豫时间 T_1、横向弛豫时间 T_2 以及体内液体的流速 v 等。上述参数既可分别成像，亦可相互结合获取对比图像，可提供丰富的诊断信息。

3. 高对比度成像 在所有医学影像技术中，MRI 的软组织对比分辨力最高。人体含有占体重 70% 以上的水，这些水中的氢核是 MR 信号的主要来源，其余信号来自脂肪、蛋白质和其他化合物中的氢质子。由于氢质子在体内的分布极为广泛，故可在人体的任意部位成像。另外，因水中的氢质子与脂肪、蛋白质等组织中氢质子的 MR 信号强度不同，故 MRI 图像必然是高对比度的。

4. MRI 设备具有任意方向断层的能力 MRI 设备可获得横断、冠状断、矢状断和不同角度的斜断面图像。自线性梯度磁场应用于 MRI 设备后，人们不再用旋转样品或移动患者的方法来获得扫描层面，而是用 G_x、G_y 和 G_z 三个梯度或者三者的任意组合来确定层面，即实现了选择性激励。整个 MRI

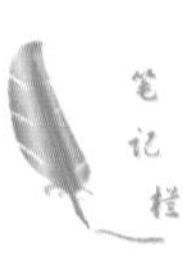

检查中没有任何形式的机械运动。MRI 设备的任意方位断层的特点是，从不同角度直观地从三维空间上观察分析组织结构及其病变。

5. 无需使用对比剂，可直接显示心脏和血管结构　采用 MRI 技术可以测定血流，其原理为流体的飞行时间（time of flight，TOF）效应和相位对比（phase contrast，PC）敏感性。与传统的血管造影法相比，它的最大优点是无创伤（不需注射对比剂）。

6. 无骨伪影干扰，后颅凹病变清晰可辨　各种投射性成像技术往往因气体和骨骼的重叠而形成伪影，给某些部位病变的诊断带来困难。例如，做头颅 CT 扫描时，就经常在岩骨、枕骨粗隆等处出现条状伪影，影响后颅凹的观察。MRI 无此类骨伪影。

7. 可进行功能、组织化学和生物化学方面的研究　任何生物组织在发生结构变化之前，首先要经过复杂的化学变化，然后才发生功能改变和组织学异常。功能磁共振成像（fMRI）可以提供组织特征和功能信息，使疾病的诊断深入到分子生物学和组织学的水平。

二、磁共振成像的局限性

1. 成像速度慢　这是 MRI 的主要缺点。由于成像速度慢，这种检查的适应证大大减少，因此，自 MRI 出现以来，人们一直致力于成像速度的提高。

2. 对钙化灶和骨皮质病灶不够敏感　钙化灶在发现病变和定性诊断方面均有一定作用，但磁共振图像上钙化通常却表现为低信号。另外，由于骨质中氢质子（或水）的含量较低，骨的 MR 信号就比较弱，骨皮质病变不能充分显影，对骨细节的观察也就比较困难。

3. 图像易受多种伪影影响　无骨伪影是 MRI 的优点之一。但是，其他伪影也可能严重干扰图像质量，甚至影响其应用范围。MRI 的伪影主要来自设备、运动和金属异物三个方面，大多数伪影虽然能够克服，但 MRI 的质量控制仍然很复杂。

4. 禁忌证多　MRI 系统的强磁场和射频场有可能使心脏起搏器失灵，也容易使各种体内金属性植入物移位。在激励电磁波作用下，体内的金属还会因为发热而对身体造成伤害。因此，植有心脏起搏器的患者、安装假肢或人工髋关节的患者、疑有眼球异物的患者以及动脉瘤银夹结扎术后的患者等都是严禁进行 MRI 检查的。

5. 定量诊断困难　对 T_1 和 T_2 加权像权重值尚难精确测定。因此，MRI 还不能像 X-CT 那样在图像上进行定量诊断。

习题十六

16-1　试简述化学位移在磁共振谱中位置不同的机制。

16-2　简述用反转恢复序列成像的物理原理。

16-3　设在 MRI 系统中主磁场和梯度场之和的磁感应强度是在 1.500～1.501T 范围内，试估算氢核成像应施加的射频脉冲所包含的频谱范围。　[10.170～10.177MHz]

16-4　为什么说水分子的分子磁矩可等效为“裸露”的氢核的磁矩？

16-5　具有自旋的原子核置于外磁场中能级劈裂的间距等于什么？能级劈裂的数目由什么决定？　[$g_I\mu_N B$；$2I+1$]

16-6　样品的磁化强度矢量与哪些量有关？

16-7　SE 脉冲序列中的 90°脉冲和 180°脉冲的作用是什么？

16-8　为什么磁场的不均匀性会使 T_2 急剧缩短？

16-9　如何从 SE 序列的 MR 信号幅度公式给出图像加权的概念？

（王昌军）

本章电子资源

第十七章　狭义相对论基础

教学要求：

1. 记忆爱因斯坦狭义相对论的基本原理，洛伦兹坐标变换。
2. 理解牛顿力学中的时空观和狭义相对论中的时空观及其差异。
3. 运用狭义相对论的理论分析时空的相对性及时间延缓和长度缩短的原理；理解狭义相对论中质量和速度的关系、质量和能量的关系。

20 世纪初相对论的出现，使人类在认识物质世界运动的漫长道路上迈出了巨大的一步，是物理学的伟大成就之一。它改变了人们早已习惯的旧的时空观，建立了新的相对论的时空观。在此基础上，给出了高速运动物体的力学规律，并发现了质量与能量的内在联系等。本章简要介绍狭义相对论（special relativity）的基础知识。

第一节　牛顿的绝对时空观　伽利略变换

案例17-1

在数学上有一维空间，二维空间，三维空间，… n维空间。但是，到目前为止，我们所认识到的物理世界还只是四维的（三维空间加上一维时间），即四维时空。四维时空是能够构成真实世界的最低维数。因此要构成一个真实的、运动着的、丰富多彩的世界，至少要有四维时空。我们的世界恰恰是四维。会不会有更高维的世界呢？目前我们还不知道。我们所能想象的是：四维世界既然比三维世界丰富多彩，五维世界当然比四维世界更为美妙。

问题： 构成四维时空的三维空间和一维时间是彼此独立的还是互相联系的？

一、牛顿的绝对时空观

在任何惯性系中观察，同一力学现象将按同样的形式发生和演变，对于描述力学现象的规律来说，所有惯性系都是等价的。这个结论称为牛顿的绝对时空观或伽利略变换。

经典力学是以牛顿运动定律为基础的。经典力学时空观沿用了牛顿的绝对时间和绝对空间的概念。

关于时间和空间，牛顿提出绝对时间和绝对空间概念。所谓绝对时间是指时间的量度和参考系无关，绝对空间是指长度的量度与参考系无关。也就是说，同样两点间的距离或同样的前后两个事件之间的时间，无论在哪个惯性系中测量都是一样的。

牛顿的绝对时空观认为，谈论一个惯性系的绝对运动（或绝对静止）是没有意义的。在不同参考系中时间均匀流逝，空间与外界事物无关，永远是相同的。力学规律在所有惯性系中都是相同的，各个惯性系都是等价的，不存在特殊的绝对的惯性系。

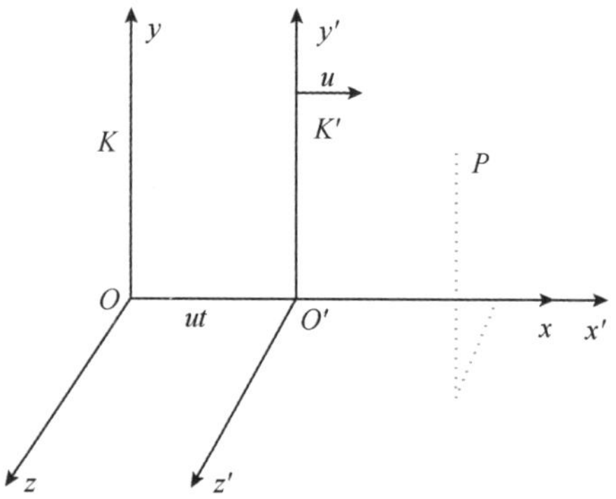

图17-1　惯性坐标系

二、伽利略坐标变换

现在我们讨论经典力学中的时空变换关系。设有两惯性系 $K(O,x,y,z)$ 和 $K'(O',x',y',z')$，各对应坐标轴互相平行。K' 系相对 K 系以速度 u 沿 x 轴正方向做匀速运动，并假设 $t=t'=0$ 时，K 系和 K' 系的原点重合，如图 17-1 所示。

经典力学理论认为，经时间 t 后，即在 t 时刻，则 P 点在两坐标系间的时空变换关系是

$$\begin{cases} x'=x-ut \\ y'=y \\ z'=z \\ t'=t \end{cases} \quad (17\text{-}1a);$$

$$\begin{cases} x=x'+ut \\ y=y' \\ z=z' \\ t=t' \end{cases} \quad (17\text{-}1b)$$

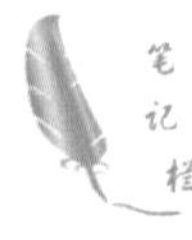

称为伽利略坐标变换（Galilean coordinate transformation）。伽利略坐标变换是绝对时空观的直接反映，绝对时空观直接导出这一变换。

我们从伽利略坐标变换（17-1a）出发，将式（17-1a）的前三式对时间 t（注意到 $t=t'$）求一阶导数，于是有

$$\begin{cases} v'_x = v_x - u \\ v'_y = v_y \\ v'_z = v_z \end{cases} \quad (17\text{-}2a)；逆变换：\begin{cases} v_x = v'_x + u \\ v_y = v'_y \\ v_z = v'_z \end{cases} \quad (17\text{-}2b)$$

式（17-2a）或式（17-2b）称为伽利略速度变换（Galilean velocity transformation）。伽利略速度变换是经典力学的基本公式之一。

第二节　狭义相对论原理　洛伦兹变换

一、狭义相对论原理

爱因斯坦于 1905 年创立了狭义相对论。狭义相对论的两个基本原理如下。

（1）相对性原理（relativity principle）：对于描述一切物理现象（力学现象、电磁现象及原子过程）的规律来说，所有惯性系都是等价的。即所有惯性系对一切物理规律都是等价的。这条原理说明运动的描写只有相对的意义，而绝对静止的参考系是不存在的。

（2）光速不变原理（principle of constancy of light velocity）：真空中的光速相对于所有惯性系沿任何方向恒为 c，它与光源或观察者的运动状态无关。

从狭义相对论的两条基本原理可见，对涉及光速或接近光速的问题，伽利略变换已经不适用了，在高速运动的新领域里，由狭义相对论的两条基本原理可得出新的变换公式，即洛伦兹变换。

二、洛伦兹变换

下面我们仍以图 17-1 中所示的两个坐标系 $K(O,x,y,z)$ 和 $K'(O',x',y',z')$ 为例，给出它们之间的洛伦兹变换（Lorentz transformation）。

设以 (x,y,z,t) 表示 t 时刻在 K 系中地点 (x,y,z) 发生的一个事件（如质点 P 在该时刻位于该地），而同一事件在 K' 系中是在 t' 时刻出现在地点 (x',y',z')，则表示同一事件的时、空坐标 (x,y,z,t) 和 (x',y',z',t') 之间遵从下列变换关系：

$$\begin{cases} x' = \dfrac{x-ut}{\sqrt{1-(u/c)^2}} \\ y' = y \\ z' = z \\ t' = \dfrac{t-ux/c^2}{\sqrt{1-(u/c)^2}} \end{cases} \quad (17\text{-}3)$$

若用 K' 系中的坐标表示 K 系中的坐标，则有

$$\begin{cases} x = \dfrac{x'+ut'}{\sqrt{1-(u/c)^2}} \\ y = y' \\ z = z' \\ t = \dfrac{t'+ux'/c^2}{\sqrt{1-(u/c)^2}} \end{cases} \quad (17\text{-}4)$$

式（17-3）、式（17-4）称为洛伦兹坐标变换，是洛伦兹在研究高速运动电荷的电磁规律时附加了多种假设提出的变换关系式，故而得名。

由洛伦兹变换式也可看出，变换式仅仅在 $u<c$ 的条件下有意义，也就是说不同惯性系彼此间的相对速度不可能超过真空中的光速 c，光速 c 是运动的极限速度，这是由相对论得到的一个重要结论。

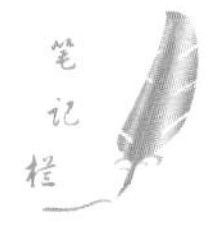

三、速度变换

设在惯性系 K 中一个质点以速度 v_x 、 v_y 、 v_z 匀速运动，那么，这个质点相对惯性系 K' 的速度为 v'_x 、 v'_y 、 v'_z ，经推导得

$$\begin{cases} v'_x = \dfrac{v_x - u}{1 - uv_x / c^2} \\ v'_y = \dfrac{v_y\sqrt{1-(u/c)^2}}{1 - uv_x / c^2} \\ v'_z = \dfrac{v_z\sqrt{1-(u/c)^2}}{1 - uv_x / c^2} \end{cases} \tag{17-5}$$

或

$$\begin{cases} v_x = \dfrac{v'_x + u}{1 + uv'_x / c^2} \\ v_y = \dfrac{v'_y\sqrt{1-(u/c)^2}}{1 + uv'_x / c^2} \\ v_z = \dfrac{v'_z\sqrt{1-(u/c)^2}}{1 + uv'_x / c^2} \end{cases} \tag{17-6}$$

式（17-5）、式（17-6）称为洛伦兹速度变换，其给出了方向相同的两个惯性系中的相对论速度变换法则。

第三节　狭义相对论的时空观

洛伦兹变换是狭义相对论的基本部分，从这些变换公式出发得到一系列不同于经典力学的结果，引导我们进入相对论知识领域，建立起相对论的时空观。

案例17-2

宇航员乘坐光子火箭遨游太空回来后，发现自己比儿子还年轻。原因是宇航员的钟是“动钟”，地球上的钟是“静钟”，所以前者慢，后者快。地球虽已过了六十年一个甲子，火箭上可能只过了一年。所以父亲仍和出航时一样年轻力壮，而儿子却已年逾花甲了。然而，火箭上的人也可以认为自己没有动，而是地球在运动，所以地球上的钟慢了。

问题：

1. 哪一个钟慢呢？
2. 如果将一对双生子，一个留在地球上，另一个在火箭中，那么在重逢时哪一个年龄大些呢？

一、同时性的相对性

洛伦兹变换式表明，对于同一地点的事件来说，如果它们在某一惯性系中是同时发生的，那么它们在一切惯性系中也都是同时发生的。而对于分散在空间不同地点的事件来说，同时是相对的，与惯性系选择有关，不再具有绝对性。

设在惯性系 K 中有两事件的空时坐标分别为 $(x_1,0,0,t_1)$ 、 $(x_2,0,0,t_2)$ ，在惯性系 K' 中，对应的空时坐标分别为 $(x'_1,0,0,t'_1)$ 、 $(x'_2,0,0,t'_2)$ 。

假设在 K 系中两事件发生在同一地点 $(x_1 = x_2 = x)$ ，并且又发生在同一时刻 $(t_1 = t_2 = t)$ ，则由洛伦兹变换式

$$x'_1 = \frac{x - ut}{\sqrt{1-(u/c)^2}}, \quad x'_2 = \frac{x - ut}{\sqrt{1-(u/c)^2}}$$

$$t'_1 = \frac{t - ux/c^2}{\sqrt{1-(u/c)^2}}, \quad t'_2 = \frac{t - ux/c^2}{\sqrt{1-(u/c)^2}}$$

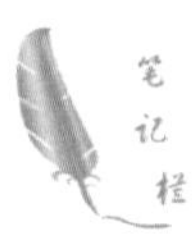
笔记栏

得到

$$x_1' = x_2' = x' \quad 和 \quad t_1' = t_2' = t'$$

这就是说，这两事件在任何惯性系中都是同时的，并且是在同一地点，与惯性系间的相对速度 u 无关。

如果 $x_1 \neq x_2$，而 $t_1 = t_2 = t$，即两事件在 K 系中发生在不同地点，但是同时的，则由变换式求得

$$\begin{cases} x_1' = \dfrac{x_1 - ut}{\sqrt{1-(u/c)^2}}, & x_2' = \dfrac{x_2 - ut}{\sqrt{1-(u/c)^2}} \\ t_1' = \dfrac{t - ux_1/c^2}{\sqrt{1-(u/c)^2}}, & t_2' = \dfrac{t - ux_2/c^2}{\sqrt{1-(u/c)^2}} \end{cases} \tag{17-7}$$

这样，$x_1' \neq x_2'$，且 $t_1' \neq t_2'$。也就是说，在 K' 系中看来，这两个事件不仅不在同一地点，而且也不同时。可见在不同地点发生的两事件，在某惯性系看来是同时的，而在另一个惯性系看来就不是同时的。所以同时性是相对的，不是绝对的，它与空间坐标和相对速度有关，这就是同时性的相对性（relativity of simultaneity）。由此可见在一般情况下，两个事件是否同时发生，决定于参考系。同时性的相对性，否定了牛顿的绝对时空观。

二、运动时钟的延缓

一个物理过程所经历的时间也与相对的惯性系有关。设在 K' 系中的某固定点 x' 处发生一个物理过程，这个物理过程的开始时刻为 t_1'，终了时刻为 t_2'（以 K' 系时钟量度）。所以对 K' 系来说，物理过程所经历的时间间隔是

$$\Delta t' = t_2' - t_1'$$

但对 K 系来说（以 K 系时钟量度），此物理过程开始时刻为 t_1，终了时刻为 t_2，由洛伦兹变换可得

$$t_2 = \frac{t_2' + ux'/c^2}{\sqrt{1-(u/c)^2}}, \qquad t_1 = \frac{t_1' + ux'/c^2}{\sqrt{1-(u/c)^2}}$$

这个物理过程相对 K 系的时间间隔是

$$\Delta t = t_2 - t_1 = \frac{t_2' + ux'/c^2}{\sqrt{1-(u/c)^2}} - \frac{t_1' + ux'/c^2}{\sqrt{1-(u/c)^2}} = \frac{t_2' - t_1'}{\sqrt{1-(u/c)^2}}$$

即

$$\Delta t = \frac{\Delta t'}{\sqrt{1-(u/c)^2}} \tag{17-8}$$

从式（17-8）看出，设在 K' 系中测得在其中某一固定点 x' 处相继发生两事件（例如，分子振动一个周期的始点和终点）所经历的时间间隔为 $\Delta t'$，则在 K 系中测得这两个事件所经历的时间间隔 Δt 比 $\Delta t'$ 长，或者说，相对于 K 系运动的时钟比相对于 K' 系静止的时钟走得慢。这就是相对论中运动时间延缓（time dilation）效应。

在一个惯性系中，同一地点相继发生两事件，所经历的时间间隔称为固有时（proper time）或称为原时。式（17-8）中 $\Delta t'$ 就是原时，因此原时最短。

相对论中运动时钟的延缓效应得到了直接的实验证明：射向地球的宇宙射线中，有一种成分称为 μ 介子（它的物理性质和电子相似，质量为电子质量的 206.768 倍），它是一种不稳定的基本粒子，以 2.15×10^{-6}s 的平均寿命发生衰变。μ 介子以接近光的速度运动。若用经典理论计算，它在消失以前能穿过的距离应为 $3\times10^8\times2.15\times10^{-6}=645\text{m}$。实际上在远离 μ 介子产生为 6000m 的地面，能测得 μ 介子的存在，这一矛盾依据相对论的结论容易得到解决。平均寿命 2.15×10^{-6}s 是用和 μ 介子一起运动的时钟（时钟与 μ 介子相对静止）测得的，若用地面上的时钟（时钟与 μ 介子相对运动）测量，则平均寿命应为 $\dfrac{2.15\times10^{-6}}{\sqrt{1-(u/c)^2}}\text{s}$，如果 $u\approx c$，则这个时间是很长的，所以足以穿过 6000m 的距离。

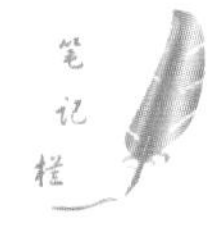

例题 17-1 一艘飞船以 $9\times10^3\,\text{m}\cdot\text{s}^{-1}$ 的速率相对于地面（我们假定为惯性系）匀速飞行，飞船上的钟走了 5s 的时间，用地面上的钟测量是经过了多少时间？

解：$\Delta t=\dfrac{\Delta t'}{\sqrt{1-(u/c)^2}}=\dfrac{5}{\sqrt{1-(9\times10^3/3\times10^8)^2}}\approx5.000000002(\text{s})$

此结果说明，对于超过第一宇宙速度这样大的速率来说，运动时钟的延缓效应实际上是很难测量出来的。

三、运动长度的收缩

设有一个物体沿 x' 轴放置，相对于 K' 系静止不动，因而相对于 K 系来说，这个物体以 u 沿 x 轴正向运动。现在我们来比较这个物体的长度分别在 K' 和 K 系来看是否相同。

对于 K' 系来说，由于物体相对静止，测量它的长度并不困难，只要分别记下物体两端的坐标 x_1' 和 x_2'，这两个坐标的差值

$$l'=x_2'-x_1'$$

就是物体在 K' 系中沿 x' 轴方向的长度。

对 K 系来说，物体在运动，情况要复杂些，我们必须同时记下这个运动物体两端的坐标 x_1 和 x_2，物体在 K 系中沿 x 轴的长度 l 等于两坐标之差，即

$$l=x_2-x_1$$

式中，x_2 和 x_1 是以 K 系中的时钟为准同一时刻 t 记录下来的。

由洛伦兹变换可得

$$x_2'=\frac{x_2-ut}{\sqrt{1-(u/c)^2}},\qquad x_1'=\frac{x_1-ut}{\sqrt{1-(u/c)^2}}$$

于是

$$l=l'\sqrt{1-(u/c)^2} \tag{17-9}$$

式（17-9）表明，物体在 K 系中沿 x 轴方向的长度 l 比物体在 K' 系中沿 x' 轴方向的长度 l' 缩短了。这就是说，如果有一把尺相对于 K' 系静止不动，而相对于 K 系运动，这把尺的长度比在 K' 系中的要短一些。这称为运动尺度的收缩效应，又称为洛伦兹收缩（Lorentz contraction）。

尺相对参考系静止时测得它的长度称为固有长度，或原长。式（17-9）中 l' 就是原长，因此原长最长。

例题 17-2　一长杆在车厢中静止，杆与车厢前进的方向平行。在车厢中测得杆长为 1.0m，车厢以 41.7m · s^{-1} 的速度行驶，求在地面上测得的杆长。

解：在地面上测得的杆长

$$l=l'\sqrt{1-(u/c)^2}=1.0\times\sqrt{1-[41.7/(3.0\times10^8)]^2}\approx1-9.7\times10^{-15}(\text{m})$$

此结果说明，对于地面上物体运动的速率来说，运动长度的收缩效应实际上是不能测量出来的。

第四节　狭义相对论动力学方程

一、相对论动力学的基本方程

按照牛顿自己的表述，第二定律为

$$\boldsymbol{F}=\frac{\mathrm{d}(mv)}{\mathrm{d}t}$$

但牛顿认为质量 m 是不变的。爱因斯坦证明，物体的质量 m 是随速度大小 v 而变的，二者有如下关系：

$$m=\frac{m_0}{\sqrt{1-(v/c)^2}} \tag{17-10}$$

式中，m_0 是物体在相对静止的惯性系中测出的质量，称为静止质量（static mass）；m 是物体在相对惯性系有速度 v 时的质量，称为运动质量，又称为相对论质量。

把上述质量与速度的关系式代入牛顿第二定律得

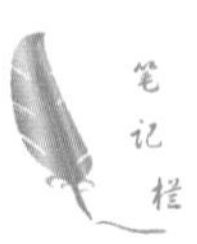

$$\boldsymbol{F}=\frac{\mathrm{d}}{\mathrm{d}t}\left[\frac{m_0}{\sqrt{1-(v/c)^2}}\boldsymbol{v}\right] \tag{17-11}$$

这就是相对论动力学的基本方程。

二、质量和能量的关系

物体动能的相对论表达为

$$E_{\mathrm{k}}=mc^2-m_0c^2 \tag{17-12}$$

表示 mc^2 与 m_0c^2 之差。爱因斯坦把 m_0c^2 称为物体的静止能量，把 mc^2 称为物体运动时的总能量，并分别用 E_0 和 E 表示，则有

$$E_0=m_0c^2\text{，}\qquad E=mc^2 \tag{17-13}$$

$$E=E_0+E_{\mathrm{k}}=mc^2 \tag{17-14}$$

这就是相对论的另一个重要的结论，称为爱因斯坦质能关系（mass-energy relation）式。

根据爱因斯坦质能关系式，如果一个物体系统经历某一个物理过程，它的质量发生变化为 Δm，那么它的能量发生相应的变化。这时质能变化的关系为

$$\Delta E=\Delta mc^2 \tag{17-15}$$

质能关系的正确性已在核物理学的研究中得到证实，它是近代物理、天文学、原子能利用等领域的重要理论基础。

三、动量和能量的关系

在相对论中，动量定义仍为 $\boldsymbol{P}=m\boldsymbol{v}$，即

$$\boldsymbol{P}=\frac{m_0}{\sqrt{1-(v/c)^2}}\boldsymbol{v} \tag{17-16}$$

联立能量关系式（17-14）得到

$$E^2=P^2c^2+m_0^2c^4 \tag{17-17}$$

这就是相对论中的动量和能量的重要关系式。

习题十七

17-1　在惯性系 K 中，两个事件发生在同一时刻、不同地点，两地沿 x 轴相距 1000m。设在 K' 惯性系中，测得此这两个地点的空间距离为 2000m，试问在 K' 系中测得的时间差是多少？　[5.8×10^{-6}s]

17-2　设 K' 系相对 K 系具有沿 x 方向的速度 $v=0.6c$，调整时钟使在 $x=x'=0$ 处，$t=t'=0$。设在 K 系中发生了两个事件，事件 1 发生在 x_1=10m，y_1=0，z_1=0，$t_1=2\times10^7$s，事件 2 发生在 x_2=50m，y_2=0，z_2=0，$t_2=3\times10^7$s。求：（1）在 K' 系中测得的时间差；（2）在 K' 系中测得这两个事件的距离。　[2.5×10^{-8}s；27.5m]

17-3　π^+ 介子是一不稳定粒子，平均寿命是 2.6×10^{-8}s（在它自己参考系中测得）。求：（1）如果该粒子相对于实验室以 0.8c 的速度运动，那么实验室坐标系中测得的 π^+ 介子平均寿命为多长？（2）π^+ 介子在衰变前运动了多长距离？　[4.3×10^{-8}s；10.3m]

17-4　在地面上测到有两艘飞船分别以 0.9c 和–0.9c 的速度向相反方向飞行。问一艘飞船相对于另一艘飞船的速度是多大？　[0.994c]

17-5　在实验室中测得电子质量为 $3m_0$（m_0 为电子的静止质量）。问电子速度是多少？　[$2.8\times10^8\mathrm{m\cdot s^{-1}}$]

（计晶晶）

笔记栏

参 考 文 献

陈建军，魏薇，2017. 大学基础物理学. 北京：高等教育出版社.
陈奎孚，2014. 机械振动教程. 北京：中国农业大学出版社.
陈仲本，况明星，2018. 医用物理学. 2 版. 北京：高等教育出版社.
盖立平，王保芳，2019. 医学物理学. 3 版. 北京：科学出版社.
郭进，刘奕新，2019. 大学物理学. 北京：高等教育出版社.
韩丰谈，2016. 医学影像设备学. 4 版. 北京：人民卫生出版社.
洪洋，2018. 医用物理学. 4 版. 北京：高等教育出版社.
胡新珉，2008. 医学物理学. 7 版. 北京：人民卫生出版社.
吉强，洪洋，2016. 医学影像物理学. 4 版. 北京：人民卫生出版社.
吉强，王晨光，2016. 医用物理学. 北京：科学出版社.
喀蔚波，2012. 医用物理学. 3 版. 北京：高等教育出版社.
李宾中，2016. 医学物理学. 2 版. 北京：科学出版社.
李少林，王荣福，2013. 核医学. 8 版. 北京：人民卫生出版社.
连庆泉，2016. 麻醉设备学. 4 版. 北京：人民卫生出版社.
梁灿彬，秦光戎，梁竹键，2018. 电磁学. 4 版. 北京：人民教育出版社.
梁路光，2015. 医用物理学. 3 版. 北京：高等教育出版社.
刘克哲，张承琚，刘建强，等，2018. 物理学. 5 版. 北京：高等教育出版社.
马文蔚，2016. 物理学教程. 3 版. 北京：高等教育出版社.
钱尚武，等，2016. 热学. 3 版. 北京：高等教育出版社.
仇惠，王亚平，2012. 医学物理学（案例版）. 2 版. 北京：科学出版社.
孙承伟，2002. 激光辐照效应. 北京：国防工业出版社.
王磊，冀敏，2018. 医学物理学. 9 版. 北京：人民卫生出版社.
王庭槐，2018. 生理学. 9 版. 北京：人民卫生出版社.
王育良，李凯. 2008. 眼视光学. 北京：人民军医出版社.
吴树瑚，王景阳，2001. 基础物理与临床麻醉. 上海：第二军医大学出版社.
武宏，章新友，2016. 物理学. 7 版. 北京：人民卫生出版社.
邢秀文，邓建杰，2019. 大学物理. 北京：高等教育出版社.
姚进. 2011. 眼视光应用光学. 北京：人民卫生出版社.
叶禹卿，2006. 磁单极子浅析. 北京教育学院学报（自然科学版），1：15-19.
张晓燕，2015. 大学物理. 北京：高等教育出版社.
张翼，2009. 实用血液流变学. 桂林：广西师范大学出版社.
赵景员，王淑贤，1982. 力学. 北京：人民教育出版社.
Hewitt P G，2012. Conceptual Physics. 11 版. 北京：机械工业出版社.
Mustafa S, 2008. Physics for Medical Students.Published by Wheatmark™, 610 East Delano Street, Suite 104, Tucson, Arizona 85705 U.S.A.
Serway R A，Jewett J W，2003. Principle of Physics. 北京：清华大学出版社.
Young H D，2011. Sears and Zemansky's University Physics with Morden Physics. 12 版. 北京：机械工业出版社.

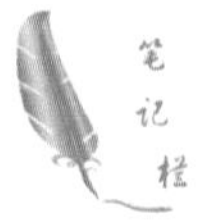

附录　基本物理常量

物理常量	符号	数值	单位
真空中的光速	c	299792458	$m\cdot s^{-1}$
真空磁导率	μ_0	$4\pi\times 10^{-7}$	$N\cdot A^{-2}$
真空电容率	ε_0	$8.854187817\cdots\times 10^{-12}$	$F\cdot m^{-1}$
万有引力常量	G	$6.67408(31)\times 10^{\ 11}$	$m^3\ kg^{-1}\cdot \varepsilon^{-2}$
普朗克常量	h	$6.626070040(81)\times 10^{-34}$	$J\cdot s$
约化普朗克常量	$\hbar$	$1.054571726(47)\times 10^{-34}$	$J\cdot s$
基本电荷	e	$1.602176565(35)\times 10^{-19}$	C
玻尔磁子	μ_B	$9.27400949(80)\times 10^{-24}$	$J\cdot T^{-1}$
核磁子	μ_N	$5.05078343(43)\times 10^{-27}$	$J\cdot T^{-1}$
电子质量	m_e	$9.10938291(40)\times 10^{-31}$	kg
质子质量	m_p	$1.67262177(74)\times 10^{-27}$	kg
中子质量	m_n	$1.67492728(29)\times 10^{-27}$	kg
原子质量单位	m_u	$1.660538921(73)\times 10^{-27}$	kg
阿伏伽德罗常量	N_A	$6.02214129(27)\times 10^{23}$	mol^{-1}
摩尔气体常量	R	8.3144621(75)	$J\cdot mol^{-1}\cdot K^{-1}$
玻尔兹曼常量	k	$1.3806488(13)\times 10^{-23}$	$J\cdot K^{-1}$

笔记栏

索　　引

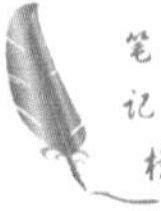

E

F

G

H

J

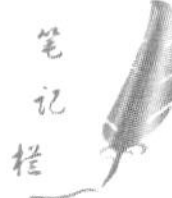

K

L

M

N

O

P

Q

R

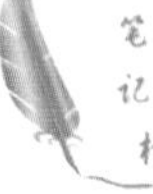

S

T

W

X

Y

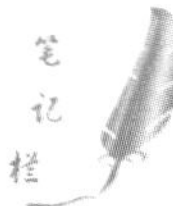

笔记栏